Mosaik
bei GOLDMANN

Buch

Trennkost ist ganz einfach! Kathryn Marsden zeigt das mit ihrem Buch und nimmt den Lesern die Angst vor scheinbar zu komplizierten Regeln. Sie erklärt nicht nur die Grundlagen, sondern bietet auch Problemlösungen bei körperlichen Beschwerden wie Übergewicht, Verdauungsstörungen oder Stress. Die köstlichen, schnellen Rezepte sowie die Nahrungsmitteltabellen und Speisepläne können sofort angewendet werden.

Autorin

Kathryn Marsden arbeitet als freie Journalistin und hat sich als Trennkost-Guru Englands einen Namen gemacht. Sie veröffentlicht regelmäßig Beiträge in führenden englischen Zeitungen und Zeitschriften zu ihren Spezialgebieten Gesundheit und gesunde Ernährung.

KATHRYN MARSDEN

Das Basis-Buch der Trennkost

Dauerhaft abnehmen,
rundum gesund sein

Aus dem Englischen von
Stefanie Hutter

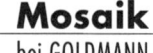

Mosaik
bei GOLDMANN

An die Leserin, an den Leser

Das Wissen, das Kathryn Marsden in ihren Büchern, Artikeln und Vorlesungen weitergibt, beruht auf ihren eigenen Forschungen, ihrer Ausbildung und ihrer Erfahrung; und ihre Kenntnisse haben vielen Menschen geholfen. Ihre Ratschläge und Überlegungen sind aber keinesfalls als medizinische Anweisungen oder ein Versuch zur Diagnose oder Behandlung bestimmter Gesundheitsstörungen zu verstehen. Kathryn Marsdens Empfehlungen basieren allein auf ihren persönlichen und klinischen Erfahrungen. Sie ist unabhängig, arbeitet weder für die Pharma- noch für die Lebensmittelindustrie.

Wenn Sie gesundheitliche Probleme haben, empfiehlt Kathryn Marsden Ihnen, unverzüglich Ihren Arzt aufzusuchen. Sie rät Ihnen auch, Ihren Arzt stets über jede Umstellung Ihrer Ernährung und die Einnahme von Nahrungsergänzungsmitteln in Kenntnis zu setzen. Informieren Sie sich so gut wie möglich über Ihren Gesundheitszustand, erkundigen Sie sich auch genau über die Medikamente, die Ihnen eventuell verschrieben werden. Setzen Sie keine Medikamente ab, ohne vorher mit Ihrem Arzt gesprochen zu haben.

Umwelthinweis:
Alle bedruckten Materialien dieses Taschenbuches
sind chlorfrei und umweltschonend.

Deutsche Erstausgabe Juni 2002
© 2002 Wilhelm Goldmann Verlag, München,
ein Unternehmen der Verlagsgruppe Random House GmbH
© 2000 Kathryn Marsden
Originaltitel: The Complete Book of Food Combining.
Originalverlag: Judy Piatkus Ltd. London
Illustrationen: Paul Saunders
Dieses Werk wurde vermittelt durch die Literarische Agentur
Thomas Schlück GmbH, 30827 Garbsen
Umschlaggestaltung: Design Team München
unter Verwendung folgender Fotos:
Umschlag: Guido Pretzl
Redaktion: Gerhild Gerlich
Satz: Uhl+Massopust, Aalen
Druck: GGP Media, Pößneck
Verlagsnummer: 16398
Kö · Herstellung: Max Widmaier
Printed in Germany
ISBN 3-442-16398-6
www.goldmann-verlag.de

1 3 5 7 9 10 8 6 4 2

Gill und Sarah, meinen allerliebsten Freundinnen

...may a slow wind
work these words of love around you
an invisible cloak to mind your life

(möge ein sanfter Wind
mit diesen Liebesworten dich umhüllen,
ein unsichtbarer Mantel, der dich schützt)

Anam Cara – *Spiritual Wisdom from the Celtic World,*
John O'Donohue (Bantam Books)

Inhalt

II. Bessere Gesundheit durch Trennkost

III. Trennkost-Rezepte und Wochenspeisepläne

Spiralenergie

Ein wilder Wirbel windet Kohl
zu einem grünen Labyrinth
formt die Hörner des Widders
lässt die Schlange ewig schlängeln und
gräbt zarte Linien in die Muschel
die man kaum berühren mag.

Spiralenergie
Symbol der Schaffenskraft
Lauf der Jahreszeiten
Urbild der DNS
lässt den Donner grollen
Sonne und Mond am Himmel wandern
die Erde um sich selbst rotieren
Quell der Gesundheit und Heilung
verbindet Freunde in Liebe, Gedanken und Taten.

Spiralenergie
möge sie über dich kommen und
wie ein Tropfen im stillen Wasser
heilende Kreise aus deinem Inneren dringen lassen
sanft und sicher
Harmonie in dein Leben bringen
und dich bewahren.

Dieses wunderschöne Gedicht erhielt ich vor Jahren mit einer Weih-
nachtskarte. Ich habe keine Ahnung, von wem es stammt, und kann den
Verfasser daher nicht angeben. Ich möchte es Ihnen jedoch nicht vorenthalten und hoffe auf das Einverständnis des Verfassers.

Vorwort

Auf die Ernährungstheorie Trennkost stieß ich vor 15 Jahren, als ich für eine Zeitschrift einen Artikel darüber schreiben sollte. Ich studierte die zur Verfügung stehende Literatur mit zunehmender Verwunderung.

Nahrungsmittel, die sich nicht miteinander vertragen? Stärke und Eiweiß trennen? Keinen Fisch mit Pommes frites? Kein Brot mit Käse – von dem J. C. Squire einst gesagt hatte: »Was Gott verbunden hat, soll der Mensch nicht trennen.«

Ich stand vor einem Rätsel, wandte mich an eine Freundin, die sich auskennen musste – Lilian Schofield, Geschäftsführerin des ersten Londoner Gesundheitsladens, Wholefood, und fragte: »Funktioniert das wirklich?«

»Natürlich«, sagte sie, »und man bekommt dabei auch noch einen ganz klaren Kopf.«

Ich probierte diese Kostform eine Woche lang aus, was gar nicht so kompliziert war. Nach dieser Woche hatte ich zwei bis drei Pfund abgenommen, ohne auch nur an eine Schlankheitsdiät zu denken. Verdauungsprobleme, Schwierigkeiten, die mir als solche kaum bewusst gewesen waren, verschwanden, und ein ganz neues Gefühl des körperlichen Wohlbefindens stellte sich bei mir ein. Und auch mein Geist schien schneller zu arbeiten.

Ich will nicht behaupten, dass ich seither konsequent nach den Richtlinien der Trennkost lebe. Aber es gab Zeiten, in denen meine Lebensenergien zu schwinden schienen, mein Geist verwirrt war und meine Verdauungsorgane sich unangenehm bemerkbar machten – dann war Trennkost für mich immer ein probates Mittel, alle drei wieder aufzubauen und in Harmonie zu bringen.

Allerdings haben vermutlich schon tausende von Menschen die Trennkost versucht und wieder aufgegeben, weil verschiedene Experten äußerst unterschiedliche Grundsätze vertreten. Sind Nüsse Eiweiß oder »vielseitig«? Sind Tomaten Obst oder Gemüse? Und warum darf man zu Nudeln keine Bohnen essen – oder keinen Wein trinken?

Oder sie haben aufgegeben, weil sie mit der Fülle von Vorschriften nicht zurechtkamen: Sie mussten sich nicht nur merken, welche Speisen stärkehaltig und welche eiweißhaltig sind – sondern auch noch, was sauer und was basisch ist.

Oder sie fanden es zu schwierig, sich tagtäglich von früh bis spät an diese Regeln zu halten.

Dieser Wirrwarr und starre Regeln haben die Trennkost zu einem leichten Ziel für jene Ärzte und Ernährungsfachleute gemacht, die sie von vornherein ablehnen, weil die Kombination von Stärke und Eiweiß »normal« sei.

Das Basis-Buch der Trennkost setzt diesem Wirrwarr und Regelstarrsinn ein Ende und zeichnet sich durch eine klare, neue, einfache und sehr überzeugende Darstellung des ganzen Systems aus. Die neuesten Erkenntnisse der Ernährungswissenschaftler sind ebenso berücksichtigt, wie der geschichtliche und wissenschaftliche Hintergrund des Trennkost-Konzeptes auf einfache, leicht verständliche Weise dargestellt worden.

Kathryn Marsden selbst ernährt sich seit über 17 Jahren nach dem System der Trennkost und verordnet diese Kostform tausenden von Patienten, die mit den unterschiedlichsten gesundheitlichen Problemen zu ihr in die Ernährungsberatung kommen. Ihr Buch basiert also auf eigener, praktischer und langjähriger Erfahrung – und ist auch noch dazu ein unheimlich praktisches, benutzerfreundliches Buch. Kathryn holt die Trennkost in die Realität zurück, in der wir alle leben – wo man mit Freunden isst und trinkt, auf eine Pizza und ein Glas Wein geht und von Zeit zu Zeit zu viel von seiner Lieblingsspeise erwischt.

Es handelt sich also nicht bloß um ein weiteres Buch über Trennkost, sondern vielmehr um eine wertvolle Sammlung von Erfahrungen, nützlichen Ratschlägen und köstlichen Rezepten, einschließlich Tipps, wie man das System in die Praxis umsetzt, ohne an den Details zu scheitern.

Ich glaube, dass jeder, der dieses Buch auch nur flüchtig liest, sich aufmachen wird, seine Essgewohnheiten in den Griff zu bekommen und etwas für die Gesundheit seiner Verdauungsorgane zu tun, die für das Wohlbefinden so wichtig sind.

Barbara Griggs
Juli 2000

Einleitung

»Lebe nicht bloß ein langes Leben,
sondern auch ein Leben in Fülle.«

Kathryn Marsden

Auf der Suche nach Material für dieses Buch stieß ich auf einen Text, der überschrieben war mit *Regeln für ein gesundes Leben*. Dort hieß es, der Mensch soll »in Maßen essen und trinken, regelmäßig Bewegung machen, sich entspannen und erholen, auf Reinlichkeit achten, nicht zu viel arbeiten und studieren, gleichmütig werden und Temperaturextreme meiden«.

Nicht schlecht, könnte man sagen. Würden wir alle danach leben, wären wir vermutlich weit gesünder. Diese Empfehlungen sind schon fast hundert Jahre alt, stammten aus der Zeit vor dem Ersten Weltkrieg. Aber hätte es einen Unterschied gemacht, wenn wir uns daran gehalten hätten? Seitdem haben ein gewaltig gestiegener Lebensstandard, die Installation von sanitären Einrichtungen in unseren Häusern, die Entdeckung von Antibiotika und Impfstoffen zur Ausrottung von Infektionskrankheiten, wie Diphtherie, Pocken und Typhus, geführt, die in früheren Zeiten so viele Menschen dahinrafften.

Was ist inzwischen geschehen? Haben wir nicht bloß einen Typus von Krankheiten gegen einen anderen ausgetauscht? Heutzutage plagen uns andere Leiden – heimtückische, schwere Erkrankungen, die langsam und nicht wie einst schnell zum Tod führen: Herz-Kreislauf-Krankheiten, Diabetes, Schlaganfall, Osteoporose und Krebs. Asthma, Allergien, Magengeschwüre, Reizkolon (Reizdarm) und Chronic-Fatigue-Syndrom (Ermüdungssyndrom) scheinen im Vormarsch zu sein. Adipositas (Fettsucht) hat epidemische Ausmaße angenommen. Die Wechseljahre sind zur Krankheit geworden. So gut wie jeder hat einen erhöhten Cholesterinspiegel. Depressionen und Stress sind zwei der häufigsten Gründe, einen Arzt aufzusuchen. Gesundheitliche Probleme, so scheint es, beeinträchtigen die Lebensqualität der meisten Menschen.

Mit selbstmörderischer Entschlossenheit tricksen wir unseren Körper aus: Wir essen und trinken zu viel, arbeiten zu lange, ruhen zu wenig, erzeugen und ertragen Stress, bewegen uns nicht ausreichend, lassen uns von unwichtigen Ärgernissen aufreiben und halten unsere Emotionen fest unter Verschluss. Einer übertrifft den anderen in diesem Wettlauf in die Krankheit und nimmt dabei seine Gesundheit stets als gegeben hin – bis sie verloren geht. Kommt dann die Erkenntnis, dass wir nicht unsterblich sind und der Körper schon zu erschöpft ist, um diese neue Krankheit niederzuringen, werden uns die Augen geöffnet, und wir suchen in Panik nach Hilfe.

Zunächst wenden wir uns meist an unseren Arzt. Niemand zweifelt an der Bedeutung einer frühzeitigen Diagnose und der modernen medizinischen und chirurgischen Errungenschaften, aber es wird immer offensichtlicher, dass der gegenwärtige Trend nur zu beeinflussen ist, wenn man das Hauptaugenmerk auf die *Vorbeugung von Krankheiten, nicht auf deren Heilung* richtet.

Wie wichtig eine gesunde Ernährung für die Vorbeugung von degenerativen Erkrankungen ist, wird langsam allgemein anerkannt, von den Ärzten wie von der Wissenschaft. Wollen wir einer Herzkrankheit vorbeugen, ist ein verringerter Fettkonsum der erste Schritt, sagen die Experten. Ein kräftiges Knochengerüst bekommen wir durch kalziumreiche Lebensmittel. Und das Krebsrisiko kann eine antioxidanzienreiche Ernährung begrenzen helfen, haben Forschungen ergeben.

Das ist uns bewusst, oder? Warum essen so viele von uns dann nicht so gesund, wie sie sollten? Vielleicht ist die Vielfalt der Ernährungsphilosophien die Ursache. Es kann leicht der Eindruck entstehen, dass für jede Krankheit eine bestimmte Ernährungsweise nötig ist – wie sollen wir all diese Kostformen gleichzeitig einhalten? Sollen wir das denn?

Wie gut, dass sich langsam die Ansicht durchsetzt, dass man mit einem einfachen Ernährungsplan das Risiko für viele chronische Erkrankungen senken kann, etwa für Krebs, Herzkrankheiten, Schlaganfall, Diabetes und Osteoporose.

Das Basis-Buch der Trennkost stellt ein brandneues, ganzheitliches Konzept vor, das alle neuen Richtlinien für die Gesundheitsvorsorge umfasst und dazu noch viele praktische Tipps für eine gesunde Lebensführung anbietet. Außerdem verhilft es Ihnen, Trennkost aus einem innovativen, hochinteressanten Blickwinkel zu betrachten, und Sie erfahren, warum diese Kostform ein so wertvoller Aspekt erfolgreicher Gesundheitsvorsorge sein kann.

Mein altes Trennkost-System habe ich für dieses Buch vollständig überarbeitet und auf den neuesten Stand gebracht. Es ist derselben Philosophie verpflichtet, der meine Arbeit als Ernährungsberaterin folgt, und bietet ein Paket an, das aus anderen wichtigen Aspekten einer gesunden Lebensführung, wie körperlicher Betätigung, Stressbewältigung und Gewichtskontrolle besteht. Kein strenges Schema, keine Schikane. Das System ist leicht umzusetzen, setzt keinerlei Fachwissen voraus und stützt sich auf vertraute, alltägliche Nahrungsmittel.

Gesund sein
durch Trennkost!

Warum Trennkost?

»Wie einst der Stern von Bethlehem bringt uns die Ernährungswissenschaft Hoffnung – Hoffnung, dass es ein Leben ohne Krankheit geben kann.«

Adelle Davis (1904–74), US-Ernährungswissenschaftlerin,
The New York Times Magazine, 20. Mai 1973

Die Trennkost ist vermutlich eine der erfolgreichsten Kostformen aller Zeiten, manche würden sagen, *die* erfolgreichste. Als ich 1993 den Auftrag für mein erstes Buch The Food Combining Diet (»Trennkost«) erhielt, hätte ich niemals gedacht, dass es solche Beliebtheit erreichen und so viele Anhänger finden würde. Es gelangte immer wieder in die Bestsellerlisten, mehrere hunderttausend Stück wurden verkauft in, bis dato, 17 Auflagen.

Wozu dann noch ein Buch über Trennkost?

In den zehn Jahren, seit ich mit der Arbeit an dem ersten Manuskript begann, hat es neue, faszinierende Erkenntnisse gegeben, die ich nun in *Das Basis-Buch der Trennkost* aufgenommen habe. Diese Kenntnisse möchte ich Ihnen nicht vorenthalten. Die Trennkost stützt sich auf den einfachen

Grundsatz, dass Nahrungsmittel, wie Eier, Käse, Fisch, Fleisch und Soja, sich nicht gut mit Kartoffeln, Reis, Nudeln, Brot und Getreideflocken vertragen. Wenn Sie davon schon gehört haben, haben Sie es vermutlich mit der so genannten Hay'schen Trennkost in Verbindung gebracht. Vielleicht ließen Sie sich auch von den scheinbar schwierigen Regeln abschrecken. Zu ihnen komme ich später noch.

Nun, hier muss ich Ihnen zustimmen.

Ich war immer davon überzeugt, dass für manche Menschen (mich eingeschlossen) die Vorschriften von Dr. Hay ein wenig zu starr und kompliziert sind – einfach nicht den Erfordernissen des modernen Lebens entsprechen.

Dr. Hays kompliziertes Modell unterscheidet sich in einigen grundsätzlichen Punkten von dem einfach zu praktizierenden Konzept, das ich entwickelt habe.

Als ich mit der Arbeit an meinem ersten Trennkost-Buch begann, hatte ich meine eigene Variante der Trennkost schon fast zehn Jahre in meiner Praxis eingesetzt.

Und die Patienten waren davon begeistert.

Sie war sehr einfach umzusetzen und, wie ich meine, gut für unsere verrückte, frenetische, hektische Lebensweise geeignet.

Keine langen Listen von Nahrungsmitteln auswendig lernen.

Keine unrealistischen Regeln und Vorschriften.

Und – keine Schikane.

Als sich mehrere Patienten beklagten, das Hay'sche System bestünde aus endlosen Regeln, Vorschriften und Listen, hatte ich versucht, es ein wenig zu vereinfachen.

Oder besser, stark zu vereinfachen.

Je mehr ich mich darin vertiefte, desto mehr wurde mir klar, dass Trennkost nicht so außergewöhnlich war, wie man mitunter annahm. Sie stützt sich auf solide wissenschaftliche Grundlagen und eine gute Portion gesunden Menschenverstand. Aber sie ist nicht unbedingt leicht in die Praxis umzusetzen. Wer bereits seit Jahren mit seinem Übergewicht oder mit gesundheitlichen Problemen kämpft, wird sich vermutlich einer Kostform, die zu viel Zeit und Mühe erfordert, nicht gewachsen fühlen. Das ganze System muss klar, machbar, mühelos und vor allem UNKOMPLIZIERT sein. Und darauf arbeitete ich hin. Ich vereinfachte das Ganze, entfernte, was unwichtig war, brachte neue Ideen ein und formulierte alles in einfacher, leicht verständlicher Weise. Das Ergebnis war schlicht und einfach überwältigend, der Erfolg in den meisten Fällen, wie ich zugeben muss, völlig unerwartet. Das war sicherlich ein Beweis, dass Trennkost auch wirksam sein konnte – und sehr wahrscheinlich weitaus genussvoller –, wenn das System geradlinig und einfach ist.

Obwohl ich überzeugt gewesen war, dass ich damit gute Ergebnisse erzielen würde, hatte ich nicht so signifikante Heilungserfolge bei meinen Patienten erwartet. Eine deutliche Mehrheit von ihnen berichtete über eine bemerkenswerte Besserung, in vielen Fällen über eine vollständige Heilung von einer langen Liste verschiedenster Leiden. Ich betrachte das nicht als meinen persönlichen Erfolg – alles, was ich beigetragen habe, war nur ein verständnisvolles Ohr, moralische Unterstützung und meine berufliche Ausbildung. Die Arbeit wurde von den Patienten selbst geleistet, sie erzielten den Erfolg, als sie meine Trennkost-Theorie und andere gesundheitliche Empfehlungen in die Praxis umsetzten.

Und nicht nur meine eigenen Patienten. Es ist schön zu hören, dass auch Menschen profitieren, die ich gar nicht kenne. Wenn jemand sich die Mühe macht, mir zu schreiben – und manche setzen viel daran, mich ausfindig zu machen, nur um mir mitzuteilen, dass ein Buch, ein Artikel oder eine meiner Sendungen ihnen geholfen hat, ein langjähriges gesundheitliches Problem zu überwinden –, weiß ich, dass mein Glaube an die Trennkost als Teil einer gesunden Lebensführung vollkommen gerechtfertigt ist. Ich bekomme immer noch Post von Lesern und ehemaligen Patienten, die mich über ihre Fortschritte auf dem Laufenden halten und nach wie vor überzeugt sind, dass die von mir empfohlene Ernährungsumstellung ihr Leben zum Besseren verändert hat. Der Kreis beschränkt sich nicht nur auf Großbritannien. Auf Geschäftsreisen in den Fernen Osten, die USA oder nach Australien traf ich Anhänger der Trennkost, die sich blühender Gesundheit erfreuen und niemals anders essen würden. In Singapur erzählte mir die Frau eines Botschafters, alle hätten sie für verrückt gehalten, als sie mit der Trennkost begonnen hatte – kaum waren die gesundheitlichen Erfolge offensichtlich geworden, taten es ihr alle nach. »Wir sind nun eine Botschaft für Trennkost«, sagte sie.

Meine Variante der Trennkost

- Ich setze meine Variante der Trennkost zur Behandlung aller Arten von Verdauungsstörungen und zur Milderung von Blähungen und Reizkolon ein.
- Sie ist vor allem hilfreich bei Lebensmittelallergien und scheint auch die Anfälligkeit für Heuschnupfen zu verringern.
- Sie ist eine der *besten* Ernährungsformen, durch die Sie Ihre Lebensenergie steigern können.
- Da sie Ihrem Körper alles liefert, was er zum Leben braucht, schützt sie ihn vor den schädigenden Wirkungen von Stress.
- Und, vielleicht überrascht es Sie, mit ihr haben viele schon erfolgreich und gesund abgenommen, ohne Kalorien zu zählen, und sie hat Erfolg erzielt, wo so viele Schlankheits-Diäten versagen: bei der Gewichtsabnahme auf lange Sicht.

Ist Trennkost etwas für Sie?

Wichtig ist zu wissen, dass es kein Allheilmittel geben kann. Aber Sie finden hier eine Menge vernünftiger Ratschläge für eine gesunde Ernährung und Lebensweise, durch die sich Beschwerden lindern, das Gleichgewicht wiederherstellen, Heilung und Wohlbefinden fördern lassen. Trennkost ist eine schonende, einfache, unschädliche Kostform, die bereits vielen Menschen geholfen hat, wieder gesund zu werden.

Ich kann nur sagen, versuchen Sie sie.

Wenn Sie sie bereits erfolglos versucht haben, *bitte* probieren Sie es nochmals. Wer schon reichlich Erfahrung mit Trennkost hat und mehr wissen möchte, ist hier genau richtig. Alle, die seit Jahren mit der Figur kämpfen, finden hier ihre Chance, die überflüssigen Pfunde für immer loszuwerden. Wer sich nicht so ganz gesund fühlt und Hilfe sucht, kann es mit Trennkost versuchen.

Ich wünsche Ihnen alles Gute!

Wie man dieses Buch benutzt

Der erste Teil beschäftigt sich mit den *Grundlagen* und führt Sie dann direkt in die *Praxis* ein. Abgesehen von den einfachsten und besten Trennkostregeln aller Zeiten finden Sie hier eine Menge Tipps und Informationen sowie Listen und Übersichten, mit denen Sie gut arbeiten können. Abgeschlossen wird dieser Teil mit einem Ausflug in die Geschichte der Trennkost.

Im zweiten Teil erfahren Sie, wie die Trennkost Ihre Gesundheit und Ihr Wohlbefinden dauerhaft verbessern kann. Den Anfang macht ein ausführlicher Beitrag über *gesunde Gewichtsabnahme* (siehe Seite 137). Er orientiert Sie über den sicheren und wirkungsvollen Umgang mit Gewichtsproblemen – und Sie erhalten einige ermutigende Informationen, von denen Sie vielleicht noch nie etwas gehört haben. Hier finden Sie auch leicht umzusetzende Ratschläge zur Verhinderung von Störungen, die an sich schon ein Problem sein können, und so jeden Versuch einer Gewichtsabnahme torpedieren. Anschließend erfahren Sie alles über *Wasserretention* (siehe Seite 180), wie Sie *Lebensmittelallergien* (siehe Seite 227), eine gestörte Verdauung (siehe Seite 192), *Ess-Störungen* (siehe Seite 297), *niedrigen Blutzucker* (siehe Seite 323ff.) und *Stress* (siehe Seite 353ff.) in den Griff bekommen. Mein einfach zu handhabendes Programm zur *Entgiftung, Hautreinigung und für ein gleichmäßiges und tiefes Atmen* finden Sie auf Seite 244.

Der dritte Teil enthält über 50 fabelhafte Rezepte für den Einstieg. Es handelt sich durchwegs um Mahlzeiten mit maximalem Nährwert bei minimaler Vorbereitungszeit, ein Rezept-Programm, mit dem auch der gestresste Zeitgenosse gesünder essen kann. Es steht Ihnen natürlich frei, Rezepturen an Ihren persönlichen Geschmack und die jeweiligen Erfordernisse anzupassen.

Im Anhang schließlich finden sich die *Adressen und Namen* (siehe Seite 471f.) der Lieferanten aller Produkte, die in diesem Buch genannt worden sind. Vorher können Sie, wenn es Sie interessiert, sich noch etwas von der *biochemischen Welt der Trennkost* (siehe Seite 453f.) anschauen.

Also – machen Sie sich ans Lesen; Sie werden es genießen.

Kathryn Marsden
Gloucestershire, England

I.
Die Grundlagen

Einfachheit

»Lasse Dich bei all Deinem Streben von Liebe leiten.
Sie ist die größte Kraft im Universum.«

*Alfred Vogel, Ernährungsfachmann und Pionier
der Naturmedizin, 1902–1996*

Eine Woche vorher möglichst ohne ...

Gibt es vielleicht einige einfache, grundlegende Dinge, die Sie an Ihren Ernährungs- und Einkaufsgewohnheiten verbessern könnten, bevor Sie mit der Trennkost beginnen?

Nun, wie wäre es, wenn Sie vor dem Start eine Woche lang versuchen, Folgendes einzuschränken:

- Alkohol
- künstliche Süßstoffe und künstlich gesüßte Lebensmittel
- Rindfleisch- und Schweinefleisch-Produkte
- Kaffee
- Cola-Getränke
- Kuhmilch
- Kuhmilch-Käse
- kohlensäurehaltige Getränke
- Margarine-Aufstriche
- Salz
- Zucker
- zuckerhaltige Speisen
- Tee
- Brot und andere Produkte aus Weizen, wie Feingebäck, Kuchen, Kekse und Frühstücksflocken (Packungsangaben prüfen)

- Reduzieren Sie den Teekonsum auf zwei Tassen pro Tag, und arbeiten Sie langsam auf eine Reduktion des Kaffeekonsums bis zum Ende der Woche hin. Machen Sie den Kaffee zunächst schwächer, und trinken Sie dann alle zwei Tage eine Tasse weniger. Ein gutes Ziel wäre eine Tasse pro Tag. Von einem Tag auf den anderen keinen Kaffee mehr zu trinken, kann Entzugserscheinungen wie Kopfschmerzen, Angstgefühle, Unruhe und nervöse Störungen auslösen, besonders bei Menschen, die viel starken Kaffee gewöhnt sind. Jede Tasse Kaffee, die Sie weniger trinken, ersetzen Sie durch eine Tasse Kräuter- oder Früchtetee, grünen Tee, Apfel- oder Möhrensaft oder ein Glas Tafelwasser. Vielleicht entschließen Sie sich irgendwann, den Kaffee ganz wegzulassen. Wer nicht ganz ohne Koffein auskommt, beschränkt sich auf eine Tasse Kaffee und eine Tasse Tee pro Tag. Überdenken Sie in dieser Woche auch Ihren Einkaufszettel. Fügen Sie täglich ein frisches Gemüse zusätzlich ein, essen Sie täglich einen kleinen grünen Salat als Vorspeise zur Hauptmahlzeit, und versuchen Sie, mehr frisches Obst zu essen.

Das Kapitel Ernährung für Gesundheit und Wohlbefinden bietet Ihnen viele nützliche Informationen für eine optimale Speiseplangestaltung. Und damit es schnell geht, gibt es die *Austauschtabelle* auf Seite 103 mit Vorschlägen, wie Sie einige weniger gesunde Dinge im Einkaufswagen durch wirklich gesunde Alternativen ersetzen können.

Machen Sie sich jetzt noch keine Gedanken übers Trennen. Das kommt später.

Lesen Sie während der Vorbereitungswoche weiter in diesem Buch. In den folgenden Kapiteln wird die Trennkost nicht nur näher erklärt, sie enthalten auch viele leicht nachzuvollziehende Ratschläge, wie Sie Gesundheit und Wohlbefinden dauerhaft verbessern können, Themen, wie gesunde Gewichtsabnahme, Wasserretention, Nahrungsmittelallergien, Entgiftung, Stress, ausgeglichener Blutzuckerspiegel, Freude an Bewegung und vieles mehr stehen auf dem Programm.

Die einzigen zwei Regeln

Das Geheimnis des Erfolges meines Trennkost-Systems ist die Einfachheit. Machen Sie sich in aller Ruhe mit den einzigen zwei Regeln vertraut, die Sie sich merken müssen.

Die zwei Regeln

REGEL 1
• Obst nur auf leeren Magen essen!

REGEL 2
• Eiweiß nicht mit Stärke in einer Mahlzeit kombinieren!

Als Hilfe dient hier anfangs die Tabelle auf Seite 63.
Aber blättern Sie noch nicht dorthin.

Bevor Sie Regel 2 einführen, halten Sie sich eine ganze Woche lang an Regel 1 (Obst).

Essen Sie frisches Obst nur auf leeren Magen

Auf Seite 25 habe ich vorgeschlagen, Sie sollten einige weniger gesunde Dinge von Ihrem Einkaufszettel streichen. Während der Vorbereitungswoche wäre es auch empfehlenswert, Obst und Fruchtsäfte nicht mehr gemeinsam mit anderen Nahrungsmitteln zu verzehren.

Sie wissen...

keine Trennkost, solange das Einschränkungsprogramm (Seite 25) nicht erfüllt ist und Sie nicht eine Woche lang Obst getrennt von anderen Nahrungsmitteln gegessen haben.

Es gibt eine Menge Möglichkeiten, den Obstanteil Ihres Speiseplans zu erhöhen. Sie könnten beispielsweise

- morgens zuerst ein Glas Fruchtsaft trinken – gleich nach dem Aufstehen; dann erst nach dem Waschen und Ankleiden frühstücken,
- oder ein- oder zweimal die Woche zwei oder drei Stück frisches Obst als erfrischendes, leichtes Frühstück essen,
- oder einen Apfel, eine Birne oder einige Bananen zum zweiten Frühstück essen an Stelle von Kaffee und Keksen,
- oder im Nachmittagstief ein Glas frisch gepressten Fruchtsaft an Stelle des Schwarztees trinken,
- oder anstatt Obst als Nachtisch nach dem Abendessen zu essen, lieber Melonen, Weintrauben oder frischen Fruchtsalat als Vorspeise essen.

- Nicht vergessen: Verdünnen Sie reinen Fruchtsaft immer mit etwa 30 Prozent Wasser.

Lassen Sie zwischen Obst-Vorspeise und Hauptspeise (etwa 15 Minuten) Zeit verstreichen. Isst man Obst auf leeren Magen, arbeiten die Verdauungsorgane effizienter. Sie werden, wenn Sie die Richtlinien befolgen, vielleicht auch feststellen, dass Sie mehr Obst essen als früher.

Erinnerung

Rohes Obst oder Fruchtsäfte werden verzehrt:
- frühmorgens nach dem Aufstehen,
- zwischen den Mahlzeiten,
- als Vorspeise oder Aperitif.

Rohes Obst oder Fruchtsäfte werden nicht verzehrt
- mit anderen Nahrungsmitteln,
- während einer Mahlzeit,
- als Nachtisch.

Wenn Sie Regel 1 eine Woche lang eingehalten haben, führen Sie Regel 2 ein.

Kombinieren Sie Eiweiß nicht mit Stärke in einer Mahlzeit

Anfangs mag das abschreckend wirken. Ist eine Ernährungsform, bei der man kein Käsebrot, keinen Fisch oder Hamburger mit Pommes frites, kein Fleisch mit Kartoffeln essen darf, nicht furchtbar schwierig?

Es besteht kein Grund, diese vertrauten Kombinationen für immer zu meiden. Wer unbändige Lust auf ein bestimmtes Gericht mit Eiweiß und Stärke hat, kann es sich, sagen wir, ein- oder zweimal die Woche gönnen. Ich verlange nicht, dass Sie täglich trennen. Wenn Sie sich gelegentlich einige Tage »freinehmen«, hat das keine schlimmen Folgen!

Sie wissen, in *Das Basis-Buch der Trennkost* wird Flexibilität groß geschrieben. Wenn man im Restaurant, bei der Essenseinladung von Freunden oder bei einem Geschäftsessen keine Möglichkeit hat, zu trennen, sollte man sich nicht weiter Gedanken darüber machen, auch wenn Trennkost auswärts leichter zu verwirklichen ist, als man meint. Diesen Aspekt werden wir später behandeln – in der Zwischenzeit konzentrieren wir uns auf die Trennkost zu Hause.

Beginnen Sie langsam

Zum Einstieg schlage ich vor, dass Sie nur bei *einer Mahlzeit* an *einem Tag* der Woche trennen. Etwa mittwochs zu Mittag, donnerstags abends oder sonntags zum Frühstück. Was am besten passt.

Sobald Sie sicherer geworden sind, steigern Sie auf *nur eine Mahlzeit (Mittag oder Abend)* an zwei Tagen in der Woche, dann Mittag- oder Abendessen an drei, dann vier, dann fünf Tagen.

Noch einmal, Sie müssen anfangs nicht mehr tun, als eine Trennkost-Mahlzeit an einem Tag der Woche einführen. Wenn Sie schließlich an *fünf von sieben Tagen* oder bei *zwei von drei Mahlzeiten* sorgfältig trennen, sollten Sie schon deutlich profitieren.

Wiederholung

Für einen erfolgreichen Einstieg in die Trennkost müssen Sie nur zwei Regeln befolgen:

REGEL 1
- Essen Sie frisches Obst nur auf leeren Magen und für sich, vor oder zwischen den Mahlzeiten!

REGEL 2
- Mischen Sie konzentriertes, hochwertiges Eiweiß nicht mit sehr stärkehaltigen Nahrungsmitteln in einer Mahlzeit.

Diese Prinzipien der Trennkost sind das erste Geheimnis, das hinter einer optimalen Verdauung und gesteigerter Energie liegt. Je länger Sie nach den Trennkost-Richtlinien essen, desto leichter, leistungsfähiger und wohler werden Sie sich fühlen. Akzeptieren Sie, dass Kompromisse unumgänglich sind, machen Sie sich keine Gedanken, wenn nicht jeden Tag alles genau nach Plan verläuft. In unserer hektischen Welt ist es beinahe unmöglich, sich perfekt zu ernähren. Seien Sie flexibel, und machen Sie es so gut es geht.

Das ist alles.

Glauben Sie mir.

Mehr als diese zwei Regeln müssen Sie nicht einhalten. Vergessen Sie alles, was Sie über Trennkost gehört oder an anderer Stelle gelesen haben.

Die Grundregel

Essen Sie frisches Obst auf leeren Magen, trennen Sie Eiweiß von Stärke, und Sie haben es!

Was kann man essen?

Halten Sie sich am Anfang an diese Liste: Lebensmittel aus dem linken Block dürfen niemals mit Lebensmitteln aus dem rechten Block kombiniert werden.

Eiweiß	Stärke	
Eier	Basmatireis	Hülsenfrüchte
Fisch	Brot	(alle *außer* Soja)
Fischkonserven (wie	Bulgur	Kamut (Teigwaren)
etwa Lachs, Sardinen,	Buttergebäck	Kartoffeln
Makrele und Tunfisch	(Scones)	Kasha (Buchweizen)
Huhn	Ciabatta	Kekse
Käse	Dinkel (Teigwaren)	Knäckebrot (Kräcker)
Lamm	Feingebäck	Kuskus
Lammleber	Gerste	Mais
Meeresfrüchte	Hafer	Matzen
Quorn	Haferbrei	Mehl (alle Arten)
Rindfleisch	Haferkekse	Mürbteiggebäck
Schweinefleisch	Hartweizengrieß (die	Müsli
Sojabohnen	meisten Teigwaren)	Pitabrot
Sojadrink	Hirse	Pumpernickel
Tofu/Bohnenkäse	Quinoa	Roggenknäckebrot
Truthahn	Reis	Süßkartoffeln
TVP (texturiertes	Reiswaffeln	Teigwaren
vegetabiles Protein)	Roggen	Tortillas
Wild	Roggenbrot	Yams

Fleisch, Milch, Käse, Eier, Geflügel
und Soja möglichst aus organischer
Produktion, keinen genetisch veränderten Soja

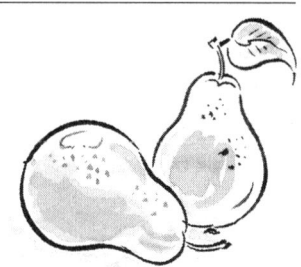

Was kann man essen?

»Die Natur hat niemals ein Sandwich hervorgebracht.«

Dr. Herbert M. Shelton, Trennkost-Guru, 1895–1985

Wie wir bereits gesehen haben, beruht die Trennkost einfach auf der Theorie, dass Eiweiß und Stärke nicht in einer Mahlzeit kombiniert werden sollen. Auf den ersten Blick mag das kompliziert oder sogar abschreckend erscheinen, es ist aber in Wahrheit sehr einfach.

Wenn Sie bereits etwas über Trennkost gelesen haben und sich von einem Übermaß an Vorschriften einschüchtern ließen – keine Angst. Vergessen Sie alles, was Sie bisher gehört oder gelesen haben, und halten Sie sich an die in *Das Basis-Buch der Trennkost* dargestellten Grundsätze. Sie werden sehr bald verstanden haben, welche Nahrungsmittel sich gut miteinander vertragen.

Vielleicht geht es Ihnen so wie mir, und Sie wundern sich über den Begriff »Trennkost«. Immerhin handelt es sich doch hier um eine »Kombinationskost«, der richtigen Kombination richtiger Lebensmittel. Man muss, auch wenn es sich so anhört, keineswegs alles getrennt essen.

In der Praxis bedeutet Trennkost nichts anderes, als konzentrierte Stärke, wie Reis, Teigwaren und Kartoffeln, von konzentriertem Eiweiß, wie Fleisch, Eier, Käse und Fisch, zu trennen. Es gibt weder Listen mit »verbotenen« Nahrungsmitteln noch irgendeinen Grund, spezielle Diätprodukte zu kaufen.

Warum verträgt sich Eiweiß nicht mit Stärke?

Die Gesetze der Trennkost besagen, dass Eiweiß mit Stärke kombiniert, nicht gut verdaut werden kann. Ebenso wird Stärke mit Eiweiß kombiniert, nicht richtig zerlegt. Der Hauptgrund dafür scheint darin zu liegen, dass Eiweiß und Stärke, um optimal verdaut werden zu können, unterschiedlicher Bedingungen im Verdauungstrakt bedürfen. Eiweiß (Protein) braucht ein saures Milieu im Magen, Kohlenhydrate (Stärke) dagegen genau das Gegenteil, ein basisches Milieu. Für Interessierte habe ich diese biochemische Tatsachen auf Seite 453 etwas genauer erläutert. Glauben Sie nun aber nicht, dass Sie alles für sich essen müssen. Während einige Nahrungsmittel sich nicht miteinander vertragen, passen andere sogar sehr gut zusammen. Einer der großen Vorteile der Trennkost besteht darin, dass sie in Wahrheit mehr Abwechslung und Nährwert auf den Teller bringt und die Mahlzeiten interessanter macht.

Für die Zwecke der Trennkost lassen sich Nahrungsmittel in drei Gruppen einteilen: eiweißreiche, stärkereiche und eine dritte Gruppe, die ich als »vielseitig« bezeichnen würde, so genannte neutrale Nahrungsmittel, die sich gut mit Eiweiß und Stärke kombinieren lassen, wie etwa Gemüse oder Salat.

Wiederholung

- Eiweiß verträgt sich gut mit »vielseitigem« Gemüse und Salat.
- Stärke verträgt sich gut mit »vielseitigem« Gemüse und Salat.
- Eiweiß und Stärke vertragen sich nicht miteinander.

In der Kombinationstabelle auf Seite 63 sehen Sie, wie man es macht.

Nun hätten wir die Grundlagen geklärt, werfen wir also einen Blick auf die einzelnen Nahrungsmittelgruppen.

Eiweiß und Stärke – die unverträglichen Einzelgänger

In der Trennkost verstehen wir unter *Eiweiß* stets das konzentrierte, hochwertige Eiweiß, wie rotes Fleisch, Geflügel, Eier, Käse, Fisch und Soja. Unter *Stärke* verstehen wir jede Art von Kohlenhydraten, etwa Hafer, Reis, Roggen, Kuskus, Nudeln, Brot, Feingebäck und Kuchen. Kartoffeln, Süßkartoffeln und Mais (ob Kolben oder Körner) gehören auch zur Stärke.

Beinahe alle Lebensmittel enthalten etwas Eiweiß und etwas Stärke, oder?

Das stimmt. Aber es hängt von der *Menge* der Stärke und des Eiweißes, der Nährstoffkonzentration, in einem Lebensmittel ab, unter welche Trennkost-Kategorie es eingerechnet wird. Als Faustregel gilt, die Grenze liegt bei 10 Prozent, also 10 Gramm Stärke (Kohlenhydrate) oder Eiweiß (Protein) pro 100 Gramm des Lebensmittels. Alles, was mindestens 10 Gramm Eiweiß pro 100 Gramm enthält, gehört in die Kategorie Eiweiß. Was mehr als 10 Gramm Kohlenhydrate enthält, fällt unter Stärke.

In meinem Trennkost-System betrachte ich alles, was unter der 10-Prozent-Marke liegt, als weit weniger belastend für die Verdauung.

Trennkost-Stärke und Trennkost-Eiweiß in Zahlen und Beispielen

Trennkost-Stärke

- Gekochter Vollkornreis enthält etwa 30 Gramm Stärke, aber nur einige wenige Gramm Eiweiß – er wird daher eindeutig als Stärke betrachtet.
- Vollkornbrot ist eines der stärkehaltigsten Lebensmittel überhaupt, bei etwa 40 Gramm Kohlehydraten, aber nur 8 Gramm Eiweiß.
- Spaghetti enthalten etwa 22 Gramm Kohlenhydrate und 4 Gramm Eiweiß.
- Kartoffeln sind eindeutig so stärkehaltig, dass man sie nicht mit Eiweiß kombinieren sollte, sie enthalten in gekochter Form zwischen 15 und

17 Gramm Kohlenhydrate, in der Schale gebacken etwa 30 Gramm. Kürzlich las ich in einem Gesundheitsbuch, dass Kartoffeln sage und schreibe 90 Prozent Kohlenhydrate enthalten – wenn Sie so etwas lesen, ist es ein Rechen- oder Druckfehler, denn eine gekochte Kartoffel enthält mindestens 60 Prozent Wasser! Den Stärke- bzw. Eiweißgehalt von Lebensmitteln können Sie in Nährwerttabellen nachlesen.

Trennkost-Eiweiß

- Die meisten Hartkäse enthalten mindestens 25 Gramm Eiweiß pro 100 Gramm, aber nur ganz wenig Stärke.
- Eier enthalten 12 Gramm Eiweiß.
- Die meisten Fische enthalten 15–20 Gramm Eiweiß und keine Stärke.
- Lamm enthält etwa 20 Gramm Eiweiß und keine Stärke.
- Mageres Steak und gebratener Truthahn enthalten etwa 28 Gramm Eiweiß und keine Stärke.

Auf Seite 63 finden Sie eine einfach zu handhabende Kombinationstabelle, sodass Sie nichts auswendig lernen müssen. Ich wollte hier nur einige Beispiele anführen, damit Sie sehen, worum es geht.

Joghurt und Milch

- Joghurt fällt in eine eigene Kategorie.
- Milch ist ebenfalls eine Ausnahme.

Diese beiden Nahrungsmittel behandeln wir später ausführlich.

Konzentriertes Eiweiß und Stärke in der Trennkost auf einen Blick

EIWEISS
- zu Salaten
- zu Gemüse (aber nicht zu Kartoffeln, Bataten und Mais)
- mit Öl, Butter und Margarine, Nüssen, Samen und Dressing
- *Nicht* mit Stärke oder Obst

▶ Konzentriertes Eiweiß sind:

Butter	Lamm	Sojaprodukte
Eier	Quorn	Tofu (Soja/Bohnenkäse)
Fisch	Rindfleisch	Truthahn
Huhn	Schweinefleisch	TVP
Käse	Sojamilch	Wild

STÄRKE

- zu Salaten
- zu Gemüse
- mit Kartoffeln, Süßkartoffeln und Mais
- mit Öl, Butter und Margarine, Nüssen, Samen und Dressing
- *Nicht* mit Eiweiß oder Obst

▶ Konzentrierte Stärke sind:

Alle Getreidesorten	**Alle Brotsorten**	**Alle Arten von**
Buchweizen (Kasha)	Brötchen	**Teigwaren**
Bulgur	Ciabatta	Buchweizen-Nudeln
Gerste	Haferkekse	Dinkel
Grieß	Kekse	Kamut
Hafer	Knäckebrot/Kräcker	Nudeln aus Hartweizen-
Hirse	Kuchen	grieß
Kuskus	Matzen	
Quinoa	Pitabrot	**Alle Arten von Linsen,**
Reis	Pumpernickel	**Erbsen und Bohnen,**
Roggen	Reiswaffeln	**außer Sojabohnen**
Weizen	Roggenbrot	
Wilder Reis	Tortillas	**Alle Arten von Mehl**
		Bataten
		Kartoffeln
		Mais
		Süßkartoffeln

Obst – frische Früchte lieben einen leeren Magen

»Obst ist zweifellos der wohltuendste Energiespender, den es gibt –
WENN man ihn richtig isst.«

Harvey und Marilyn Diamond, Fit for Life, 1985

Nahrhaftes, köstliches Obst ist ein sehr wichtiger Bestandteil
jeder gesunden Ernährung. Es hat einen besonderen Stellenwert in *Das Basis-Buch der Trennkost*. Frisches, rohes Obst ist ein
wichtiger Lieferant von Antioxidanzien, Nährstoffen, die gegen viele mit
dem Altern verbundene gesundheitliche Beschwerden helfen sollen. Antioxidanzien schützen vor *freien Radikalen*, Molekülen, die Degeneration
auslösen und das Immunsystem stören, indem sie Mutationen des Erb-
gutes verursachen und die Funktion der Enzyme beeinträchtigen. Forschungen haben ergeben, dass grauer Star, Krebs, Herz-Kreislauf-Erkrankungen und Alzheimer-Krankheit mit einem Dauerbombardement von
freien Radikalen und geringer Antioxidanzien-Aufnahme zusammenhängen dürften. Einige hochinteressante Studien deuten darauf hin, dass
Menschen, die täglich frisches Obst essen, ein um 24 Prozent geringeres
Risiko für lebensgefährliche Herzerkrankungen und ein um 32 Prozent
niedrigeres Schlaganfallrisiko haben.

Obst hat noch andere Vorteile. Es liefert nicht nur wertvolle Ballaststoffe, sein hoher Wassergehalt versorgt den Körper auch mit wichtiger
Flüssigkeit und führt dazu, dass Giftstoffe gelöst und ausgeschwemmt
werden. So sind frisches Obst und frische Fruchtsäfte ein wesentlicher Teil
des gesunden Entgiftungsprogrammes, das auf Seite 244 vorgestellt wird.

Was hat dies alles mit Trennkost zu tun?

Leider wurden einige Aspekte der Trennkost von mehreren Autoren feh-
lerhaft ausgelegt und übernommen, sodass Dr. Hay mittlerweile Überlegungen und Schlussfolgerungen zugeschrieben werden, die nicht von ihm
stammen. Dazu gehört auch die Obstregel. In einem erst 1997 veröffentlichten Buch über Ernährung beginnt ein Abschnitt über Trennkost mit

den Worten: »Dr. Hays Empfehlung, Obst nur separat zu essen, ist sehr sinnvoll.« Es ist sinnvoll, aber er hat es nie empfohlen. Auch wenn keiner sagen kann, warum.

Dr. Hay hatte sehr eigene Ansichten über Obst, und er steht mit ihnen im Widerspruch zu allen anderen Fachleuten. Er war zwar der Meinung, dass Obst unerlässlich für eine gesunde Ernährung sei, formulierte aber eine strenge Regel, *wann* Obst zu essen sei. Er entwickelte die Theorie, dass saures Obst mit Eiweiß, sehr süße, reife oder stärkehaltige Früchte mit Brot und anderen stärkehaltigen Nahrungsmitteln kombiniert werden sollten. Diese Theorie ist Teil des Hay'schen Systems. Sie wurde von Doris Grant, einer überzeugten Anhängerin von Dr. Hay übernommen und fand Eingang in viele Bücher. Wenn jemand bereit ist, sich zu merken, welches Obst unter welche Kategorie fällt, und persönlich gut damit zurechtkommt, sehe ich keinen Grund davon abzugehen.

Keine starren Regeln

Ich bin nicht für fest gefügte Regeln – wie immer man darüber denken mag. Ich habe im Laufe meiner Arbeit auf dem Gebiet Ernährung so viele neue und faszinierende Dinge über Gesundheit, Heilung und auch Trennkost gelernt, einer der wichtigsten Aspekte ist jedoch, dass man mit *Flexibilität* oftmals bessere Ergebnisse erzielen kann als mit *starren Regeln*. Wir sind alle verschieden, was für einen Menschen gut ist, muss nicht für alle anderen gelten. Ich bin außerdem überzeugt davon, dass man Neues viel eher versucht, wenn es einfach erscheint und nicht fest gefügt, anstrengend oder zeitaufwändig.

Ich muss gestehen, dass ich Dr. Hays Regeln für Obstmahlzeiten immer ziemlich kompliziert fand und sie nicht in mein Verständnis vom menschlichen Verdauungssystem passen. Die Obstmahlzeiten scheinen für viele Menschen das Problemfeld des Trennkost-Systems darzustellen.

Mein neuer Zugang – und das Hay'sche Trennungsprinzip

Ich habe als Erste unter den Trennkost-Autoren Großbritanniens den Grundsatz vertreten, Obst getrennt von anderen Nahrungsmitteln zu verzehren – besonders getrennt von Eiweiß und Stärke. Er entstammte meiner Praxis als Ernährungsberaterin und fußte auf der Erfahrung, dass mit der so eingesetzten Obstmahlzeit die besten Ergebnisse zu erzielen waren. Er gilt grundsätzlich immer noch. Aber wie immer in einer komplexen Welt gibt es natürlich auch hier keine Regel ohne Ausnahme. In der Praxis hat sich gezeigt, dass es Menschen gibt, die problemlos Obst und Käse oder Joghurt gleichzeitig verdauen können, aber gehörige Schwierigkeiten haben, wenn sie Obst gleichzeitig mit anderem Eiweiß, wie Huhn oder Fisch, essen. Eine der häufigsten Ursachen für eine Magenverstimmung ist die Kombination von saurem Obst mit Stärke. Ein Apfel nach einem belegten Brot oder ein Obstkuchen sind nur zwei Beispiele dafür.

Abgesehen von den Jüngern des Dr. Hay, folgen alle führenden Ernährungsexperten der Theorie von Dr. Herbert Shelton, einem amerikanischen Arzt, (siehe Seite 121), nach der frisches Obst am besten auf leeren Magen gegessen wird. Diese Vorgehensweise scheint sich besonders bei Menschen mit Verdauungs- und Darmstörungen wie Sodbrennen, Blähungen, Reizkolon (Reizdarm), Malabsorption (Störung der Resorption von Nahrungsstoffen im Darm) oder Übergewicht zu bewähren.

Obst allein verdaut – optimal verdaut

Dr. Shelton schreibt, dass Obst, das auf Grund anderer gleichzeitig im Magen befindlicher Nahrungsmittel länger im Magen verbleibt, nicht nur seine wohltuende Wirkung verliert, sondern auch die übrigen Nahrungsmittel verderben lässt. Bakterien machen sich an die Arbeit, Eiweiß zerfällt, Stärke wird fermentiert, und Übersäuerung, Blähungen und Magenschmerzen sind die Folge. Diese Erfahrung habe ich in meiner Praxis auch gemacht. Viele Menschen denken, dass es weit gesünder sei, zum Nachtisch einen Apfel oder Fruchtsalat an Stelle von süßen Kalorienbomben, wie Kuchen oder Schokoladen-Mousse, zu essen. Wenn sie dann schlimme Verdauungsprobleme haben und überlegen, was sie nicht vertragen haben, geben sie fast nie dem Obst die Schuld. Das ist nur natürlich, denn Obst ist ja doch gesund! Zeichnet man jedoch die Ernährungsgewohnheiten genau auf, lassen sich die Beschwerden sehr häufig auf das Obst zurückführen.

Viele Patienten, die in den letzten Jahren an mich verwiesen wurden, hatten Verdauungsstörungen. Nahmen wir das Obst aus den Mahlzeiten heraus und gaben ihm einen eigenen Platz im Tagesrhythmus, ließen sich Sodbrennen und Blähungen fast ausnahmslos vermeiden.

Wie Obst verdaut wird

Auf leeren Magen – mühelos verdaut

Obst erfährt im Mund kaum, im Magen gar keine Zerlegung (Verdauung). Im Gegensatz zur Aufbereitung von Eiweiß und Stärke, die dem Körper bei seiner Tätigkeit sehr viel Energie entzieht, erfordert die Verdauung von Obst sehr wenig Energie. Auf leeren Magen gegessen, gelangt es nach einer extrem kurzen Verweildauer in den nächsten Abschnitt des Verdauungstraktes – den Dünndarm.

Mit anderen Nahrungsmitteln – nicht so mühelos

Fruchtsäuren hemmen die Eiweißverdauung, weil sie die Produktion von Magensäuren einschränken und das eiweißspaltende Enzym Pepsin zerstören. Herbert Shelton schreibt, dass alle Fruchtsäuren, auch jene in Äpfeln, Kirschen, Weintrauben, Grapefruit, Zitronen, Pfirsichen und Orangen *»die Salzsäuresekretion stark hemmen und daher die Eiweißverdauung stören«*. Und was die Stärke betrifft, alle Säuren – auch die Fruchtsäuren – hemmen die Stärkeverdauung, weil sie das von den die Stärke abbauenden Enzymen benötigte alkalische (basische) Milieu stören. Das heißt nicht, dass Obst schlecht ist. Im Gegenteil, Obst gehört zu den »Supernahrungsmitteln«. Aber viele seiner Vorteile gehen verloren, wenn man es während oder unmittelbar nach einer Mahlzeit isst.

Eine rasche Passage

Ein weiterer wichtiger Faktor ist die unterschiedliche Zeit, die die Nahrungsmittel benötigen, um den Verdauungstrakt zu passieren. Eiweiß etwa ist meist recht langsam unterwegs, braucht mehrere Stunden. Obst dagegen kommt im Eilzugtempo daher und passiert den Verdauungskanal rasch. Vom Dünndarm werden die konzentrierten natürlichen Zucker, Vitamine und Mineralstoffe schnell aufgenommen.

Die Autoren Harvey und Marilyn Diamond, die ebenfalls viel von Dr. Shelton übernommen haben, meinen, dass der Genuss von Obst oder Fruchtsaft zu oder unmittelbar nach einer Mahlzeit dem Körper die reinigende Wirkung des Obstes vorenthält. Wer sein Verdauungssystem nicht durch jahrelange Fehlernährung abgestumpft hat, wird, so meinen sie, wahrscheinlich Missbehagen und Verdauungsbeschwerden verspüren, wenn das Obst im Magen gärt. Wenn es dabei bleibt – also nicht Aufstoßen, Blähungen und Übelkeit dazukommen –, heißt das noch lange nicht, dass die Verdauung in Ordnung ist, sondern nur, dass sich der Körper wieder einmal sehr anpassungsfähig und tolerant erweist.

Anmerkung: Ich erinnere mich, dass ein Universitätsprofessor im Fernsehen einmal vor der Trennkost warnte, weil sie empfehle, Obst zu meiden. Solche Kommentare gehen ins Leere und sind ein klassisches Beispiel für Fälle, in denen angebliche Fachleute, die von diesem Thema keine Ahnung haben, Vorträge halten, ohne sich vorher zu informieren. Auf Nachfrage stellte sich heraus, dass der Betreffende kein einziges der bedeutenden Trennkost-Bücher gelesen hatte und die Empfehlung, Obst nur auf leeren Magen zu essen, als Empfehlung, gar kein Obst zu essen, missverstanden hatte. Von den vielen Büchern über Trennkost, die es nun gibt, verbietet nicht ein einziges den Genuss von Obst. Die Trennkost leitet sogar dazu an, mehr von diesen köstlichen, nahrhaften Nahrungsmitteln zu essen.

Die Obstregel

- Essen Sie reichlich frisches Obst – ideal sind zwei oder drei Portionen pro Tag.
- Essen Sie Obst auf leeren Magen. Entweder zwischen den Mahlzeiten oder als Vorspeise, nicht zu den Mahlzeiten, zwischen den Gängen oder unmittelbar danach.
- Wenn Sie Obst mit Joghurt oder ab und zu mit Käse essen, dann als eigene Zwischenmahlzeit.
- »Auf leeren Magen« *heißt:* entweder gleich morgens oder als Zwischenmahlzeit – oder als Vorspeise vor dem Hauptgericht.

Erste Obstportion

Frühmorgens, gleich nach dem Aufstehen. Essen Sie frisches Obst nach Wahl, etwa Weintrauben, Grapefruit, Apfel, Kiwi oder Ananas. Oder trinken Sie frisch gepressten Fruchtsaft. Vorschläge auf Seite 44.

Zweite Obstportion

Verzehren Sie zum zweiten Frühstück an Stelle von Kaffee mit Croissant oder Brötchen eine zweite Portion Obst.

Dritte Obstportion

Essen Sie die dritte Portion während der Zubereitung des Abendessens oder während Sie darauf warten. Trinken Sie im Restaurant ein Glas frisch gepressten Fruchtsaft als Aperitif.

Eine Pause zwischen Obst und Hauptgericht

Wenn man Obst als Vorspeise genießt, sollte man nach Expertenmeinung mindestens 15 Minuten bis zum nächsten Gang verstreichen lassen. So wie morgens, wenn man sein Obst gleich
nach dem Aufstehen, vor dem Waschen und Ankleiden, isst,
und das ausführliche Frühstück danach einnimmt. Das
zweite Frühstück ist ohnehin eine Obstmahlzeit: Die Frage
stellt sich also gar nicht. Und die Zubereitung der Abend-
mahlzeit wird wahrscheinlich lang genug dauern, sodass Obst
oder Fruchtsaft assimiliert werden können.

Und wenn es wirklich hektisch wird? Versuchen Sie nach Möglichkeit,
eine Pause zwischen den Gängen zu lassen, aber keine Sorge, wenn das
Hauptgericht kommt, wenn Sie gerade den letzten Bissen Obst oder den
letzten Schluck Fruchtsaft genommen haben. Ich habe einige Experimente
durchgeführt, bei denen ich Obst zu unterschiedlichen Zeiten
während der Mahlzeit reichte und dann der jeweili-
ge Grad von Unwohlsein, Missbehagen, Magendruck,
Aufstoßen, Blähungen und Völlegefühl bewertet
wurde. Dabei hat sich ziemlich konstant gezeigt,
dass frisches Obst, entweder auf leeren Magen oder
mit einer Pause von 10–15 Minuten zum Hauptgericht gegessen, am besten verdaut wird. Obst als erster
Gang jedoch bereitet dem Verdauungssystem, auch wenn das Hauptgericht
unmittelbar danach serviert wird, weitaus weniger Probleme als das Obst,
das zum Nachtisch gegessen wird.

Liste der dreißig köstlichsten Früchte zum Genießen

Ananas	Grapefruit	Mango
Apfel	Guave	Melone
Aprikose	Heidelbeere	Nektarine
Banane	Himbeere	Orange
Birne	Hunza-Aprikose	Papaya
Brombeere	Kirsche	Pfirsich
Dattel	Kiwi	Satsuma
Durian	Klementine	Schwarze Johannisbeere
Feige	Litschi	Tangerine
Granatapfel	Mandarine	Weintraube

Gedünstetes oder gebratenes Obst? Am besten Finger weg!

Garen verändert nach Meinung einiger Ernährungsfachleute die Struktur der Lebensmittel, so auch von Obst; seine Nährstoffe werden zerstört, es wird saurer. Wenn Sie gedünstete Pflaumen, Rhabarber oder Bratäpfel gerne essen, sollten Sie sich den Genuss nicht versagen, solange Ihnen bewusst ist, dass gegartes Obst schwerer verdaulich ist als rohes. Wer irgendein Verdauungsproblem hat, wird nach gegartem Obst vielleicht eine Verschlechterung des Symptoms feststellen. Und vergessen Sie nicht, dass jede Obstsorte, die mit Stärke, wie Teig oder Streusel, kombiniert wird, dazu neigt, das Verdauungssystem zu belasten.

Trockenfrüchte – verträglich, weil getrocknet

Durch Trocknen wird der Zucker im Obst konzentrierter und die Frucht verliert an Säure. Wie Sie wissen, schmecken Rosinen und Sultaninen ganz anders als frische Weinbeeren. So auch getrocknete Äpfel und getrocknete Aprikosen. Offensichtlich ist der Trocknungsvorgang für die dokumentierte bessere Verträglichkeit von Trockenobst verantwortlich. Vielleicht liegt die Ursache für diese Beobachtung aber auch in der Tatsache, dass Trockenobst in weit geringeren Mengen gegessen wird als frisches Obst. Ich habe im

Laufe der Zeit die Erfahrung gemacht, dass Trockenobst in kleinen Mengen beinahe allen Speisen zugegeben werden kann, von Curry-Gerichten bis zu Zerealien. Trockenobst darf man jedoch nicht zu lange lagern. Man sollte es in kleinen Mengen kaufen und noch vor dem Ablaufdatum verbrauchen. Trockenobst aus organischer Produktion erhält man in allen guten Naturkostläden und in vielen Supermärkten und Delikatessenläden.

Getrocknete Pflaumen

Manche Menschen essen Pflaumen, um die Verdauung zu beschleunigen. Andere meiden Pflaumen, weil sie schwer verdaulich sind. Interessant ist, dass getrocknete Feigen, abgesehen, dass sie viele Nährstoffe enthalten, eine weit sanftere, aber immer noch sehr gute Wirkung entfalten.

Die drei Ausnahmen von der Obstregel

Meine eigene Arbeit auf dem Gebiet Trennkost hat zwei interessante Abweichungen von der Obstregel ergeben:

1. Käse, der mit Obst, wie als Dessert geliebt, gegessen wird, scheint sich nicht so rasch zu zersetzen wie Fleisch, Fisch oder Eier. Dieses Phänomen wurde schon vor 50 Jahren von Dr. Shelton beobachtet, und bis heute konnte noch niemand eine physiologische Erklärung dafür liefern. Wenngleich Obst mit Käse keine ideale Abrundung einer Mahlzeit ist, scheint diese Kombination leichter verdaulich zu sein als andere Eiweiß-Obst-Kombinationen. Auch wenn ich Obst weiterhin nicht als Nachtisch, auch nicht mit Käse, empfehle, so erlaube ich ein Stück Schaf- oder Ziegenkäse mit Apfel oder Weintrauben als gelegentlichen leichten Genuss für Zwischendurch.

2. Die andere »Ausnahme« ist Joghurt. Pfirsich, Banane, Weintrauben, Kiwi – alle Arten von Obst lassen sich gut mit Joghurt kombinieren. Auch hier wissen wir nur aus der Erfahrung, dass sich Joghurt und Obst gut vertragen. Keiner kann erklären, warum. Joghurt ist auf Grund

seiner Herstellung schon teilweise aufgeschlossen, sodass der Körper damit weniger Arbeit hat. Joghurt gehört zwar streng genommen zum Eiweiß, aber tatsächlich enthält Vollmilchjoghurt eher wenig Eiweiß (zwischen 3 und 5,5 Gramm pro 100 Gramm Joghurt), das heißt, für seine Aufbereitung ist nicht annähernd so viel Magensäure oder Verdauungszeit erforderlich wie etwa für dieselbe Menge rotes Fleisch oder Geflügelfleisch. In der Trennkost gehört Joghurt daher zur Kategorie *»vielseitig«.*

3. Bananen scheinen sich ziemlich gut mit Frühstücksflocken und Haferbrei zu vertragen, besonders, wenn man sie mit Reismilch, Hafermilch oder etwas Sahne an Stelle von Kuhmilch zubereitet.

Fruchtsäfte? Selber machen!

Ich habe über Fruchtsäfte schon gesprochen und werde an anderer Stelle in diesem Buch weiter darüber reden, hier nur zur Erinnerung, dass industriell produzierte Säfte in Packungen oder Flaschen, die von sich behaupten, sie seien *Frisch! Echt! Pur!* und unverändert, in Wahrheit oft aus Konzentraten hergestellt sind. Außerdem sind ihnen häufig Säure, Süßstoff, Zucker oder »Geschmacksverstärker« zugesetzt. Auf der Verpackung müssen nicht immer alle Zutaten zu finden sein, davon abgesehen, dass manche Information verwirrend ist. So ist mitunter schwer zu erkennen, ob natürlich oder künstliche Aromen verwendet wurden, weil der Laie nicht weiß, was sich hinter einer bestimmten Formulierung verbirgt.

Selber machen

Die meisten Nährstoffe enthält Fruchtsaft, wenn er frisch aus dem Entsafter kommt. Es gibt verschiedene Geräte auf dem Markt, hier nur ein paar Bemerkungen dazu, weil ich häufig danach gefragt werde:

- Lassen Sie sich vor dem Kauf vorführen, wie die Maschine zerlegt und wieder zusammengesetzt wird. Verlassen Sie sich nicht darauf, wenn andere behaupten, das Gerät sei leicht zu reinigen oder einfach zu zerlegen und zusammenzubauen. Manche sind es wirklich – aber andere bestehen aus zahlreichen Einzelteilen, die schwer zu handhaben und zu reinigen sind.

- Achten Sie auf das Preis-Leistungs-Verhältnis. Zubehör, das in der Anleitung abgebildet ist, muss nicht automatisch dabei sein.
- Informieren Sie sich, welche Teile spülmaschinengeeignet sind und welche nicht in Wasser getaucht werden dürfen.
- Die meisten hochwertigen Mixer und Küchenmaschinen haben funktionelle Zitruspressen-Aufsätze. Sowohl die Firma Braun als auch Kenwood haben reine Geräte zum Entsaften aller Arten von Obst im Programm. Moulinex und Bosch bieten Küchenmaschinen mit Entsafter-Aufsatz an. Ich arbeite mit Magimix. Die Magimix Le Duo (siehe dazu auch Seite 472) ist, wie der Name sagt, ein Gerät, mit dem man sowohl Zitrusfrüchte als auch andere Obst- und Gemüsesorten entsaften kann. Die Magimix 4100 Küchenmaschine hat zwei Aufsätze für das Entsaften einerseits von Orangen und Grapefruit und andererseits von Kiwi, Äpfeln, Mangos und allen möglichen Gemüsesorten.

Hinweis

Trinken Sie einen frisch gepressten Saft so bald wie möglich, um möglichst viele seiner Nährstoffe aufnehmen zu können. Lässt man Saft länger stehen, oxidiert er und verändert sich vom Basenbildner zum Säurebildner, wodurch Vitamine und Mineralstoffe verloren gehen. (Näheres über Säure- und Basenbildner im Anhang auf Seite 453 f. unter *Die biochemischen Grundlagen der Trennkost*.) Wie dieser Prozess abläuft, kann man beobachten, wenn man den Saft eines Apfels einige Minuten stehen lässt: Die frische, blassgrüne, sehr gesunde Flüssigkeit verwandelt sich extrem schnell in eine braune, nicht besonders appetitliche Brühe.

- Entsafter müssen sofort nach Gebrauch gereinigt werden, lässt man alles stehen, trocknet der Obstbrei ein. So etwas passiert den meisten nur einmal!

Sie besitzen keinen Entsafter oder Mixer? Hier bietet sich die zweitbeste Lösung an: handelsübliche Bio-Säfte ohne Kohlensäure oder zumindest Säfte ohne künstliche Zusatzstoffe. Studieren Sie die Aufschriften, prüfen

Sie genau die Zutatenliste. Auf vielen finden Sie »Gütezeichen« wie »frei von...« etwa »ohne Kristallzucker«, womit suggeriert wird, es sei kein raffinierter Zucker enthalten, und dann sind andere Zucker, wie Glukose, Maltose oder Dextrose – oder künstliche Süßstoffe – zugesetzt. Egal, welche Sorte Fruchtsaft Sie wählen, verdünnen Sie den Saft mit Wasser ($^2/_3$ Saft, $^1/_3$ Wasser). Dadurch erhält man nicht nur mehr Flüssigkeit, man schont auch den säureempfindlichen Magen.

Mehr zum Thema Säfte finden Sie im Kapitel *Säfte für die Entgiftung.*

»Vielseitiges« Gemüse – die »Allseitig-Kombinierbaren«

Gemüse und Salat sind wohl die vielseitigsten Nahrungsmittel im Trennkost-System. Einer der großen Vorteile der Trennkost liegt, abgesehen von all den anderen Vorteilen, darin, dass sie uns mehr Gemüse und Salat auf den Tisch bringt. Diese »vielseitigen« Nahrungsmittel vertragen sich gut mit Stärke und Eiweiß und stellen, auch alleine gereicht, eine sehr gesunde, nahrhafte Mahlzeit dar.

Den Briefen zufolge, die ich von vielen Trennkost-Praktizierenden im Laufe der vielen Jahre bekommen habe, haben auch einstige leidenschaftliche Gemüseverächter plötzlich begonnen, mehr Frischkost zu essen – und sich weitaus besser zu fühlen.

Meiner Erfahrung nach ist die Lust am Gemüse in den meisten Fällen eine Frage der Reife, sie kommt meist früher bei Frauen als bei Männern und Kindern. Hören wir tatsächlich erst mit zunehmendem Alter auf, Gemüse und Salat als eine Art Gift zu betrachten? Könnten wir nicht früher begreifen, dass es sich um köstliche, nahrhafte Dinge handelt, die sich sehr fantasievoll zubereiten lassen, und die auf lange Sicht die Voraussetzung für gute Gesundheit sind?

Studien zeigen immer wieder, dass Menschen, die täglich reichlich frisches Gemüse und Salat (und Obst) essen, sich besserer Gesundheit erfreuen und, darin sind sich die Fachleute ziemlich sicher, ein deutlich geringeres Risiko haben, Herzkrankheiten oder Schlaganfälle zu erleiden, als Gemüseverächter. Aber die Weisung »fünf Portionen täglich« lassen so manchen eingefleischten Gemüsemuffel schleunigst die Flucht in den nächsten Hamburger-Laden ergreifen.

Eine Portion – das klingt nach einem riesigen Berg. Aber so viel ist das nicht. Ein Esslöffel Erbsen, zwei oder drei kleine Brokkoli- oder Blumenkohlröschen, und ein paar kleine Möhren – das sind schon drei Portionen pro Tag. Dazu noch ein paar Blätter Salat, eine Tomate, drei Scheiben Gurke, ein wenig Kresse und ein paar Streifen Paprika – damit kommt man schon nahe an den Tagesbedarf heran. Trinkt man frühmorgens noch ein Glas Fruchtsaft und isst zum zweiten Frühstück einen Apfel oder eine Banane, hat man sein Soll auch schon erreicht. Keine schlechte Grundlage. Wer mehr isst – umso besser.

Öfter und mehr – einfache Möglichkeiten, zum Gemüsefan zu werden

Gemüse muss nicht immer nur Beilage sein. Auf neue Weise zubereitete und angerichtete Gemüse und Salate können mitunter sehr verlockend sein. Nicht jeder mag knackiges – bissfestes – Gemüse. Man erzählt uns seit Jahren, dass durch zu lange Garzeiten die Nährstoffe verloren gehen, aber es besteht kein Zweifel, dass Gemüseverächter sich oft mit »weicherem« Gemüse leichter tun. Und gekochtes Gemüse ist sicher besser als gar kein Gemüse. Neue Erkenntnisse deuten sogar darauf hin, dass unser Organismus aus dem gegarten, und wie es heißt, leichter verdaulichen Gemüse mehr Nährstoffe aufnehmen kann.

- Geben Sie zu grünem Gemüse, wie Kohl oder Brokkoli, vor dem Servieren ein wenig geröstete Zwiebel. Das verbessert den Geschmack deutlich. Alles, was zur Familie der Zwiebel gehört, könnte man als »Supernahrungsmittel« bezeichnen. Zwiebeln sollen gut für Herz und Kreislauf sein und Erkältungen vorbeugen. Neuerdings meint man sogar, Zwiebeln würden dazu beitragen, die Knochen gesund und kräftig zu erhalten und damit helfen Osteoporose vorzubeugen.
- Dämpft man Kohlsprossen, Weißkohl oder Brokkoli und püriert sie dann mit einem Stückchen Butter und etwas Salz in der Küchenmaschine, erhält man ein köstliches Gemüsepüree.
- Besonders schmackhaft wird Gemüse, wenn man es nach dem Garen einige Minuten in einer heißen Bratpfanne in nativem Olivenöl extra brät. Oder träufeln Sie vor dem Servieren ein wenig Olivenöl und Balsamico-Essig über das gegarte Gemüse – köstlich!

- Geben Sie in Ihren Wintereintopf weniger teures rotes Fleisch oder Geflügelfleisch, dafür Pastinaken, weiße Rüben, Zwiebeln, Möhren, Kirschtomaten, Paprikaschoten, Brokkoli und Blumenkohl. Oder versuchen Sie es vegetarisch! Lassen Sie das Fleisch weg und nehmen stattdessen verschiedene Hülsenfrüchte. Sie werden sehen und schmecken, welch leckeren sättigenden und nahrhaften Eintopf Sie bekommen. Die Rezepte im dritten Teil enthalten Vorschläge für köstliche vegetarische Gerichte.

- Wenn es Fisch, Wild, Geflügel oder anderes Fleisch gibt, kann man gut die übliche Beilage aus Kartoffeln oder Reis weglassen und dafür zwei oder drei Gemüsesorten anbieten. Die Mahlzeit ist genauso sättigend, genauso nahrhaft und vermutlich leichter verdaulich.

- Wenn Ihre Mittagsmahlzeit meist aus einem Sandwich bzw. einem belegten Brot besteht, ersetzen Sie Schinken, Wurst oder Käse durch Gemüse – Krautsalat, Avocado, Rotkohl, geraffelte Möhren, Blattsalat, geschälte Gurken, Tomaten. Oder Sie lassen das Brot weg und machen sich einen köstlichen Tunfisch-, Krabben-, Geflügel- oder Bohnensalat. Denken Sie daran, Brot führt nicht nur zu Gewichtsproblemen, sondern auch zu dem berüchtigten Energieabfall nach dem Verzehr. Wenn Sie Brotliebhaber sind, versuchen Sie, Sandwiches ohne eiweißhaltigen Belag zu essen.

- Versuchen Sie, der täglichen Hauptmahlzeit mindestens einen Salat und zwei Portionen Gemüse beizugeben. Im nächsten Abschnitt und im Rezeptteil (siehe Seite 375) finden Sie viele Anregungen. In der Tabelle auf Seite 63 sehen Sie, welche Nahrungsmittel sich gut vertragen und welche nicht.

- Haben Sie einen Gefrierschrank, legen Sie sich einen Vorrat an verschiedenen Tiefkühlgemüsen an für den Fall, dass Sie mal nicht zum Einkaufen kommen. Dosengemüse hat deutlich weniger Nährstoffe als frisches Gemüse (Konserven enthalten oft reichlich Zucker und Salz). Tiefkühlgemüse ist die gesunde Alternative zum Frischgemüse, zumal es ziemlich sicher häufig mehr Nährstoffe aufweist als ein welkes, angeblich frisches Gemüse, das schon lange im Laden liegt.

Vitamine und Mineralstoffe – das sollten Sie wissen!

- Dunkelgrüne Salat- und Kohlblätter enthalten weit mehr Vitamine und Mineralstoffe als helle.

- Alle Gemüse enthalten wertvolle Nährstoffe, aber in grünen, gelben und orangefarbenen Gemüsesorten stecken die meisten Vitamine.

- Studien zeigen, dass Menschen, die täglich mindestens fünf Portionen frisches Obst und Gemüse essen, sich besserer Gesundheit erfreuen als alle anderen. Obst- und Gemüsefans haben möglicherweise ein geringeres Risiko, an Herzleiden und Krebs zu erkranken.

- Grüne Gemüse, wie Kohl, Kohlsprossen, Brokkoli und Grünkohl, enthalten Nährstoffe, die nach Ansicht der Wissenschaft besonders vor Krebs schützen.

- Vorbereitete Salatmischungen, gewaschene und zerkleinerte Salate, büßen, sobald sie aus der Kühlung genommen werden, pro halbe Stunde einen Tag ihre Haltbarkeitsdauer (Frische) ein. Um die Nährstoffe zu erhalten und die Haltbarkeit zu verbessern, transportieren Sie Frischgemüse zusammen mit den Tiefkühlprodukten in einer Kühlbox oder Tragetasche (sommers wie winters).

- Waschen Sie Obst und Gemüse immer gründlich und schnell, um Bakterien, Schimmel, Erde, Steinchen und Larven zu entfernen, aber lassen Sie Blatt- und auch anderes Gemüse niemals im Wasser liegen. Waschen Sie alles, auch wenn es aus organischer Produktion kommt!

- Die Ballaststoffe des Gemüses befinden sich oft in der Schale oder den Stielen. Es wäre daher sinnvoll, Gemüse ungeschält zu essen, gäbe es nicht das leidige Problem mit den Pestizidrückständen. Viele Pestizide wirken systemisch, Rückstände finden sich vermutlich nicht nur an der Oberfläche. Durch Schälen nimmt man aber deutlich weniger Chemikalien auf. Produkte aus organischem Anbau müssen nicht geschält, wohl aber gründlich gewaschen werden.

- Gemüse atmet auch nach der Ernte weiter. Es gibt Kohlendioxid und ein Gas namens Äthylen ab, die Reifung und Verderb beschleunigen. Spargel, Champignons und grünes Gemüse, wie Kohlsprossen, Brokkoli und Grünkohl, verderben besonders rasch. Richten Sie Ihr Augenmerk auf die Lagerung. Gemüse hält sich oft besser in einer kühlen Speisekammer als im Kühlschrank. Lagern Sie Bananen getrennt von anderen

Obstsorten, legen Sie sie auch nicht in die Nähe von Gemüse, denn sie geben reichlich Äthylen ab, das die Reifung der anderen Lebensmittel beschleunigt.

- Wer abgelegen wohnt oder nicht täglich einkaufen kann, könnte die Haltbarkeit seines Gemüses oder Obstes durch Verpacken in spezielle Frischebeutel erhöhen, die helfen, den natürlichen Alterungs- und Reifeprozess zu verzögern.
- Im Wasser liegen lassen, Zerkleinern und Garen führen zu Vitaminverlust. Den Nährstoffgehalt erhalten Sie bei Anwendung der drei M:
  1. Maximales Waschen unter fließendem Wasser (nicht im Wasser liegen lassen)
  2. Minimales Zerkleinern
  3. Minimum an Kochwasser – am besten dämpfen

Hülsenfrüchte – grün – unreif und ausgereift – getrocknet

Unter Hülsenfrüchten verstehen wir in der Küche die getrockneten Samen der Hülsenfrüchte bzw. der Leguminosen, Pflanzen, für die besonders die Hülse als Frucht kennzeichnend ist. Dazu gehören Linsen, Bohnen und Erbsen.

Nun könnte man leicht denken, dass Hülsenfrüchte in der Trennkost keinen Platz haben, weil Linsen, Erbsen und Bohnen Eiweiß und Stärke enthalten. Dieses Argument wird von vielen Kritikern oftmals gegen die Trennkost ins Feld geführt. Wenn schon die Natur Nahrungsmittel hervorbringt, die Stärke und Eiweiß enthalten, so meinen sie, wie kann dann das Trennen von Fleisch und Kartoffeln auf dem Teller irgendetwas bewirken?

Klingt einleuchtend, solange man sich nicht näher mit den Anteilen der Inhaltsstoffe auseinander setzt. Denn:

In Bohnenkernen sind Stärke und Eiweiß nicht im Verhältnis 50:50 enthalten.

Gekochte Sojabohnen beispielsweise enthalten 14 Prozent Eiweiß und 5 Prozent Stärke. Der Eiweißanteil liegt über der 10-Prozent-Grenze (siehe Seite 34, falls Sie das noch nicht gelesen haben). Dieser überwiegende Eiweißanteil erklärt, warum Soja in der Trennkost meist unter die Kategorie Eiweiß fällt. Bei den meisten anderen Hülsenfrüchten ist es umgekehrt –

sie enthalten 6 bis 8 Prozent Eiweiß und zwischen 15 und 25 Prozent Stärke, daher findet man sie oft in der Kategorie Stärke.

Wichtiger Hinweis

Geben Sie die Bohne nicht auf!
Bohnen, Erbsen und Linsen gehören in vielen Ländern und Kulturen auf der ganzen Welt zu den Grundnahrungsmitteln und sind natürlich für Vegetarier ein wichtiger Eiweißlieferant. Wegen ihres Eiweißgehalts, und eben weil sie als Fleischersatz gegessen werden, stehen sie in Trennkost-Tabellen oft in der Gruppe Eiweiß. Sojabohnen enthalten sicher genug Eiweiß, um diese Einteilung zu rechtfertigen, aber nach den Grundsätzen der Trennkost gehören die anderen Hülsenfrüchte eher zur Kategorie Stärke. Siehe Tabelle auf Seite 36. Kurz und gut, Hülsenfrüchte sind zwar ausgezeichnete Eiweißlieferanten, werden aber erst durch die richtige Kombination gut verdaulich.

Auch hier ist Dr. Hay zu korrigieren

Was die Hülsenfrüchte betrifft, hatte Dr. Hay auch seine eigenen Gedanken. Er hielt die ganze Bohnenfamilie für problematisch. Er begründete seine Ansicht mit der Beobachtung, dass Bohnenkerne für manche Menschen schwer verdaulich sind und schlimme Blähungen verursachen, also waren sie am besten zu vermeiden.

Einige der Autoren, die Dr. Hays Theorie folgten, wandelten diesen Ratschlag ab und brachten – vermutlich zu Recht – vor, dass Hülsenfrüchte möglicherweise weniger Blähungen verursachen, wenn sie gleichzeitig mit nicht-stärkehaltigen Gemüsesorten, getrennt von konzentriertem Eiweiß und konzentrierter Stärke, gegessen werden. Andere umgingen das Problem durch Ignorieren oder durch die ungeprüfte Wiederholung von Dr. Hays Grundsatz.

Auch die Beiträge einiger neuerer Autoren zu diesem Thema sind eher verwirrend. In einem Buch, das mir vorliegt, sollte die Haysche Trennkost genau erläutert werden, wie es hieß. Doch dann war zu lesen, dass *alle*

Sorten von getrockneten Hülsenfrüchten gleichzeitig mit *Eiweiß* gegessen werden könnten, ohne nähere Erklärung, warum, und wie dieses Umschwenken zu begründen wäre.

Eine andere neuere Publikation behauptet, Linsen und Kichererbsen vertragen sich gut mit Fleisch, Geflügel und Fisch, bereits auf der nächsten Seite steht dann aber, »Linsen und Bohnen« passten gut zu Reis! Kein Wunder, wenn hier Verwirrung entsteht. Ich glaube, dass Dr. Shelton Recht hat, wenn er Sojabohnen zum Eiweiß zählt und alle anderen Gemüsetrockenbohnen unter Stärke einordnet. Und so werde ich es auch in *Das Basis-Buch der Trennkost* halten.

Wissenschaftliche Unterstützung für die Bohne

Wir wissen nun weit mehr über den ernährungsphysiologischen Wert der Bohnen als in den Zwanziger- und Dreißigerjahren des 20. Jahrhunderts. Forschungen, die es zu Dr. Hays Zeit noch nicht gab, zeigen, dass Bohnen, Linsen und Erbsen besonders wertvolle lösliche Ballaststoffe enthalten, die helfen, den Blutzucker zu stabilisieren; sie sind gut für den Darm und für das Herz und können sogar vor einigen Krebsarten schützen. Alle Arten von Bohnen sind köstlich und gesund, selbst wenn dieser und jener nach ihrem Genuss ein wenig Blähungen bekommt. Bohnen sind einfach zu gut, als dass auf sie verzichtet werden kann. Lassen Sie sich eine Bohnenmahlzeit schmecken!

Sind Hülsenfrüchte Säure- oder Basenbildner?

Das ist eine schwierige Frage. Hierzu gibt es in der Literatur keine übereinstimmende Antwort, aber letzten Endes ist sie vielleicht auch nicht wirklich wichtig. Meiner Meinung nach muss man, ganz offen gesagt, nicht unbedingt die chemischen Prozesse der säure- und basenbildenden Lebensmittel verstehen, um mit der Trennkost zurechtzukommen. (Wer sich aber für die biochemische Welt der Trennkost interessiert, findet mehr darüber im Anhang unter *Die biochemischen Grundlagen der Trennkost*.)

Allgemeine Übereinstimmung herrscht darin, dass das Eiweiß der Sojabohnen säurebildend ist. Und was ist mit den anderen Hülsenfrüchten? Sie
werden meist als Säurebildner bezeichnet. In einem Buch galten »Bohnen«
als Basenbildner, allerdings wird nicht gesagt, ob es sich um grüne oder
getrocknete Bohnen(kerne) handelt. Andere Autoren vermeiden es, diese
Frage anzusprechen. Ein Wälzer versprach, »die wissenschaftlichen Hintergründe vollständig zu erklären«, erwähnte das Thema Säure-Basen-
Gleichgewicht dann aber nur am Rande, die Hülsenfrüchte gar nicht. Ein
anderes Werk bezeichnete die Mondbohne und Dicke Bohne (Puffbohne)
als Säurebildner, alle anderen Bohnen als Basenbildner.

Tatsächlich haben junge Dicke Bohnen (halbreife Samen) – die man in
Dosen oder tiefgekühlt erhält – einen ähnlichen Stärke-Protein-Gehalt wie
Zuckererbsen (Kaiserschoten) und sogar einen niedrigeren als Tiefkühlerbsen! Sie enthalten weit weniger Stärke und Eiweiß (jeweils nur 5 Prozent) als vollreife Hülsenfrüchte und können daher als nicht-stärkehaltiges basenbildendes Gemüse eingestuft werden.

Sehen Sie, wie verwirrend das werden kann? Um hier ein wenig Ordnung zu schaffen, beschränke ich mich auf eine einfache, vernünftig er-
scheinende Aussage.

Wir wissen, dass die Sojabohne zum Eiweiß gehört, andere vollreife
Hülsenfrüchte zur Stärke. Da die meisten Eiweiße und Stärken in Allgemeinen Säurebildner sind, zähle ich auch alle vollreifen Hülsenfrüchte

Wiederholung

- Wenn Sie Bohnen essen wollen, setzen Sie die Sojabohne als Eiweißlieferant ein, und kombinieren Sie alle anderen Bohnenarten
  entweder mit Stärken oder mit nicht-stärkehaltigen Gemüsen und
  Salaten.

- Nicht-stärkehaltige frische und junge Bohnen und Erbsen, wie
  junge Dicke Bohnen (Puffbohnen), Grüne Bohnen, Feuerbohnen,
  Bohnensprossen, Zuckererbsen (Kaiserschoten) und junge Palerbsen, junge Markerbsen sind Basenbildner, also allseitig kombinier-
  bare, nicht-stärkehaltige Gemüse.

(Trockengemüse) zu den Säurebildnern. Halten Sie sich an diesen Leitsatz. Interessierte finden mehr über die Bedeutung des Säure-Basen-Gleichgewichts auf Seite 453.

Woher kommen die Blähungen?

Es besteht kein Zweifel, dass die vollreifen Samen der Hülsenfrüchte mitunter schwer verdaulich sind und berüchtigt für die Blähungen, die sie verursachen! Die Blähungen haben nichts mit bestimmten Kombinationen zu tun. Bestimmte Eiweiße und Stärken in den reifen Hülsenfrüchtensamen können nicht richtig verdaut werden, weil der menschliche Organismus nicht über die notwendigen Verdauungsenzyme verfügt. Manche Fachleute meinen, wir hätten diese im Laufe der Evolution verloren – vielleicht haben wir sie aber auch nie gehabt.

Die Bakterien im Darm machen sich gerne über die Bohnen her und erleichtern somit auch deren Verdauung. Das betrifft besonders die Stärkemoleküle Raffinose und Stachyose, die nicht im üblichen Abschnitt des Verdauungssystems abgebaut werden können, sondern erst viel später, wenn sich die Bakterien an die Arbeit machen. Leider produzieren diese dabei eine Menge Gase! Aber, wie schon gesagt, Bohnen sind reife Samen, gesund und sollten daher auf dem Speisezettel stehen.

Hülsenfrüchte leichter verdaulich gemacht

- Wenn Sie bereits wissen, dass Bohnenkerne Ihnen Probleme bereiten, versuchen Sie sie nun einmal in Kombination mit Salat oder Gemüse zu essen, nicht mit anderen Stärken oder Eiweißen.
- Wenn Sie Dosenbohnen, etwa Weiße Bohnen, große Bohnen, rote Kidney-Bohnen, verwenden, geben Sie den Doseninhalt in ein Sieb, gießen Sie die Flüssigkeit ab, und spülen Sie die Bohnen gut unter sauberem Wasser.
- Rohe Bohnenkerne müssen immer gründlich gekocht werden. Halb rohe Bohnenkerne können im besten Fall unverdaulich, im schlimmsten Fall giftig sein. Und wussten Sie, dass der Schaum, der beim Kochen entsteht, eine Menge blähender Stoffe enthält? Abschäumen und mehr-

maliges Wasserwechseln während des langen Garprozesses verringert daher den Gehalt an Raffinose und Stachyose, den blähenden Stärkemolekülen. Gibt man ins letzte Kochwasser ein Stück frischen Ingwer, werden die Bohnen verdaulicher.

• Sehr viel leichter verdaulich sind Hülsenfrüchte/Samen auch, wenn man sie gründlich kaut. So wird die Stärke feiner zerlegt, und in der Folge entstehen weniger Gase.

Grüne Bohnen: Grüne Bohnen (unreif), haben einen sehr geringen Stärke-/Eiweiß-Gehalt und sind als nicht-stärkehaltiges Gemüse zu betrachten.

Gekeimte Hülsenfrüchte: Gekeimte Hülsenfrüchte/Samen (z.B. Mungobohnen- oder Alfalfa-Sprossen) enthalten keine Stärke mehr. Sie sind zum basenbildenden, nicht-stärkehaltigen Gemüse zu zählen.

Hummus: Hummus wird aus Kichererbsen hergestellt, stärkehaltigen Hülsenfrüchten/Samen, und verträgt sich daher nicht gut mit konzentriertem Eiweiß. Kombinieren Sie Hummus mit Stärke, zum Beispiel mit Pellkartoffeln, verwenden Sie ihn als Aufstrich für Reiswaffeln, Brot und dergleichen, oder essen Sie ihn pur mit Salat oder einer Avocadohälfte.

Erbsen: Der Stärkegehalt von Erbsen/Samen steigt mit ihrem Alter. Zuckererbsen, Kaiserschoten, junge Palerbsen, frische oder tiefgekühlte grüne Erbsen (Markerbsen, jung), gehören zu den basenbildenden, nicht-stärkehaltigen Gemüsen – sie werden entgegen der Botanik nicht als Hülsenfrüchte klassifiziert. Diese, Gemüseerbsen genannt, vertragen sich gut mit Eiweiß und Stärke sowie mit anderen Gemüsen. Trockenerbsen und Dosenerbsen wie Erbsenmus sind mehr stärkehaltig und werden am besten mit konzentrierter Stärke oder mit Gemüse kombiniert.

Die Erdnüsse

Die Erdnuss ist keine Nuss, obwohl ihre Hülse sich nicht öffnet, sondern gehört zur Familie der Hülsenfrüchtler. Leguminosen/Erdnüsse sind reich an Eiweiß (25 Prozent), fallen also in die Gruppe Eiweiß und sind als Säurebildner zu werten. Erdnüsse sind ein häufiger Auslöser von allergischen Reaktionen und für viele Menschen extrem schwer verdaulich. Dennoch sind sie nahrhaft, enthalten reichlich Kalium, Magnesium, Vitamin E, Vitamin B, Folsäure, Biotin und nennenswerte Mengen an Zink, Selen, Eisen und Mangan. Für Menschen, die Erdnüsse gut vertragen, sind sie eine gesunde Knabberei zwischendurch. Gesalzene Erdnüsse sollten Sie sich nur ab und zu gönnen, bleiben Sie lieber bei den ungesalzenen.

Hinweis

Sojabohnen sind Säurebildner, in Form von Bohnenkäse werden sie aber zu Basenbildnern.

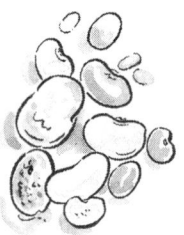

Frische und getrocknete Hülsenfrüchte zum Auswählen

Säurebildende, eiweißbetonte Hülsenfrüchte	Basenbildende Erbsen und Bohnen	Säurebildende stärkebetonte Hülsenfrüchte, getrocknet
Erdnüsse	Bohnensprossen	Adzuki-Bohnen
Erdnussbutter	Dicke Bohnen	Augenbohnen Dal
Sojabohnen	(Puffbohnen)	Dosenerbsen
TVP (texturiertes	Feuerbohnen	Erbsenmus
vegetabiles Protein)	Markerbsen, jung	Favabohnen
	Grüne Bohnen	Hummus
	Palerbsen, jung	Limabohnen
	Zuckererbsen (Kaiserschoten)	Linsen
	Basenbildende Hülsenfrüchte	Lupinenhülsen
		Palerbsen reif
	eingesalzene schwarze Bohnen	Mondbohnen
		Mungobohnen
	schwarze Bohnen-Sauce	rote Kidney-Bohnen
	Tofu (Bohnenkäse)	schwarze Kidney-Bohnen
		Taubenbohnen
		Weiße Bohnen

Vereinfachte Regel

In der Trennkost heißt es:

- SOJA ist Eiweiß

- ALLE ANDEREN HÜLSENFRÜCHTE sind Stärke.

- Wer sie schwer verdaulich findet, kombiniert sie nur mit Gemüse oder Salat. Das war's!

Nüsse und Samen – wertvoll und »vielseitig«, aber in kleinen Portionen

Nüsse und Samenkerne von Steinfrüchten

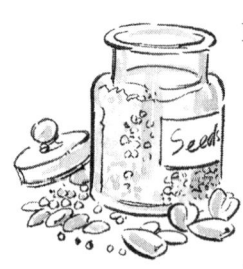

Nüsse, ob echte, wie die Haselnüsse, oder unechte, wie die Walnüsse, Mandeln und Pistazien, sind, auch wenn sie noch so gut schmecken, nicht ganz unproblematisch. Ob unecht oder echt, speziell Erd-, Wal- und Haselnüsse sind häufig Auslöser für allergische Reaktionen, die zum Teil sogar lebensbedrohlich sein können. Nüsse sind ziemlich schwer verdaulich, fallen also automatisch weg, wenn jemand unter Verdauungsproblemen leidet. Außerdem enthalten sie ziemlich viel Fett, sodass viele Menschen sie aus Angst vor Übergewicht oder Herzkrankheiten meiden.

In Wahrheit sind Nüsse aber sehr gesund, sie enthalten reichlich Magnesium, Kalium, Folsäure und Vitamin E. Sie liefern Ballaststoffe – und ihre natürlichen mehrfach und einfach ungesättigten Fettsäuren schützen das Herz. Studien deuten darauf hin, dass Menschen, die regelmäßig Nüsse essen, ein geringeres Risiko für Herzkrankheiten haben. Wer gerne Nüsse isst – und nicht allergisch ist –, aber Nüsse schwer verdaulich findet, kann es mit gemahlenen Nüssen versuchen oder darauf achten, dass er die Nüsse *wirklich sorgfältig* kaut. Das erleichtert dem Magen die Arbeit, denn bei zerkleinerten Lebensmitteln finden die Verdauungssäfte mehr Angriffsfläche vor.

»Nüsse« sind die Lebensmittel, die sich wahrscheinlich am schwersten in die Trennkost-Kategorien einordnen lassen. Manche (Mandeln, Paranüsse) sind eiweißreich, ein oder zwei andere sind reich an Stärke (Kastanien, Erdmandeln), zahlreiche andere enthalten relativ wenig von beiden (Macadamia-Nüsse, Kokosnüsse, Pinienkerne, Pekannüsse, Haselnüsse, Pistazien, Walnüsse). Sie richtig zu kombinieren kann also ganz schön schwierig sein.

Die Erfahrung hat gezeigt, dass sich die meisten Nüsse in kleinen Mengen mit Eiweißen und Stärken vertragen, dass sie aber am leichtesten in Kombination mit Gemüse oder Salat zu verdauen sind. Eine große Portion Nüsse kann Verdauungsprobleme verursachen, einige wenige nicht. Wer es genauer nimmt, kombiniert Mandeln und Paranüsse mit Eiweiß, Kastanien und Erdmandeln mit Stärke und behandelt die übrigen als *vielseitig*. Oder Sie machen es wie ich und essen Nüsse in kleinen Mengen entweder alleine oder zusammen mit Salaten und Trockenfrüchten.

Die Kokosnüsse

Die Kokosnuss ist keine echte Nuss, und wie so viele unechte Nüsse eine Steinfrucht. Kokosnüsse enthalten so wenig Stärke und Eiweiß, dass sie sich gut mit den meisten Nahrungsmitteln vertragen. Kokosmilch ist ein gesunder, eiweißfreier Ersatz für Kuhmilch oder Sojamilch. Es gibt Bedenken, dass Kokosmilch und -sahne zu viel gesättigtes Fett enthalten. Bis jetzt konnte jedoch nicht nachgewiesen werden, dass sie schädlich für Herz und Gefäße sind. Das Fett der Kokosnuss unterscheidet sich von anderen gesättigten Fettsäuren darin, dass es bei Raumtemperatur flüssig ist, nicht fest wie andere gesättigte Fette. Im Fernen Osten, wo Kokosnüsse sehr viel verwendet werden (etwa in der thailändischen Küche), gelten sie beinahe als »Supernahrungsmittel«.

Wiederholung

Erdnüsse und Hülsenfrüchte!
Wie im vorherigen Abschnitt erwähnt, sind Erdnüsse keine Nüsse, sondern Hülsenfrüchte. Sie gehören zur selben Familie wie Erbsen, Bohnen und Linsen. Erdnüsse sind sehr fettreich und enthalten zwei Drittel Eiweiß auf ein Drittel Stärke. Man kombiniert sie am besten mit Gemüse und Salat oder isst sie alleine.

Samen von Pflanzen und Fruchtgemüsen

Die Samen von Pflanzen oder Fruchtgemüsen haben eine ähnliche Zusammensetzung wie Nüsse und die Samenkerne von Steinfrüchten, sind aber zum Glück leichter verdaulich als diese. Sie sind gesund, ihre Öle sollen gut für das Herz sein. Samen liefern besonders viel Zink, Eisen, Magnesium, Kalzium und Vitamin E. Obwohl die meisten Samen ziemlich viel Stärke und Eiweiß enthalten, stellen sie für die Trennkost selten ein Problem dar, weil sie nur in eher geringen Mengen gegessen werden. Sie werden als *vielseitig* eingestuft und können mit allen Lebensmitteln kombiniert werden.

Nuss- und Kernöle: Nuss- und Kernöle, wie etwa Walnuss-, Sonnenblumenkern- und Sesamöl werden als Fette klassifiziert, und können als solche sowohl mit Stärke als auch mit Eiweiß kombiniert werden. Dasselbe gilt für Tahin (Paste aus Sesamsamen) und Pesto (aus Pinienkernen), die ebenso »vielseitig« sind. Wer fertigen Pesto mit stärkehaltigen Nahrungsmitteln, wie Nudeln, kombiniert, muss darauf achten, dass er keinen Parmesan enthält, wie das bei manchen Produkten der Fall ist.

Liste ausgewählter Nüsse und Samenkerne und Samen

Nüsse und Samenkerne von Steinfrüchten	Samen von Pflanzen und Fruchtgemüse
Cashew-Nüsse	Dillsamen
Haselnüsse	Kümmel
Kastanien	Kürbiskerne
Kokosnüsse	Leinsamen
Macadamia-Nüsse	Melonenkerne
Mandeln	Mohn
Paranüsse	Selleriesamen
Pekannüsse	Sesamsamen
Pistazien	Sonnenblumenkerne
Walnüsse	
Wassernüsse	

Folgende Tabelle zeigt Ihnen auf einen Blick, welche Nahrungsmittel kombiniert werden können.

Welches Lebensmittel ist mit welchem Lebensmittel kombinierbar?

Kombinieren Sie irgendein Lebensmittel aus der Spalte B (mittlere Spalte) mit irgendeinem Nahrungsmittel aus der linken Spalte A (Eiweiß) oder mit einem Nahrungsmittel aus der rechten Spalte C (Stärke). Mixen Sie aber nie die Eiweiße aus Spalte A mit der Stärke aus Spalte C.

EIWEISS	VIELSEITIGE	STÄRKE
Freilandgeflügel	Nicht stärkehaltige Gemüse (also kein Dosenmais oder reifer Maiskolben, keine Kartoffeln, Süßkartoffeln oder Bataten)	Kartoffeln, Bataten, Süßkartoffeln und Mais
Fisch und Meeresfrüchte		Haferbrei, Getreideflocken (Frühstücksei)
		Alle Getreide (inkl. Gerste, Buchweizen, Kuskus, Hafer, Quinoa, Reis und Roggen)
Quorn und TVP	Salate	
Sojamilch	Kräuter und Gewürze	Brot
Tofu (Bohnenkäse)	Joghurt	Feingebäck Pitabrot Matzen

EIWEISS	VIELSEITIGE	STÄRKE
		Knäckebrot/Kräcker
Freilandeier	Nüsse und Samen	Feingebäck
		Mehl
	Salatdressings	Kekse
		Kuchen
	Kokosmilch	
	Kokossahne	
	Buttermilch	
	Sahne	Ahornsirup
	Butter	Melasse
	Streichfette	Honig
	Margarine-Aufstrich	(und alles Süße)
Käse	Olivenöl	
		alle Hülsenfrüchte,
		außer Soja
		Hummus

Die häufigsten Fragen zur Trennkost

Die unten zusammengestellten Fragen sind mir im Laufe der Jahre sowohl von Neulingen als auch von alten Trennkost-Hasen wiederholt gestellt worden. Vielleicht klären die Antworten auch so manche Frage, die Sie betrifft.

Die Liste

Fragen und Antworten

Ich habe gehört, dass man mit Trennkost sehr gut abnehmen kann. Stimmt das? Und wie viel Gewicht kann man damit verlieren?

Die Trennkost hat sich tatsächlich als vernünftige und gesunde Reduktionsdiät erwiesen. Einer der größten Vorteile dieses Systems liegt darin, dass man keine Kalorien zählen oder Portionen abwiegen muss. Wenn Sie sich täglich oder zumindest an fünf Tagen in der Woche an die Regeln halten und am Wochenende nicht über die Stränge schlagen, können Sie damit rechnen, etwa 2 Pfund pro Woche abzunehmen. Das mag im Vergleich zu anderen Kostformen wenig erscheinen, die Erfahrung zeigt aber, dass die Methode sehr wirkungsvoll ist. Sie wissen, dass langsame Gewichtsabnahme eher zu dauerhaftem Erfolg führt. Rasche Gewichtsabnahme ist meist nur kurzfristig, die Pfunde sind bald wieder da.

Der zweite Teil dieses Buches, der den Titel *Bessere Gesundheit durch Trennkost* (Seite 135) trägt, widmet sich ausführlich dem Thema Gesundes Körpergewicht.

Warum darf man Eiweiß und Stärke nicht in einer Mahlzeit kombinieren?

Um zu verstehen, warum Eiweiß und Stärke eine nicht unbedingt gesunde Kombination sind, muss man ein wenig über das Verdauungssystem wissen. Lesen Sie dazu das Kapitel *Trennkost für eine gute Verdauung* (Seite 192).

Wie viel Zeit muss zwischen einer Eiweiß- und einer Stärke-Mahlzeit liegen?

Dies ist eine der häufigsten Fragen zum Thema Trennkost, sie verursacht unnötiges Kopfzerbrechen. Ideal wäre es, drei bis vier Stunden Pause zwischen den Kategorien zu lassen. Bei einem normalen Mahlzeitenrhythmus ergibt sich dieser Abstand mehr oder weniger von selbst. Meiner Erfahrung nach ist jede noch so kleine Pause besser als keine, auch wenn Puristen sich dieser Ansicht nicht anschließen werden. Wenn Sie also bereits zwei Stunden nach einer stärkehaltigen Mahlzeit eine eiweißhaltige essen – oder umgekehrt –, ist das vermutlich immer noch besser, als diese Nahrungsmittel in einer Mahlzeit zu kombinieren.

Welchen Platz hat Zucker in der Trennkost?

Zucker ist ein raffiniertes Kohlenhydrat, also wie Stärke zu behandeln. Beschränken Sie den Zuckerkonsum auf ein Minimum. Benutzen Sie die *Austauschtabelle* auf Seite 103, dort finden Sie Alternativen.

Wie steht es mit Nachtisch?

Isst man nach einer Eiweiß-Mahlzeit ein süßes Dessert (Sie wissen, Zucker ist ein Kohlenhydrat), ergeben sich Probleme mit der Magensäure. Süßigkeiten sollten am besten auf ein Minimum beschränkt werden. Sie sind besonderen Gelegenheiten vorbehalten und sollten frühestens eine Stunde nach der Hauptmahlzeit gegessen werden.

Ist Alkohol bei Trennkost erlaubt? Wenn ja, wohin gehört er?

Wer zum Essen ein Glas Wein trinkt, muss sich keine Gedanken darüber machen, ob er dazu passt. Ich höre schon die Argumente der Puristen, Wein würde aus Weintrauben gemacht und dürfte daher nicht mit Stärke kombiniert werden. Meine Einstellung ist ein wenig anders, da meiner Erfahrung nach Alkohol in kleinen Mengen nicht störend ist. Nach einem anstrengenden Tag kann ein einzelnes Gläschen Wein wohltuend sein. Auch als Zutat ist etwas Wein oder Bier eine Bereicherung für viele Gerichte. Forschungen haben ergeben, dass Alkohol in Maßen genossen sogar gesund sein kann. Im Übermaß ist er natürlich eine gefährliche Droge. Meiden Sie minderwertige Weine – sie können Magenprobleme verursachen. Schwere Weine, starkes Bier und Spirituosen sollte man auf ein Minimum beschränken, wer abnehmen will, meidet sie besser ganz.

Welchen Platz hat Fett in der Trennkost?

Fette sind vielseitig. Sie vertragen sich mit Eiweiß und mit Stärke. Dennoch sollten sie sparsam eingesetzt werden. Es gibt bessere und schlechtere Fette. *Das Basis-Buch der Trennkost* verwendet nur kleine Mengen von Butter, Sahne, Crème fraîche, Olivenöl aus erster Pressung (extra vergine) und anderen kalt gepressten Ölen und behandelt diese als »vielseitige« Nahrungsmittel. Schweinefett, Bratenfett, Margarineaufstriche und billige Speiseöle sind nicht zu empfehlen. Siehe dazu der Abschnitt *Lebensmittel auf dem Prüfstand* (Seite 79).

Was ist mit Milch und Sahne? Milch soll hochwertiges Eiweiß sein, dennoch steht sie hier extra. Und Sahne befindet sich in der Gruppe »vielseitig«. Ich dachte, sie gehören beide zum Eiweiß.

Zuerst muss ich sagen, dass wir Milch immer für Eiweiß halten, obwohl sie aus der Sicht der Trennkost eher wenig Eiweiß enthält (nur etwa 3 Prozent). Sie enthält aber reichlich Laktose (Milchzucker), ein mitunter schwer verdauliches Kohlenhydrat. Milch fördert außerdem stark die Schleimbildung und verursacht bei manchen Menschen Probleme mit den Nasennebenhöhlen, Katarrhe, Darmbeschwerden und Blähungen. Aus diesem Grund rate ich gewöhnlich, sie entweder ganz zu meiden oder nur in sehr geringen Mengen, etwa in Tee oder Kaffee, zu verwenden, aber nicht zusammen mit anderen Nahrungsmitteln. Sahne ist für manche Menschen leichter verdaulich als Milch, vielleicht weil wir sie in weit geringeren Mengen verwenden. Sie hat noch weniger Eiweißgehalt (1 bis 2 Prozent), aber einen hohen Fettgehalt, ist also als Fett zu betrachten und sparsam zu verwenden. Sie verträgt sich mit Eiweiß und Stärke und ist eine schmackhafte Ergänzung für Haferbrei und Suppen.

An einem kalten Wintermorgen gibt es für mich nichts Besseres als Haferbrei mit Milch gekocht, doch damit kombiniere ich Eiweiß und Stärke. Heißt das, ich darf mein Lieblingsfrühstück nicht mehr essen? Das heißt es nicht. Essen Sie es weiterhin. Teilweise ist Ihre Frage schon durch die oben gegebene Antwort erledigt. Haferbrei mit Wasser gekocht ist aber leichter verdaulich, als mit Milch gekocht. Mit etwas kalt geschleudertem Honig und Bananenstücken serviert, schmeckt ein Wasserhaferbrei sehr gut. Zu besonderen Gelegenheiten kann man einen Teelöffel Bio-Sahne oder Bio-Crème-fraîche zufügen. Köstlich!

Wie löse ich das Problem mit der Milch für die Frühstücksflocken?
Getreideflocken können mit gewöhnlicher Kuhmilch sehr schwer verdaulich sein. Das liegt wohl daran, dass Milch für manche empfindliche Personen unverdaulich ist. Nützliche Alternativen für Kuhmilch sind Reis-, Hafer- oder Mandelmilch (aus dem Reformhaus). Sojamilch gehört eindeutig zum Eiweiß, verträgt sich also nicht mit stärkehaltigen Flocken. Joghurt (besonders Schafmilchjoghurt) und Buttermilch sind eiweißarm

(siehe nächste Frage) und werden zumindest von manchen Menschen gut zu Frühstücksflocken vertragen. Hier muss vermutlich jeder für sich ausprobieren, was ihm gut tut. Ich würde anregen, dass jeder, der Probleme mit Getreideflocken hat, auf Flocken umsteigt, die keinen Weizen oder Weizenkleie enthalten. Zum Thema Weizen auf Seite 79f. mehr.

Joghurt gehört zum Eiweiß, oder? Ich habe aber gelesen, dass es auch Stärke enthält.
Joghurt wurde nach diätetischen Kriterien immer als hochwertiges Eiweiß angesehen. Bis vor kurzem habe auch ich es unter Eiweiß angeführt. Experimente und Erfahrungen aus meiner jahrelangen Praxis ergaben aber, dass es gut als »vielseitiges« Lebensmittel eingesetzt werden kann. Vielleicht liegt das daran, dass Joghurt meist nur 5 oder 6 Gramm Eiweiß enthält – deutlich unter der Zehn-Prozent-Grenze. Außerdem ist Joghurt durch die Art seiner Herstellung schon weitaus leichter verdaulich als Milch. Wenn Joghurt in den meisten Trennkost-Büchern auch zum Eiweiß gezählt wird, können Sie es dennoch als »allseitig kombinierbares« Lebensmittel betrachten. Dasselbe gilt für Buttermilch.

Nudeln gehören zur Stärke, manche werden aber mit Eiern hergestellt. Sind sie dann in der Trennkost verboten?
Der Nährwert von Nudeln ändert sich kaum, ob sie nun mit oder ohne Eier hergestellt werden. In der Trennkost rangieren alle Nudeln unter Stärke. Kräuter, Spinat, Tomaten, Knoblauch, Gemüse oder Salat harmonieren gut mit Nudeln. Spaghetti mit Fleischsauce oder mit Fleisch und Käse gefüllte Teigwaren sind jedoch eine Mischung aus hoch konzentrierter Stärke und Eiweiß und eignen sich daher bestenfalls für trennkostfreie Tage. Auf Seite 434 finden Sie Ideen für Pastasaucen.

Was ist mit Saucen?
Mehl in fast jeder Form, wie Weizen-, Hirse- und Reismehl, sowie Kartoffel- und Maisstärke sind konzentrierte Stärken. Daher ist streng genommen jede mit Mehlstärke und Milch gemachte Sauce für Trennkost ungeeignet. Aus demselben Grund sind mit Mehl eingedickte Bratensaucen keine idealen Begleiter einer Eiweißmahlzeit. Eine interessante Alternative wären Saucen aus püriertem Gemüse.

Wie macht man in der Trennkost Salatdressings?

Die meisten Dressings scheinen sich gut mit eiweißreichen Mahlzeiten zu vertragen. Ein Dressing mit Zitronensaft oder Essig gilt gewöhnlich als zu sauer für Stärkemahlzeiten. Mayonnaise mit Ei empfiehlt sich nicht mit Stärke zu kombinieren, weil sie natürlich Eiweiß enthält. Ich habe jedoch die Erfahrung gemacht (Puristen bitte wegsehen), dass ein paar Tropfen (wirklich nur ein paar Tropfen) Dressing sich durchaus mit Eiweiß, Stärke, Gemüse und Salat vertragen. Die Mengen sind so gering, dass sie gewöhnlich keine großen Auswirkungen auf die Verdauung der wichtigsten Nahrungsbestandteile haben. Genießen Sie Ihren Salat ruhig mit Dressing.

Neulich las ich, Kürbis sei ein stärkehaltiges Gemüse. Das ist seltsam. Ich kann mich erinnern, im Hauswirtschaftsunterricht gelernt zu haben, dass Kürbis zu 95 Prozent aus Wasser besteht!

Sie haben Recht. Vielleicht handelte es sich um einen Druckfehler. Kürbis, der genau genommen eine Gemüsefrucht ist, besteht hauptsächlich aus Wasser und enthält nur einen winzigen Anteil Stärke, der nicht wirklich ins Gewicht fällt. Auf Seite 36 finden Sie eine Zusammenstellung der Gemüse, die zu den Stärken zählen.

Warum sind Maiskolben und Dosenmais Stärke, junge Maiskölbchen aber nicht?

Mais (Zuckermais) enthält mit zunehmendem Alter mehr Stärke. Junge, nicht voll ausgereifte Maiskolben enthalten kaum Stärke, sie passen zu Stärke und Eiweiß. Reife Maiskolben oder Dosenmais (reife Körner) haben den zehnfachen Stärkegehalt, 20 Gramm anstatt 2 Gramm, müssen also zu den Stärken gezählt werden.

Gehören Erbsen zu den Hülsenfrüchten oder zum Gemüse?

Wie bei Mais steigt auch bei Erbsen der Stärkegehalt mit dem Alter. Junge Markerbsen, Zuckererbsen (Kaiserschoten), junge Palerbsen, frisch oder tiefgekühlte, zählen zum basenbildenden, nicht stärkehaltigen Gemüse, nicht zu den Hülsenfrüchten, unter denen in der Küche und Trennkost die reifen – auch getrockneten Samen-(kerne) der Hülsenfrüchtler verstanden werden. Sie vertragen sich gut mit Eiweiß und Stärke und mit anderem Gemüse. Trockenerbsen, Dosenerbsen und Erbsenmus zählen zur

Stärke und werden besser nicht zusammen mit Eiweiß gegessen. Grüne Bohnen, junge Dicke Bohnen und Feuerbohnen, gehören zum vielseitigen Gemüse. Trockenbohnen zur Stärkegruppe.

Was ist mit Tomaten?

Genau genommen sind Tomaten Früchte und kein Gemüse, sie sind jedoch aus unseren Salaten nicht mehr wegzudenken, daher betrachten wir sie auch in der Trennkost meist als »vielseitiges« Salatgemüse, das sich gut mit allen Nahrungsmitteln verbinden lässt. Dabei muss man jedoch einige Punkte beachten. Erstens kann Tomatensaft sehr sauer sein und wird daher besser alleine verzehrt, nicht zusammen mit Eiweiß oder Stärkegenossen. Zweitens werden Tomaten durch Garen extrem sauer und harmonieren dann nicht mit Stärke. Wer gerne Nudeln mit Tomatensauce isst, sollte für diese Sauce frische, reife Rispentomaten nehmen, diese kurz überbrühen, die Haut abziehen, zerdrücken, das Fruchtfleisch kurz erhitzen und rasch servieren, bevor es eine Chance bekommt, noch saurer zu werden.

Gehören Avocados zum Obst oder zum Gemüse?

Wie Tomaten sind auch Avocados in Wirklichkeit Früchte, so genanntes Fruchtgemüse. Durch ihren neutralen Geschmack und den hohen Anteil an einfach ungesättigten Ölen vertragen sie sich jedoch bestens mit praktisch allen Nahrungsmitteln. Avocados sind sehr nahrhaft und werden auch von den meisten Menschen sehr leicht verdaut.

Was ist »neutral«? In manchen Trennkost-Büchern wird das Wort für zwei verschiedene Dinge verwendet, einmal für Nahrungsmittel, die weder zur Eiweißgruppe noch zur Stärkegruppe gehören (wie etwa Gemüse) und einmal im Zusammenhang mit säure- und basenbildenden Nahrungsmitteln.

Das Wort »neutral« dürfte bei allen, die mehr als ein Buch über Trennkost gelesen haben, ziemliche Verwirrung auslösen. Als ich mein erstes Buch über Trennkost schrieb, erhielt ich vom Verlag die Vorgabe, den Ausdruck »neutral« als Bezeichnung für jene Nahrungsmittel zu verwenden, die weder zum Eiweiß noch zur Stärke gehören, um im Einklang mit einem bereits veröffentlichten Buch über die Hay'sche Trennkost zu stehen. Ich bereute dieses Zugeständnis aber bald, ich hätte nicht zulassen dürfen, dass dieser Fehler wiederholt wird. In den nachfolgenden Büchern habe ich den Begriff hoffentlich korrekt verwendet. »Neutral« ist alles, was einen pH-Wert von 7 aufweist – das heißt, dass ein Stoff/Milieu weder basisch noch sauer ist (siehe dazu Seite 460). So wird der Begriff »neutral« auch in diesem Buch verwendet. Wasser ist neutral. Leider wird dasselbe Wort »neutral« immer noch von den Vertretern der Hay'schen Trennkost als Bezeichnung für Nahrungsmittel verwendet, die weder konzentriertes Eiweiß noch konzentrierte Stärke sind, also für Gemüse und Salate. Der Begriff ist nicht korrekt verwendet, ich vermute aber, dass er gewählt worden ist, weil etwas, was weder Eiweiß noch Stärke ist, irgendwo dazwischen liegen muss. Aus der Sicht der Trennkost sind Gemüse und Salate nicht wirklich »neutral«. Sie wirken im Körper meist basenbildend. Wenn Sie das verwirrt, vergessen Sie das Wort »neutral« am besten wieder. Sie können dem einfachen Trennkost-System in *Das Basis-Buch der Trennkost* sehr gut auch so folgen. Am besten, Sie vergessen alle Chemie und halten sich an die Tabelle auf Seite 63.

Ich habe es schon einmal mit Trennkost versucht, aber bald aufgegeben, weil ich nicht wusste, wie ich die Mahlzeiten zusammenstellen sollte. Können Sie mir helfen?
Die Zusammenstellung einer Trennkost-Mahlzeit ist nicht schwierig. Überlegen Sie nur, was Sie essen würden, wenn Sie nichts von der Trennkost wüssten, und passen Sie es entsprechend an. Und achten Sie darauf, dass Sie genug essen. Sie dürfen die Portionen ruhig größer machen, um den fehlenden Eiweiß- bzw. Stärkeanteil, der früher auf Ihrem Teller war, auszugleichen. Lassen Sie nicht nur die Kartoffeln zu Huhn, Pute oder Fleisch weg. Ersetzen Sie Kartoffeln durch Gemüse oder einen großen Salatteller. Gibt es Ofenkartoffeln als Hauptgericht, müssen es mehr sein als sonst. Garniert werden sie mit Krautsalat, gebackenen Bohnen, Hummus, gebratenen Pilzen oder Salat – oder anderen Vorschlägen von Seite 401. Wer gerne Rührei (Eiweiß) mit Brot (Stärke) gegessen hat, lässt nun das Brot weg und fügt dafür noch ein Ei hinzu, damit die Portion größer wird. Dazu kommt eine große Portion gedünstete Pilze, etwas Räucherlachs, Schellfisch oder geriebener Käse. Wer üblicherweise Huhn (Eiweiß) mit Reis

(Stärke) gegessen hat, nimmt nun eine etwas größere Portion Huhn mit mindestens drei Portionen Gemüse. Der Reis dafür wird zu einer anderen Mahlzeit mit Bohnen und Gemüse gegessen.

Mehrere Bücher über die Hay'sche Trennkost empfehlen eine Eiweiß- und eine Stärkemahlzeit sowie eine basenbildende Mahlzeit pro Tag. Was meinen Sie dazu?

Dahinter steht die Überlegung, dass Stärke, Eiweiß, Gemüse und Obst in ausgewogenem Verhältnis aufgenommen werden sollten. Auf diese Weise erhält man reichlich Frischkost und nicht zu viel Eiweiß oder Stärke. Obst zum Frühstück wäre etwa eine basenbildende Mahlzeit. Ein Geflügelsalat wäre ein eiweißbetontes Mittagsmahl. Pellkartoffeln mit Gemüse ergeben dann ein ausgezeichnetes stärkebetontes Abendessen. Oder man isst zum Frühstück Flocken und Brot (Stärke), einen gemischten Salat zu Mittag (Basenbildner) und abends eine Truthahn-Gemüse-Pfanne oder ein Fischgericht (Eiweiß). Das sind gesunde Vorgaben, die sich natürlich nicht immer in die Praxis umsetzen lassen, besonders wenn man es sehr eilig und keine Zeit zum Einkaufen hat – oder auswärts isst. Glücklicherweise kann es genauso gesund sein, zwei Eiweiß- und eine Stärkemahlzeit – oder zwei Stärke- und eine Eiweißmahlzeit – am Tag zu essen, solange diese mit reichlich Gemüse und Salat kombiniert werden und auch Obst noch seinen Platz findet. Denken Sie daran, jede Portion Gemüse oder Salat zu einer eiweiß- oder stärkebetonten Mahlzeit liefert zusätzliche basenbildende Nährstoffe (Säure- und Basenbildner werden ausführlich im Anhang Seite 453–460 diskutiert). Essen Sie nach Möglichkeit nicht drei Stärke- oder Eiweißmahlzeiten pro Tag, und achten Sie darauf, dass die stärkehaltigen Lebensmittel vollwertig sind, wie etwa Vollkornreis, Vollkornnudeln, Vollkornhaferflocken und Pellkartoffeln. Anregungen dafür gibt es im Rezeptteil ab Seite 375. Ebenso finden Sie Tipps in der Tabelle auf Seite 448–451.

Belegte Brote scheinen in der Trennkost das absolut Letzte zu sein. Haben Sie andere Vorschläge dazu?

Dass eiweißreiche Beläge wie Schinken, Truthahn, Tunfisch, Käse und Ei nicht zu Brot passen, ist offensichtlich. Manche Brotsorten machen uns an sich schon müde und schwerfällig. Wer gerne belegte Brote isst, wählt festere Brotsorten, Matzen, Knäckebrot oder Reiswaffeln und belegt sie reichlich mit Avocado, Tomaten, roten oder gelben Paprikaschoten und geschälten Gurken. Kartoffelsalat, Nudelsalat oder Hummus (aus Kichererbsen) eignen sich bestens als Belag oder Füllung.

Wie kann ich sichergehen, dass ich ausreichend Obst und Gemüse esse?
Mit dem einfachen Motto »fünf Portionen täglich« sind Sie sicher gut mit frischem Obst und Gemüse versorgt. Jedes Glas Saft, Stück Obst, jeder gehäufte Esslöffel Gemüse und jede Tasse Salat gelten als eine Portion. Eine Banane, ein Apfel, ein Esslöffel Erbsen, zwei oder drei schöne Brokkoli- oder Blumenkohlröschen und ein paar kleine Möhren ergeben schon fünf Portionen. Eine Scheibe Melone, eine Kiwi, ein Röstgemüse und eine Portion Blattsalat mit Brunnenkresse, Tomaten und Roten Beten decken ebenfalls den Tagesbedarf.

Was ist mit Konserven? Marmelade wird aus Obst gemacht, heißt das, sie passt nicht zu Brot?
Säurebildende Konserven verursachen bei manchen Menschen Verdauungsprobleme, egal, was sie dazu essen. Als Brotaufstrich werden sie mit Stärke kombiniert, was sich mitunter als unverdaulich herausstellt. Ich weiß jedoch aus Erfahrung, dass Marmelade meist keine Probleme bereitet, wenn man sie auf festere Brotsorten, wie etwa Roggenbrot, streicht. Wer sehr gerne Marmelade isst, kann sie sich ruhig gelegentlich gönnen, ohne sich Gedanken über die Kombinationen zu machen. Eine noch bessere Alternative wäre kalt geschleuderter Honig.

Wie kann ich die Trennkost-Regeln einhalten, wenn ich im Restaurant esse?
Im Restaurant, am Arbeitsplatz oder bei einem Abendessen mit Freunden können die Regeln der Trennkost zum Problem werden. Wenn Sie nicht jeden Tag nach dem Trennkost-System essen, ist das auch kein Problem. Essen zu gehen, ist für viele Menschen ein unverzichtbarer Teil ihres Gesellschaftslebens. Lassen Sie sich den Abend nicht verderben, indem Sie sich den Kopf über die Trennkost-Regeln zerbrechen. Wenn Sie sich auch auswärts an die Vorgaben halten wollen, finden Sie hier einige Vorschläge:

- Wählen Sie einfache Gerichte, beispielsweise Fischfilet mit grünem Gemüse oder Hühnerbrust mit Salat, dann sehen Sie genau, woraus das Gericht besteht.
- Vermeiden Sie alles, was nicht unmittelbar zu identifizieren ist, etwa komplizierte Gerichte mit vielen Zutaten, die unter einer Sauce versteckt sind.
- Wenn Sie rotes Fleisch, Geflügel oder Fisch essen, bestellen Sie an Stelle von Kartoffel oder Pommes frites eine Extraportion Gemüse oder einen Salatteller.
- Verzichten Sie auf Gebäck.
- Essen Sie als Vorspeise frischen Obstsalat, ein Stück Melone oder Gemüsesuppe, und verzichten Sie auf das Obst zum Nachtisch.
- Lassen Sie eine Pause zwischen den einzelnen Gängen.
- Vermeiden Sie Pizza. Der stärkehaltige Pizzateig ist meist mit Eiweiß belegt.
- Vermeiden Sie Nudeln mit Käse oder Fleischsauce sowie Parmesan. Nudeln mit frischem Gemüse, Tomaten oder Pilzen, auch mit frischen Kräutern und Olivenöl sind in Ordnung.
- Wenn jemand Ihnen Kartoffeln oder Reis zum Eiweißgericht anbietet, lehnen Sie einfach dankend ab.

Setzt man Ihnen eine gemischte Mahlzeit vor, essen Sie sie einfach mit Genuss, und denken Sie einmal nicht an Trennkost – oder essen Sie einfach nur Eiweiß und Gemüse, und lassen Sie die stärkehaltigen Beilagen auf dem Teller liegen.

Was ist mit Tee und Kaffee?

Ganz unabhängig von der Trennkost, übermäßiger Kaffee- oder Teekonsum beeinträchtigt die Aufnahme einiger Vitamine und Mineralstoffe, Sie müssen diese Getränke nicht ganz aufgeben – ein oder zwei Tassen pro Tag dürften durchaus wohltuend sein – man sollte sie aber nicht zu den Hauptmahlzeiten trinken.

Eignet sich die Trennkost für jedermann?

Meiner Erfahrung nach tut Trennkost, wenn man sie richtig anwendet, den meisten Menschen sehr gut. Dennoch hat jeder seine persönlichen Vorlieben, und keine Ernährungsform der Welt, auch wenn sie noch so gut ist, wird jeden befriedigen. Ich schlage den meisten Neulingen vor, das System an einem Tag der Woche oder bei einer Mahlzeit pro Tag auszuprobieren und langsam auf fünf Tage (oder wer will, auf sieben Tage) pro Woche auszuweiten. Halten Sie vorher bestehende gesundheitliche Probleme schriftlich fest, und notieren Sie alle Veränderungen und Verbesserungen. Wenn Sie gut damit zurechtkommen, werden die Vorteile rasch spürbar sein. Wer nach einem Monat Trennkost keine Vorteile verspürt, sollte wieder aufhören. Wer in ärztlicher Behandlung ist, Diät halten muss, schwanger ist oder unter einer ernsthaften Erkrankung, wie etwa einer Herzkrankheit oder Diabetes, leidet, sollte jede neue Kostform vorher mit seinem Arzt besprechen. Wenn dieser die Trennkost noch nicht kennt, könnte er sich durch einen Blick auf das Quellenverzeichnis im Anhang ein Bild davon machen.

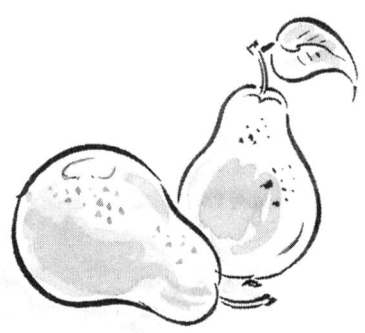

Ernährung für Gesundheit und Wohlbefinden

»Nicht allein die Vögel sind verschwunden. Auf den Weiden blühen keine
Blumen mehr, weiter oben finde ich weder Heidekraut noch Heidelbeere.
Das Leben in seiner Vielfalt musste dem bedrückenden Grün...
eines Billardtisches weichen.«

Graham Harvey, The Killing of the Countryside, 1997

Ob wir uns nun dazu entschließen, Eiweiß und Stärke zu trennen und nach
der Trennkost zu leben, oder nicht, einer der wichtigsten Aspekte einer gesunden Ernährung ist ein großzügiger Anteil an naturbelassenen, frischen,
vollwertigen Nahrungsmitteln. Leider sind viele Lebensmittel, die wir
heute kaufen können, so stark raffiniert, veredelt und denaturiert, dass sie
die meisten oder alle Nährstoffe verloren haben, und Hersteller in manchen Fällen die wichtigsten Nährstoffe wieder hinzufügen müssen, damit
das Produkt auf den Markt darf. Sehr viele Produkte sind auch – manche
würden sagen übermäßig – angereichert mit künstlichen Zusätzen oder
durch Pestizide belastet. Auch wenn jede dieser chemischen Substanzen
für sich unbedenklich für die menschliche Gesundheit sein mag, weiß doch
keiner, wie sich die Spuren verschiedenster Stoffe gemeinsam langfristig
auf unsere Gesundheit auswirken.

Eine Möglichkeit, unsere Nährstoffaufnahme zu verbessern und gleichzeitig den Körper etwas weniger mit chemischen Substanzen zu belasten,
besteht darin, die Lebensmittel etwas genauer unter die Lupe zu nehmen
und möglichst Alternativen ohne Zusätze auszuwählen. In diesem Kapitel
möchte ich mich einigen Problemen widmen, die mit dem Verzehr alltäg-
licher Lebensmittel in Verbindung stehen, und Ihnen Lösungsvorschläge
anbieten. Haken Sie die Punkte einfach ab, wenn Sie einen Ausweg gefunden haben. Versuchen Sie es einfach mit einer bedeutenden Veränderung pro Woche!

Lebensmittel auf dem Prüfstand

Brot

Problem

Brot gilt ernährungsphysiologisch allgemein als wichtige Quelle für die Vitamine des B-Komplexes und als Ballaststoff-Lieferant. Leider ist das lockere, leichte Brot (Sandwich-/Toastbrot) vielerorts zum Standardbrot geworden, nicht so nährstoffreich, wie wir vielleicht meinen würden. Brot aus industrieller Produktion enthält chemische Lockerungsmittel, Emulgatoren und andere Zusätze zur Verbesserung der Haltbarkeit und des Geschmacks, die es auf Grund seiner Herstellungsweise verloren hat. Auch ist augenscheinlich, dass immer mehr Menschen empfindlich auf die Hauptbestandteile wie Weizen, Gluten und Hefe, reagieren. Immer mehr Ernährungsfachleute sind der Ansicht, dass der Typ Weizen, der für die industrielle Broterzeugung verwendet wird, vom menschlichen Organismus nicht angemessen verdaut wird und so zur Entstehung von Übergewicht beitragen kann. Ich habe bei vielen Patienten erlebt, dass ihre Verdauungs- und Gewichtsprobleme verschwanden, sich Wohlbefinden und Leistungsfähigkeit wieder einstellten, wenn sie weniger oder kein Brot aßen.

Lösung

Wählen Sie statt Sandwich-Brot festere Brotsorten, wie mit Backpulver gebackenes Brot, oder traditionell gebackenes Weizenbrot. Wer auf Weizen reagiert, sollte es ganz vermeiden und dafür auf Roggenbrot, Roggenknäckebrot, Roggenkräcker, Haferkekse oder Reiswaffeln umsteigen.

Fazit

Alle Arten von Brot, Keksen, Kräcker und Knäckebrot gehören zur Stärke.

Frühstücksflocken

Problem

Wie bei Brot kann die Überempfindlichkeit gegen den Weizen in Frühstücksflocken der alleinige Grund für ein Gewichtsproblem sein. Weizen enthält Gluten, das so genannte Klebeeiweiß, das die Backfähigkeit des Weizenmehls bedingt, mit dem, wie die Fachleute bisher meinten, nur Menschen mit Zöliakie, einer Verdauungsinsuffizienz infolge einer Gliadin-Unverträglichkeit, ihre Not haben. Gluten, das aus mehreren Eiweißen besteht, kann die Darmwand dauerhaft schädigen und, wie neuere Zahlen andeuten, Nebenwirkungen bei immerhin 40 Prozent der Bevölkerung verursachen. Dazu kommt, dass viele Fertigflocken (auch die ballaststoffreichen und so genannten gesunden Sorten) große Mengen an »verstecktem« Zucker enthalten. Das Gluten des Weizens ist gliadinreich.

Lösung

Vermeiden Sie offensichtlich mit Zucker überzogene Frühstücksflocken. Prüfen Sie die Zutaten und scheiden Sie all jene Flocken aus, wo Weizen und Zucker (das kann auch Maltose, Dextrose oder Glukose sein) ziemlich weit oben auf der Zutatenliste stehen. Leider wird das einiges an Detektivarbeit erfordern, denn die meisten im Supermarkt erhältlichen Flocken sind aus Weizen und reichlich Zucker hergestellt. Versuchen Sie es mit Flocken aus Hafer. Hafer-Gluten enthält kein Gliadin, wie das Gluten des Weizens, und so scheint auf Grund des Klebermangels eine Haferflockenmahlzeit der Verdauung nicht so viele Probleme zu bereiten wie ein Frühstück aus Weizenprodukten. Oder essen Sie glutenfreies Müsli, essen Reis- oder Hirseflocken. Wenn der Verdacht auf eine Gluten-Allergie oder eine andere Unverträglichkeitsreaktion besteht, wenden Sie sich an Ihren Arzt.

Fazit

Alle Frühstücksflocken und Müslis gehören zur Stärke.

Käse

Problem

Käse enthält reichlich Fett und kommt auf den Speiseplänen von Reduktionsdiäten deshalb auch meistens nicht vor, wie er nicht für Menschen mit erhöhtem Cholesterinspiegel in Frage kommt. Obendrein ist bekannt, dass Käse aus Kuhmilch bei empfindlichen Personen Katarrhe, Hautreaktionen, Verdauungsstörungen und Blähungen auslösen kann. Das Käsebrot, eine heftige Mischung aus Eiweiß und Stärke, ist ein häufiger Grund für Müdigkeit und Verdauungsprobleme nach der Mittagspause. Wer weniger chemische Zusätze aufnehmen möchte, sollte außerdem geräucherten und künstlich gefärbten Käse, Schmelzkäse und Käse mit künstlichen Zusätzen meiden.

Lösung

Kaufen Sie nur natürlich gereiften Käse ohne Zusätze. Käse von guter Qualität ist ein wichtiger Kalziumlieferant. Wer gerne Käse isst, ihn aber aus irgendeinem Grund nicht verträgt, sollte einmal Käse aus Ziegen- oder Schafmilch probieren (wie etwa Feta, Roquefort, Pecorino oder Halloumi). Sie sind ebenso würzig und häufig leichter verdaulich.

Fazit

Käse gehört zum Eiweiß.

Schokolade

Problem

Für viele von uns ist Schokolade ein unwiderstehlicher Genuss. Weniger bekannt ist die Tatsache, dass die Kakaoplantagen, die den Rohstoff für die Schokoladeherstellung liefern, häufig mit einer besonders giftigen Mischung aus Chemikalien besprüht werden. Dadurch wird Schokolade noch nicht zu einem ungesunden Genussmittel, man hat aber bereits Pestizidrückstände in einzelnen Proben gefunden. Bedenklicher sind die Auswirkungen dieser Spritzmittel auf die Gesundheit der (meist weiblichen) Plantagenarbeiter, die diese Chemikalien bei der Arbeit auf den Feldern einatmen müssen.

Lösung

Schokoladenkonsum harmoniert nicht wirklich gut mit den Trennkost-Regeln. Schokolade sollte daher nur zu besonderen Gelegenheiten und separat genossen werden. Wer nicht ohne Schokolade leben kann, sollte versuchen, sich ein wenig zu beherrschen, sollte sich aber auch doch gelegentlich ein Stück aus ökologischer Produktion ohne Pestizide gönnen. Meine liebste Schokolade ist die von »Green & Black«; sie gibt es in verschiedenen Geschmacksrichtungen und in Großbritannien beinahe in allen Supermärkten und Naturkostläden.*

Fazit

Schokolade passt nicht gut in die Trennkost. Genießen Sie sie gelegentlich, aber nicht in Kombination mit Eiweiß oder Stärke.

---

* Anm. d. Ü.: Im deutschen Naturkosthandel werden viele Produkte angeboten; lassen Sie sich in Ihrem Reformhaus, Naturkostladen oder sogar von Ihrem Apotheker die Palette zeigen.

Kaffee

Problem

Koffein ist nur eine einzige von mehreren hundert Substanzen im Kaffee, aber scheinbar die einzige, über die wir uns Gedanken machen. Ein oder zwei Tassen Kaffee pro Tag wirken angenehm anregend. Größere Mengen machen jedoch nervös und unkonzentriert. Klinische Studien deuten darauf hin, dass Kaffeekonsum den weiblichen Hormonhaushalt stören und prämenstruelle Probleme und Wechseljahrebeschwerden, wie etwa Hitzewallungen, verstärken kann. Ebenso ist ein gewisser Zusammenhang zwischen übermäßigem Koffeinkonsum und einem erhöhten Risiko für Osteoporose, Unfruchtbarkeit und plötzlichen Kindstod zu beobachten.

Lösung

Versuchen Sie, in den ersten paar Wochen Trennkost ganz auf Kaffee zu verzichten. Erst wenn Sie sich wohl fühlen und mit Ihrem Körpergewicht zufrieden sind, können Sie ihn wieder einführen. Aber genießen Sie ihn in Maßen, und trinken Sie lieber frisch gemahlenen Kaffee. Vermeiden Sie Instantkaffee, oder Pulver oder Körner. Forschungen deuten darauf hin, dass gekochter Kaffee das Risiko für Arterienverkalkung erhöhen könnte; Filtermaschinen wären daher eventuell dem Espresso-Zubereiter vorzuziehen. Versuchen Sie auch koffeinfreie Getränke, wie Kräuter- und Früchtetees, würzige Kräutergetränke, Löwenzahnkaffee und Getreidekaffee – alle erhältlich in Reformhäusern und Naturkostläden.

Fazit

Trinken Sie Tee oder Kaffee möglichst unabhängig von einer Mahlzeit. Diese Getränke können die Aufnahme einiger Vitamine und Mineralstoffe stören.

Kuhmilch

Problem

Milch ist nicht nur ein ausgezeichneter Kalziumlieferant, sondern auch ein empfindlicher Indikator für das Ausmaß der Umweltverschmutzung. Milchkühe nehmen Pestizidrückstände und andere Schadstoffe mit dem Futter auf, diese gelangen in die Milch. Auch wenn die Werte von den verantwortlichen Stellen als »unbedenklich« eingestuft sind, weiß im Grund niemand, ob es Langzeitfolgen geben wird. Außerdem scheinen Unverträglichkeitsreaktionen auf Kuhmilch zuzunehmen, die Symptome wie Katarrhe, Sinusitis (Nasennebenhöhlenentzündung), Reizkolon (Reizdarm), Ekzeme, Akne, Bauchschmerzen bei Erwachsenen und Koliken bei Kindern verursachen. Auch die Bildung von zähflüssigem Schleim im Mund, der das Schlucken erschwert, kann mitunter durch Milch ausgelöst werden.

Klinische Studien haben auch ergeben, dass Überempfindlichkeit gegen Kuhmilch bei manchen Menschen die Gewichtsabnahme erschwert. Vor kurzem las ich in einer Zeitschrift, ein Glas Magermilch sei ein Appetitzügler und eine gesunde Alternative zu Erfrischungsgetränken. Sie mag schon besser sein als kohlensäurehaltige Limonade, ist aber auch ein denaturiertes, langweiliges, kraftloses Getränk und wie die fettreduzierte und die Vollmilch ein häufiges Allergen.

Lösung

Geben Sie Milch eventuell in kleinen Mengen in Kaffee und Tee, beschränken Sie den Milchkonsum aber auf ein Minimum. Für jene, die Milch gut vertragen, ist Milch aus organischer Landwirtschaft eine schadstoff- und hormonarme Alternative; man erhält sie in allen größeren Supermärkten. Sojamilch eignet sich nicht als Zusatz zu heißen Getränken, sie kann gerinnen. Aus der Sicht der Trennkost gehört Sojamilch zwar zum Eiweiß, dennoch könnten Menschen mit Kuhmilchallergie sie alternativ auf ihre Frühstücksflocken geben. Wer sich Gedanken über genetisch veränderte (gv) Sojabohnen macht, fragt nach Sojamilch aus ökologischer Produktion. Mandelmilch – aus dem Reformhaus und gut sortierten Supermärkten – eignet sich für kalte Getränke und zum Kochen und kann zum Kaffee gegeben werden. Reis- oder Hafermilch sind vielseitige Alternativen, die sich auch gut mit den Frühstücksflocken vertragen. Überraschenderweise passt auch Joghurt gut zu Getreideflocken. Vielleicht kommt es daher, dass Joghurt ein sehr leicht verdauliches Lebensmittel ist und einen Proteingehalt von deutlich unter 10 Prozent hat.

Fazit

Kuhmilch und Sojamilch gehören zum Eiweiß. Reismilch, Hafermilch, Mandelmilch und Joghurt sind »vielseitig« und passen zu allem.

Chips

Problem

Chips sind ein beliebtes Knabbergebäck. Sie gehören zur Stärke, sind aber reich an Fett und Salz und meist mit gehärtetem Pflanzenöl (siehe *Margarine*, Seite 90) hergestellt, sodass man sie am besten nur in minimalen Mengen isst.

Lösung

Köstlich, aber nicht sehr gesund, also besser nur ab und zu essen. Vielleicht gibt es im Reformhaus oder Naturkostladen gesündere Knabbereien aus ökologischer Produktion, das Angebot steigt.

Fazit

Chips sind eindeutig Stärke.

Eier

Problem

Eier von Hühnern aus Legebatterien und von Hühnerfarmen können immer noch künstliche Farbstoffe (manche Farbstoffe werden aus Steinkohlenteer hergestellt) und Rückstände verschiedenster Medikamente, etwa Antibiotika, enthalten. Es gibt bereits Eigeninitiativen verschiedener Eier- und Geflügelfarmer sowie Vorstöße verantwortlicher politischer Institutionen, den Einsatz von Antibiotika zur Wachstumsförderung einzustellen. Umweltschützer sorgen sich aber immer noch um Aspekte, wie Futterqualität, zu enge Haltung, mangelnde Bewegungsfreiheit, Stress und Leid, dem Küken und Hennen in den Käfigen ausgesetzt sind. Hühner, die im Freien gehalten werden, leben vermutlich ein wenig »freier«, erhalten aber oft dasselbe Futter wie Batteriehühner. Und Vorsicht mit den Aufschriften: »Landfrisch« muss nicht unbedingt »Freiland« bedeuten.

Lösung

Wählen Sie Eier und Geflügel sorgfältig aus, informieren Sie sich genau über Haltung und Futter. Ist auf der Verpackung nichts angegeben, handelt es sich sehr häufig um Eier von Hühnern von Hühnerfarmen oder von Käfighühnern (Legebatterien). In manchen Geschäften gibt es bereits Bio-Eier und Bio-Geflügel. Vielleicht können Sie die Eier auch direkt beim Bauern kaufen, wo Sie sich selbst von der Tierhaltung überzeugen können. Es gibt übrigens keinerlei Beweise dafür, dass der Verzehr von Eiern den Cholesterinspiegel erhöht. Wenn Sie nicht strenger Vegetarier oder allergisch gegen Eier sind, können Sie diese ohne weiteres essen.

Fazit

Eier in der Trennkost? Eier (Eiweiß und Dotter) gehören zum Eiweiß.

Fisch

Problem

Ist Fisch mit Schadstoffen belastet? Seit einiger Zeit empfehlen Experten, zwei- oder dreimal die Woche Fisch zu essen, vor allem fetten Fisch (z.B. Makrele, Sardine, Hering, Lachs), weil Fischöl vor Arterienverkalkung schützt. Nur wissen wir mittlerweile, dass viele Fische reichlich Dioxin enthalten (siehe Seite 245). Daher wurden die Empfehlungen auf »Fisch nur einmal die Woche« abgeändert. Das ist einer der berühmten Fälle, in denen man es nicht richtig machen kann. Es besteht kein Zweifel, dass unsere Nahrungsmittel in zunehmendem Maß vergiftet sind, egal, was wir essen. Seefisch ist mit ziemlicher Wahrscheinlichkeit durch verschmutztes Wasser belastet. Fisch von Fischfarmen kann durch Rückstände oder Krankheiten bedenklich sein. Essen wir nun Fisch, weil er wertvolle Nährstoffe enthält, oder meiden wir ihn, weil er durch chemische Substanzen belastet ist?

Lösung

Die einzige richtige Antwort wäre, die Erde muss sauberer, die Umweltverschmutzung reduziert werden, aber in der Zwischenzeit lohnt es sich, Ausschau nach Fisch von guter Qualität zu halten. Er ist schnell zubereitet und enthält viele wertvolle Nährstoffe. Mein Fischhändler hat mir erklärt, dass Fisch aus der südlichen Hemisphäre (der nun auch in vielen Supermärkten der nördlichen Hemisphäre angeboten wird) und Fisch von guten Fischfarmen der Region am unbedenklichsten ist. Informieren Sie sich in Ihrem Supermarkt oder bei Ihrem Fischhändler, lassen Sie sich beraten!

Fazit

Fisch gehört zum Eiweiß.

Frisches Obst und Gemüse

Problem

Eine traurige Erscheinung der modernen Landwirtschaft ist die Tatsache, dass die meisten ihrer Produkte mit Pestiziden, Herbiziden und Fungiziden (Seite 247) behandelt werden; manche sogar viele Male während ihres Wachstums. Pestizidrückstände sind ein besonderer Anlass zur Sorge. In Grundnahrungsmitteln, wie Brot, Milch und Kartoffeln, wurden Rückstände nachgewiesen, die eindeutig nicht mehr als unbedenklich zu betrachten sind. 1995 wurden in Möhren große Mengen an Organophosphaten nachgewiesen; 1998 fand man Überschreitungen der erlaubten Pestizidmengen in Pfirsichen und Äpfeln. Das heißt noch nicht, dass alle anderen getesteten Lebensmittel frei von Schadstoffen waren, sondern nur, dass die Mengen unter der erlaubten Höchstmenge lagen!

Lösung

Kaufen Sie möglichst aus ökologischer Produktion. Kartoffeln, Zwiebeln, Champignons, Salat, Tomaten, Möhren und Äpfel aus ökologischem Anbau sind relativ leicht erhältlich. Wer kein Obst und Gemüse aus biologischem Anbau in seiner Umgebung kaufen kann, sollte dennoch nicht auf seinen Genuss verzichten. Kaufen Sie die beste Qualität, die Sie bekommen können, bedenken Sie aber, dass Schnecken, Insekten oder Flecken eher darauf hindeuten, dass hier weniger Chemie im Einsatz war als bei »perfekten« Exemplaren! Waschen Sie Obst und Gemüse vor dem Verzehr oder der Zubereitung gründlich. Ware aus konventionellem Anbau bitte immer schälen.

Fazit

Nicht stärkehaltiges Gemüse verträgt sich gut mit Eiweiß und Stärke. Kartoffeln, Süßkartoffeln, Bataten und Mais sind Stärke und vertragen sich nicht mit Eiweiß. Obst sollte getrennt von Eiweiß und Stärke gegessen werden.

Eiscreme

Problem

Vermeiden Sie Produkte mit vielen künstlichen Zusätzen und chemischen Substanzen.

Lösung

Ein gelegentlicher Genuss, aber in Maßen. Wählen Sie gute Qualität mit natürlichen Zutaten.

Fazit

Passt nicht gut in die Trennkost. Manche Eiscremes enthalten Milchprodukte (Eiweiß) und modifizierte Stärke.

Fettarme Lebensmittel

Problem

Fettarmer Käse, fettarme Eiscreme, fettarmer Joghurt, kalorienarme Mayonnaise und fettreduzierte Margarine – klingt zwar gut, enthält aber oft eine Menge künstlicher Zusätze; noch mehr chemische Substanzen!

Lösung

Prüfen Sie die Produktinformation auf künstliche Zusätze. Wenn die vollfette Variante frei von Zusätzen ist (wie das häufig der Fall ist), wählen Sie diese, und kaufen und essen Sie einfach geringere Mengen davon.

Margarine und Butter

Problem

Fettreduzierte Aufstriche und Margarine werden als gesündere Alternative zu Butter beworben, weil sie »reichlich ungesättigte Fettsäuren« enthalten, »cholesterinarm« sein oder wenig gesättigtes Fett enthalten sollen. Dem Herz und den Gefäßen zuliebe. Aber hier ist Vorsicht am Platz. Die meisten dieser Fette werden aus flüssigen Pflanzenölen hergestellt, bei hohem Druck erhitzt und mit Wasserstoff, chemischen Lösungsmitteln, Desodorierungs- und Bleichmitteln versetzt. Dieser Vorgang, die Härtung, verändert die natürliche Struktur des Öls und verwandelt einige der gesunden *cis*-Fettsäuren in *trans*-Fettsäuren.

Einige Wissenschaftler haben den Verdacht geäußert, diese *trans*-Fettsäuren könnten sogar zu einer Erhöhung des Cholesterinspiegels und zu einem erhöhten Risiko, an Herzleiden zu erkranken, beitragen. Gehärtete Pflanzenfette finden sich auch in einer ganzen Reihe von anderen Lebensmitteln, etwa Keksen, Kuchen, Chips, Feingebäck und Backofen-Pommes frites. Bei der Härtung werden Nährstoffe, wie Vitamin E, Beta-Karotin, Lezithin und essenzielle Fettsäuren entfernt.

Zu bedenken ist, dass fettarme Aufstriche ähnlich behandelt werden und sie obendrein noch Emulgatoren, Stabilisatoren, Geschmacksverstärker, Farbstoffe und reichlich Wasser als Fettersatz enthalten.

Und wie ist es mit Olivenöl-Aufstrichen? Nun, da Olivenöl aus erster Pressung (extra vergine) sehr gesund sein soll, wären aus ihm hergestellte Aufstriche bestimmt auch gesund, aber Aufstriche sind meist bearbeitet, und das Öl ist vermutlich nicht erstklassig. Natives Olivenöl extra ist ein hervorragendes Salat- und Bratöl, sein Geschmack aber werde – laut Angabe von Margarineherstellern – einem Margarinegeschmack nicht gerecht.

Lösung

Warum nicht die gute alte Butter? In mäßigen Mengen als Teil einer ausgewogenen Ernährung genossen, erhöht Butter nicht das Risiko für Herzerkrankungen. Sie ist ein natürliches Lebensmittel und enthält, abgesehen von Salz bei einigen Produkten, keine Zusätze. Oder wählen Sie einen Aufstrich aus unbearbeiteten, nicht gehärteten Ölen – aus dem Reformhaus und Naturkostladen. Ein gut sortierter Supermarkt führt ihn vielleicht auch.

Fazit

Gute Fette vertragen sich gut mit Eiweiß und Stärke.

Öle

Problem

Fast alle Speiseöle im Regal des Supermarktes sind stark bearbeitet. Der Rohstoff (Samen, Nüsse, Mais etc.) durchläuft ähnliche Prozesse wie wir sie von der Margarineherstellung kennen. Nach dem Pressen wird die extrahierte Flüssigkeit erhitzt, gebleicht, desodoriert, unter Einsatz von chemischen Lösungsmitteln. Die Nährstoffe, einschließlich Vitamin E und einige essenzielle Fettsäuren, werden dabei zerstört.

Lösung

Eine wohlschmeckende Alternative ist Olivenöl aus erster Pressung (extra vergine). Es ist teurer, aber Sie brauchen weniger davon. Es eignet sich gut zum kurzen Anbraten und für Salatmarinaden. Und auch wenn es in einer Margarine nicht schmeckt, schmeckt eine damit beträufelte Scheibe Brot oder eine darin eingetauchte Scheibe einfach delikat.

Gutes Olivenöl wird im Kühlschrank dick. Kaufen Sie nur Flaschen mit der Aufschrift »extra vergine«, »erste Pressung« oder »natives Olivenöl extra«. Die Bezeichnung »rein« bedeutet in diesem Zusammenhang eher, dass etwas entfernt wurde.

Reformhäuser und Delikatessengeschäfte bieten viele verschiedene hochwertige Olivenöle an, aber auch in den meisten Supermärkten und vor allem in den Lebensmittelabteilungen der großen Kaufhäuser werden Sie eine reichhaltige Auswahl erstklassiger bis guter Öle finden.

Fazit

Gute Fette und Öle vertragen sich mit Eiweiß und Stärke.

Rotes Fleisch

Problem

Moralische Aspekte beiseite geschoben: Rind-, Schweine- und Lammfleisch sind nicht immer leicht verdaulich und brauchen oft länger als andere Nahrungsmittel, bis sie den Verdauungstrakt passiert haben. Ein Ergebnis davon sind Verwesung und die Bildung von Giftstoffen. In Kombination mit stärkehaltigen Nahrungsmitteln wird die Verdauung des tierischen Eiweißes erschwert. Bedenken gegenüber dem Konsum von rotem Fleisch bestehen auch, weil Fleisch, das nicht aus ökologischem Landwirtschaft stammt, mitunter Hormon- und Antibiotikarückstände enthält.

Ein Bericht der britischen Lebensmittelkommission aus dem Jahr 1999 führt uns vor Augen, welche Besorgnis erregenden Bestandteile Tierfutter enthalten kann. In den USA wurden beispielsweise Zement, Zeitungen und Pappe an Tiere verfüttert. In Großbritannien war ein Fall von Botulismus bei Rindern darauf zurückzuführen, dass Hühnermist mit Dung, Federn und Kadavern auf Weideland aufgebracht worden war. Und noch im Juni 1999 musste das irische Landwirtschaftsministerium in Dublin eingestehen, dass getötete streunende Hunde zu Fleisch- und Knochenmehl verarbeitet worden waren.

Lösung

Wer gerne Steaks, Koteletts oder Rinderbraten isst, sollte sich nach Fleisch aus ökologischer Landwirtschaft umsehen. Servieren Sie dazu an Stelle stärkehaltiger Beilagen, wie z. b. Kartoffeln, ein zusätzliches, nicht stärkehaltiges Gemüse. Wer kein oder weniger rotes Fleisch essen möchte, ersetzt es durch andere Eiweißlieferanten, wie Fisch, Geflügelfleisch und Eier aus ökologischer Freilandhaltung (nicht-gv Soja etc.)

Fazit

Rotes Fleisch ist Eiweiß.

Salz und Salzgebäck

Problem

Zahllose Studien bestätigen, dass wir unseren Salzkonsum einschränken sollten, aber das ist leichter gesagt als getan. Was wir direkt über die Speisen streuen – oder beim Kochen zum Gemüse geben – macht nur etwa 10 Prozent unseres täglichen Salzkonsums aus. Immerhin 75 Prozent stammen aus Fertigprodukten, wie Keksen, Frühstücksflocken, Brot, Speck, Suppenwürfeln, Suppen, Würsten und Fertiggerichten und wird oft unbemerkt aufgenommen. Schon vier Scheiben Brot, zwei Würstchen und ein paar Scheiben Speck übersteigen die empfohlene Tagesdosis von 6 Gramm. Zu viel Salz wird mit einem erhöhten Risiko für Herzkrankheiten, Schlaganfälle und einige andere schwere Krankheiten in Zusammenhang gebracht. Es gibt Schätzungen, wonach in Großbritannien jährlich 70 000 Todesfälle – und viele Behinderungen – auf den Konsum von salzhaltigen Fertigprodukten zurückzuführen sind. In Studien, in denen salzreduzierte Kost verabreicht wurde, sank das Risiko für Schlaganfall um bis zu 60 Prozent.

Lösung

Dazu fünf Tipps, wie Sie einschränken können:

1. Wer die Zutatenlisten auf den Verpackungen liest, entwickelt ein gutes Gefühl dafür, was worin enthalten ist. Unter den Zutaten steht vielleicht nicht »Salz«, sondern »Natrium« oder »Natriumchlorid«, die chemische Bezeichnung für Kochsalz. Vermeiden Sie nach Möglichkeit abgepackte Speisen, und wählen Sie jene, die natriumarm oder natriumfrei sind. Brot, Frühstücksflocken und Kekse sind sehr problematisch.

2. Kaufen Sie kein Salzgebäck oder nur zu besonderen Anlässen. Isst man Salzgebäck, sollte man mehr Wasser trinken.

3. Wer bei Tisch gerne nachsalzt, sollte die Menge im Verlauf von mehreren Wochen reduzieren. Wer gewohnt ist, salzreich zu essen, spürt den salzigen Geschmack nicht so sehr und neigt dazu, alles nachzusalzen. Der Körper gewöhnt sich an den salzigen Geschmack. Es kann ein bis sechs Monate dauern, bis man diese Vorliebe für Salzgeschmack ablegt. Wer es geschafft hat, wird andere, feinere Geschmacksnoten entdecken.

4. Versuchen Sie andere Geschmacksrichtungen, und würzen Sie mit frischen oder getrockneten Kräutern und Gewürzen, wie Ingwer, Curry, Chili, Koriander, schwarzem Pfeffer, Petersilie, Minze und Senf. Oder auch mit Zwiebel, Schnittlauch und Knoblauch, wenn Sie diese mögen.

Wichtiger Hinweis

Säuglinge und Kleinkinder dürfen keine gesalzenen Speisen erhalten. In diesem Alter werden die Nieren noch nicht mit einem Übermaß an Natrium fertig.

---

5. Wer es nicht ohne Salz aushält, kann Shoyu oder Tamari versuchen – japanische Sojasaucen, die weniger Salz enthalten als herkömmliche chinesische Sojasauce. Eine Alternative wäre auch graues Meersalz – angeblich das hochwertigste Meersalz. Es ist konzentrierter als Salinensalz, daher braucht man weniger davon. Seien Sie besonders wachsam, wenn Sie bereits an einer Herz-Kreislauf-Erkrankung, an Osteoporose oder Asthma leiden oder eine familiäre Anlage für Herzkrankheiten

oder Schlaganfälle besteht. Wer nicht an den genannten Krankheiten leidet, dessen Organismus wird durch ein wenig Salz keinen Schaden nehmen, manche Speisen werden dadurch einfach besser. Bei sehr heißem Wetter weniger Salz zu essen, kann unter Umständen gesundheitsschädlich sein. Das Kapitel *Trennkost und Wasserretention* (Seite 180) widmet sich ausführlich dem Thema Salz.

Fazit

Salz passt zu Eiweiß und Stärke.

Erfrischungsgetränke

Problem

Erfrischungsgetränke, die mit Begriffen wie »Diät« oder »eine Kalorie« werben, enthalten meist künstliche Süßstoffe an Stelle von Zucker. Es gibt auch Vermutungen, dass einige Zusätze in Dosengetränken mit Hyperaktivität oder anderen Verhaltensauffälligkeiten bei Kindern in Verbindung zu bringen sein könnten. Getränke mit Fruchtgeschmack enthalten meist nur symbolische Mengen an Fruchtsaft, manchmal gar keinen. Einige »Energy Drinks«, Fruchtsaftgetränke, kohlensäurehaltigen Getränke, Mischgetränke und Limonaden enthalten ebenfalls künstliche Aromen, Süßstoffe, Zucker, Farbstoffe und Konservierungsstoffe (siehe auch Seite 97, Abschnitt *Süßstoffe*).

Lösung

In geringen Mengen werden Erfrischungsgetränke aus Flaschen und Dosen nicht schaden, sie haben aber auch keinerlei ernährungsphysiologischen oder gesundheitlichen Wert. Kinder mit Aufmerksamkeitsdefizitsyndrom (Attention Deficit Disorder/ADD) oder hyperaktive Kinder sollten sie besser vermeiden. Frisch gepresste Säfte, Säfte aus organischer Erzeugung, mit Sodawasser gespritzt, und Kräutergetränke ohne künstliche Zusätze sind köstliche, weit gesündere Alternativen. Einige neue Produkte enthalten natürliche Süße in Form von echtem Fruchtsaft und Pflanzenextrakten, die gesund sein sollen. Frische Zitrussäfte und echtes Ingwerbier sind ebenfalls zu empfehlen und überall erhältlich.

Fazit

Meiden Sie Getränke mit künstlichen Zusätzen so weit wie möglich. Der hohe Zuckergehalt vieler Marken bedingt, dass man sie am besten getrennt von den Mahlzeiten konsumiert.

Zucker

Problem

Weißer Zucker ist ein unnatürliches, lebloses Nahrungsmittel. Er enthält keinerlei Nährstoffe und kann dem Körper sogar Vitamine entziehen. Zucker enthält reichlich Kalorien und ist schädlich für die Zähne. Zucker im Übermaß kann die Bauchspeicheldrüse überfordern und den Blutzuckerspiegel aus dem Gleichgewicht bringen, wodurch das Risiko für Diabetes und Herz-Kreislauf-Erkrankungen steigt. Saccharose, Maltose, Dextrose und Glukose sind Formen von industriell hergestelltem, raffiniertem Zucker, für den der aus Zuckerrohr oder -rübe extrahierte Saft gefiltert und unter Einsatz von Gasen wie Schwefeldioxid und Kohlendioxid zu Kristallen eingekocht wird. Auch Kalkmilch und Holzkohle – mitunter aus verkohlten Rinderknochen – wurden schon zur Zuckerherstellung verwendet.

Zucker liefert rasche Energie, aber nur vorübergehend. Die Aufnahme und Verarbeitung des Zuckers belasten den Stoffwechsel enorm, verbrauchen wertvolle Reserven und überlasten wichtige Organe wie die Nebennieren und die Leber – und natürlich die Bauchspeicheldrüse. Größere Mengen von Zucker in der Nahrung lassen den Blutzuckerspiegel wild schwanken, beeinträchtigen die natürliche Regelung des Hungers und erhöhen die Neigung für Heißhunger, Überessen und Übergewicht. Ein ausgeglichener Blutzuckerspiegel ist vermutlich einer der wichtigsten Faktoren für das Halten des Wunschgewichts. Und – ich muss Sie leider enttäuschen – brauner Zucker ist sehr häufig nur gefärbter weißer Zucker.

Lösung

Echter brauner Zucker, der noch Spuren verschiedener Vitamine und Mineralstoffe enthält, ist als »nicht raffiniert« oder »roh« deklariert. Kalt geschleuderter Honig, den man in Reformhäusern und Naturkostläden erhält, ist eine gesündere Alternative zu weißem Zucker und kann zu Getränken, Joghurt und Frühstücksflocken gegeben werden. Besonders aromatisch und gesund ist neuseeländischer Manuka-Honig. Andere wunderbare Alternative zur gelegentlichen Verwendung sind echter Ahornsirup, Gerstenmalz, Reismalz und Melasse – sie sind gesund, weil ihre Zucker etwas langsamer ins Blut gelangen.

Fazit

Reduzieren Sie Zucker auf ein Minimum und betrachten Sie ihn – wie andere Süßigkeiten – als Stärke. All diese vertragen sich nicht gut mit Eiweiß.

Süßstoffe

Problem

Lassen Sie sich nicht dazu verführen, künstliche Süßstoffe als Zuckerersatz zu verwenden! Wenngleich künstliche Süßstoffe grundsätzlich keine Kalorien haben und in immer mehr Fertigprodukten und Getränken enthalten sind, ist sich die medizinische Fachwelt nicht einig, ob diese chemischen Substanzen eine gesunde Alternative zu Zucker oder ein potenzielles Gesundheitsrisiko darstellen. In Wahrheit sind naturwissenschaftliche und medizinische Fachzeitschriften voll mit wenig ermutigenden Berichten über Süßstoffe. Eine Studie deutete darauf hin, dass Süßstoffe den Appetit sogar *erhöhen*; an anderer Stelle gab es Berichte von Nebenwirkungen, wie Blasenstörungen, Kopfschmerzen, Sehstörungen, Störungen des Nervensystems, Übelkeit, Blähungen und Gewichtszunahme! Was auch immer letztlich dabei herauskommen wird, Süßstoffe sind jedenfalls ein relativ neuer Bestandteil im chemischen Cocktail der modernen Lebensweise.

Lösung

Ich würde empfehlen: geben Sie keinen Süßstoff in Tee oder Kaffee, und vermeiden Sie Fertigprodukte, die Süßstoffe enthalten.

Fazit

Süßstoffe sind kalorienfreie chemische Substanzen, die man besser vermeiden sollte.

Tee

Problem

Tee enthält weniger Koffein als Kaffee. Zu viel Tee entzieht dem Körper jedoch Eisen. Trinkt man zu oder unmittelbar nach einer Mahlzeit Tee, kann die Eisenaufnahme aus der Nahrung gestört werden. Zu beachten ist auch, dass zu viele Tassen Tee pro Tag Verstopfung verschlimmern können. In Maßen genossen dürfte Tee, wie Forschungen ergeben, sogar gesund sein.

Lösung

Wer seinen altgewohnten Tee nicht aufgeben will, könnte ihn vielleicht einmal etwas schwächer und mit Zitrone an Stelle von Milch trinken. Wer keine Milch mehr zum Tee nimmt, stellt oft fest, dass der Tee nicht ganz so stark sein muss. Und was gibt es für Alternativen? Forschungen haben gezeigt, dass grüner Tee sehr gesund ist und sogar die Gewichtsabnahme begünstigen kann. Auch Kräutertees sind gesünder als koffeinhaltige Getränke. Pfefferminz- und Ingwertee wirken beruhigend auf die Verdauung; Kamille beruhigt und ist ein guter Schlummertrunk. Hagebutte wirkt sanft entgiftend und hilft, Abfallstoffe zu neutralisieren und zu entfernen. Rooibos-Tee ist ein tanninarmer Ersatz für herkömmlichen Schwarztee. Jasmintee schmeckt köstlich mit Zitrone. Auch Früchtetees erfrischen. Die meisten Supermärkte bieten nun sowohl Teespezialitäten als auch Kräutertee-Sortimente mit diversen Geschmacksrichtungen an. Praktisch zum Ausprobieren, bevor man größere Mengen kauft. In Naturkostläden gibt es meistens eine große Auswahl an interessanten Teesorten.

Fazit

Versuchen Sie, zu den Mahlzeiten möglichst keinen Tee oder Kaffee zu trinken, da die Aufnahme von Nährstoffen dadurch beeinträchtigt werden kann.

Wasser

Problem

Wasser ist für das Überleben noch wichtiger als gute Nahrung. Leider trinken die meisten von uns zu wenig davon. Auch wenn wir daran denken, lassen wir uns leicht vom Geschmack des Leitungswassers abhalten.

Lösung

Ich habe keine Hemmungen, immer wieder auf die mangelnde Trinkwasserqualität mancher Regionen hinzuweisen. Ich würde jedermann raten, sich die Anschaffung eines Wasserfilters zu überlegen. Hochwertige Filtersysteme, die unter der Spüle eingebaut werden, sind die ideale Lösung, die sich aber nicht jeder leisten kann. Auftisch-Filtersysteme oder einfache, tragbare Filtereinheiten sind weit kostengünstiger und können die Qualität des Wassers beträchtlich verbessern. Ich habe jahrelang so einen einfachen Filter verwendet und ausgezeichnete Erfahrungen damit gemacht. Verwenden Sie wenn möglich gefiltertes Wasser oder natürliche Tafelwässer, die auch zur Zubereitung von Säuglingsnahrung empfohlen werden, zur Teezubereitung, zum Kochen und Trinken. Ja, eigentlich für alles außer Körperpflege, Wäschewaschen und Putzen! Fragen Sie in Drogerien und Naturkostläden, im Sanitär-Fachhandel, tragbare Filtereinheiten sind häufig auch im Campingbedarf erhältlich.

Eine wichtige Regel: Denken Sie daran, die Filterpatrone häufig zu wechseln und dabei jedes Mal gründlich die gesamte Einheit zu reinigen. Schlecht gepflegte Filter und alte Patronen werden rasch zu Bakterienbrutstätten, ausgetrocknete Patronen verlieren ihre Wirkung. Halten Sie den Filter stets gefüllt, damit immer Wasser verfügbar ist. Wenn kein gefiltertes Wasser zur Verfügung steht, entscheiden Sie sich für Tafelwasser ohne Kohlensäure. Ungefiltertes Leitungswasser ist in vielen Regionen nicht zu empfehlen.

Fazit

Trinken Sie viel Wasser, vorzugsweise gefiltertes, oder stilles Tafelwasser

---

Eine Anmerkung zu Bio-Produkten

Zweifellos sind rotes Fleisch und Geflügelfleisch aus ökologischer Produktion meist teurer als die »Gegenstücke« aus der Massenproduktion, aber bei sorgfältiger Planung müssen die Kosten für den Lebensmitteleinkauf nicht unbedingt steigen. Als sich in Europa die öffentliche Meinung gegen gentechnisch veränderte Lebensmittel zu wenden begann, reagierten Supermärkte darauf, indem sie das Angebot an ökologischer Produkten ausweiteten, etwa an Saucen, Säften, Frühstücksflocken, Olivenöl, gebackenen Bohnen, Hülsenfrüchten aller Art, Milch, Butter, Eiern, Sojamilch und Nüssen – um nur einige aufzuzählen. Es gibt weit mehr Gemüse aus biologischem Anbau, das im Supermarkt auch nur geringfügig mehr kostet als jenes aus konventionellem Anbau. Prüfen Sie selbst, wie viel Möhren aus konventionellem Anbau im Vergleich zu Bio-Möhren kosten. Wenn Sie mehr Geld für biologische Lebensmittel ausgeben, sparen Sie es wieder ein, indem Sie ein oder zwei Fleisch-, Fisch- oder Geflügelmahlzeiten durch kostengünstigere Optionen ersetzen. Planen Sie auch Gerichte aus billigeren Zutaten, wie etwa Bohnen und Reis, Nudeln und Salat oder Gemüsegerichte, ein. Im dritten Teil dieses Buches finden Sie viele Rezepte für schmackhafte und preisgünstige Mahlzeiten.

Zur Qualitätsverbesserung – Tipps mal anders

Eine der besten Möglichkeiten, Lebensmittel höherer Qualität auf den Tisch zu bringen, besteht darin, sich gründlich zu informieren, und sich zu beschweren, wenn Sie nicht zufrieden sind. Schreiben Sie an die Zentrale Ihres Supermarktes, oder wenden Sie sich an den Filialleiter. Wenn Sie weniger Pestizide, keine gentechnisch veränderten Produkte, bessere Produktinformation und mehr Bio-Produkte wollen – schreiben Sie! Schreiben Sie an Ihren Abgeordneten, an die Verantwortlichen in Bund und Ländern, an Parlamente und Regierungen, Abgeordnete des Europaparlaments, an die Kommissare der EU, und teilen Sie ihnen Ihre Beschwerden oder Wünsche mit. Politiker und Handel reagieren, wenn man sie lange genug unter Druck setzt.

Sie können auch mehr über Lebensmittel erfahren und auf dem Laufenden bleiben, indem Sie zwei Dinge tun:

1. Eine Fachzeitschrift abonnieren.

Eine deutschsprachige Zeitschrift wäre beispielsweise »Schrot & Korn« (liegt gratis in Naturkostläden auf), diese Zeitschrift ist auch online, auf der Webseite von www.naturkost.de abrufbar.

2. Anderweitig Informationen einholen.

In Deutschland erhalten Sie Informationen über Bezugsquellen für Fleisch und andere Produkte aus ökologischer Landwirtschaft in Ihrer Gegend, inklusive Zustellung, etwa von:

Arbeitsgemeinschaft Ökologischer Landbau (AGÖL) e. V.
Am Köllnischen Park 1, D-10179 Berlin
Tel. +49 30/23 45 86 50, Fax: +49 30/23 45 86 52
E-Mail: AGOEL@t-online.de
Webseite: www.agoel.de
oder vom

Bundesverband der Verbraucherzentralen und Verbraucherverbände,
Verbraucherzentrale Bundesverband (vzbv)
Markgrafenstraße 66, 10969 Berlin
Tel: +49 30/25 80 00, Fax: +49 30/25 80 02 18
E-Mail: info@vzbv.de
Webseite: www.vzbv.de

Österreich:
ARGE Bio-Landbau, Arbeitsgemeinschaft zur Förderung des biologischen Landbaus
Wickenburggasse 14/9, 1080 Wien
Tel. +4 31/4 03 70 50, Fax +4 31/4 02 78 00
E-Mail: arge.biolandbau@ris.at
Webseite: www.bioclub.at

Schweiz:
BIO SUISSE
Missionsstraße 60, CH-4055 Basel
Tel: +41 61/3 85 96 10, Fax: +41 61/3 85 96 11
E-Mail: bio@bio-suisse.ch
Webseite: www.bio-suisse.ch
Oder suchen Sie die Webseite auf unter www.soilassociation.org.

Die Austauschtabelle

Ob Sie sich nun für oder gegen die Trennkost entscheiden, die Qualität Ihrer Ernährung können Sie in jedem Fall verbessern – und das Risiko für Unverträglichkeitsreaktionen senken –, wenn Sie einige Tipps aus meiner speziellen Austauschtabelle übernehmen.

Tauschen Sie	gegen
Alles Frittierte	Gegrilltes, Gebackenes, Gekochtes
die Fritteuse	den Wok
gewöhnliches Speiseöl	Olivenöl aus erster Pressung
gewöhnliches Salatöl	kalt gepresste Öle
gehärtete und fettarme Aufstriche	ein wenig Butter oder Vitaquell
Pommes frites	in der Pfanne gebratene oder mit Olivenöl beträufelte, im Backofen gebackene Kartoffelscheiben
fertigen Kartoffelbrei	biologische Pellkartoffeln
Süßigkeiten und Kuchen	Vollkorn-Getreideriegel, getrocknete Feigen, getrocknete Aprikosen, frisches Obst, Bio-Lakritze, Sesam-Halva
Orangensaft aus der Packung	Apfel-, Moosbeer- oder Traubensaft; noch besser, selber entsaften (siehe Seite 46)
Schokolade	Bio-Schokolade – wirklich köstlich und ohne Chemikalien
Kaffee, starken Tee und Cola	schwachen Tee, Grünen Tee, Bambu (löslicher Getreidekaffee), würzige Kräutergetränke, Kräutertees, Früchtetees, Suppe, frische Gemüse- und Obstsäfte, reichlich (gefiltertes) Wasser
rotes Fleisch	frischen Fisch, besonders Lachs, Sardine, Makrele, Tunfisch und Forelle

Tauschen Sie ➤➤➤➤➤➤	gegen
Eier und Geflügel aus Käfighaltung oder Legebatterie	Eier und Geflügel aus biologischer Landwirtschaft
Kuhmilch	Sojamilch, Mandelmilch, Reismilch oder Hafermilch, alle aus organischer Produktion
Kuhmilch-Käse und Joghurt	solche aus Schaf- oder Ziegenmilch
stark gezuckerte Weizenflocken	achten Sie auf den Zucker- und Weizenanteil; wählen Sie Haferflocken, Haferbrei und weizenfreies Müsli
Brot aus industrieller Produktion	festere Brotsorten, Pumpernickel, Roggenbrot, Roggenknäckebrot, Haferkekse, Reiswaffeln, Matzen, Pitabrot
Salz	frische Kräuter, sonnengetrocknete Tomaten, Knoblauch, Ingwer
Essig	Apfelessig, Balsam-Essig, Molkosan
gewöhnlichen braunen oder weißen Zucker	kalt geschleuderten Honig, echten Ahornsirup, Bio-Demerara-Zucker, Melasse, Gerstenmalz, Reismalz
Fertiggerichte	möglichst durch selbst zubereitete Mahlzeiten aus einfachen Zutaten – hier kennt man die Inhaltsstoffe
Obst und Gemüse aus konventionellem Anbau	Obst und Gemüse aus biologischem Anbau, wenn möglich
Lebensmittel mit künstlichen Zusätzen	Lebensmittel ohne künstliche Zusätze

Die Bedeutung der körperlichen Bewegung

»Bewegung an der frischen Luft ist für die gesundheitliche
Verfassung von größter Bedeutung, und dennoch müssen so
viele Menschen ohne sie auskommen, weil sie ihre Zeit für
anderes verschwenden!«

*Tipps für körperliche Bewegung, aus Enquire Within Upon
Everything, London, 1906*

Jeder will damit anfangen, alle Fachleute empfehlen sie, alle wissen wir,
wie gesund sie ist, aber wir finden immer noch Ausreden. Ich muss Ihnen
nicht erst sagen, dass regelmäßiges körperliches Training sehr gut für die
Gesundheit und Wohlbefinden ist. So sehr, dass sie sogar die Lebenserwartung erhöhen kann, meinen Forscher. Aber nur, wenn man es *nicht* über-
treibt. Zu viel kann ebenso schlecht sein wie zu wenig. Und Körpertraining muss weder kompliziert, noch kostspielig oder zeitaufwändig sein.
Man weiß, dass Trennkost die Gewichtsabnahme fördert, für eine dauerhafte Gewichtsabnahme ist körperliche Bewegung aber unerlässlich.

Bewegung – aber nicht nur zur Gewichtsabnahme

Die meisten Menschen konzentrieren sich bei körperlicher Betätigung auf
den Aspekt Gewichtsabnahme, Bewegung hat aber auch noch viele andere
die Gesundheit fördernde Aspekte. Abgesehen davon, dass die Muskeln
gekräftigt und der Stoffwechsel aktiviert wird, kräftigt mäßige, aerobe Bewegung, ein Training, bei dem sich die Pulsfrequenz erhöht, auch Herz
und Lunge, erhöht die Knochenstabilität, verbessert die Durchblutung,
senkt den Cholesterinspiegel und fördert die Produktion von Substanzen,
die Stimmung und Belastbarkeit verbessern. Bewegung hilft dem Körper

sich zu entgiften, sorgt für einen guten Lymphfluss und bringt einen trägen Darm auf Trab. Durch die Produktion von schmerzstillenden Substanzen, den so genannten Endorphinen, wirkt körperliche Bewegung mitunter auch schmerzlindernd. Bewegung in Maßen ist sehr gut für das Immunsystem und fördert die Infektabwehr.

Den Eifer nicht übertreiben

Ein Übermaß an körperlicher Betätigung kann die gegenteilige Wirkung haben. Seien Sie bitte vorsichtig. Übertreibung belastet den ganzen Körper, besonders das Immunsystem. Übermäßiges Trainieren ist eine echte Gefahr für Tanzprofis, Spitzensportler und Athleten. Sie müssen sich zwar streng an intensive Trainings- und Ernährungspläne halten, wenn sie erfolgreich sein wollen, das hat aber auch eine Kehrseite. Ein Übermaß an Training führt zu gesundheitlichen Problemen, wie geschwächter Immunabwehr, Ermüdung der Muskeln, hormonellen Störungen, und in manchen Fällen sogar zu Schäden am Knochengerüst. Dasselbe gilt für alle, die beim Heimtraining stark übertreiben.

Besser wenig, als gar nicht bewegen

Die gute Nachricht für gestresste Büromenschen, viel beschäftigte Eltern und Bewegungsmuffel: Körpertraining muss kein Leistungsbeweis sein. Die offizielle Empfehlung lautet 20 Minuten pro Tag oder 40 bis 45 Minuten dreimal die Woche. Wenn jemand wirklich, ganz ehrlich, keine Zeit hat, reichen anfangs auch dreimal 15 Minuten pro Woche. Ein rascher, viertelstündiger Spaziergang um den Häuserblock oder durch den Park an jedem zweiten Tag der Woche ist besser für den Organismus, als ab und zu eine ganztägige Radtour über Berg und Tal zu machen, und ebenso gut wie eine Aerobic-Stunde.

Die acht optimalen Bewegungsmethoden

Am besten ist jede Art von regelmäßiger, schonender Bewegung, bei der der Körper sein eigenes Gewicht tragen muss, während er sich hin und her bewegt. Dazu gehören Gymnastik, Steppen, Rebounding (Springen auf dem Minitrampolin), flottes Gehen, Badminton, Tennis, Squash und Radfahren.

Was bringt mir regelmäßige körperliche Bewegung?

Stimmen von Menschen mit den unterschiedlichsten gesundheitlichen Problemen, die mit dem Körpertraining begonnen haben und es heute regelmäßig betreiben und genießen:

- Bewegung verleiht mehr Energie.
- Bewegung hilft mir, mein Gewicht zu halten.
- Bewegung scheint mein Herz und meine Lunge zu kräftigen.
- Man fühlt sich einfach besser.
- Bewegung hält mich warm.
- Ich wollte schon jahrelang damit anfangen. Hätte ich nur früher begonnen.
- Gut für die Knochen. Deswegen mache ich es.
- Ich konnte nicht mehr gehen, es tat so weh. Nun gehe ich täglich.
- Der beste Stress-Killer, den es gibt.
- Bewegung fördert die Schlafqualität.
- Bewegung ist gesund.
- Meine Depressionen sind weg. Sie kommen einfach nicht mehr.
- Ich habe so viel über Natur und Tierwelt gelernt, seit ich regelmäßig spazieren gehe.
- Nachdem ich mich endlich aufgerafft hatte, war ich begeistert.
- Bewegung bringt mehr Genuss am Leben.
- Ich hätte nie gedacht, dass Bewegung solchen Spaß macht.
- Bewegung? Was soll ich dazu sagen? Einfach großartig.
- Bewegung ist eines jener wunderbaren Dinge, bei denen man nur erst auf den Geschmack kommen muss.

Bewegung entgiftet die Körperzellen

Bewegung hilft dem Körper, sich zu entgiften und übersäuerte Gewebe zu entsäuern. Einige Forschungsergebnisse deuten darauf hin, dass mit dem Schweiß auch Krebs erregende Substanzen aus dem Körper ausgeschieden werden. Rebounding (Springen auf dem Minitrampolin) ist eine ausgezeichnete Form der Lymphdrainage (zu Hause machbar), und daher noch besser für die Entgiftung geeignet. Während eines Entgiftungsprogrammes wäre es jedoch anzuraten, etwas weniger zu trainieren. Frische Luft, Sonne, ein kurzer, flotter Spaziergang jeden Tag (oder ein wenig Rebounding, Minitrampolinspringen, und einfache Streckübungen, wenn das Wetter nicht mitspielt), sind sehr zu empfehlen. Vergessen Sie bei den Übungen nicht, langsam und gleichmäßig zu atmen. Laufen Sie nicht viele Kilometer durch den Park, und trainieren Sie nicht bis zum Umfallen. Das ist nicht nötig.

Bewegung lässt die Pfunde purzeln

Gewichtszunahme kann besonders bei Menschen über 30 eine Menge mit dem Lebensstil zu tun haben. Das ist ein Lebensabschnitt, in dem die Freizeit spärlich ist und die Arbeitslast zunimmt. Wir sind unglaublich beschäftigt, alles ist wichtiger, als für die eigene Gesundheit zu sorgen. Aber ohne regelmäßige Bewegung und ohne vernünftige Ernährung gibt es kein gesundes Körpergewicht. Es ist also wirklich wichtig, am Ball zu bleiben.

Bewegung! Mit der Zeit kommt der Spaß

Wenn Sie Bewegung immer für schwierig, schweißtreibend und zeitaufwändig gehalten haben, werden Sie vielleicht – angenehm – überrascht sein, wenn Sie hören, dass eine regelmäßige, schonende sportliche Betätigung über einen längeren Zeitraum, wie schnelles Gehen, Rebounding, Gymnastik oder Radfahren, eher zur Gewichtsabnahme führt als anstrengende Aerobic-Stunden oder Joggen. Im Sitzen verbrennt der Organismus nur etwa 75 bis 100 Kalorien pro Stunde. Im Vergleich dazu verbraucht er bei anstrengenden Aktivitäten, wie Radfahren oder Tanzen, zwischen 250 und 500 Kalorien pro Stunde. Um Fett abzubauen, müssen wir den Puls etwas erhöhen, ein wenig schwitzen und etwas schneller atmen. Geschwindigkeit und Intensität der Bewegung bestimmen, wie viel Fett verbrannt wird. Zuerst werden Sie vielleicht nicht lange durchhalten. Ausdauer und Durchhaltevermögen kommen durch Training, und das kann einige Zeit dauern. Lassen Sie sich nicht entmutigen, erwarten Sie anfangs nicht zu viel. Versuchen Sie nichts zu erzwingen, indem Sie härter trainieren, als es Ihrer persönlichen Fitness entspricht. Langsam kommt man auch zum Ziel.

Sie haben es schon versucht?

Das hört man häufig von Abnehmwilligen, dass »Körpertraining auch nicht geholfen hat«. Das liegt meist daran, dass sie mit etwas beginnen, einige Zeit durchhalten und dann aufgeben, weil sie keine Erfolge sehen. Training allein, ohne Umstellung der Ernährung, ist auf lange Sicht vielleicht nicht so erfolgreich im Kampf gegen die überflüssigen Kilos. Es eignet sich bestens zum Muskelaufbau und zur Muskelkräftigung. Wer dagegen nur mit Hilfe einer Diät abnehmen will und keinen Sport treibt, kann außer Fett auch Muskelmasse verlieren. Und weniger Muskelmasse bedeutet eine Verlangsamung des Stoffwechsels. Bewegung *und gesunde Ernährung* fördern den Muskelaufbau – und Muskelgewebe verbraucht mehr Kalorien als Fettgewebe.

Nicht nur durch regelmäßiges aerobes Training, bei dem durch eine Erhöhung der Pulsfrequenz der Umsatz von Sauerstoff im Körper verstärkt wird, werden die Muskeln aufgebaut, sondern auch durch Krafttraining; neue Forschungen deuten darauf hin, dass es keine unbedeutende Rolle bei der Ankurbelung des Stoffwechsels spielt. Aber verschwenden Sie Ihre Zeit nicht auf der Waage. Wer sich sportlich betätigt, baut Muskeln auf und Fett ab, was sich nicht immer sofort als Gewichtsverlust zeigt.

Bewegung stärkt Gehirn und Psyche

Bewegung macht uns nicht nur körperlich fit und gesund. Sie führt auch zur vermehrten Ausschüttung von Substanzen im Gehirn, die uns ruhiger und glücklicher machen. Damit stärkt sie unser Selbstbewusstsein und verändert unsere Einstellung, wir fühlen uns nicht nur selbst besser, sondern betrachten auch die Umwelt mit anderen Augen. Körperliche Bewegung ist auch in einer anderen Hinsicht gut für unser Gehirn. Mit zunehmendem Alter und durch mangelnde geistige Aktivität sterben Gehirnzellen ab, und das Gehirn schrumpft. Einige Fachleute meinen, dieser Zellabbau könnte durch regelmäßige körperliche Aktivität verringert werden, weil Blut- und Sauerstoffversorgung des Gehirns verbessert werden.

Erinnerung

Regelmäßige Bewegung ist für eine gesunde Lebensweise ebenso wichtig wie eine gesunde Ernährung. Sie sind untrennbar miteinander verbunden, sind wie die zwei Seiten einer Medaille. Eine Seite gibt es nicht ohne die andere. Hier nun meine Tipps für alle, die trainieren, sich intensiv körperlich betätigen, laufen, regelmäßig Sport treiben.

- Achten Sie auf eine abwechslungsreiche Ernährung, die reichlich orangefarbene, gelbe, rote, violette und grüne Gemüse und Früchte enthält – ein »Regenbogen«-Menü aus frischem Obst und reichlich Blatt- und Wurzelgemüse, reich an den Antioxidanzien Vitamin A, C und E. Intensives Körpertraining kann dem Organismus bestimmte Nährstoffe entziehen und macht ihn dadurch anfälliger für opportunistische Infektionen. Die Nährstoffe in frischen Nahrungsmitteln fördern nicht nur die Immunabwehr, sondern auch die Reparatur verletzter und geschädigter Gewebe, die Heilung von Schnitt- und Kratzwunden, und sie schützen die Haut vor UV-Schäden.
- Nehmen Sie einmal pro Tag ein Multivitaminpräparat ein.
- Nach dem Training brauchen die Muskeln neuen Brennstoff. Dafür sind Sportdrinks ideal, weil sie Kohlenhydrate, Wasser und Elektrolyte (Mineralsalze, die durchs Schwitzen verloren gehen) ersetzen, und rasch verfügbare Energie liefern. Trinken Sie diese aber nicht ständig, wenn Sie keinen Sport treiben.
- Versuchen Sie, an den Trainingstagen zusätzlich zu anderer Flüs-

sigkeit mindestens 2 Liter Wasser zu trinken. An anderen Tagen reichen etwa 1–$1^1/_2$ Liter Wasser. Flüssigkeitsmangel kann zu Krämpfen, Müdigkeit und, besonders bei heißem Wetter, zu Hitzschlag, Hitzekollaps, führen. Bedenken Sie, dass man an Flüssigkeitsmangel leiden kann, ohne durstig zu sein, und achten Sie sommers wie winters darauf, ausreichend zu trinken. Wassertrinken ist nicht nur bei heißem Wetter wichtig, um Flüssigkeitsmangel vorzubeugen; Flüssigkeitsverlust führt zu jeder Jahreszeit dazu, dass das Blut dicker wird und das Risiko, einen Herzanfall zu erleiden, steigt.

- Tragen Sie robuste, stützende Schuhe, die aber weich und gut gepolstert sein müssen.
- Frauen sollten einen gut sitzenden (nicht zu engen), stützenden Sport-BH tragen.
- Wählen Sie bequeme Kleidung, die Bewegungsfreiheit bietet, in mehreren Lagen, die man nach Bedarf an- und ausziehen kann.
- Ziehen Sie nach Ende des Trainings immer etwas über, um Frösteln und Muskelkrämpfe zu vermeiden.
- Vergessen Sie nicht auf die sanften Streckübungen vor und nach dem Training, um die Beweglichkeit zu erhalten und das Verletzungsrisiko zu verringern.

Bewegung in fortgeschrittenem Alter und bei Schmerzen

Was ist, wenn man bereits älter und weniger beweglich ist, nicht mehr so gut sieht oder schlicht und einfach nicht in der Lage ist, eine Runde um den Häuserblock zu drehen? Bewegungsmangel verursacht Muskelschwund, Schwäche und Durchblutungsstörungen. Übungen im Sitzen, besonders Streckübungen sowie vorsichtige Arm- und Schulterübungen und das Stemmen kleiner Gewichte erhalten die Muskelkraft, halten den Kreislauf in Schwung, die Gelenke beweglich und machen weniger anfällig für kalte, steife Gliedmaßen. Die mit Arthritis verbundenen Schmerzen und Entzündungen sind Rechtfertigung genug für den Drang, sich möglichst wenig zu bewegen. Bewegung verursacht Schmerzen, manchmal sogar extreme, beinahe unerträgliche Schmerzen. Bei rheumatoider Arthritis behindert die Schädigung des Muskelgewebes die körperliche Bewegung. Aber auch wenn die Bewegung Schwierigkeiten bereitet – Bewegungsmangel bereitet noch mehr.

Es stimmt, dass man Menschen mit Arthritis jahrelang gesagt hat, sie sollten sich nicht zu viel bewegen, um ihre Gelenke nicht zu schädigen. Nun weiß man, dass das Gegenteil der Fall ist. Interessant ist dabei, dass ein Übermaß an Bewegung zwar noch mehr Schmerzen verursacht, Bewegungsmangel aber andererseits die Gefahr von steifen, unbeweglichen Gliedmaßen erhöht.

Aber wie trainiert man, wenn man unbeweglich ist und Schmerzen hat? Das mag anfangs eine schlimme Vorstellung sein. Aber die Vorteile sind *so* groß, dass es die Mühe *wirklich wert ist*, glauben Sie mir. Sicher, Bewegungen können schmerzen, aber wer konsequent in seinem Trainingsprogramm ist – ob das nun zweimal die Woche Gymnastik, den täglichen Gang zum Lebensmittelgeschäft oder einfache Streck- und Tanzbewegungen beim Staubwischen sind – erhält Schützenhilfe durch die natürlichen schmerzstillenden Substanzen des Körpers, die Endorphine.

Hilfe bei der Auswahl

Fragen Sie Ihren Arzt oder Ihre Betreuerin nach Gymnastikgruppen an Ihrem Wohnort. Wenn Sie nicht mobil sind, erkundigen Sie sich, ob es in Ihrem Wohnort irgendwelche Vereinigungen oder Betreuungsangebote gibt, die Sie hinbringen. Erkundigen Sie sich nach Physiotherapeuten. Ihr Arzt kann Sie zu einem Therapeuten überweisen, der Sie genau anschaut und dann ein grundlegendes Streck- und Kräftigungsprogramm für Sie ausarbeitet. Wenn jede Bewegung durch schlimme, chronische Schmerzen unmöglich wird, lassen Sie sich zu einem Schmerztherapeuten überweisen. Auch Schmerzmanagement wird bereits an einigen Krankenhäusern angeboten. Diese Programme leisten ausgezeichnete Arbeit, sie bieten u. a. Körpertraining, Entspannungsübungen, Beschäftigungstherapie, Medikationsberatung und reichlich Unterstützung für alle an, die durch chronische Schmerzen bewegungsunfähig sind. Man trifft dort Menschen mit ähnlichen Problemen und kann Erfahrungen austauschen. Für manche ist das der Anfang zu einem erfüllenden Gesellschaftsleben. Man muss nicht an den Rollstuhl gebunden sein, um in so ein Programm aufgenommen zu werden.

Infos aus dem Internet

Derjenige, für den Wellensurfen nicht in Frage kommt, kann zumindest im Internet surfen. Dort findet man eine Fülle von Informationen zu sportlichen Aktivitäten für alle Altersgruppen und Vorlieben. Besonders hilfreich ist die Webseite der »American Arthritis Association« (Amerikanische Arthritis-Gesellschaft), die man unter www.arthritis.org findet. Informationen zum Thema rheumatoide Arthritis erhalten Sie in Deutschland bei:

> *Deutsche Rheuma-Liga Bundesverband e. V.*
> Maximilianstraße 14, 53111 Bonn
> Tel. +49 02 28/76 60 60, Fax +49 02 28/76 06 20
> Internet: www.rheuma-liga.de, E-Mail: bv@rheuma-liga.de

Auf die Plätze, fertig, los!

Wir finden so leicht Vorwände und Ausreden, um das Körpertraining unterlassen zu können. Auch die völlig Gesunden – die wirklich keine Ausrede haben – kommen mit Entschuldigungen daher, wie »Ich bin viel zu beschäftigt«, »Ich habe einfach nicht die Zeit dazu«, »Ich habe keinen Platz«, »Sport ist langweilig«, »Ich brauche nicht zu trainieren, ich fühle mich auch so gut«, »Ich kann mir die teure Ausrüstung nicht leisten«, »Ich habe nichts anzuziehen«, »Es gibt keine Gymnastikgruppen in meiner Wohngegend«, »Es ist schon dunkel«, »Es ist zu kalt«, »Ich bin zu müde« oder »Ich bin zu alt für Sport«.

Bange machen gilt nicht

Sicher freuen Sie sich, zu hören...
- dass ein einfaches Trainingsprogramm nicht wirklich viel Zeit erfordert,
- nicht viel Platz,
- Körpertraining sicher nicht langweilig ist, wenn man eine Sportart wählt, die Spaß macht,
- jeder trainieren muss, auch wenn er sich für noch so fit hält,
- man dafür keine spezielle Ausrüstung braucht,

- oder spezielle Kleidung,
- Gymnastikgruppen hilfreich sind und Spaß machen – aber nicht unerlässlich sind,
- niemand in der Dunkelheit oder bei schlechtem Wetter trainieren muss,
- Bewegung uns in Schwung bringt, auch wenn wir richtig durchhängen,
- niemand je zu alt ist, um mit dem Körpertraining zu beginnen.

Für den Einstieg – meine Tipps

Wählen Sie eine Sportart, die Ihnen liegt

Wie wäre es mit Radfahren (im Freien oder auf dem Heimtrainer), Rudern, Rebounding (Minitrampolinspringen), schnelles Gehen oder Laufband, mit dem Hund spazieren gehen, Schwimmen, Seilspringen, Steppen oder Aerobic? Mäßiges Gewichtheben und Yoga sind gut zur Kräftigung der Muskulatur. Oder wie wäre es mit »Pilates«, einem Programm aus Muskeltraining, Atemübungen und Körperbeherrschung, das Elemente aus Yoga, T'ai-Chi (T'ai-chi-ch'uan) und Alexander-Technik enthält.

Seien Sie kreativ

Wer die üblichen Sportarten nicht mag, sucht sich andere Möglichkeiten. Wie wäre es mit Tanzen? Oder machen Sie einen flotten Spaziergang die Landstraße entlang, oder gehen Sie ein paar Mal um den Häuserblock. Steigen Sie 25-mal die Treppen rauf und runter.

Langsam beginnen

Egal, wofür Sie sich entscheiden, beginnen Sie langsam, und steigern Sie allmählich auf 20 Minuten pro Tag oder 40 bis 45 Minuten dreimal die Woche. Anfangs reichen fünf Minuten, wenn man untrainiert ist. Wer gleich beim ersten Mal eine Stunde unterwegs ist, wird vermutlich rasch aufgeben, weil er sich am nächsten Morgen völlig erledigt fühlt.

Immer zuerst aufwärmen

Kalte Muskeln sind anfällig für Verletzungen. Verringern Sie das Verletzungs- und Schmerzrisiko, indem Sie zunächst auf der Stelle gehen und vorsichtig Arme und Beine strecken.

Machen Sie es sich bequem

Sie brauchen keine Spezialkleidung, tragen Sie aber bequeme Sachen und vernünftiges Schuhwerk, und schützen Sie sich gegen Frösteln.

Die richtige Intensität

Gehen Sie niemals über die Schmerzgrenze hinaus. Hören Sie auf, wenn Sie sich nicht gut fühlen. Und trainieren Sie nie so intensiv, dass Sie völlig außer Atem geraten und nicht mehr sprechen können. Rascherer Atem ist schon gut, aber Sie sollten beim Trainieren noch sprechen (oder singen) können.

Überlegen Sie sich das mit dem Joggen

Joggen auf Asphalt kann mehr Schaden anrichten als Nutzen bringen. Wer nicht wirklich fit ist und gute, stoßgedämpfte Laufschuhe hat, wird vermutlich seine Wirbelsäule schädigen. Wer neben der Straße läuft, atmet ziemlich sicher eine ungesunde Menge an Schadstoffen ein. Für mich ist Joggen kein besonders guter Zeitvertreib. Wenn ich sehe, wie Jogger die Landstraße entlangschnaufen, frage ich mich immer, warum so viele von ihnen müde, erschöpft und unglücklich aussehen.

Bleiben Sie realistisch

Wenn Sie sich das Ziel stecken, 20 Minuten zu trainieren, und dann nur 15 schaffen, werden Sie sich selbst zum Versager stempeln. Wenn Sie ein bestimmtes Ziel brauchen, beginnen Sie mit einer Minute, zwei Minuten oder fünf Minuten, und steigern Sie sich langsam über mehrere Wochen hinweg.

Geduld

Wenn Sie seit Jahren übergewichtig sind oder starkes Übergewicht haben, erwarten Sie nicht, das Problem in ein oder zwei Wochen zu lösen. Haben Sie Geduld! Vergessen Sie nicht, dass Blitzdiäten auf lange Sicht selten erfolgreich sind. Je rascher man abnimmt, desto rascher sind die Pfunde wieder oben. Langsame, natürliche Gewichtsabnahme ist von Dauer.

Sorgfältige Planung

Wer sich für schnelles Gehen (Walking) entscheidet, sollte für jeden Trai ningstag eine eigene Route und ein bestimmtes Ziel festlegen. Das müssen nicht viele Kilometer sein. Es reicht, wenn man bis zur Kirchentür, an die andere Seite des Parks, zu den Bäumen am See, zwei U-Bahn-Stationen oder ein paar Busstationen weiter, zum Kriegerdenkmal am anderen Ende des Dorfes, zum Postamt oder zum Laden läuft. Wer beruflich wirklich unter Stress steht, morgens früh raus muss und abends spät heimkommt, kann vielleicht in der Mittagspause ein kleines Stück gehen oder bei öffentlichen Verkehrsmitteln eine Station früher aussteigen.

Schaffen Sie Zeit

Wenn Zeit knapp ist, hilft es, kürzere Trainingseinheiten einzuplanen. Schaffen Sie zweimal am Tag zehn Minuten? Sobald das zur Routine wird, werden Sie vermutlich mehr Zeit brauchen. Hier zählt nicht so sehr die Zeitdauer, sondern vielmehr die Regelmäßigkeit.

Abwechslung

Sie müssen nicht jeden Tag den gleichen Sport betreiben. Sorgen Sie für Abwechslung. Alles, was Puls und Atem beschleunigt, ist gut.

Mit Musik

Für viele Menschen erleichtert Musik das Training. Wählen Sie einen guten Rhythmus. Zu langsame Musik bringt Sie nicht in Bewegung, zu schnelle Rhythmen führen unbemerkt zu Übertreibung.

Sorgen Sie für Gesellschaft

Wenn Sie nicht alleine trainieren möchten, suchen Sie sich Gesellschaft. Zu zweit geht alles besser, man motiviert sich gegenseitig.

Schließen Sie sich einer Gruppe an

Wenn Sie sich in der Gruppe leichter tun, erkundigen Sie sich nach Clubs und Gruppen in Ihrem Wohnort. Sie sind meist nicht teuer, manchmal ist das Mitmachen sogar kostenlos. Fragen Sie bei Sportvereinen, dem Gesundheitsamt, bei der Gemeinde bzw. Stadt, der Volkshochschule, Kirchengemeinde, Fitnessstudios. Auch die Krankenkasse kann Ihnen manchmal weiterhelfen. Oder studieren Sie die Lokalzeitungen und Stadtteilblätter. Betrachten Sie diese Stunden als angenehme Abendgestaltung, und engagieren Sie sich.

Lassen Sie sich nicht von Ihrem Alter abhalten

Man ist nie zu alt, um mit einem Körpertraining zu beginnen. Eine Folge des Alterns des menschlichen Organismus ist, dass Muskelgewebe sich zunehmend in Fettgewebe umwandelt. Das ist vor allem bei demjenigen der Fall, der sein Leben lang nicht regelmäßig Sport getrieben und eine sitzende Arbeit verrichtet hat. Es sollte ermutigend sein zu wissen, dass man umso mehr Fett ab- und Muskelgewebe aufbaut, je regelmäßiger man trainiert, und dass man sich dadurch umso kräftiger fühlt.

Schaffen Sie sich einen Anreiz

Sagen Sie sich, dass Sie das Buch oder den Artikel erst lesen bzw. den Fernseher erst einschalten dürfen, wenn Sie Ihr tägliches Training absolviert haben.

Loben Sie sich

Loben Sie Ihre eigenen Leistungen, auch wenn sie noch so klein scheinen. Sagen Sie sich laut: »Ich habe es geschafft«, und bleiben Sie am Ball.

Trennkost – damals und heute

>»Die Geschichte wiederholt sich nicht. Nur die Historiker
>wiederholen einander.«
>
>*Arthur James Balfour, schottischer Staatsmann und Philosoph,*
>*1848–1930*

Ich habe die Geschichte der Trennkost bewusst an das Ende des ersten Teils gestellt. Ich finde, es ist wichtig, vor dieser Lektüre mit den grundlegenden Aspekten der Trennkost bekannt zu sein. Werfen wir nun einen Blick zurück auf die Geschichte dieses Ernährungssystems und seine Entwicklung. Wer die Trennkost schon seit längerem kennt, hat vermutlich bereits einige widersprüchliche Informationen darüber, wer sie wann, wo entwickelt hat. Auch hier heißt es: zurechtrücken.

Die Geschichte der Trennkost

Es handelt sich um eine faszinierende Geschichte voller Überraschungen. Wenn Sie bereits Bücher oder Artikel darüber gelesen haben, wissen Sie sicher bereits, dass ihre Entwicklung und ihr Erfolg dem amerikanischen Arzt William Howard Hay zugeschrieben wird. Sein Name ist für immer untrennbar mit der Trennkost verbunden. Dass er sie entwickelt hat, ist aber ein Irrglaube, der durch immer wieder neue Bücher und Artikel am Leben erhalten wird. Die wahren Entstehungsgründe wurden im Lauf der Zeit so verzerrt, dass fast alle britischen Publikationen über Trennkost jedwede Entdeckung auf diesem Gebiet Dr. Hay zuschreiben, auch wenn sie eindeutig auf eine andere Persönlichkeit zurückgeht. Die Grundlagen der Trennkost waren entwickelt, lange bevor Dr. Hay auch nur geboren wurde.

Dr. Hay wurde 1866 in Hartstown, Pennsylvania (USA), geboren und begann 1891 als Arzt zu arbeiten. Er hatte eine Vorliebe für gutes Essen und erreichte mit etwa 40 Jahren das etwas unbequeme Gewicht von 100 Kilogramm, was ihm gesundheitliche Probleme bereitete. Daraufhin begann er ein intensives Trainingsprogramm. Dieses erhöhte zwar seine körperliche Ausdauer, verringerte aber seinen ohnehin beträchtlichen Appetit nicht unbedingt. Und die Kilos wollten auch nicht weniger werden. Als man bei ihm erhöhten Blutdruck, ein vergrößertes Herz und ein schweres Nierenleiden feststellte, waren seine Arztkollegen wenig optimistisch.

Verzweifelt wandte Dr. Hay sein Augenmerk auf Ernährungstherapie und verordnete sich selbst eine Diät, die er selbst als »fundamentale Ernährung« bezeichnete. In den folgenden Monaten nahm er 22 Kilogramm ab und, zur Verwunderung seiner pessimistischen Kollegen, bildeten sich die Krankheitssymptome langsam zurück.

Dr. Hays Ernährungsumstellung basierte ziemlich sicher auf der Philosophie der so genannten »Natur-Hygieniker«, einer Gruppe amerikanischer Naturheilkundler, die im 19. Jahrhundert lebten und arbeiteten und entdeckt hatten, dass Verdauung und Resorption deutlich beeinträchtigt werden konnten, wenn bestimmte Arten von Nahrungsmitteln gleichzeitig gegessen wurden. Die »Vergiftung«, die durch die nicht ausreichende Ausscheidung des anfallenden Abfalls verursacht würde, könnte zu mangelnder Vitalität, Müdigkeit und einem erhöhten Krankheitsrisiko führen.

Die ersten wirklich bedeutsamen Forschungen zu diesem Thema werden Dr. Isaac Jennings zugeschrieben, einem Arzt, der – als ihn die Pillen, Pflaster, Puder und Tränke der zeitgenössischen Medizin nicht mehr befriedigten – 1822 begann, für die damalige Zeit revolutionäre Ernährungsvorschriften zu entwickeln. Seine Erfolge in der Heilung von Kranken waren beträchtlich, sein Ruhm verbreitete sich weit. Zehn Jahre später machte sich Sylvester Graham, ein weiterer Verfechter einer natürlichen Ernährung daran, den guten alten Grundsatz ins Wanken zu bringen, dass Obst und Gemüse gefährliche Nahrungsmittel seien, und der Mensch sich vor schrecklichen Krankheiten nur durch Fleisch- und Weingenuss schützen könnte. Damals dachten die meisten Ärzte, Frischkost sei giftig! Ja, wirklich. Als begabter Redner, dem man etwas übertrieben nachsagte, er wisse »mehr über den menschlichen Körper, als je ein anderer gewusst hätte«, gewann Graham bald eine gewaltige Anhängerschaft, »Grahamismus« wurde der Inbegriff einer gesunden Lebensweise.

Ungefähr zur gleichen Zeit war ein anderer Pionier auf diesem Gebiet tätig, Dr. Russell Thacker Trall. Nach 12 Jahren Praxis war er »es müde geworden, lateinische Rezepte zu schreiben« und immer enttäuschter von der Pillen-Medizin – von den Arzneimitteln, die seiner Meinung nach die Heilung meist eher behinderten als förderten.

Gegen 1850 beschloss er, sich von den orthodoxen Methoden abzuwenden und den Rest seines Lebens der Erforschung und Verbreitung der natürlichen Ernährungsprinzipien zu widmen, die heute die Grundlage der Trennkost sind. 1852 gründete er die New York Hydropathic and Physiologist School, eine der ersten Ausbildungsstätten, an der auch weibliche Studenten zugelassen waren – ein sehr gewagter Schritt für eine Medizinische Hochschule der damaligen Zeit.

Im weiteren Verlauf des 19. Jahrhunderts führten andere medizinische Kapazitäten ihrer Zeit – Männer und Frauen, darunter Dr. Emmet Densmore, Dr. Felix L. Oswald, Dr. Susanna Way und Dr. Mary Dodds sowie Dr. John Tilden die Arbeit von Jennings, Graham und Trall fort. Die Schriften und Lehren dieser Ärzte – besonders der Beitrag von Dr. Tilden – erregte die Aufmerksamkeit von Dr. Hay.

Dr. Hays eigene Nachforschungen und sein persönlicher Sieg über eine ziemlich schlimme Krankheit weckten sein Interesse für die radikalen Ideen der Hygieniker und für die Frage, inwieweit sie für die Gesundheit anderer Menschen förderlich sein könnten. Er fand heraus, dass die große Mehrheit der Patienten, viele von ihnen mit angeblich unheilbaren Krankheiten, vollkommen gesund wurde, wenn sie sich an bestimmte Ernährungsrichtlinien hielten.

Zu den Empfehlungen gehörte der Genuss von Nahrungsmitteln in unveränderter Form, ein höherer Konsum von frischem Obst und Gemüse und das Verteilen von Eiweiß und Stärke auf verschiedene Mahlzeiten. Und in für unsere Ohren eher seltsam klingenden Worten forderte er auch »Enthaltsamkeit von allen alkoholischen Getränken und narkotischen Substanzen und die Einhaltung einer korrekten allgemeinen Diätetik, die Schlaf, Baden, Kleidung, Bewegung und [ich mag diese Formulierung] die natürlichen Leidenschaften und Vorlieben«, einschließt.

In den Zwanziger- und Dreißigerjahren des vorigen Jahrhunderts stellte Dr. Hay seine eigenen Schlussfolgerungen in einer Reihe von Artikeln und Büchern vor. *Health via Food* erschien im Februar 1934, darauf folgte *A New Health Era*, das zum Bestseller wurde. Die Hay-Diät war geboren. Dr.

Hay war zwar Amerikaner, seine spezielle Ernährungsphilosophie wurde letztlich jedoch in Europa besser bekannt als in seiner Heimat. In Ohm, in Deutschland, führten kurz nach dem Zweiten Weltkrieg Dres. Ludwig und Ilse Walb die Hay-Diät als Standardbehandlung in ihrer Klinik ein. Sie beobachteten eindrucksvolle Besserungen bei Krankheiten wie Herzleiden, arthritischen und rheumatischen Erkrankungen, Verdauungsstörungen, Asthma und Nierenleiden, und schrieben einen Bestseller auf der Grundlage ihrer Erkenntnisse, *Die Haysche Trennkost*. Ob sich Dr. Hays »Trennkost« in Großbritannien ohne den Einsatz seines Schützlings Doris Grant gehalten hätte, ist fraglich. Wie das Ehepaar Walbs legt Frau Grant Dr. Hays Arbeit in ihren Werken sehr genau und eng aus, während fast alle anderen, speziell die amerikanischen Autoren, ein Trennkost-System entwickelten, das interessanterweise mit Dr. Hays Kostform fast nichts zu tun hat.

Gründlich erforscht

Der wohl bedeutendste Forscher auf dem Gebiet der modernen Trennkost war der amerikanische Arzt Herbert Shelton. Obwohl er von vielen Trennkost-Praktizierenden als der Guru des Faches angesehen wird, weiß jedoch kaum jemand, welch kolossalen Beitrag er zum wissenschaftlichen Nachweis geleistet hat. Er war ein eifriger Forscher und Autor, veröffentlichte zahlreiche Artikel und 40 Bücher zum Thema Trennkost, Ernährung, natürliche Hygiene und damit zusammenhängenden Themen. Die Mehrzahl davon ist noch erhältlich.

Herbert McGolphin Shelton wurde am 6. Oktober 1895 in Wylie, Texas, geboren. Er wurde zwei Monate zu früh geboren, war sehr zart und niemand glaubte, dass er überleben würde.

»Ich wurde während eines Sturms geboren, und der größte Teil meines Lebens war ein einziger Sturm«, sagte er einmal, und spielte auf die schweren Geschütze an, die seine Gegner gegen seine (damals) umstrittenen Thesen richteten. In Wahrheit lebte er ein langes, erfülltes Leben und starb am Neujahrstag 1985 (ebenfalls während eines Sturms) in Alamo, Texas, im reifen Alter von 90 Jahren.

1920 wurde Shelton, mit 25 Jahren, in physiologischer Therapeutik am International College of Drugless Physicians (Medizin ohne Medikamente)

in Chicago promoviert. 1924 machte er eine weitere Doktorprüfung an der
American School of Chiropractic (Chiropraktik) und eine dritte an der
American School of Naturopathy (Naturheilkunde) in New York City, wo
er dann auch Vorlesungen über Diätetik (Ernährungslehre) und die Grundlagen der Naturheilkunde hielt. Ab 1928 – und bis zu seinem Tod 57 Jahre
später – leitete Dr. Shelton drei Gesundheitsinstitute in San Antonio, Texas. Er soll dort etwa 30 000 Patienten behandelt haben und fand dabei
noch Zeit, seine eigene Monatszeitschrift herauszugeben und seinen Forschungen über die Funktion des Verdauungssystems und die Auswirkungen unterschiedlicher Kombinationen von Nahrungsmitteln auf die Gesundheit und das Wohlbefinden nachzugehen. Seine Arbeit wurde von
einer ebenfalls lebenslangen Verfechterin der Trennkost und der natürlichen Hygiene, Dr. Virginia Vetrano, fortgesetzt, bis zu ihrem Rückzug Anfang der Neunziger des vorigen Jahrhunderts.

Medizin der Zukunft?

Sie werden sich vielleicht fragen, warum die Methoden der frühen Trenn-
kost-Vertreter trotz ihrer beschriebenen Erfolge von der damaligen Medizin nicht anerkannt und auch von den heutigen Ärzten nicht voll und
ganz angenommen werden. Diese Pioniere und ihre unorthodoxen Methoden ernteten seinerzeit statt Anerkennung für ihre erstaunlichen Erfolge
in der Behandlung von unheilbaren oder komplizierten Leiden sehr viel
Kritik. In einem Satz aus einem Trennkost-Buch aus dem Jahr 1934 findet sich eine kleine Andeutung: »Die Mediziner waren damals [bezog sich
auf die Mitte des 19. Jahrhunderts] genauso intolerant gegenüber den
Ideen anderer wie heute.« Die Zeiten ändern sich nicht wirklich!

Wie Dr. Hays Lehre, wurden auch die von Dr. Herbert Shelton von der
Schulmedizin größtenteils als Quacksalberei abgetan. Seine erklärte Ansicht, wonach »Ärzte einer Art Gehirnwäsche unterzogen und durch eine
Vielzahl von nicht fundierten Theorien über die Krankheit geblendet würden«, machte ihn bei seinen Kollegen nicht eben beliebt. Er räumte ein,
dass man gut ausgebildete Ärzte brauchte, meinte aber, dass viele Ärzte
sich zu sehr mit zu vielen »Wundermitteln« und »revolutionären Verfahren« beschäftigten, die die Prävention zu Gunsten der Intervention in den
Hintergrund drängten. Er war überzeugt davon, dass nur einige wenige

Medikamente sinnvoll, die meisten überflüssig waren. Das öffentliche Misstrauen gegen die moderne Medizin und ihre Praktiken war für ihn ein Beweis, dass, wie er sagte, nicht nur im Staate Dänemark etwas faul war. Solange nur Medikamente verordnet würden und nicht natürliche Heilung, nährstoffreiches Essen, Wasser, frische Luft, Bewegung, Sonne, Wärme und geistige wie körperliche und psychische Ruhe, würde das Leben des Einzelnen verkürzt. Er meinte, dass »Ärzte häufig ihre Fehler begraben«, eine Überzeugung, die durch moderne Statistiken untermauert wird, aus denen hervorgeht, dass die Sterbeziffern signifikant sinken, wenn die Ärzte streiken! Als dies 1976 in Los Angeles der Fall war, gab es um 18 Prozent weniger Todesfälle (das heißt: beinahe einer von fünfen!), während die Ärzte im Ausstand waren. Nach dem Streik stiegen die Zahlen wieder auf »normale Werte«.

Vergleichbare Daten wurden von Bestattungsunternehmen in Israel und Brasilien gesammelt. Aus einer US-Studie über 2000 Autopsieberichte (Bericht im *Journal of the American Medical Association*, 17. Juni 1987) ging hervor, dass bei 34 Prozent der Patienten eine falsche Diagnose gestellt worden war, folglich werden einige von ihnen auch die falsche Behandlung erhalten haben. Ein weiteres Beispiel aus dem medizinischen Zentrum der Universität Boston zeigt, dass 36 Prozent der Patienten an »iatrogenen« (vom Arzt verursachten) Krankheiten leiden, wobei hier chirurgische Eingriffe nicht mitgezählt sind.

Shelton wollte niemals andeuten, dass Ärzte weniger Anstand oder Mitgefühl besitzen als der Rest der Menschheit. Solch eine Annahme wäre unvernünftig, unfair und unrichtig. Aber er war nicht der Einzige, der unter einer gewissen, weit verbreiteten Arroganz zu leiden hatte, wenn Ärzte meinen, sie wüssten ohnehin schon alles, und kein anderer könnte intelligent genug sein, um eine glaubwürdige Ansicht zu haben. Er räumte natürlich ein, dass Ärzte viele Leben *retten*, argumentierte aber, dass sie in Notfallsituationen am besten arbeiteten. Bei chronischen (Langzeit-) Krankheiten agieren sie »wie ein auf hoher See verirrter Kapitän, der im Dunkeln tappt, ohne Kompass«. Sheltons Erfahrung – und die anderer Ärzte, die sich natürlicheren Methoden zugewandt hatten – war, dass eine gesündere Ernährung und eine Änderung der Lebensweise es mit der herkömmlichen medizinischen Behandlung aufnehmen, Symptome beheben und in vielen Fällen eine vollständige Heilung erzielen konnten, ohne irgendwelche Nebenwirkungen zu haben.

Der »medizinische Verzögerungsfaktor« – mehr als verschüttetes Wissen

Viele von uns haben die Erfahrung gemacht, dass die Schulmedizin besonders gut darin ist, offensichtlich hilfreiche Behandlungsweisen ohne ersichtlichen Grund abzulehnen, herunterzumachen oder nicht zu beachten – auch wenn diese gut erforscht oder über viele Jahre erprobt sind. Für diesen »Verzögerungsfaktor« gibt es in der Geschichte endlos viele Beispiele.

Die Geschichte über das ignorierte Wissen von Skorbut und Vitamin C

1747 machte der englische Kapitän James Lind Versuche mit 12 Seeleuten und zeigte, dass sich durch Limonensaft Skorbut verhindern ließ, die damals häufigste tödliche Erkrankung bei Seeleuten. Seine Ergebnisse wurden 1753 veröffentlicht. 15 Jahre später konnte die *Endeavour* des Weltumseglers und Entdeckers Captain James Cook als erstes Schiff die Fahrt ohne einen Fall von Skorbut beenden, weil Zitrusfrüchte in der Nahrung an Bord enthalten waren. Ärzte und Admiralität waren unbeeindruckt und reagierten nicht. Die Folge dieser Ignoranz war der unnötige Tod von tausenden Seeleuten. Es vergingen weitere 48 Jahre, bevor in England die Führung der Marine anordnete, die Bordverpflegung um Limonensaft zu bereichern, und mehr als ein Jahrhundert, bis die Handelsmarine dieselbe Anordnung für ihre Flotte traf.

Die Geschichte über das außer Acht gelassene Wissen von Folsäurebedarf

Beinahe jede Frau weiß, oder sollte wissen, dass das B-Vitamin Folsäure Neuralrohrdefekten bei Ungeborenen, wie Spina bifida (hintere Wirbelsäulenspaltbildung) vorbeugt. Die erste Studie, die diese wirklich lebenswichtige Entdeckung ergab, wurde 1976 veröffentlicht. Es vergingen weitere 16 Jahre, bis man den Folsäure-Bedarf ernst nahm. 1992 wurde eine Aufklärungskampagne initiiert, aber ein Jahr später äußerten Forscher die Besorgnis, dass nur etwa zwei von 100 Frauen bei ihrer ersten Untersuchung in der Schwangerschaft über die Bedeutung der Folsäure aufgeklärt wurden. Die meisten werdenden Mütter, die Folsäurepräparate einnahmen, taten das, weil sie darüber in Zeitschriften und Zeitungen gelesen hatten, nicht weil ihr Arzt sie darüber aufgeklärt hatte. Die Situation hat sich verbessert, wenn auch nur geringfügig. 1999 berichtete das *British Medical Journal*, dass nur 30 Prozent aller werdenden Mütter dieses wichtige Vitamin einnahmen.

Die Geschichte über das nicht akzeptierte Wissen von Magengeschwür und Bakterium

In den Achtzigern des vorigen Jahrhunderts wurde der Australier Dr. Barry Marshall (mittlerweile Professor) von seinen Medizinerkollegen beschimpft und lächerlich gemacht, als er vorbrachte, dass die Mehrzahl der Magengeschwüre durch Bakterien verursacht würden. Manche Ärzte waren so darauf eingeschworen, dass Magengeschwüre nur durch Stress verursacht werden konnten – und es wusste doch ohnehin jeder, dass Bakterien durch die Magensäure abgetötet wurden, oder? –, dass die falschen Medikamente noch jahrelang, nachdem die Erkenntnisse von Professor Marshall bestätigt und veröffentlicht worden waren, verschrieben wurden. Nun ist allgemein anerkannt, dass die Mehrzahl der Magengeschwüre in den meisten Fällen durch eine kurze Therapie mit Antibiotika geheilt werden kann, und dass die lebenslange Einnahme eines Antazidums unnötig ist.

Uraltes Erbe

Jene Ernährungsforscher des 19. und frühen 20. Jahrhunderts waren nicht die Ersten, die sich zu den Vorteilen einer gesunden Ernährung äußerten. Die ersten Aufzeichnungen über das, was zur Diät der Hygieniker wurde, sollen von der jüdischen Sekte der Essener stammen, die um den Beginn unserer Zeitrechnung in Palästina lebten und denen die Schriftrollen von Kumran zugeschrieben werden. Die Essener waren eine strenge Sekte, die ziemlich asketisch lebte. Ihre Ernährung war offensichtlich genauso streng geregelt wie viele andere Aspekte ihres Daseins. Ihre Lehre, wie dem *Essener Evangelium des Friedens* zu entnehmen, war der Lehre Jesu ähnlich, und sie empfahl, dass wir essen sollten, »was Mutter Erde uns bereitet und reifen lässt«, in anderen Worten, *vegetarisch*. Dazu gehörten »alle Gräser und Körner auf den Feldern, die Früchte der Bäume, der Honig der Bienen und die saubere Milch der Tiere zum Trinken«. Sie aßen reichlich Rohkost, hatten lange Fastenperioden und kannten kaum das, was wir als Genüsse bezeichnen würden. Und all das dürfte extrem gesund gewesen sein – die Essener erreichten ein durchschnittliches Alter von über 100 Jahren. Das »Rohkost-Prinzip« wird auch von den heutigen Nachfolgern der Essener noch hochgehalten.

Rohkost – zu extrem?

Ich respektiere zwar die Ansichten jener, die meinen, wir sollten nur Rohkost essen, um gesund zu bleiben (immerhin gibt es genug Beweise dafür, dass es funktioniert), meiner Erfahrung nach kann jedoch eine ausgewogene Ernährung aus rohen und gegarten Nahrungsmitteln ebenso gesund sein.

Es heißt oft, rohe, unerhitzte Nahrungsmittel wären den gegarten überlegen, weil sie natürliche Enzyme und Vitamine enthalten, die durchs Erhitzen verloren gehen. Rohkosternährung kann sehr wertvoll zur Reinigung und Entgiftung des Körpers sein. Eine kalte, rohe Mahlzeit ist jedoch nicht jedermanns Sache und verträgt sich auch nicht mit jedem Klima und jedem Lebensstil. Mitten im Winter etwa neigen die meisten von uns, besonders wenn sie in gemäßigten Klimazonen leben, eher dazu, sich an einer heißen, kräftigen Suppe oder einem Eintopf zu wärmen, als an einer rohen Möhre zu knabbern oder einen gekühlten Salat zu verzehren.

Die Aufnahme ist wichtig

Rohkost ist für den Körper nur dann wertvoll, wenn das Verdauungssystem auch an die enthaltenen Nährstoffe herankommt. Ich erinnere mich daran, während meiner Ausbildung gelernt zu haben, dass eine geriebene Möhre weit mehr Karotin abgibt als eine klein geschnittene. Manche Wissenschaftler meinen, dass das bei gegarten Nahrungsmitteln ähnlich funktioniert. Durch den Garvorgang werden die Zellwände der Pflanze weicher, und der Darm kann mehr Vitamine daraus aufnehmen, besonders jene wichtigen Karotinoide, deren schützende Wirkung gegen Krebs und Herz-krankheiten derzeit erforscht wird. Sogar übermäßig gegartes Gemüse scheint besser zu sein als gar kein Gemüse.

Chinesische Philosophie

Die Traditionelle Chinesische Medizin, eine ebenfalls mehrere tausend Jahre alte Philosophie, vertritt die Ansicht, dass ein Übermaß an kalorien-armem, rohem Gemüse oder Salat keine Substanz besitzt. Für die Chine-sen ist der Bauch eine Art Kochtopf, der die Nahrung köcheln lässt und verdaut. Zu viel kalte, rohe Nahrungsmittel behindern das »Köcheln« und stören den Verdauungsvorgang, blockieren das System durch Wasser und verhindern eine Gewichtsabnahme. Wenig gegarte Nahrung (kurz ange-bratene) gilt als bessere Lösung.

Gleichgewicht durch Gegensätze

Ich glaube, wir sollten jede extreme Ernährungsform meiden. Wie die Son-nen- und die Schattenseite des Hügels (die ursprüngliche Definition der chinesischen Philosophie von Yin und Yang) gehören auch rohe und ge-kochte Nahrung zusammen, um ein Gleichgewicht zu erreichen. Der Kör-per braucht auch andere Dinge in einem ausgewogenen Verhältnis: Eiweiß und Stärke, Säuren und Basen, süß und salzig, bitter und mild. Solche Gegensätze brauchen und ergänzen einander. Nicht das Kochen *an sich* ist schlecht für die Gesundheit, sondern unausgewogene, eintönige Mahlzei-ten, die *zu viel* von irgendetwas enthalten; in den meisten Fällen ist die-ses Irgendetwas zu viel Eiweiß, Fett, Zucker, oder es sind die Fertiggerichte.

Während kaum jemand ausreichend Frischkost isst und beinahe jeder-mann weiß, dass mehr frisches Gemüse, Salate und Obst das Risiko für viele Krankheiten, die die westliche Zivilisation plagen, senken dürfte, kann ein übermäßiger Genuss von Frischkost ein Gefühl der »Abgehoben-heit« auslösen. Als Ausgleich für einen hohen Anteil an Frischobst und ro-hem Gemüse können wir getrocknete Bohnenkerne und Getreide in die Kost einbauen – die in Rohkost meist nicht enthalten, aber reich an B-Vi-taminen sind, sie wirken beruhigend und liefern Energie. Eiweiß, wie gegarter Fisch und Eier, wirkt wärmend, kräftigend und gleicht die kühlenden, basenbildenden Gemüse und Salate aus.

Rohkostanhänger bauen ihre Philosophie auf der Tatsache auf, dass der Mensch erst vor relativ kurzer Zeit (vermutlich dadurch, dass jemand versehentlich sein Essen ins Feuer fallen ließ) auf gegarte Nahrung umgestiegen ist. Sie sagen, unsere natürliche Ernährung sei roh und vegetarisch. Aber die Zeiten und die Bedürfnisse ändern sich.

Jäger und Sammler

In grauer Vorzeit war der Mensch ein Fruchtesser, auch wenn er heute als Allesesser betrachtet wird (der sich von Fleisch und pflanzlicher Nahrung ernährt). In unserer Zeit sind Obstdiäten ein Mittel, das wunderbar geeignet ist, den Körper zu reinigen und zu entgiften und die Verdauung wieder auf Vordermann zu bringen, sie passen aber nicht wirklich in unseren Alltag oder entsprechen unseren ernährungsphysiologischen Bedürfnissen. Die Ernährung der Jäger und Sammler, die von vielen Ernährungswissenschaftlern nun als Musterbeispiel für eine optimale Ernährungsform genannt wird, bestand letztlich etwa zu einem Viertel aus Fleisch, Wild, und zu drei Vierteln aus pflanzlicher Kost, in anderen Worten, vor allem aus magerem Eiweiß und Gemüse.

Die Ureinwohner Amerikas – traditionell »Getrennt«-Esser

Viele Stämme trennten durch ihre Geschichte hindurch ganz natürlich ihre Nahrungsmittel, ohne jedoch bewusst bestimmte Gruppen trennen zu wollen. Wie unsere Jäger-und-Sammler-Vorfahren aßen sie meist nicht verschiedene Nahrungsmittel in einer Mahlzeit kombiniert wie wir heute. Fleisch gab es nur, wenn die Jagd erfolgreich gewesen war, die übrige Zeit aßen sie gesammelte Lebensmittel, wie Beeren, Wurzeln, Sprossen, Nüsse, Samen und andere pflanzliche Nahrungsmittel.

Die Ureinwohner Amerikas waren im Grunde Jäger und Sammler, die ein wenig Landwirtschaft betrieben. Ihr Leben war einfach, sie verbrachten es hauptsächlich im Freien. Der Gesundheitszustand war im Allgemeinen gut. H. B. Cushman schreibt in seinem Buch *History of the Choctaw,*

Chicasaw and Natchez Indians im Jahr 1899: »Die Choctaws gingen in aufrechter Haltung, waren gut gebaut und kräftig, Geistes- und Nervenkrankheiten waren unbekannt.«

Die Menschen damals aßen gut, wenn es reichlich Nahrung gab, und machten Hungerzeiten durch, wenn die Nahrung knapp wurde. Ein Weißer, der ihnen vorgeschlagen haben soll, nicht benötigte Nahrungsmittel für die knappen Wintermonate aufzubewahren, wurde von einem Stammesangehörigen gefragt: »Lasse ich meinen Bruder leiden, wenn ich so viel habe?« Die Mahlzeiten waren unkompliziert und bestanden meist nur aus ein oder zwei Zutaten. Das Angebot war von der Verfügbarkeit und vom Klima abhängig, Obst und Gemüse dominierten gegenüber dem Fleisch. Die Jagd war ein wichtiger Teil des Lebens, wenngleich Wild, wilder Truthahn und andere Wildtiere keinen allzu großen Stellenwert in der Ernährung hatten. Ein wenig Fleisch wurde getrocknet, das meiste aber gleich frisch gegessen. Die Kost enthielt eine solche Vielfalt an Früchten, Nüssen, Knollen und Körnern, dass man, wie ein Forscher sich ausdrückte, ein ganzes Buch mit ihrer Aufzählung füllen könnte. Wichtig waren Artischocken, Avocados, Brombeeren, Blaubeeren, Kohl, Kirschen, Auberginen, Weintrauben, Papaya, Paprikaschoten, Ananas, Himbeeren, Melonen, Maulbeeren, Sonnenblumenkerne und Tapioka. Die meisten Indianerstämme kannten auch eine große Zahl von Heilpflanzen, wie Eisenhut, Arnika, Ipecacuanha, Wintergrün, Beinwell, Ginseng, Schneeball, Rainfarn, Schafgarbe und Echinacea (Sonnenhut). Sie sammelten wilde Früchte und Nüsse, wie Eicheln, Pekannüsse, Walnüsse und Hickorynüsse, und bebauten »kleine Felder« mit Bohnen, Kürbis, Chayote, Süßkartoffeln und Mais. Mais war ein Grundnahrungsmittel, denn es gab ihn reichlich.

Interessant zu wissen, dass der heute kultivierte und aus unserer Ernährung nicht wegzudenkende Mais (Zuckermais) laut vielen Ernährungsberatern und Allergologen ein häufiges Allergen ist. Man fragt sich, ob das Problem Allergie, das bei den Jägern und Sammlern scheinbar unbekannt war, irgendetwas damit zu tun hat, dass der heutige Mais das Ergebnis intensiver Kreuzungen ist, stark gespritzt wird und aus großen Monokulturen stammt.

Die Ernährung der alten Angelsachsen

Die Ernährung der alten Angelsachsen, bestehend aus Eiweiß, wie Wild, Schafmilch, Ziegenmilch und Quark, Stärke, wie grobem Brot, wilden Früchten, Kräutern und grünen Blättern war eine andere Ernährungsform, in der die verschiedenen Nahrungsmittel meist getrennt gegessen wurden, in anderen Worten, wann und wenn sie verfügbar waren. Sogar bei Festmählern, wo das Angebot groß und vielfältig war, wurde das Lebensmittel einzeln, mit größeren Pausen zwischen den Gängen, gereicht. Erst in den letzten Jahrhunderten hat sich die Praxis durchgesetzt, mehrere Speisen auf einem Teller zu servieren. Sogar die liebste Eiweiß-Stärke-Kombination der Briten, die berühmten »Fish and Chips«, gibt es erst seit etwas mehr als 100 Jahren. Fisch kam früher mit »vielseitigem« Gemüse auf den Tisch, wie etwa mit Kohlrüben, nicht mit stärkehaltigen Kartoffeln.

Trennkost aktuell – und mein Grundsatz der Einfachheit

Dr. Shelton wählte eine ganz andere Vorgangsweise als Dr. Hay, er hielt sich eher an diese frühen, naturbelassenen Ernährungsformen. Dr. Hay arbeitete anders, ich konnte allerdings bei meinen umfangreichen Forschungen keinen Hinweis darauf finden, warum er sich für ein neues, komplizierteres Konzept entschied.

Durch die grundlegenden Unterschiede zwischen den beiden ergaben sich zwei »Varianten« der Trennkost für das neue Jahrtausend; eine auf der Grundlage der Shelton-Version, die andere in Anlehnung an Dr. Hay. Das heißt noch nicht, dass eine Methode besser ist als die andere. Meine Erfahrung – und die einiger anderer Ernährungsberater – zeigt jedoch, dass ein einfaches Programm ebenso wertvoll, vielleicht noch wertvoller sein kann als ein kompliziertes, und dass man nicht unbedingt starre Regeln und Vorschriften braucht. In den letzten Jahren haben viele andere Fachleute und Autoren eigene Ideen und Erfahrungen in die ursprüngliche Philosophie der Naturheilkundler und Hygieniker eingebracht, woraus sich eine große Zahl an unterschiedlichsten Publikationen und, wie immer man dazu stehen mag, ein Mischmasch an Leitsätzen ergeben hat, mit dem der

Leser und Anwender zurechtkommen muss. Einige verwenden den Ausdruck »Trennkost« im Titel, andere berufen sich auf Dr. Hay und wieder andere, die sich eindeutig auf Hay oder Shelton beziehen, erwähnen diese »Väter« gar nicht.

Allein die Tatsache, dass sich so viele an das Trennkost-Konzept drangehängt haben, mag als Beweis für den Erfolg dieses Systems und das Bedürfnis nach mehr Information gelten, es ist dadurch aber auch reichlich Verwirrung entstanden. Beinahe jeder Autor geht ein wenig anders vor, ordnet die Nahrungsmittel nach anderen Prinzipien in unterschiedliche Kategorien ein. Einige Bücher sind sehr fundiert, manche enthalten auch die wissenschaftlichen Grundlagen. Aber viele scheinen – meiner Meinung nach – nur leicht überarbeitete Rekapitulationen bestehender Werke mit wenig oder gar keinem neuen Material zu sein. Einige Informationen wurden so oft wiederholt, ausgeschmückt und analysiert, dass sie inzwischen akzeptiert, wenn auch nicht wahr wurden. Darunter tummeln sich immer wieder Behauptungen, die schlichtweg falsch und oft so formuliert sind, dass man auf den ersten Blick sieht, auch der Autor wusste nicht genau, was er meint.

Da immer wieder neue Dinge entdeckt werden und Veränderungen eintreten, kann kein Buch je lange aktuell sein. Jeder Autor ist jedoch dafür verantwortlich, dass sein Material möglichst aktuell und genau ist. Viele Fehler und Irrtümer, die rund um die Trennkost entstanden sind, lassen sich schlicht und einfach auf schlampiges Recherchieren zurückführen. Das ist sehr unfair gegenüber dem Leser, der erwarten darf, dass die Informationen von bester Qualität sind und dem neuesten Stand der Wissenschaft entsprechen.

Wen überrascht es, dass die Trennkost durch all dies in den Ruf geraten ist, kompliziert und nicht mit einem modernen Lebensstil vereinbar zu sein. Meine eigene Philosophie von einer gesunden Ernährung hat sich im Lauf der Jahre nach einfacheren Grundsätzen ausgerichtet, sodass ich Ihnen nun nach umfangreichen Forschungen und Jahren praktischer Erfahrung einen der einfachsten, genussvollsten und wirkungsvollsten Wege in die »gesunde Richtung« weisen kann.

Wenn Sie nichts weiter tun, als ...

»Wähle eine vorwiegend vegetarische, naturbelassene und
basenüberschüssige Vollwertkost mit einem hohen
Rohkostanteil, und du wirst schon einen Großteil zu einer
langfristig robusten Gesundheit und Ausgeglichenheit
geleistet haben.«

Alfred Vogel, Ernährungsfachmann und Pionier der Naturheilkunde,
1902–1996

Ich hoffe, ich konnte Sie davon überzeugen, dass mein Trennkost-Konzept
wirklich leicht umzusetzen ist. Wenn Sie, aus welchen Gründen auch immer, meinen, es nicht voll annehmen zu können, versuchen Sie zumindest
Folgendes zu befolgen. Allein damit könnten Sie schon viel für Ihre Gesundheit tun:

- Nehmen Sie sich vor, das Hauptgewicht in der Ernährung auf frisches
  und getrocknetes Obst, Gemüse, Salate, mageres Eiweiß, Joghurt, Bohnenkerne, Haferflocken und Vollkornreis zu legen.
- Planen Sie zum zweiten Frühstück und zum Fünfuhrtee ein Stück frisches Obst ein anstelle der üblichen Tasse Kaffee oder Tee mit Keksen.
- Versuchen Sie, mindestens drei Mahlzeiten in der Woche
  auf der Grundlage der Rezeptvorschläge, die ab Seite 375
  folgen, zu gestalten.
- Trinken Sie täglich reichlich Wasser, vorzugsweise gefiltertes, aber ein stilles, natürliches Tafelwasser tut es auch.
- Versuchen Sie ernsthaft, Süßigkeiten und fettige Speisen
  aufzugeben.
- Lesen Sie immer die Produktinformation, und meiden Sie – wenn möglich – Lebensmittel mit chemischen Zusätzen (auch künstliche Süßstoffe, Salz und Zucker).
- Essen Sie Bio-Produkte, wenn möglich.

- Essen Sie keine Margarine und Margarine-Aufstriche sowie Produkte mit gehärteten Pflanzenfetten. Verwenden Sie keine Billig-Speiseöle. Nehmen Sie Olivenöl aus erster (extra vergine) Pressung zum Garen und für Dressings, als Aufstrich Butter in kleinen Mengen oder ungehärtete Fette.

- Nehmen Sie täglich zum Frühstück oder Mittagessen ein gutes Multivitaminpräparat mit Antioxidanzien ein, oder zumindest an fünf Tagen in der Woche.

- Gehen Sie vernünftig mit Alkohol um.

- Versuchen Sie nach Möglichkeit, Weizenflocken, Brot aus Massenproduktion, Kekse, Feingebäck und Kuchen zu vermeiden. Meiner Erfahrung nach verursachen diese Lebensmittel mehr Verdauungsbeschwerden als beinahe alle anderen Nahrungsmittel. Mitunter wird bei Menschen mit hohem Weizenproduktkonsum auch die Gewichtsabnahme sehr schwierig.

- Reduzieren Sie den Kuhmilchanteil in der Nahrung. Ich empfehle niemandem, Milch zu trinken, abgesehen von kleinen Portionen in Kaffee oder Tee. Ich habe zu viele Patienten gehabt, bei denen Milch Verdauungsbeschwerden auslöste, um sie als gesundes Nahrungsmittel zu betrachten. Sie ist ein häufiger Auslöser für Allergien und Unverträglichkeitsreaktionen und ein völlig unnatürliches Nahrungsmittel für alle Lebewesen außer Kälbern. Wenn Sie jedoch gerne ein Glas Milch trinken und keine Probleme damit haben, folgen Sie den Instinkten junger Säugetiere, und trinken Sie die Milch für sich. Aus irgendeinem Grund haben uns Molkereiwirtschaft und Schulmedizin davon überzeugt, dass wir ein Leben lang Milch trinken müssen, so sind wir die einzige Spezies, die die Milch einer anderen Spezies trinkt, und die Einzigen, die sie bis ins Erwachsenenalter trinkt. Die Begründung lautet stets, Milch sei der einzige nennenswerte Kalziumlieferant. Stimmt nicht. Es gibt zahlreiche andere Kalziumlieferanten. Es gibt sogar Hinweise darauf, dass ein Zusammenhang zwischen dem übermäßigen Konsum von Milchprodukten und Brustkrebs besteht. Milch wird auch als hochwertiges Eiweiß empfohlen, mageres rotes Fleisch oder Geflügelfleisch enthalten jedoch achtmal so viel Eiweiß. Der hohe Anteil an Laktose (Milchzucker) bedeutet, dass Milch in Wahrheit mehr Stärke als Eiweiß enthält. Dr. Shelton fragte sich oftmals, warum wir »ein Leben lang Säuglinge« bleiben müssen. Ich glaube nicht, dass wir das müssen.

- Machen Sie regelmäßig Körpertraining, auch wenn es nur ein flotter Spaziergang um den Häuserblock täglich ist.
- Lächeln Sie mehr. Ich weiß, das hat unmittelbar nichts mit Ernährung und körperlicher Bewegung zu tun, aber mit Lebensstil, bitte, versuchen Sie es. Ist Ihnen schon aufgefallen, dass beinahe alle Menschen, die Sie auf der Straße, im Bus, im Geschäft oder am Arbeitsplatz antreffen, mit hängenden Mundwinkeln durchs Leben gehen? Lächeln – für sich selbst, für andere oder mit anderen – sendet positive Signale an die Zellen, stimuliert das Immunsystem und stärkt die Abwehr gegen Krankheiten. Und es funktioniert wirklich, auch wenn Ihnen nicht danach ist, wenn Sie ins Nichts lächeln. Beobachten Sie, wie viel besser Sie sich fühlen, wenn Sie lächeln. Lächeln Sie jetzt. Lächeln Sie öfter.
- Lesen Sie das Kapitel *Ernährung für Gesundheit und Wohlbefinden* (Seite 78) und studieren Sie die *Austauschtabelle* (siehe Seite 103). Diese beiden Beiträge sollten Sie in die Lage versetzen, gesündere Nahrungsmittel auszuwählen und sich langfristig gesünder zu ernähren.

II.

Bessere Gesundheit durch Trennkost

Gesunde Gewichtsabnahme durch Trennkost

»Trennkost erscheint mir so viel sinnvoller als eine Abnehmdiät.
Ich machte mir bei jedem Bissen, den ich in den Mund schob,
Sorgen, ich könnte dick werden. Mit der Trennkost muss ich
nicht hungern, überesse mich aber auch nicht. Ich werde
einfach natürlich satt und höre auf. Trennkost wirkt
befreiend.«

Ein 26jähriger Trennkost-Anhänger

Abnehmdiäten funktionieren nicht.

Wussten Sie das bereits?

Und die meisten Ratschläge für eine erfolgreiche Gewichtsabnahme
funktionieren auch nicht.

Das wussten Sie auch schon.

Funktionierten Reduktionsdiäten, wären wir alle rank und schlank.
Übergrößen und Schlankmacher wären längst veraltet. Eine Abnehmdiät
hilft, wenn jemand, der noch nie zuvor eine Diät gemacht hat, ein paar
Kilo zugenommen hat. Wenn Sie bereits fünf, 50 oder 500 Diätversuche
hinter sich haben, ist eine neuerliche Reduktionsdiät nicht unbedingt die
beste Vorgangsweise. Nicht verzweifeln.

Erstens sind Sie nicht allein, und zweitens, es gibt Hilfe.

Das Basis-Buch der Trennkost packt die Sache ganz anders an und wird
Ihre alten Essgewohnheiten in die »gesunde Richtung« verändern. Man
sollte mein Konzept fairerweise nicht als Diät bezeichnen, nicht im Sinne
des Wortes Reduktionsdiät. Eher angebracht wäre vielleicht die Bezeichnung, die eine amerikanische Krankenschwester prägte, die ich bei einem
Vortrag in Arizona kennen lernte, sie nannte meine Art der Trennkost
»eine Ernährung mit Prinzip«. Sie hatte sich drei Monate lang an diese einfache Formel gehalten und dabei 9,5 Kilogramm abgenommen. »Großar-

tig«, sagte sie. »Ich esse 7600 Kilojoule (1900 Kcal), und ich bin dort, wo ich sein sollte, bevor ich mich ernsthaft bemühte.«

Hinweis

Trennkost ist kein Wundermittel, hilft Menschen aber sehr erfolgreich dabei, ihr Wunschgewicht zu erreichen.

Im Gegensatz zu kalorienarmen Kostformen, die zum Scheitern verurteilt sind, bietet *Das Basis-Buch der Trennkost* ein Erfolgsprogramm, das Ihnen hilft, sich gesünder zu ernähren und auf Dauer ein gesundes Körpergewicht zu halten. Die Betonung liegt auf »gesünder«. Wenn man sich nur an die einfachsten Regeln hält, ist die Trennkost eine gesündere, weil ausgewogene Ernährungsform. Und sie entspricht auch den offiziellen Richtlinien, was unseren Bedarf an Ballaststoffen, Fett, Obst und Gemüse angeht.

Leider stehen bis jetzt nicht ausreichend finanzielle Mittel zur Verfügung, um eine groß angelegte Blindstudie über die Trennkost durchzuführen. Es gibt jedoch viele einzelne Berichte von Ernährungsberatern und Patienten sowie eine Unmenge positiver Resonanz von Menschen, die die Trennkost mit Hilfe von Büchern und Artikeln gemacht haben. Außerdem wurden kleinere Studien durchgeführt, die zeigen, dass dieses System nicht nur zu einer erfolgreichen Gewichtsabnahme verhilft, sondern dass sich durch Trennkost auch andere gesundheitliche Probleme, wie Verdauungsstörungen, Migräne, Wasserretention, Nahrungsmittelallergien und Heuschnupfen in den Griff bekommen lassen.

Warum Schlankheitsdiäten auf lange Sicht nicht funktionieren

Adipositas ist nichts Neues, dieses Problem gibt es seit es Menschen gibt. Der griechische Arzt Hippokrates (um 460–375 v. Chr.), der als Vater der wissenschaftlichen Heilkunde gilt, bemerkte in dem nach ihm benannten *Corpus hippocraticum*, dass Menschen mit überdurchschnittlichem Körpergewicht eher dazu neigten, ohne Vorwarnung tot umzufallen, als ihre schlankeren Zeitgenossen. Nun hat die Erscheinung jedoch ganz offiziell epidemische Ausmaße genommen. Eine von fünf Frauen und einer von sechs Männern in Großbritannien sind adipös. Ein Drittel aller Frauen und die Hälfte aller Männer sind übergewichtig.* Etwa 20 Prozent der Bevölkerung versuchen abzunehmen. Und noch schlimmer, von all jenen, die eine signifikante Gewichtsabnahme erreichen konnten, nehmen 95 Prozent wieder ebenso viel zu. Und dann beginnt alles wieder von vorne. Wieder Diät, wieder Zähne zusammenbeißen, und im Anschluss daran wieder einige Kilos mehr.

Übergewicht und Schlankheitsdiät sind für Millionen von Menschen zum Lebensinhalt geworden. Und wir geben diese Obsession an unsere Kinder weiter. Ess-Störungen und Diätwahn machen sich schon an den Grundschulen bemerkbar. Wenn die Mütter ständig »auf Diät« sind, darf es nicht verwundern, wenn die Kinder es ihnen nachtun.

Was läuft hier schief?

Vieles.

Das größte Problem liegt darin, dass wir mit ungeheuren Mengen an Missverständnissen, Fehlinformationen und Fehldarstellungen konfrontiert sind, was Diät und Körpergewicht angeht. Im Vordergrund steht dabei die falsche Annahme, Übergewicht würde mehr oder weniger nur durch zu viel Essen und zu wenig Bewegung verursacht. Sicher gibt es viele Fälle, wo das zutrifft. Menschen essen aus den unterschiedlichsten Gründen zu viel. Schokolade, Kuchen oder Eiscreme spenden Trost in harten Zeiten. Andere essen einfach deswegen zu viel, weil sie nicht mehr registrieren, wann der Körper wirklich hungrig oder satt ist.

Als Ernährungsberaterin und Verfasserin von Büchern für ein gesundes Leben habe ich hunderte von Diätwilligen kennen gelernt. Viele von ihnen haben praktisch ihr ganzes Erwachsenenalter lang versucht abzunehmen. Die meisten von ihnen waren entweder bereits auf Diät, überlegten eine Diät oder hatten gerade eine Diät abgeschlossen. Einige hatten schon unzählige

---

* Anm. d. Ü.: Aktuelle Zahlen für Deutschland (1994): Laut Adipositas-Gesellschaft sind 50 Prozent der Bevölkerung übergewichtig, 20 Prozent adipös.

Reduktionsdiäten versucht und endgültig aufgegeben. Andere gaben nicht auf, auch wenn sie längst den Überblick verloren hatten und wussten, dass sie nicht weiterkamen. Und die meisten kommen auch nicht weiter.

Diät und Entbehrung

Jeder, der einmal eine Diät gemacht hat, weiß, wie schwer es ist, sich an die Richtlinien zu halten. Die Mahlzeiten sind irgendwie leer. Man kann sich nicht mehr darauf freuen. Viele Nahrungsmittel, die wir so gerne essen, sind verboten. Dafür sollen wir – weil es angeblich gesund ist – eine Reihe von fettarmen Pseudo-Lebensmitteln essen, die eher nach Plastik schmecken. Schon die Verpackung wirkt auf die Psyche, benützt unsere Schuldgefühle, mit Andeutungen, wie »gut für den Cholesterinspiegel, das Herz, die Hüften«. Also raffen wir uns auf, glauben, das Richtige zu tun. Aber die Folgen sind oft enttäuschend – das Produkt schmeckt nicht eben umwerfend, und die Kilos werden auch nicht weniger. Kalorienarme Diäten mit kalorienarmen, fettarmen Spezialprodukten sind nicht nur langweilig, sie sind oft völlige Zeitverschwendung.

Egal, wie man es betrachtet, Reduktionsdiäten sind Schwachsinn. Sie bringen so selten etwas, dass ich nicht verstehe, warum wir immer noch den Ehrgeiz und die Entschlossenheit dazu aufbringen.

Warum also?

Weil wir darauf programmiert worden sind. Seit Jahren heißt es von offizieller Seite, Übergewicht entsteht, wenn man mehr Kalorien aufnimmt, als man verbraucht. *Wer abnehmen will, muss weniger essen; wenn man abgenommen hat, muss man weiterhin weniger essen.*

Aber es liegt nicht immer nur an den Kalorien

Ich bin sicher, Sie wissen das bereits, wenn nicht: *Zu viele Kalorien sind nicht der einzige Grund, warum man so schwer abnimmt.* Es gibt viele andere Gründe, die nicht direkt mit dem Essen zusammenhängen, und diese werden wir später in diesem Kapitel näher behandeln.

Überessen = Übergewicht

Ja, stimmt genau. Überessen, ohne das Mehr an Energie zu verbrauchen, führt zu Adipositas – aber alles nur auf die Kalorien zurückzuführen, ist – meiner Meinung nach – eine grobe Vereinfachung. Diese Argumentation hat viele Schwachstellen – wissenschaftliche, physiologische, emotionelle und den Stoffwechsel betreffende.

Wir alle haben unzählige Male gelesen, wer täglich um 500 Kalorien weniger aufnimmt, wird in der Woche nicht ganz ein halbes Kilo abnehmen. So weit, so gut.

Nach 14 Wochen sollte man dann genau 6,3 Kilogramm, nach 28 Wochen 12,5 Kilogramm weniger haben.

Wunderbar.

Eigentlich fantastisch.

Wie lange soll diese Kalorienreduktion beibehalten werden? Wer anfangs 76 Kilogramm wiegt, wäre nach etwas mehr als drei Jahren ganz verschwunden.

Zugegeben, das sollte ein Witz sein. Wenn das Übergewicht weg und ein gesundes Gewicht erreicht ist, hört man auf. Aber Sie wissen, was ich meine, oder? Schließlich heißt es:»Wenn man abgenommen hat, muss man weiterhin weniger essen.«

Gut, wählen wir eine andere Perspektive

Sie essen durchschnittlich 1800 Kalorien pro Tag. Sie halten sich für zu dick, also entschließen Sie sich zu einer Abnehmdiät. Sie nehmen täglich etwa 500 Kalorien weniger auf und kommen mit den verbleibenden 1300 Kalorien gerade noch zurecht.

Sie kämpfen ständig mit Hungergefühlen.

Sie reißen sich zusammen und mobilisieren Ihre ganze Willensstärke.

Sie sagen sich, dass Sie gut im Rennen liegen.

Leider fühlen Sie sich bald ziemlich müde.

Das ist auch nicht überraschend, wenn man es genau nimmt. Sie haben nicht nur ein Drittel weniger Energie aufgenommen, sondern auch um ein Drittel weniger Vitamine und Mineralstoffe. Vitamine und Mineralstoffe, die der Körper braucht, um die Kalorien zu verbrennen und den Blutzuckerspiegel im Gleichgewicht zu halten. Ein schwankender Blutzuckerspiegel trägt bekanntermaßen zu Gewichtsproblemen bei. Das Kapitel *Trennkost und Blutzucker* widmet sich diesem Faktor ausführlich.

Angenommen, Sie müssen 12,5 Kilogramm abnehmen

Ziehen Sie gar nicht in Betracht, das durch 500 Kalorien weniger pro Tag zu erreichen. 28 Wochen (über ein halbes Jahr!) mit 1300 Kalorien sind schlichtweg ungesund.

Aber angenommen, Sie halten sich an die 500 Kalorien weniger pro Tag und wiegen nach neun oder zehn Monaten nicht mehr 76 Kilogramm, sondern schlanke 57 Kilogramm.

Was nun?

Wenn Sie zu Ihren ursprünglichen 1800 Kalorien zurückkehren, setzt der Umkehrprozess ein, besonders wenn Sie keinen Sport betreiben und Ihre Ernährungsgewohnheiten nicht umgestellt haben. Sie werden sehr wahrscheinlich wieder fast ein halbes Kilo pro Woche zunehmen. Das bedeutet, nach 42 Wochen sind Sie wieder dort, wo Sie begonnen haben.

Warum also nicht einfach etwas weniger essen?

Das wäre eine Alternative. Sie haben sich durch die Diät gequält und Ihr Ziel erreicht.

Gut gemacht! Das ist eine Leistung.

Sie wissen, das schaffen nur etwa fünf von 100 Diätwilligen. Sie werden sich nicht gehen lassen.

Sie nehmen sich fest vor, weniger zu essen und mehr Bewegung zu machen, um Ihre 57 Kilogramm zu halten.

Großartig. Es funktioniert bei manchen Menschen. Aber nicht bei allen.

Wer mehr Sport betreibt, darf auf keinen Fall weniger essen. Und sicher keine 1300 Kalorien pro Tag. Sie brauchen diese 1800 Kalorien, um Ihre Energie und Fitness zu erhalten. Vielleicht müssen Sie gar keine 12,5 Kilogramm oder gar 18,75 Kilogramm abnehmen. Vielleicht sind es nur 4,5 Kilogramm oder 5,4 Kilogramm? Ein paar Monate Kalorienzählen sollten ausreichen, um wieder das Normalgewicht zu erreichen.

Aber sind Sie sicher, dass Sie weniger essen? Angeblich tun Menschen, die von sich behaupten, weniger zu essen, das in Wahrheit gar nicht.

Liegen wir alle falsch?

Ich glaube nicht.

Wir wissen es besser. Wir wissen, wir wissen *ganz genau*, dass wir weniger essen, aber wir nehmen trotzdem nicht ab. In meiner Praxis als Ernährungsberaterin habe ich zahllose Menschen kennen gelernt, die aßen wie die Spatzen und ihre Kilos dennoch nicht loswurden. Und nicht nur ich. Ich habe mit vielen Kollegen gesprochen, denen dieses Szenario nur zu vertraut ist.

Ein gutes Beispiel liefert ein Brief, den ich während meiner Arbeit an diesem Kapitel erhalte. Bei einer Dame war ein Herzleiden festgestellt worden, der Arzt hatte ihr empfohlen, abzunehmen. Sie versuchte es, und sie schaffte es nicht! Mehrmals. Verzweifelt schickte sie mir eine genaue Aufstellung der Nahrungsmittel, die sie in den letzten zwei Monaten zu sich genommen hatte, und fragte, ob sie etwas falsch gemacht hätte. Ihre tägliche Kalorienaufnahme betrug im Durchschnitt nur 1200 – und doch hatte sie in den Monaten nicht ein einziges Gramm abgenommen. Es war eine gesunde Diät, mit wenig Fett und viel Obst und Gemüse. Aber sie funktionierte dennoch nicht. Ihr Arzt war davon überzeugt, dass sie mehr aß, als sie sagte, erzählte sie mir. Die anderen Symptome, die sie beschrieb, deuteten auf ein mögliches Schilddrüsenleiden hin, also riet ich ihr, nochmals den Arzt aufzusuchen und weitere Tests machen zu lassen. Ein zweiter Brief kam, die Untersuchungen hatten eine Schilddrüsenunterfunktion ergeben. Bingo! Es waren gar nicht die Kalorien.

Es liegt nicht an Ihnen – es liegt an der Diät

Wer schon unheimlich viel Zeit mit Abnehmen verbracht hat, aber erfolglos blieb, fragt sich sicher, woran es liegt. Wer abgenommen, im Anschluss aber wieder alles zugenommen hat, sollte sich nicht einreden, dass er versagt hat.

Hat er nicht.

Es liegt an der Diät.

Also bitte keine Schuldgefühle.

Fast alle Reduktionsdiäten gehen schief, weil der Körper nicht bekommt, was er braucht. Außerdem verändert sich die Art, wie der Körper arbeitet. Forschungen zeigen, dass Abnehmdiäten die natürliche Regulation des

Körpergewichts und das Essverhalten langfristig stören. Einige Forscher meinen, dass der gestörte Stoffwechsel rasch wieder ins Gleichgewicht kommt, andere Fachleute sind aber der Ansicht, dass der Stoffwechsel nach einer Schlankheitsdiät *ein Jahr oder noch länger braucht, bis er wieder normal arbeitet, auch wenn der Betreffende in dieser Zeit keine weitere Diät macht.*

Und es gibt noch mehr schlechte Nachrichten.

Während dieser Phase der Anpassung nimmt man die verlorenen Kilos fast immer wieder zu, und dazu noch etwa *10 Prozent mehr.*

Warum ist das so?

Der Grund liegt darin, dass unsere Vorfahren damals im wahrsten Sinne des Wortes nicht wussten, woher die nächste Mahlzeit kommen würde. Daher war der Stoffwechsel darauf programmiert, überschüssige Kalorien für Hungerzeiten zu speichern. In den mageren Zeiten verlangsamte sich die Kalorienverbrennung, um die Fettspeicher möglichst wenig anzugreifen.

Unser Lebensstil ist aber ganz anders – ebenso unsere Ernährung. Nur die Evolution braucht Zeit, um sich an die Veränderungen anzupassen. Wenn wir nun unsere Nahrungsaufnahme deutlich reduzieren, betrachtet der Körper das nach wie vor als drohende Hungersnot und verlangsamt daher den Stoffwechsel, damit wir unsere Reserven nicht so rasch aufbrauchen. Vielleicht haben Sie Glück und schaffen 3 Kilogramm, aber wenn die Diät vorüber ist und die Kalorienaufnahme steigt, ist die Stoffwechselrate zu gering, um die zusätzliche Nahrung zu verbrennen.

Und die Folge...? Gewichtszunahme!

Was sind Stoffwechsel und Stoffwechselrate?

- Mit Stoffwechsel bezeichnen wir alle chemischen Reaktionen in den Zellen des menschlichen Körpers, die für die Erhaltung des Lebens notwendig sind; alles, von der Reparatur und Erneuerung der Gewebe, der Verdauung der Nahrung bis zur Produktion von Hormonen und der Ausscheidung der Abfallstoffe. All diese Reaktionen verbrauchen die Energie, die wir aus der Nahrung aufnehmen.
- Die Geschwindigkeit, mit der die Zellen diese Energie verbrennen, bezeichnen wir als Stoffwechselrate.

Zurück zum »Set Point«

In den nächsten Wochen oder Monaten wird Ihnen *Das Basis-Buch der Trennkost* helfen, wieder den Set Point zu erreichen. Das ist das natürliche, normale Gewicht, das der Körper hat, wenn Sie fit und gesund sind, gesund essen und regelmäßig Sport treiben.
Wenn Sie schon Reduktionsdiäten versucht haben, sollten Sie sich folgende Fragen stellen:

Checkliste: War die Diät erfolgreich?

Um von Erfolg gekrönt zu sein, muss jeder Ernährungsplan für eine gesunde Gewichtsabnahme bestimmte Kriterien erfüllen. *Überlegen* Sie, ob Ihr übliches Diätprogramm

* die Gewichtsabnahme förderte.

Vielleicht hat es das, solange Sie sich daran hielten, aber hat es auch
* Ihren Appetit befriedigt,
* vor Heißhungeranfällen geschützt,
* die Versorgung mit Nährstoffen gewährleistet,
* langfristig zu gesünderer Ernährung geführt,
* Sie mit ausreichend Energie versorgt?

Sind Sie sicher, dass es
* unkompliziert,
* genussvoll,
* nicht belastend,
* nicht schädlich,
* langfristig dem Gleichgewicht förderlich,
* dauerhaft erfolgreich war?

Enthielt es Empfehlungen für
* körperliche Aktivität,
* besondere Genüsse,

- den Umgang mit Stress,
- mehr Abwechslung in der Ernährung?

Und vor allem:

- Könnten Sie für immer damit leben?

Sollten Sie irgendeine Frage mit Nein beantwortet haben, empfehle ich Ihnen, es einmal mit Trennkost zur Gewichtsabnahme zu versuchen.

Willensstärke und Gewichtsabnahme

Das Paradoxe an der Sache ist, dass die *meisten Abnehmdiäten funktionieren.* Wenn Sie mit den Hungeranfällen fertig werden, können Sie durchaus abnehmen. Leider gibt es ansonsten wenig Unterstützung, abgesehen von der eigenen Willensstärke.

Keine Rundumbetreuung, könnte man sagen!

Meine Vorstellungen von Trennkost schließen Hilfe und Unterstützung auf dem Weg zu einem gesunden Körpergewicht mit ein. Was im *Basis-Buch der Trennkost* fehlt, ist das Kalorienzählen und Berechnen des Fettgehalts. Dafür werden die alten Ernährungsgewohnheiten auf lange Sicht verändert in die »gesunde Richtung«, was mehr Abwechslung und mehr Nährstoffe auf den Teller bringt. Die Mahlzeiten sind ein Genuss, Zwischenmahlzeiten sind erlaubt, wenn man sie braucht. Es gibt eine Menge besonderer Leckerbissen, keine Entbehrung; Genuss wird nachdrücklich gefördert! Und niemand muss an sieben Tagen der Woche nach den Regeln der Trennkost leben. Halten Sie sich an die Empfehlungen auf Seite 29.

Bevor Sie beginnen, fragen Sie sich, ob Sie wirklich abnehmen müssen

Ich weiß, dass Sie diese Frage ziemlich klar mit Ja beantworten werden, aber bitte, denken Sie kurz darüber nach. Ich habe meine Gründe. Auch wenn das schwer zu akzeptieren sein mag – vielleicht sind Sie gar nicht übergewichtig. Bitte, weisen Sie das nicht gleich von der Hand.

Viele von uns möchten mit 50 genauso viel wiegen wie mit 20. Das ist aber vielleicht nicht so natürlich, wie wir meinen. Um die Lebensmitte herum Gewicht zuzunehmen hat den natürlichen Vorteil, dass die Knochen härter gegen die Schwerkraft ankämpfen müssen, wodurch Mutter Natur auf natürliche Weise die Knochendichte erhält. Wer kurz vor oder in den Wechseljahren ist und an einigen Stellen ein wenig zugelegt hat, kann sich damit trösten, dass ein wenig mehr Körperfett in diesem Alter sogar gut sein kann. Eine Frau, die beispielsweise in ihren Vierzigern und Fünfzigern ein wenig rundlicher wird, Fett einlagert, kann dadurch besser gegen eine der gefährlichsten Krankheiten der Wechseljahre geschützt sein, gegen Osteoporose. Wenn die Eierstöcke kein Östrogen mehr produzieren, werden nämlich kleine Mengen Östrogen vom Fett in den Depots, besonders im Bauchbereich, produziert.

Die Anfälligkeit für Osteoporose steigt mit zunehmendem Alter dramatisch an. Sie betrifft *eine von drei Frauen über 60 und die Hälfte der über 70-jährigen.* Wer nicht mehr als 4,5 Kilogramm über seinem Normalgewicht liegt, für den wäre es gesünder und vernünftiger, auf die nächste Kleidergröße umzusteigen, anstatt mit Gewalt zu verlieren, was die Natur sicherheitshalber anlegt.

Information

Eine geringe Gewichtszunahme im Laufe der Lebensjahre ist normal und im Grunde gesund.

Woher weiß man, wie viel man wiegen soll?

Ermittlungen, die mit Relationen von Körpergröße und Körpergewicht arbeiten – und andere Methoden der Berechnung des Normalgewichts –, sind nicht immer verlässlich und führen oft dazu, dass man sich für übergewichtig hält, ohne es zu sein. Es gibt sehr viele Tabellen, und alle sind verschieden. Außerdem gibt es keine individuelle Anpassung, nach dem Motto: Wer gleich groß ist, muss gleich schwer sein. Doch wie wir alle wissen, können Menschen derselben Körpergröße sehr verschieden gebaut und Menschen mit ähnlichem Körperbau oft verschieden groß sein. Diese Tabellen können nicht mehr als eine Richtlinie sein.

Wie man sein Normalgewicht errechnet

Überspringen Sie diesen Abschnitt, wenn Sie dieses Thema nicht interessiert.

Eine der beliebtesten Methoden ist die Ermittlung mit dem Body Mass Index oder BMI, der Körpergröße und Körpergewicht in ein Verhältnis setzt. Für mich ist das keine sehr verlässliche Methode, weil dabei Unterschiede im Knochenbau, der Muskelgröße und der Fettverteilung unberücksichtigt bleiben. So könnte etwa ein Büromensch den gleichen BMI haben wie ein Marathonläufer, weil die Muskeln des Läufers mehr wiegen als das Fett des Büromenschen. Oder ein schlanker Mensch mit schweren Knochen könnte einen höheren BMI haben als ein dickerer Mensch mit zarten Knochen.

Wie die Größen-Gewichts-Tabellen kann auch der BMI immer nur eine Richtlinie sein. Das Ergebnis ist nicht etwas, was unbedingt angestrebt werden muss.

Den BMI errechnet man aus dem Körpergewicht in Kilogramm geteilt durch die Körpergröße in Metern zum Quadrat (Meter x Meter)

Erstes Rechenbeispiel: Nehmen wir an, Sie wiegen 81,9 kg. Und sind 1,78 m groß. Wir setzen die Zahlen in die Formel ein:

$$\text{BMI} = \frac{81,9 \text{ kg}}{1,78 \times 1,78 \ (= 3,168) \text{ m}} = 25,85 \text{ kg}$$

Ein BMI zwischen 20 und 25 wird als normal angesehen. Zwischen 25 und 30 bedeutet übergewichtig, 30 bis 40 adipös und über 40 schwer adipös. 25,85 würde also leicht übergewichtig bedeuten.

Zweites Rechenbeispiel: Bei einem Körpergewicht von 64,8 und einer Größe von 1,65 beträgt der BMI 23,82.

Gewicht: 64,8 kg
Körpergröße: 1,65 m
Körpergröße zum Quadrat: 1,65 x 1,65 = 2,72
Gewicht durch Quadrat der Körpergröße: 64,8 : 2,72 = 23,82 oder:

$$BMI = \frac{64,8}{2,72} = 23,82$$

Dieses Gewicht liegt im normalen Bereich.

Interessanterweise habe ich schon eine Menge Menschen mit etwa diesem Gewicht und dieser Größe kennen gelernt, die überzeugt waren, übergewichtig zu sein.

Weniger wiegen, besser in Form

Es gibt Anreize genug, ein gesünderes Gewicht anzustreben. Auch eine höhere Lebenserwartung ist ein Faktor. Durch Blitzdiäten ist das nicht zu erreichen. Extreme Essgewohnheiten – ob man nun zu viel oder zu wenig isst – können ernste gesundheitliche Störungen verursachen, die die Gesundheit sehr wahrscheinlich auf Dauer schädigen werden, im schlimmsten Fall sogar die Lebenserwartung verkürzen. Der Schlüssel scheint dabei eher darin zu liegen, wie sich das Fett im Körper verteilt, als wie hoch der Körperfettanteil ist. Das Risiko für schwere Krankheiten (Diabetes, Herzleiden und einige Krebsarten) scheint bei Frauen und Männern, die eher birnenförmig gebaut sind (breitere Hüften, dickerer Po), geringer zu sein, als bei jenen, die eher apfelförmig gebaut sind (mehr Fett an Bauch und Oberkörper).

Das gespeicherte Fett bleibt im Körper nicht im Depot. Es wird vom Blut aufgenommen und zu den Körpergeweben transportiert, und damit erhöht sich das Risiko für Ablagerungen in den Arterien und deren Einengung (Arteriosklerose) sowie für Herz-Kreislauf-Erkrankungen. Mitunter kann Fett, je nachdem wo es eingelagert wird, auch die Hormonproduktion beeinflussen und somit eine Rolle bei der Entstehung von Krebsarten spielen, die einen hormonellen Hintergrund haben. Es gibt Hinweise darauf, dass Frauen mit mehr Depotfett im Oberkörpergewebe ein um 70–100 Prozent höheres Risiko haben, an Brustkrebs zu erkranken, als Frauen mit der traditionellen »Birnenkörperform«. Bei ihnen sammelt sich das Fett im Unterkörper an. Vielleicht haben Menschen mit apfelförmigem Körperbau weniger von bestimmten Substanzen, die sich mit dem Hormon Östrogen verbinden und verhindern, dass es ungehindert in empfindliche Gewebe, wie die Brust und die Gebärmutter, eindringen kann.

Apfel oder Birne

Die meisten Menschen wissen, ob sie zu den »Äpfeln« oder zu den »Birnen« gehören. Wer es nicht weiß, kann leicht nachrechnen:

1. Messen Sie den Taillenumfang und den Hüftumfang (an der breitesten Stelle).
2. Teilen Sie den Taillenumfang durch den Hüftumfang. Beträgt der Taillenumfang etwa 71 Zentimeter und der Hüftumfang 102 Zentimeter, ist der Quotient Taille/Hüfte 0,70. Beträgt der Taillenumfang 76 Zentimeter und der Hüftumfang 96 Zentimeter, ist der Quotient 0,79.

Laut Experten bedeutet ein Quotient über 0,75 Apfelform. Aber keine Panik! Man kann seinen Körperbau nicht ändern, man kann aber durch gezielte Gewichtsabnahme Fett am Oberkörper abbauen und den Taille/ Hüften-Quotienten verbessern. Forschungen deuten darauf hin, dass eine übergewichtige Frau, die 4,5 Kilogramm oder mehr abnimmt, ihr Risiko für Brustkrebs um 45 Prozent reduzieren kann.

Sie wissen – Gewichtsprobleme können eine Reihe von Ursachen haben

Es ist gut zu wissen, dass Gewichtsprobleme noch mit ganz anderen Faktoren zusammenhängen können als den leidigen Kalorien. Werfen wir einen Blick auf ein paar Gründe, warum Übergewicht so hartnäckig sein, und was man dagegen tun kann.
Ursachen für Gewichtsprobleme können sein, ein

- schwankender Blutzuckerspiegel,
- Wasserretention
- Nahrungsmittelallergien, Unverträglichkeits- und Überempfindlichkeitsreaktionen,
- häufige Diäten,
- individuelle Ursachen in Biochemie, Physiologie und Stoffwechsel,
- Erbanlage,
- Fett(auf)teilung,
- Schilddrüsenfunktionsstörungen,
- Überforderung der Nebenniere,
- Bewegungsmangel,
- Mangel an Vitaminen und Mineralstoffen,
- geringes Selbstwertgefühl und psychische Belastungen,
- Candidabefall der Verdauungsorgane,
- schlechte Verdauung,
- angegriffene Gesundheit,
- schlechter Allgemeinzustand,
- Verstopfung,
- Ansammlung von Giftstoffen im Körper.

Schwankender Blutzuckerspiegel

Chronisch erniedrigte oder wild schwankende Normspiegelwerte des Blutzuckers (Glukose-Gehalt des Blutes) sind ein Hauptgrund, warum Menschen kalorienarme Diäten nicht einhalten können. Niedriger Blutzucker ist ein natürlicher Mechanismus, der Ihrem Körper anzeigt, dass Sie essen müssen. Manchmal gerät dieser Regelmechanismus aus dem Gleichgewicht und es kommt zu einer wechselseitigen Steigerung von Heißhunger und Völlerei. Ein ins Lot gebrachter Blutzuckerspiegel (gesunder Pegel) ist ein wichtiger Schritt in Richtung gesundes Körpergewicht. Mehr dazu lesen Sie im Kapitel *Trennkost und Blutzucker* (Seite 323).

Wasserretention

Manchmal fühlen wir uns dick und aufgeschwemmt, obwohl wir sicher nicht zu viel gegessen haben. Kleider, die gestern noch gepasst haben, scheinen plötzlich zu eng zu sein. Wenn das Gewicht zwischen Aufstehen und

Schlafengehen um mehr als 2 Kilogramm schwankt, ist dafür vermutlich Flüssigkeit und nicht Fett verantwortlich. Wer sich aufgeschwemmt fühlt, findet in *Trennkost und Wasserretention* (Seite 180) einige nützliche Tipps.

Nahrungsmittelallergien, Unverträglichkeits- und Überempfindlichkeitsreaktionen

Wenn es Ihnen niemals gelungen ist, ein paar Kilo abzunehmen, obwohl Sie regelmäßig trainieren *und* beim Essen vorsichtig sind, besteht die Möglichkeit, dass Sie auf einzelne Nahrungsmittel reagieren.

Einige Fachleute meinen, dass bestimmte häufige Allergene eventuell die Verdauung der Nahrung stören. Andere sagen, sie könnten den Appetit vergrößern oder den Stoffwechsel verlangsamen, wodurch der Körper weniger Fett abbauen kann. Das Erkennen und Ausschließen von problematischen Nahrungsmitteln, wie etwa Flocken aus Weizen und Mais, Brot, Kuhmilch und Kuhmilch-Käse, von bestimmten Zusätzen, Gluten und Hefe – mag für manche Menschen ein erfolgreicher Weg zur Gewichtsabnahme sein. Eines der Dinge, die mein einfaches Trennkost-Konzept von anderen Konzepten unterscheidet, ist die Tatsache, dass hier die meisten, häufigsten Allergene gemieden werden. Im Kapitel *Trennkost und Nahrungsmittelallergien* (Seite 227) finden Sie Genaues zum Einfluss von Nahrungsmittelallergien auf das Körpergewicht und die Gesundheit allgemein.

Häufige Diäten

Wie dick wir sind, und wie viel dicker wir noch werden, hängt auch sehr von der Häufigkeit der Abnehmdiätversuche ab. Mit jeder Diät wird es leichter, Gewicht zuzunehmen, und schwerer, wieder abzunehmen. Der Körper verbrennt nämlich nach jeder Diät weniger Kalorien, und wenn die Abnehmdiät beendet ist, wir wieder essen wie vorher, werden die Fettpolster dicker. Es folgt eine neue Diät – und noch eine – und so weiter.

Eine kalorienreduzierte Diät zu halten, erfordert einen starken Willen. Und zwar einen ziemlich starken. Kleinere Portionen zu essen, führt selten zum Erfolg, weil der Esser mehr als diszipliniert sein müsste, um den wachsenden Hunger zu ignorieren. Wer ein leichtes, kalorienarmes Frühstück gegessen hat, entschädigt sich dann oft mit einem ausgiebigeren Mittagessen. Studien zeigen auch, dass viele Übergewichtige Frühstück und Mittagessen ganz auslassen und dafür die Kalorien dann am Ende des Tages nur so in sich hineinschaufeln.

Ständige Diäten erhöhen auch die Wahrscheinlichkeit für eine Reihe von gesundheitlichen Störungen, etwa des Hormonhaushaltes, sowie für Ess-Störungen und häufige Infekte. Es gibt bessere und gesündere Methoden, das Ziel zu erreichen. Der Schlüssel zu dauerhafter Gewichtsabnahme ist eine Veränderung der Essgewohnheiten. Der Erfolg kommt nicht durch ständiges Nachrechnen von Portionen und Zählen von Kalorien, sondern durch Aktivität und abwechslungsreiche, nahrhafte, möglichst natürliche und *gut verdauliche* Speisen.

Individuelle Ursachen in Biochemie, Physiologie und Stoffwechsel

Jeder Mensch sieht anders aus. So erkennen wir unsere Freunde, Arbeitskollegen und Verwandten. Sie haben charakteristische körperliche Merkmale, die sie von anderen unterscheiden und für uns erkennbar machen. Haarfarbe, Augenfarbe, Form der Nase, langes Gesicht, rundes Gesicht, Stimme, Länge des Halses, Beinlänge, Schuhgröße, Körperbau, typische Bewegungen etc. Niemand gleicht einem anderen in seinem Aussehen, dem Klang seiner Stimme oder seinem Verhalten ganz genau. Sogar eineiige Zwillinge sind verschieden. Wir alle haben unterschiedliche Vorlieben für Essen, Getränke, Musik, Kunst, Farben, bestimmte Autos, Fernseh- oder Radiosendungen und Zeitungen oder Zeitschriften. Auch unsere Konstitution ist individuell. Ebenso die Persönlichkeit. Das erscheint uns alles völlig normal. Dann dürfte es nicht sehr wahrscheinlich sein, dass unsere Körper in Biochemie, Physiologie und Stoffwechsel völlig übereinstimmen, oder? Alle unsere inneren Organe haben individuelle Eigenschaften. Kein Verdauungssystem gleicht einem anderen ganz genau. Wir stellen jeder andere Anforderungen an die Ernährung. Das ist ein Grund, warum die Diät, mit der Ihre Schwester, Mutter oder beste Freundin so viel Erfolg hatte, bei Ihnen nicht funktioniert.

Und dennoch verbringen wir so viel Zeit damit, schlanker zu werden, unsere Figur zu verändern, jemand anderer zu werden. Das wird niemals funktionieren. Wichtig ist, sich um eine gesunde Lebensweise zu bemühen, aber versuchen Sie nicht, ein anderer Mensch zu werden. Akzeptieren Sie Ihre Veranlagung. Erst die Individualität macht Sie zu etwas Besonderem.

Erbanlage

Gibt es in der Familie Fälle von Adipositas (Fettsucht, Fettleibigkeit), steigt die Wahrscheinlichkeit, dass auch die nächste Generation mit Gewichtsproblemen kämpfen wird. Hormone und andere natürliche Substanzen, die der Körper als Signale der Sättigung produziert, scheinen bei manchen Menschen besser zu arbeiten als bei anderen. Wahrscheinlich spielt auch der Typ der Fettzellen, die die Zellen des Fettgewebes bilden (siehe *Fettaufteilung* unten), eine Rolle dabei, wie leicht wir abnehmen können. Das heißt nicht, dass es sinnlos ist, abnehmen zu wollen. Wenn Sie die richtige Nahrung für Ihre Veranlagung auswählen, wird sich das nachhaltig auf Gesundheit und Wohlbefinden auswirken. Die Trennkost wird Ihnen dabei helfen.

Fettaufteilung

Eine der Top-Ausreden für Übergewicht war lange Zeit der Satz: »Ich habe kein braunes Fett« oder »Ich habe zu viel weißes Fett«. Das Verhältnis von braunem zu weißem Fett(gewebe) (das »Weiß« ist in diesem Fall ein ziemlich unansehnliches Gelb) könnte, nach Meinung von Wissenschaftlern, erklären, warum manche Menschen von der Wiege bis zur Bahre schlank bleiben, während andere ein Leben lang mit Fettpölsterchen kämpfen. Weißes Fett wirkt u. a. als Speicherfett und wird näher an der Körperoberfläche und an Stellen, wie Oberschenkeln, Po, Hüften und – erraten? – Bauch, angesetzt. Braunes Fett ist meist tiefer im Körper verborgen und findet sich am Nacken und Rücken. Das braune Fett unterscheidet sich vom weißen dadurch, dass die braunen Fettzellen reich an Mitochondrien sind, den energieproduzierenden Einheiten der Zelle. Diese kleinen, »Kraftwerke« genannten Zellorganellen verbrennen eine große Menge Energie. Im Innern der Mitochondrien laufen komplexe Umwandlungsprozesse ab, die u. a. der Energiegewinnung aus den Nährstoffen, die der Körper mit der Nahrung aufnimmt, dienen; Energie, die er dann für alle körperlichen Aktivitäten braucht.

Braunes Fett kann Kalorien in Wärme umwandeln, und zwar durch einen Prozess, der chemische Thermogenese genannt wird. Das Ausmaß der Thermogenese (Wärmeerzeugung) ist beinahe direkt proportional zum Anteil an braunem Körperfett. Weil es Wärme erzeugen kann, ist braunes

Fett wärmer, während weißes Fett kühler ist. Da weißes Fett weniger energieproduzierende Eigenschaften besitzt, kann es auch nicht so viel Wärme erzeugen. Ist Ihnen je aufgefallen, dass sich Körperspeck kalt anfühlt? Das ist wahrscheinlich weißes Fett.

Menschen, die ein Leben lang schlank bleiben, scheinen mehr wärmeproduzierende braune Fettzellen zu haben – und so die Energie effizienter zu verbrennen als diejenigen, die leicht zunehmen. Das Verhältnis von braunen zu weißen Fettzellen könnte auch erklären, warum das Körpergewicht mit dem Alter steigt (die weißen Zellen werden mit der Zeit mehr, die braunen weniger), und warum Kinder nicht so leicht frieren (sie haben mehr braune Fettzellen als Erwachsene).

Die Verteilung von braunen und weißen Fettzellen ist genetisch angelegt, d. h. durch die DNA bestimmt. Immer dann wenn wir abnehmen, verlieren wir, besonders wenn wir es schnell angehen, beide Arten von Fettgewebe und dazu noch ein wenig Muskelgewebe. Wenn wir wieder zunehmen, kommen die ungeliebten Kilos als *mehr Fett* zurück. Es ist wahrscheinlich, aber noch nicht bewiesen, dass dieses Fett eher weißes Fett ist, kein braunes, und schwerer loszuwerden als das ursprüngliche Fett.

Schilddrüsenfunktionsstörungen

Bei einer Schilddrüsenunterfunktion (Hypothyreose) produziert und gibt die Schilddrüse zu wenig von den Hormonen Thyroxin (dem Haupthormon) und Trijodthyronin ab. Es ist allgemein bekannt, dass Menschen mit Schilddrüsenunterfunktion zu Gewichtszunahme neigen. Die Schilddrüse, eine hufeisenförmige endokrine Drüse, die vor dem oberen Bereich der Luftröhre, diese umfassend und unterhalb des Kehlkopfs liegt, nimmt zusammen mit dem Hypothalamus und der Hypophyse im Gehirn, eine Schlüsselstellung in der Steuerung des Stoffwechsels ein.

Bei einem Mangel an Schilddrüsenhormon (Thyroxin) sinkt der Stoffwechselumsatz fast immer, und das Körpergewicht steigt fast immer. Wird gar kein Hormon produziert, kann die Stoffwechselrate um die Hälfte reduziert sein. Das Schilddrüsenhormon ist direkt und indirekt an fast allen Aspekten des Kohlenhydrat- und Fettstoffwechsels beteiligt, und so wirkt sich sein Mangel auf die Verdauung von Fetten und Stärken aus.

Die chemische Thermogenese, die wir eben erwähnt haben, wird bis zu einem gewissen Grad von der Produktion und Sekretion (Ausschüttung) des Hormons Thyroxin durch die Schilddrüse beeinflusst. Ist die Funktion der Schilddrüse nicht gestört, fühlt sich der Körper meist warm an – oder kann zumindest mit Temperaturschwankungen rasch fertig werden, ohne dass das Wohlbefinden beeinträchtigt wird. Eines der ersten Symptome einer Schilddrüsenunterfunktion können kalte Hände, kalte Füße, kühle Haut sein.

Symptome einer Schilddrüsenunterfunktion

Abgesehen von Gewichtszunahme können sich bei einer Schilddrüsenunterfunktion folgende Krankheitszeichen zeigen: Verstopfung, Depressionen, spröde und rissige Haut, Haarausfall, Kopfschmerzen, Unfruchtbarkeit, Antriebsschwäche bis Lethargie, abgeschwächte Libido, erhöhter Cholesterinspiegel, niedriger Blutzucker, Muskelkrämpfe und -schwäche, Kälteempfindlichkeit und geschwächte Abwehr gegen Infektionen.

Bei einer Schilddrüsenüberfunktion (Hyperthyreose oder Thyreotoxikose = mit toxischem Krankheitsbild) wird von der Schilddrüse zu viel Thyroxin oder Trijodthyronin produziert und ausgeschüttet. Eine vermehrte Produktion und Abgabe von Schilddrüsenhormonen führt fast immer zu Gewichtsabnahme durch eine Erhöhung der Stoffwechselrate um 60–100 Prozent.

Symptome einer Schilddrüsenüberfunktion

Dazu gehören Gewichtsabnahme oder erschwerte Gewichtszunahme trotz normaler Ernährung, Atemnot, chronische Müdigkeit, Schlafstörungen, Verdauungsstörungen, Durchfälle, Hitzeunverträglichkeit, Muskelschwäche, Muskelzittern, Herzstörungen (z. B. Tachykardie), Schweißausbrüche, warm-feuchte Haut und schwache oder ausbleibende Menstruation.

Bei der Entstehung von Schilddrüsenfunktionsstörungen spielen viele Faktoren mit. So wurden etwa familiäre Anlage, Jo-Jo-Effekt nach Diäten, radikale Diäten, Rauchen, bestimmte Medikamente, gestörte Verdauung, schlechte Nährstoffaufnahme und ein relativer Mangel an Vitaminen und Mineralstoffen im Zusammenhang mit gestörter Schilddrüsenfunktion genannt. Emotionale Probleme, wie übermäßige Angst, Langzeitstress, unterdrückter Zorn, Frustration und Überlastung, können sich ebenfalls auf die Produktion der Schilddrüsenhormone auswirken. Die im Gehirn gelegene Hypophyse produziert Thyreotropin (TSH oder Thyroidea-stimulierendes Hormon), ein Proteohormon, das die Produktion von Thyroxin in der Schilddrüse stimuliert. Arbeitet die Hypophyse nicht richtig, kann auch die Schilddrüse nicht reibungslos funktionieren.

Menschen mit wirklich hartnäckigem Übergewicht sollten den Arzt aufsuchen. Er wird vielleicht Blut abnehmen und den Thyroxin-Spiegel überprüfen lassen. Leider lassen sich grenzwertige Schilddrüsenprobleme mit Standardtests nicht immer nachweisen. Ist das Ergebnis nicht eindeutig, sollte man vielleicht auch das Thyreotropin (TSH) bestimmen lassen. Lassen sich daraus noch immer keine Schlüsse ziehen, könnte man den so genannten Basaltemperaturtest (BTT) der amerikanischen Ärztin Broda Barnes in Betracht ziehen. In den USA kennen alle Ärzte diesen Test, er ist im Standardwerk der US-Mediziner, *The Physician's Desk Reference*, angeführt, in Europa ist er weniger bekannt. Es handelt sich um eine einfache Methode, die man zu Hause ausführen kann. Die BTT-Methode stützt sich darauf, dass die Körpertemperatur bei Schilddrüsenunterfunktion konstant ein wenig unter dem Durchschnitt, bei Schilddrüsenüberfunktion über dem Durchschnitt liegt. Wenn Sie unter einigen der angeführten Beschwerden leiden und eine Schilddrüsenunterfunktion vermuten, können Sie diesen Test selbst durchführen. Scheinen die Ergebnisse Ihre Vermutung zu bestätigen, wenden Sie sich nochmals an Ihren Arzt.

Wie man die Basaltemperatur misst

Die Basaltemperatur (Aufwachtemperatur) wird täglich gemessen. Manche Ärzte verlangen nur drei Tage hintereinander, andere empfehlen sieben oder zehn Tage hintereinander, weil man so genauere Ergebnisse erhält. Also entscheiden wir uns für sieben Tage.

Männer sollten an sieben aufeinander folgenden Tagen sofort nach dem

Erwachen vor dem Aufstehen ihre Körpertemperatur messen. Frauen nach den Wechseljahren oder Frauen, die aus irgendeinem Grund keine Periode haben, sollten ebenfalls an sieben aufeinander folgenden Tagen morgens vor dem Aufstehen ihre Körpertemperatur messen. Alle anderen Frauen warten bis zur Menstruation und beginnen am zweiten Tag der Periode morgens mit den Messungen, die sie sieben Tage fortsetzen.

Legen Sie das Thermometer auf dem Nachttisch oder auf einem Stuhl neben dem Bett bereit, damit Sie morgens nicht erst danach suchen müssen. Bleiben Sie nach dem Aufwachen liegen. Setzen Sie sich nicht auf, trinken Sie nichts, gehen Sie nicht zur Toilette. Wenn das Thermometer bereit ist, stecken Sie es für zehn Minuten in die Achselhöhle, bei einem elektronischen Thermometer, bis das Signal ertönt. Notieren Sie den Wert täglich. Nach sieben Tagen zählen Sie die Werte zusammen und dividieren sie durch sieben.

Die normale Basaltemperatur sollte gewöhnlich zwischen 36,4° C und 36,7° C liegen.

Beispiel: Wenn Sie also am Tag eins 36,2, am Tag zwei 36,0, am Tag drei 36,2, am Tag vier 36,3, am Tag fünf 36,0, am Tag sechs 36,1 und am Tag sieben 36,1 messen, diese Zahlen addieren, durch sieben dividieren, ergibt sich ein Durchschnitt von 36,1, der auf eine Schilddrüsenunterfunktion hindeuten würde.

Weiteres Beispiel: Wenn Sie 36,3, 36,2, 36,3, 36,4, 36,4, 36,6 und 36,6 messen, ergibt sich ein Durchschnitt von 36,4, ein normaler Wert.
Sie wissen – es handelt sich hier nur um Beispiele.

Das Messen der Basaltemperatur kann nützlich sein, ist aber noch kein schlüssiger Test. Deuten die Resultate jedoch auf eine Unterfunktion hin, sollten Sie unbedingt mit Ihrem Arzt sprechen und weitere Untersuchungen machen lassen.

Überforderung der Nebenniere

Eine Überforderung oder Unterfunktion der Nebennieren, wie sie etwa durch Stress ausgelöst werden kann, wirkt sich mitunter auf die Fähigkeit des Körpers aus, Kalorien zu verbrennen. Den meisten Menschen ist nicht bewusst, dass Stress und Gewichtszunahme so eng miteinander zusammenhängen. Manche von uns essen bei Stress weit mehr – und meist nicht unbedingt gesunde Nahrungsmittel. Bestehenden Stress abzubauen und den Körper vor zukünftigem Stress zu schützen, kann ein guter Weg zu einem gesunden Körpergewicht sein.

Interessant ist auch, dass die Thermogenese (siehe Seite 154) durch zwei Hormone der Nebenniere, Adrenalin und Noradrenalin, beeinflusst wird. Angst, Panik und übermäßiger Stress können zu einer Überproduktion dieser Hormone und zu einer verminderten Sekretion von Thyreotropin führen, was sich auf die Stoffwechselrate auswirkt und möglicherweise zur Gewichtszunahme führt.

Bewegungsmangel

Man kommt nicht darum herum: Bewegungsmangel kann eindeutig zu Adipositas (Fettleibigkeit) führen. Dank der modernen Technik mit all ihren Zeit sparenden Einrichtungen gehört körperliche Bewegung nicht mehr zum normalen Tagesablauf der meisten Menschen. Im Zeitalter der Waschmaschinen, Computer und Automobile sind wir einfach nicht mehr körperlich so aktiv. Eine Statistik besagt, dass der Durchschnitts-Brite* 27 Stunden pro Woche vor dem Fernseher verbringt, aber das ist noch nicht das Schlimmste. Ich wurde bei dieser Umfrage nicht gefragt – und ich weiß, dass ich nur zwei oder drei Stunden in der Woche vor dem Fernseher sitze, also muss irgendjemand meine auf den 27-Stunden-Durchschnitt fehlenden Stunden zusätzlich absitzen. Um den Körper in Bewegung zu bringen, muss Training als eine Art Disziplin eingeführt werden, etwas, für das wir uns Zeit nehmen oder zu dem wir uns zwingen müssen. Leider tun das die meisten von uns nicht. Vielleicht wäre nun der Zeitpunkt dafür gekommen. Körperliche Aktivität ist nicht langweilig – oder zeitaufwändig. Sie ist herrlich! Bewegung kann Ihr Leben verändern. Sie könnte sogar Ihr Leben *retten*! Lesen Sie *bitte* das Kapitel *Die Bedeutung der körperlichen Bewegung* (Seite 105).

Mangel an Vitaminen und Mineralstoffen

Mir sind viele Patienten begegnet, die jahrelang versucht hatten, abzunehmen, aber erst Erfolg damit hatten, als sie die Nährstoffqualität erhöhten,

---

* Anm. d. Ü.: Für Erwachsene (ab 14 J.) in Deutschland wird ein Wochendurchschnitt von 23,7 Stunden angegeben (ARD-Mediendaten, 2000).

das heißt, als sie mehr Vitamine und Mineralstoffe aufnahmen. Das heißt nicht, dass man hunderte von Pillen schlucken muss. Aber neben einer Verbesserung der Nahrungsqualität kann die tägliche Einnahme eines guten Multivitamin- und Mineralstoffpräparates oder eines Antioxidanzien-»Cocktails«, zum Frühstück oder Mittagessen eingenommen, sehr hilfreich sein.

Fehlen in der Nahrung Vitamine und Mineralstoffe, oder können sie vom Körper nicht aufgenommen werden, ist seine Fähigkeit zur Fettverbrennung herabgesetzt und die Gewichtsabnahme erschwert. Wie ich bereits erklärt habe, können auch Reduktionsdiäten die Lage verschlimmern, da durch die verringerte Kalorienzufuhr auch die Nährstoffzufuhr beschränkt wird, doch auch die Nährstoffe braucht der Körper, um Energie zu verbrennen und fit und gesund zu bleiben. Besonders die Vitamine des B-Komplexes sind wichtig für die Verdauung der Kohlenhydrate, Jod ist Voraussetzung für eine gesunde Funktion der Schilddrüse, Chrom unerlässlich für die Insulinproduktion und einen konstanten Blutzuckerspiegel.

Geringes Selbstwertgefühl und psychische Belastungen

Die meisten von uns sind die meiste Zeit unzufrieden mit sich selbst. Wir beklagen uns, dass unsere Füße zu groß oder zu klein sind, dass der Oberkörper zu kurz ist, die Brust zu flach oder zu groß ist. Wir sind nicht groß genug, blond genug, braun genug oder – am häufigsten – nicht dünn genug. Person A meint, Person B hätte die schönste Haut der Welt. Person B hat keine Freude mit ihrer schönen Haut, sie wünscht sich die schönen Augen von Person A. Sie können sicher sein, dass jemand mit einem wunderschönen Gesicht unglücklich über seine Hüften oder seine Fingernägel ist. Große Menschen beklagen sich, dass ihre Größe oft mühsam sein kann. Sie finden schwer etwas zum Anziehen. Aber wer schön klein auf die Welt kam, möchte sicher größer sein. Alles in allem mögen wir uns selbst nicht besonders. Und doch haben die meisten von uns reichlich Grund, dankbar zu sein. Das Einzige, was wir uns wünschen sollten, wäre Gesundheit und Wohlbefinden. Denken Sie an den Mann, der sich beklagte, er hätte keine Schuhe – bis er einen Mann ohne Füße traf.

Aber manchmal reicht es eben *nicht* aus, jemanden zu treffen, der noch schlechter dran ist als wir, wir fühlen uns deswegen nicht dankbar, erleichtert oder zufriedener mit uns selbst. Egal, wie talentiert, künstlerisch veranlagt, gut aussehend, gutmütig oder fleißig wir in Wirklichkeit sind, so können wir doch viel von unserem Selbstvertrauen und Selbstwertgefühl eingebüßt haben. Die Schulzeit kann es beschädigt haben. Kinder sind nicht immer besonders nett zu Kindern. Lehrer richten mitunter bleibende emotionale Schäden an, ohne es zu merken. Wenn wir schikaniert werden, fühlen wir uns klein und einsam. Für einen Übergewichtigen ist es schrecklich, wenn er als »fett« oder »dick« bezeichnet wird. Für Untergewichtige ist die Bezeichnung »Bohnenstange« ebenso verletzend.

Auch die eigene Familie kann das Selbstvertrauen zerstören, besonders, wenn man nie etwas gut genug machen kann. Probleme am Arbeitsplatz – Gerüchte, Klatsch, Gehässigkeiten und Schikanen – führen zu Einsamkeit und Ängsten. Scherze sind meist nur für diejenigen lustig, die sie machen, nicht für diejenigen, über die gelacht wird. Wenn es nicht so läuft, wie es sollte – egal, ob in der Kindheit, Jugend oder im Erwachsenenalter –, und man oft genug als unnütz, hässlich oder dick bezeichnet wird, glaubt man es letztlich selbst. Böse Kommentare hinterlassen mit der Zeit emotionale Schäden, man sucht leichten Trost im Essen. Jeder Schock, ob physischer oder psychischer Natur, oder Kummer kann zu Fressanfällen führen. Wenn Ihr Selbstwertgefühl einmal angeknackst ist, fällt es Ihnen schwer einzusehen, dass Sie auf sich selbst achten müssen. Aber Sie sind es wert! Jedermann ist das. Sie sind nicht weniger wertvoll als andere. Warum Wert auf sein Äußeres legen? Weil es wichtig für Sie ist. Der richtige Zeitpunkt für einen Versuch ist jetzt. Ich habe es geschafft. Sie können es auch schaffen. Denken Sie positiv, nicht negativ. Tun Sie es für sich.

Candidabefall der Verdauungsorgane

Ich habe mit vielen Fachleuten gesprochen, die überzeugt davon sind, dass Adipositas durch eine *Candidamycosis*, eine opportunistische Mykose, hervorgerufen meist vom Hefepilz *Candida albicans*, verschlimmert werden kann. In der Darmflora eines jeden Menschen treten quasi als Passanten oder Symbionten der Nahrung entstammende unverdauliche Hefen auf, die z. T. pathogen sein können, wie der Hefepilz *Candida albicans*. Ein gesunder Körper hält diese Darmhefen in Schach. Bei manchen Menschen jedoch kommt es zu einem überschießenden Wachstum, das zu Schädigungen der Darmschleimhaut führt, Toxine entstehen lässt und Unverträglichkeitsreaktionen auf Nahrungsmittel auslöst. Antibiotika, hoher Zuckerkonsum, zu viel Alkohol, die Antibabypille, Hormonersatztherapie, eine Unterfunktion der Schilddrüse, schlechte Immunabwehr, schlechte Leberfunktion, anhaltender Stress und schlechte Ernährung gehören zu den häufigsten Ursachen und Auslösern. Eine Candida-Mykose kann bei jedem auftreten, Diäten aber erhöhen das Risiko noch. Dieser Pilzbefall löst so vielfältige Symptome aus, dass die genaue Diagnose besser dem Fachmann überlassen wird. Näheres dazu im Kapitel *Trennkost und Nahrungsmittelallergien* (Seite 227).

Schlechte Verdauung

Die Theorie, dass Gewichtsprobleme mitunter auf schlechte Verdauung zurückzuführen sind, wird von der Schulmedizin meist abgelehnt. Meiner Erfahrung nach ist das jedoch ein vernachlässigter Bereich, der mehr Aufmerksamkeit verdient. Auch wenn es kaum Forschungen über den Zusammenhang zwischen Verdauung und Adipositas gibt, scheint eine verbesserte Verdauung manchen Menschen bei der Bewältigung ihrer Gewichtsprobleme geholfen zu haben. Ausführlich dazu im Kapitel *Trennkost für eine gute Verdauung* (Seite 192).

Angegriffene Gesundheit

Wenn die Gesundheit angegriffen ist, verlangsamt der Körper instinktiv den Stoffwechsel, um die Reserven möglichst lange für den Fall zu bewahren, dass ein Risiko verminderter Nahrungszufuhr droht. Das Gleiche tritt ein, wenn Sie sich von einem Unfall oder einer Operation erholen oder Schmerzen haben. Heutzutage ist fast immer jemand da, der auf uns Acht gibt und uns mit Nahrung versorgt, aber für unsere nomadischen Vorfahren war dieser Mechanismus überlebenswichtig, denn wenn sie krank oder verletzt waren, konnten sie nicht auf Nahrungssuche gehen.

Natürlich gibt es Situationen, wo wir für einen längeren Zeitraum nichts essen können. In solchen Fällen kann der Mangel an Nahrung zu einem großen Gewichtsverlust führen. Sobald es uns besser geht und wir wieder normal essen, nehmen wir auf Grund des zunächst noch verlangsamten Stoffwechsels an Gewicht zu, das wir nur schwer wieder loswerden. Andererseits können bestimmte Krankheiten große Gewichtsverluste mit sich bringen, die wir dann nur sehr schwer ausgleichen können. Wie mir ein erfahrener Krankenhausarzt (Internist) erklärte: »Der Körper wird keine zusätzlichen Polster anlegen, solange der Heilungsprozess nicht abgeschlossen ist. Das kann Monate dauern, aber auch ein oder zwei Jahre.«

Schlechter Allgemeinzustand

Wie erfolgreich wir im Kampf gegen die Kilos sind, kann auch von unserem Allgemeinzustand abhängen. Ich habe an meinen eigenen Patienten eindeutig festgestellt, dass Gewichtsverlust erst möglich wird, wenn sich der Allgemeinzustand bessert. Eine Art Körperintelligenz scheint zu sagen: »Ich kann mit meinem Gewicht nicht fertig werden, solange ich nicht fit genug bin.« Sie sollten keinerlei Reduktionsdiät beginnen, wenn Sie sich nicht wohl fühlen oder bei Ihnen eine Krankheit diagnostiziert wurde, außer die Diät wird von einem Fachmann überwacht.

Verstopfung

Verstopfung kann ein weiteres Hindernis für die Gewichtsabnahme sein. Der verfestigte, verschlackte Darminhalt gibt Giftstoffe ab, die dem Körper wiederum das Halten eines gesunden Körpergewichts erschweren. Wenn die Abfallprodukte zu lange im Dickdarm bleiben, werden Wasser und Giftstoffe durch Kapillargefäße wieder in die Leber aufgenommen. Die Leber, die mit diesen Giftstoffen wahrscheinlich schon einmal fertig werden musste und sie zur Ausscheidung an den Darm weitergegeben hat, bekommt sie nun wieder. Neben einer Vielzahl von anderen Problemen, wie schlechter Atem, Darmwinde, Teilnahmslosigkeit, Hautprobleme und Kopfschmerzen, sind Blähungen und Wasserretention zwei wichtige Nebenwirkungen einer Dickdarmträgheit. Im Abschnitt *Mit Trennkost gegen einen trägen Darm* finden sie Ratschläge für eine bessere und regelmäßige Verdauung.

Ansammlung von Giftstoffen im Körper

Die Meinung, dass Giftstoffe und Abfallprodukte für Gewichtsprobleme verantwortlich sein könnten, hat schon hitzige Diskussionen unter Gesundheitsfachleuten ausgelöst. Manche betrachten das als Unsinn, andere sind überzeugt, dass Entgiftung den Stoffwechsel beschleunigt, weil die Leber gereinigt und die Aufnahme von Vitaminen und Mineralstoffen verbessert wird. Diese Idee ist nicht unbedingt neu. Die Möglichkeit, dass die Fähigkeit des Körpers zur Kalorienverbrennung durch »interne Verschmutzung« beeinträchtigt werden könnte, wurde erstmals zu Beginn des 20. Jahrhunderts geäußert. Erinnern Sie sich an den Trennkost-Pionier Dr. John Tilden (siehe Seite 120). Er veröffentlichte seine Erkenntnisse über Giftstoffe im Jahr 1926.

Wenn das System, das im Körper die Giftstoffe sammelt und entsorgt, überlastet ist, oder wenn der Körper zu wenig Nährstoffe erhält, werden die Schadstoffe nicht ausgeschieden und blockieren das System. Nicht ausgeschiedene Giftstoffe sammeln sich an. Und wo? Genau! In den Fettzellen. Entgiftung scheint wirklich ein guter Auftakt für eine Gewichtsabnahme zu sein. Regelmäßige Entgiftungsprogramme können auch Teilnahmslosigkeit mildern und für mehr Energie sorgen. Dem Thema Entgiftung werden wir uns im Kapitel *Das Programm zur Entgiftung, Hautreinigung und für gleichmäßiges, tiefes Atmen zuwenden* (Seite 244).

Wollen Sie immer noch abnehmen?

Wenn Sie alle in diesem Kapitel vorgestellten Aspekte überlegt, medizinische Probleme ausgeschlossen haben und sicher sind, dass Sie profitieren, wenn Sie ein wenig abnehmen, dann gibt es dafür gesündere und sicherere Methoden, als Entbehrung und Diät.

Dann mit Trennkost gegen die Pfunde – meine Tipps

Frühstücken Sie immer

Vom Abendessen bis zum nächsten Mittagessen oder sogar zum nächsten Abendessen nichts zu essen, ist schlicht und einfach nicht gesund. Das stört nicht nur die Stoffwechselrate, mit leerem Magen herumzulaufen hat schlimme Auswirkungen auf den Blutzuckerspiegel und den Ernährungszustand insgesamt. Im Kapitel *Bewährte Lieblingsrezepte* (Seite 375) finden Sie reichlich Ideen für ein anhaltend sättigendes Frühstück. Wenn Sie am frühen Morgen nicht an Essen denken können, wählen Sie wenigstens etwas frisches Obst, und nehmen Sie dann nach etwa einer Stunde einen großen Becher Naturjoghurt zu sich.

Mit frischem Obst in den Tag

Wie wäre es mit einer halben Grapefruit? Sie enthält gut lösliche Ballaststoffe, reichlich Vitamin C und kann zur Senkung des Cholesterinspiegels beitragen. An kälteren Tagen beträufelt man die Grapefruit mit kalt geschleudertem Honig und legt sie für einige Minuten unter den Grill.

Essen Sie mehr Frischkost

Aber nicht nach den Hauptmahlzeiten. Wenn Sie davon noch nicht gehört haben, blättern Sie zurück zum Abschnitt *Obst – frische Früchte lieben einen leeren Magen* (Seite 37).

Lassen Sie keine Mahlzeiten aus

Mahlzeiten wegzulassen mag zwar kaloriensparend sein, wenn Sie den ganzen Tag nichts essen, befürchtet der Körper jedoch eine Hungersnot und forciert die Fettspeicherung zu Gunsten der Kalorienverbrennung. Da der Nahrungsmangel außerdem den Blutzuckerspiegel aus dem Gleichgewicht bringt, könnte der Überlebenstrieb des Körpers dafür sorgen, dass Sie bei der nächsten Mahlzeit mehr essen.

Essen Sie langsamer

Durch sorgfältiges Kauen überisst man sich weniger leicht, man verspürt ein Sättigungsgefühl, bevor man feststellt, dass man zu viel gegessen hat. Sobald Nahrung in den Magen gelangt, wird das in der Dünndarmschleimhaut gebildete Hormon Cholecystokinin (CCK) ausgeschüttet. Es regt die Gallenblase zur Kontraktion an (Gallenentleerung) und bewirkt vor allem die Sekretion von Enzymen zur Fett- und Eiweißverdauung durch die Bauspeicheldrüse. CCK sendet auch Signale an das Gehirn, dass eine Sättigung eintritt und bald nichts mehr gegessen werden kann. Es funktioniert ungefähr wie das Quecksilber im Thermometer, nur dass es eben die Nahrungsmenge misst und nicht die Temperatur. Wenn der Magen leer ist, ist der CCK-Spiegel niedrig, aber schon nach wenigen Minuten steigt er und signalisiert dem Appetitzentrum, dass Sie dieses Stück Kuchen oder diese Portion Schokoladen-Mousse nicht mehr schaffen werden. Da CCK nicht sofort ausgeschüttet wird, hilft es, wenn man langsamer isst, gründlich kaut und zwischen den Bissen und Gängen Pausen einlegt.

Essen Sie reichlich Ballaststoffe

Ballaststoffe bremsen die Aufnahme von Kohlenhydraten in den Verdauungstrakt und reduzieren dadurch Schwankungen des Blutzuckerspiegels, Heißhungeranfälle und Naschgelüste. Aber wählen Sie die richtigen Ballaststoffe! Zu viel von der falschen Sorte kann Mangel an einigen Nährstoffen verursachen. Unlösliche Ballaststoffe heften sich nämlich an bestimmte Mineralstoffe – besonders Kalzium, Magnesium, Eisen und Zink – und verhindern deren Aufnahme. Bessere Ballaststoffe liefern Gemüse, frisches und getrocknetes Obst, Hülsenfrüchte, Samen, Nüsse, Haferflocken und brauner Reis, Weizenkleie ist weniger gut. Weizenkleie ist auch ein häufiges Allergen und kann dadurch zu Gewichtsproblemen beitragen. Wenn Sie nicht wissen, was in den Frühstücksflocken enthalten ist, studieren Sie die Packungsangaben.

Probieren Sie einen neuen Mahlzeitenrhythmus

• Solange Sie Ihr Wunschgewicht nicht erreicht haben, sollten Sie einmal folgenden Mahlzeitenrhytmus ausprobieren: Essen Sie ein gutes, anhaltend sättigendes Frühstück (eines aus Kaffee und Brötchen hält nicht den ganzen Vormittag an), ein ausgiebiges eiweißreiches Mittagessen mit zusätzlichem Salat oder Gemüse und ein leichteres stärkereiches Abendessen. Eiweiß zügelt den Appetit und hält den Blutzucker den Vormittag und Nachmittag über konstant, Stärke wirkt abends beruhigend und lässt Sie besser schlafen.

• Essen Sie mittags Fisch oder Huhn mit Salat oder Gemüse. Überwinden Sie den Leistungsabfall um etwa 11.00 Uhr und 16.00 Uhr durch frisches Obst. Das Abendessen sollte leicht sein. Eine Portion komplexe Kohlenhydrate, etwa Reis oder Nudeln, mit grünem Gemüse oder Salat beruhigt und entspannt und sollte gründlich verdaut sein, bevor Sie sich zur Ruhe begeben.

- Essen Sie zur Hauptmahlzeit Suppe, frisches Obst oder grünen Salat als Vorspeise. Eine Vorspeise hinzuzufügen mag unlogisch erscheinen, wenn es doch immer heißt, wir sollten weniger essen – aber ein gesundes, leichtes Entrée, wie ein frischer Obstsalat, grüner Salat, eine Gemüsebrühe oder Suppe, lässt uns bei der Hauptmahlzeit weniger essen und wahrscheinlich auf das Dessert verzichten.

- Ergänzen Sie eine Mahlzeit aus Gegartem durch einen Rohkostsalat. Ich weiß, immer dieser Salat – aber das hat seinen Grund. Er enthält nicht nur Vitamine und Mineralstoffe für den täglichen Bedarf, er liefert auch Ballaststoffe und bremst die Aufnahme – man bleibt länger satt.

Versuchen Sie Quorn

Ersetzen Sie rotes Fleisch bei einer Mahlzeit durch das Mykoprotein Quorn. Es ist viel sättigender als rotes Fleisch oder Geflügelfleisch, enthält reichlich Vitamin B und wenig Fett. Ich verwende es für Röstgemüse-Pfannen und Curry-Gerichte sowie für meinen »Cottage Pie« zusammen mit zerdrückten Kohlrüben und weißen Rüben.

Essen Sie gebackene Bohnen

Wählen Sie gebackene Bohnenkerne nach Möglichkeit aus ökologischer Produktion, aber keine kalorienarmen Versionen. Gebackene Bohnen sind sehr sättigend und halten den Blutzuckerspiegel konstant. Versuchen Sie sie mit Vollkorntoastbrot, Pellkartoffeln – oder geben Sie eine kleine Dose davon in einen Bohneneintopf. Dosenbohnen enthalten oft ziemlich viel Zucker, die löslichen Ballaststoffe bremsen aber dessen Aufnahme.

Vermeiden Sie übliches Weißbrot

Wählen Sie stattdessen Pumpernickel, Roggenbrot, Sauerteigbrot, Roggenknäckebrot, Reiswaffeln oder Haferkekse.

Vermeiden Sie die folgenden Lebensmittel – eine Liste

Solange Sie abnehmen wollen, sollten Sie die folgenden Dinge vermeiden:

- Portwein, Sherry, Bier und Spirituosen,
- Erdnüsse und Salzgebäck,
- künstliche Zusätze,
- Geschmacksverstärker, wie Natriumglutamat oder
- künstliche Süßstoffe, die nur appetitanregend wirken,
- Kuhmilch, erlaubt in kleinen Mengen zu Tee oder Kaffee,
- Kuhmilchkäse,
- Brot, außer den empfohlenen Sorten,
- Frittiertes,
- Fettreiches.

Essen Sie weniger Zucker und weniger Süßes

Zucker verbraucht bei seiner Aufnahme nicht nur große Mengen von Nährstoffen, er überfordert auch die Bauchspeicheldrüse und kann Insulinresistenz (siehe Seite 330) und schwankende Blutzuckerspiegel auslösen. Hoher Zuckerkonsum wurde auch mit Herzkrankheiten in Verbindung gebracht. Zucker zu vermeiden, kann schwierig sein, lohnt sich aber. Seien Sie nicht zu hart gegen sich selbst – lassen Sie zunächst den Zucker im Tee und Kaffee weg. Nehmen Sie dafür dunklen, kalt geschleuderten Honig aus dem Reformhaus. Honig süßt stärker, Sie können daher die Menge reduzieren.

Vermeiden Sie künstliche Süßstoffe

Es gibt Hinweise darauf, dass chemische Süßstoffe sogar appetitanregend wirken. Außerdem könnten sie die Leber zusätzlich belasten und die Gewichtsabnahme dadurch erschweren. Wenn man die Wahl hat zwischen dem herkömmlichen Produkt und seiner kalorienarmen Variante, sollte man sich für die herkömmliche Variante entscheiden, auch wenn sie Zucker enthält, und dafür weniger essen. Das ist meiner Meinung nach gesünder als ein ganzer Cocktail aus chemischen Substanzen.

Geben Sie die Schokolade auf

Wir alle wissen, wie wohltuend Schokolade sein kann – sie enthält von Natur aus Stoffe, die Wohlgefühle auslösen, ähnlich wie bei Verliebtheit oder bei Drogenkonsum – aber die Wirkung ist von kurzer Dauer. Danach kommen Schuldgefühle, Reue, unerwünschte Kilos und bei manchen Menschen Hautprobleme und Kopfschmerzen. Wer nicht ohne Schokolade leben kann, sollte den Konsum zumindest stark reduzieren. Essen Sie ein paar Stückchen Schokolade, aber nicht die ganze Tafel. Keine Schuldgefühle – das bringt nichts. Und wählen Sie Bio-Schokolade, sie ist frei von chemischen Zusätzen und schmeckt köstlich.

Wenn Sie gerne heiße Schokolade trinken, wählen Sie Bio-Trinkschokolade. Heiße Schokolade ist für Menschen, die abnehmen wollen, nicht unbedingt zu empfehlen. Sie enthält jedoch weit weniger Koffein als Kaffee, und die Bio-Produkte weisen natürlich deutlich weniger Pestizidrückstände und andere chemische Substanzen auf.

Essen Sie weniger Fett

Aber ein wenig Fett. Natürlich führen fettarme und fettfreie Diäten zu dramatischem Gewichtsverlust, zu wenig Fett kann aber auch wieder gesundheitliche Probleme verursachen. Es kommt auf die Qualität des Fettes an. Steigen Sie auf Olivenöl aus erster Pressung (extra vergine) um, und wählen Sie entweder Butter (wenig) oder nicht gehärtete Aufstriche (aus dem Reformhaus). Achten Sie darauf, ausreichend *essenzielle Fettsäuren* aufzunehmen, sie sind sehr wichtig und in Nahrungsmitteln, wie Kürbiskernen, Sonnenblumenkernen, Walnüssen, Mandeln, Pistazien und kalt gepressten Ölen, enthalten. Aus Sicht der Trennkost gehören Fette, Öle, Samen und Nüsse zu den *»vielseitigen«* Nahrungsmitteln. Blättern Sie zurück, schlagen Sie die Seite 90 auf, dort finden Sie Tipps für einen ausgewogenen Fettkonsum.

Essenzielle Fettsäuren (EFS)

Essenzielle Fettsäuren (Omega-3- und Omega-6-Fettsäuren genannt) sind spezielle Nährstoffe, die der Körper für eine Reihe von Funktionen braucht. Er kann sie nicht selbst herstellen, sie müssen mit der Nahrung zugeführt werden. EFS werden für die Synthese von biologischen Botenstoffen, den Prostaglandinen, benötigt. EFS sind Teil jeder Zellstruktur und unerlässlich für die Regulation des Herz-Kreislauf-Systems, die Erhaltung eines gesunden Nervensystems und eine kräftige Immunabwehr.

Hüten Sie sich vor Zusatzstoffen

Fettreduzierte Produkte können künstliche Zusatzstoffe enthalten. Es besteht der Verdacht, dass chemische Zusätze Gewichtsprobleme verschlimmern könnten, weil sie die Leber und andere Gewebe blockieren und die Entgiftung behindern. Vielen so genannten Diätprodukten werden Stoffe zugesetzt, die man vermeiden sollte. Greifen Sie lieber zur vollfetten, zusatzfreien Variante von Käse oder Joghurt, und essen Sie dafür weniger.

Wenn Sie auswärts essen – essen Sie leichte Gerichte

Vermeiden Sie üppige Saucen, mit Käse Überbackenes und Desserts. Fragen Sie nach gedämpften, nicht frittierten Gemüsegerichten, Fisch und Geflügelfleisch. Und lassen Sie das Gebäck weg.

Essen Sie mäßige Portionen

- Machen Sie die Qualität einer Mahlzeit nicht zunichte, indem Sie zu viel davon essen.
- Wenn man Ihnen eine zu große Portion vorsetzt, zögern Sie nicht, das zu sagen, oder etwas auf dem Teller zurückzulassen.
- Wenn Sie zum Überessen neigen, versuchen Sie Folgendes: Bestellen Sie nicht eine Vor- und eine Hauptspeise oder eine Haupt- und eine Nachspeise, sondern zwei Vorspeisen oder halbe Portionen.

Gehen Sie mit vollem Magen einkaufen

- Essen Sie etwas vor dem Einkaufen. Gehen Sie nach dem Essen einkaufen, nicht wenn Sie hungrig sind.
- Machen Sie eine Einkaufsliste, und halten Sie sich daran. Dann kaufen Sie nicht so leicht Dinge, die Sie nicht brauchen.

Trinken Sie Wasser vor dem Essen

Wenn Sie versucht sind, zwischen den Mahlzeiten zu essen, fragen Sie sich, ob Sie wirklich, ganz ehrlich hungrig sind. Wir neigen dazu, aus Gewohnheit oder aus Langeweile zu essen. Ein Glas Wasser kann mitunter den Hunger vertreiben.

Essen Sie im Sitzen

Setzen Sie sich an die Frühstücksbar oder an den Esstisch. Essen Sie richtig, decken Sie den Tisch ordnungsgemäß. Lassen Sie sich Zeit, und genießen Sie das Essen. Oder setzen Sie sich in den Garten oder in den Park. Im Stehen oder Gehen zu essen, belastet nicht nur das Verdauungssystem, es ist auch nicht gerade gesund. Denn was man schnell zwischendurch isst, ist meist Junk Food und nicht das, was der Körper wirklich braucht!

Schalten Sie Stressfaktoren aus

Sich Sorgen und Ängste einzugestehen, hilft oft im Kampf gegen Heißhungeranfälle. Übergewichtige scheinen unter Stress weit mehr zu essen als Normalgewichtige. Im Kapitel *Mit einfachen Methoden gegen den Stress* (Seite 353) finden Sie viele Vorschläge zum Stressabbau.

Vermeiden Sie Langeweile

Erledigen Sie die unangenehmeren Dinge zuerst. Wer die langweiligen Aufgaben am Vormittag erledigt, hat nachmittags den Kopf für die angenehmen frei. Das klingt vielleicht banal, scheint aber wirklich zu helfen. Wer unter dem Alltagstrott oder unter einem ungeliebten Job leidet, sollte seine unmittelbare Umgebung so schön wie möglich gestalten. Etwa indem er

- seine Lieblingsmusik auflegt,
- das Fenster öffnet,
- den Arbeitsbereich mit Zimmerpflanzen verschönt,
- die Arbeit im Freien erledigt.

Ich kenne Menschen, die das Silber immer im Innenhof polieren oder das Bügelbrett immer auf der Terrasse aufstellen. Wenn das Wetter es erlaubt, erledige ich langweilige Schreibarbeiten im Freien.

- Verwenden Sie Tageslicht-Leuchtbirnen anstelle von gewöhnlichen Glühbirnen oder Leuchtstoffröhren.
- Verändern Sie die Farben. Wer leicht zu deprimieren ist, sollte nicht Blau tragen oder die Wände blau streichen. Das dämpft die Stimmung noch mehr. Und meiden Sie Rot und Orange – diese beiden Farben wirken appetitanregend! Wählen Sie lieber Grün, gedecktes Weiß, helle Pfirsich- und Aprikosentöne, Blassgelb, Türkis, Lavendel, Purpur oder Pink (bitte kleiden Sie sich niemals ganz in Schwarz, außer für Partys).

Sorgen Sie für Ablenkung

Wenn Ihre Gedanken zum Essen wandern, tun Sie etwas anderes, bis der gefährliche Moment vorüber ist. Heißhungerattacken gehen vorüber. Versuchen Sie Folgendes:

- gehen Sie auf und ab,
- strecken Sie sich,
- atmen Sie tief durch,
- sorgen Sie für frische Luft,
- trinken Sie Wasser,
- entleeren Sie Ihre Blase,
- waschen Sie sich Gesicht und Hände,
- massieren Sie Ihre Fesseln und Fußsohlen,
- massieren Sie Ihre Ohrläppchen,
- ziehen Sie andere Schuhe an,
- frisieren Sie sich,
- frischen Sie Ihr Make-up auf,
- machen Sie einen Spaziergang.

Verwöhnen Sie sich

Gönnen Sie sich regelmäßig Reflexzonen-Massage oder Aromatherapie. Die Adressen von Therapeuten in Ihrer Gegend erhalten Sie bei Gesundheitseinrichtungen. Wenn das zu teuer ist, gönnen Sie sich ein genüssliches Bad (siehe unten), und verwöhnen Sie Ihre Haut mit einer guten Bodylotion oder einem Massageöl (aus natürlichen Substanzen) aus der Apotheke, Drogerie, einem Beauty House, speziellem Hautzentrum. Eine Flasche reicht meist für mehrere Monate. Warum lassen Sie sich nicht von Ihrem Partner, Ihrer Schwester oder Ihrer Freundin Rücken und Beine massieren – und massieren Sie sie dann ebenfalls.

Kaufen (oder leihen) Sie sich ein Buch über Reflexzonen-Massage, und erlernen Sie die Grundbehandlung. Besonders gut finde ich *Reflexzonen-Massage. Für die ganze Familie* von Ann Gillanders (Urania-Verlag), ein gut illustriertes Buch, das viel Wissenswertes über den Einsatz von Reflexzonen-Massage zur Behandlung häufiger Beschwerden und zum Stressabbau enthält, oder *Vertical Reflexology* von Lynne Booth (Piatkus).

Nehmen Sie ein entspannendes Ölbad

Geben Sie 2 oder 3 Tropfen wohltuender ätherischer Öle ins Badewasser, und dann ab in die Wanne.

* Lavendel, Kamille, Muskat, Weihrauch wirken beruhigend und entspannend.
* Grapefruit und Pelargonie helfen gegen Depressionen.
* Sandelholz und Orange sind gut, wenn man niedergeschlagen und entmutigt ist.
* Jasmin und Neroli (Bitterorange) stärken das Selbstvertrauen.
* Zypresse fördert die Willensstärke.
* Wacholder, Orange und Mandarine erhöhen das Selbstwertgefühl.

Bleiben Sie geistig und körperlich aktiv

* Suchen Sie sich ein neues Hobby.
* Engagieren Sie sich für einen guten Zweck.
* Treten Sie einem Wanderverein bei.
* Oder schreiben Sie sich im Fitnessstudio ein.

- Lesen Sie – alles, was Sie interessiert, solange es Neues zu bieten hat. Magazine und Zeitschriften zum Zeitgeschehen, über Erdkunde, Computer etc., einen guten Roman, den neuesten Bestseller, alles, was sie wirklich fesselt. Legen Sie Hörkassetten von Theaterstücken und Büchern ein. Alles von Jane Austen bis zu Rosamunde Pilcher. Ich habe meine Lieblingssprecher – Sie werden Ihre finden, die Sie zum Lächeln und zum Nachdenken bringen.
- Erlernen Sie eine Sprache. Es gibt eine Menge Sprachlernprogramme für den PC oder Kassetten, die man im Walkman oder im Auto hören kann.

Vermeiden Sie belastende Fernsehsendungen

Meiden Sie Sendungen, die unnötigen Stress verursachen, wie etwa Horror- und Actionfilme. Essen Sie niemals beim Fernsehen – und machen Sie einen ehernen Grundsatz daraus. Drehen Sie den Fernseher nicht bloß zum Zeitvertreib auf. Langeweile verführt zum Essen. Dann kommt die Werbung und bombardiert uns mit Bildern von Speisen und Getränken. Kein Wunder, wenn Sie über den Kühlschrank herfallen.

Gehen Sie der Versuchung aus dem Weg

Wenn Sie dazu neigen, beim Fernsehen zu naschen, sorgen Sie dafür, dass nur gesunde Snacks im Kühlschrank und Vorratsschrank sind. Wenn Sie keine Chips, Kekse, Kuchen und Schokolade kaufen, können Sie nicht in Versuchung geraten. Wer es nicht anders aushält, kann ein wenig frisches Obst oder rohe Möhren- und Selleriestücke knabbern.

Machen Sie statt fernzusehen...

Streckübungen, und tanzen Sie zu Ihrer Lieblingsmusik – zehn Minuten lang. Wenn Verwandte oder Mitbewohner da sind und Sie keine Zuschauer gebrauchen können – flüchten Sie in Ihr Zimmer.

Halten Sie Ihre Hände beschäftigt

- Bei manchen Menschen helfen Hobbys, wie Stricken, Nähen oder Sticken, gegen das leidige Naschen beim Fernsehen.

- Eine ehemalige Patientin erzählte mir, sie hätte ihre Naschgelüste besiegt, indem sie ihr Pflegeprogramm umstellte. Sie wartete damit nicht bis zum Schlafengehen, dann war sie ohnehin zu müde, sondern nahm die Sachen mit vor den Fernseher. An einem Abend machte sie ihre Nägel. Am nächsten massierte sie Beine und Füße. Oder Nacken und Arme. Oder die Kopfhaut. »Dazu brauche ich nur ein kleines Tablett mit Fläschchen, Tiegeln und Watte und ein Handtuch zum Schutz der Kleidung oder der Möbel. Die einzige Einschränkung lautet ›kein roter Nagellack‹, damit keiner verschüttet wird. Man kann unmöglich essen, wenn man voller Nagelhautentferner oder Handpflegelotion ist«, erzählte sie mir. »Außerdem fühle ich mich nun viel besser. Ich machte mir niemals die Mühe, nahm mir nie die Zeit, auf mein Äußeres zu achten. Nun sehe ich gut aus.«

Trinken Sie ein Glas Wasser

Manchmal verspürt man Hunger, wenn man in Wirklichkeit Durst hat. Trinken Sie ein großes Glas Tafelwasser, und warten Sie zehn Minuten. Vielleicht verschwindet das Hungergefühl. Wenn die Mahlzeit näher rückt und der Hunger immer größer wird, schützt ein Glas Wasser vor dem Naschen.

Lagern Sie Lebensmittel nicht sichtbar

Etwa in Schränken mit Glastür oder in durchsichtigen Behältern und Beuteln.

Nehmen Sie mehr Vitamine ein

Nehmen Sie zum Frühstück oder Mittagessen ein gutes Multivitamin- und Mineralstoff- oder Antioxidanzienpräparat ein. Vitamine sind entscheidend im Kampf gegen die Pfunde. Eine ganze Reihe von Nährstoffen sind nötig, um Nahrungsmittel in Energie zu verwandeln. Wenn wir die Kalorien um 50 Prozent reduzieren, heißt das leider meist auch, dass die Vitamine und Mineralstoffe um ebenso viel reduziert werden. Jahrelange Diätversuche können die Reserven plündern und uns an die Grenze von Mangelzuständen bringen. Bedenkt man noch, wie oft Nahrungsmittel schlecht verdaut und schlecht aufgenommen werden, dann sind vielleicht seit Jahren nicht mehr ausreichend Nährstoffe in den Körper gelangt. Planen Sie ab nun eine hochwertige Nahrungsergänzung fest ein. Sie müssen sie nicht täglich nehmen. Fünf Tage in der Woche reichen. Wählen Sie ein Mehrfachpräparat für die einmalige Einnahme, das alle B-Vitamine und die Mineralstoffe Magnesium, Mangan, Zink, Selen und vor allem 50 bis 200 µg Chrom enthält. All diese Nährstoffe werden für die Energiegewinnung aus der Nahrung benötigt. Mehrere Studien haben gezeigt, dass große Teile der Bevölkerung zu niedrige Chromspiegel haben.

Fördern Sie Ihre Verdauung

Nehmen Sie vier Monate lang Verdauungsenzyme ein. Dafür brauchen Sie 180 Kapseln (die es meist in Packungen für zwei Monate gibt). Nehmen Sie im ersten Monat eine Kapsel zu jeder Mahlzeit (90) und nur eine Kapsel zum Abendessen in den folgenden drei Monaten (weitere 90). Eine schlechte Verdauung ist eine häufige Ursache für Gewichtsprobleme. Die vorübergehende Einnahme von Enzymen verbessert nicht nur die Nährstoffaufnahme, sondern kann auch eine Gewichtsabnahme bei hartnäckigem Übergewicht einleiten.

Seien Sie sparsam mit Koffein

Üben Sie Zurückhaltung bei koffeinhaltigen Getränken wie Kaffee, Tee und Cola. Sie können uns zwar in Schwung bringen, diese Energie hält aber nicht lange an.

Trinken Sie viel

Trinken Sie reichlich Wasser (wenn möglich gefiltertes), verdünnten, frischen Fruchtsaft und grünen Tee, wie etwa Jasmintee. Kräutertees sind gut, aber in Maßen. Sie wirken von Natur aus entwässernd – gut für Leber und Nieren – können aber, im Übermaß genossen, zu Nährstoffverlusten führen. Warum ersetzen Sie Schwarztee nicht gelegentlich durch Grüntee? Grüntee ist in China und Japan sehr beliebt und soll sich günstig auf den Fett- und Zuckerstoffwechsel auswirken, seine starke antioxidative Wirkung soll die Leberzellen vor Schäden schützen.

Essen Sie so natürlich wie möglich

Wählen Sie unverfälschte, organische Zutaten (ohne chemische Zusätze), wo immer es geht. Bei allem, was Sie in Ihren Einkaufskorb oder -wagen legen, sollten Sie sich fragen, ob es wirklich die frischeste, am ehesten naturbelassene Variante ist. Fertiggerichte sind zwar zeitsparend, oft aber auch teurer und ärmer an Nährstoffen. Und man weiß nie, was in den Produkten wirklich enthalten ist und wie sie behandelt worden sind.

Essen Sie so abwechslungsreich wie möglich

Wir alle neigen dazu, eine begrenzte Auswahl an Speisen zu verzehren, die zudem oft viele Allergene, wie Kuhmilch und Weizen, Zucker und künstliche Zusätze enthalten. Aber dieser eingeschränkte, wenig aufregende Speiseplan bedeutet, dass wir uns zahlreiche Nährstoffe vorenthalten. Eine verminderte Aufnahme von Vitaminen, Mineralstoffen, Aminosäuren und essenziellen Fettsäuren stört die Produktion von Enzymen, Hormonen und anderen natürlichen Substanzen, die für Gesundheit und Wohlbefinden, wozu ein Wohlfühlgewicht gehört, nötig sind. Erweitern Sie Ihren Horizont, und essen Sie nicht jahrein, jahraus das Gleiche. Nehmen Sie sich vor, jede Woche ein neues Rezept, ein neues Nahrungsmittel, ein neues Gemüse oder eine neue Obstsorte auszuprobieren, und sorgen Sie so für mehr Abwechslung und Nährwert.

Seien Sie vorsichtig gegenüber Wundermitteln und leeren Versprechungen

Der Markt bietet viele Produkte, die schnelle Gewichtsabnahme ohne Verzicht und Mühe versprechen. Sie sind vielleicht an sich nicht schädlich, aber es gibt zu bedenken, dass eine bestimmte Nahrungsergänzung oder ein Diätprodukt niemals eine langfristige Lösung für ein Problem mit dem Gewicht sein kann, wenn die Ernährung ungesund ist und die körperliche Bewegung fehlt.

Machen Sie regelmäßig Körpertraining

Ich kenne alle Ausreden, ich verstehe sie auch, aber Bewegung ist weder langweilig noch zeitaufwändig. Sobald Sie damit begonnen haben, wird der Funke der Begeisterung überspringen, und Sie bleiben dabei. Körperliche Aktivität verschafft uns wirklich Auftrieb und macht außerdem Spaß. Erinnern Sie sich, dass 95 Prozent aller Abnehmdiäten nicht funktionieren? Nun, Studien zeigen, dass die 5 Prozent, die erfolgreich abnehmen, ihr Normalgewicht durch regelmäßige körperliche Bewegung halten. Dazukommen muss jedoch ein gesunder Speiseplan. Wer Sport treibt, aber seine alten Essgewohnheiten nicht ablegt, nimmt schwerer ab. Blättern Sie zurück auf Seite 105.

Verlieren Sie nicht die Geduld

Versuchen Sie nicht, alle lästigen Pfunde loszuwerden. Ich trete für langsame, gleichmäßige Gewichtsreduktion von etwa 1 Kilogramm pro Woche ein. Das hört sich nach wenig an, ist aber ein wirksamer Weg zum Wunschgewicht. Jeder weiß, dass rasch abgenommene Kilos auch rasch wieder zugenommen sind. Ernähren Sie sich nach den Regeln meines einfachen Trennkost-Systems, bleiben Blutzucker, Appetit und Stoffwechsel ausgeglichen, und der Gewichstverlust ist dauerhaft.

Vergessen Sie die Waage

Waagen sind immer ungenau und nicht sehr hilfreich. Prüfen Sie Ihre Fortschritte an Kleidern, in die Sie derzeit nicht hineinpassen. Probieren Sie sie alle paar Wochen an, nicht jeden zweiten Tag. Zu bedenken ist, dass eine echte Gewichtsabnahme (im Gegensatz zu Flüssigkeitsverlust) oft erst nach sechs Wochen einsetzt.

Seien Sie konsequent

Setzen Sie so viele Vorschläge aus diesem Kapitel um, wie Ihr Lebensstil erlaubt. Verändern Sie Ihre Essgewohnheiten langsam – über mehrere Wochen. Nehmen Sie sich fest vor, durchzuhalten (dafür lesen Sie schließlich dieses Buch), aber versuchen Sie nicht, zu viel auf einmal zu erreichen.

Das ist kein Wettbewerb! Auch der kleinste Fortschritt ist eine Leistung, die uns näher ans Ziel bringt.

In erster Linie – genießen Sie, was Sie essen!

- Genießen Sie, was Sie essen. Lassen Sie sich nicht von einer Diät beherrschen. Gewichtsabnahme oder nicht, sobald die Essgewohnheiten die Herrschaft über Ihr Leben übernehmen, sind sie nicht länger gut für Sie.
- Gönnen Sie sich etwas. Versagt man sich in einer schwierigen Situation auch noch einen Leckerbissen, wird die eigene Verfassung noch schlechter. Denken Sie an die Worte des französischen Philosophen Voltaire (1694-1778): »Genuss ist das Ziel und die Pflicht aller verständigen Wesen.« In der Traditionellen Chinesischen Medizin ist jeder Genuss, der uns seelisch und emotional aufbaut, lebenswichtige Nahrung für *Shen,* den Geist, auch wenn das ernährungswissenschaftlich nicht ganz unanfechtbar sein mag. Dagegen ist es schlecht für *Shen,* wenn man sich zu etwas zwingt, das einem überhaupt nicht schmeckt, nur weil es gesund sein soll. Wenn das betreffende Nahrungsmittel nicht eine starke allergische oder Unverträglichkeitsreaktion hervorruft, kann man es sich ruhig ab und zu gönnen und davon auch noch profitieren!
- Genießen Sie das Leben. Machen Sie sich bewusst, wie gut es Ihnen geht, und sehen Sie die positive Seite der Dinge. Langeweile, Depression und Stress sind die größten Feinde des gesunden Körpergewichtes. Im Kapitel *Mit einfachen Methoden gegen den Stress* (Seite 353) finden Sie viele Tipps für den Stressabbau.

Wenn das Übergewicht mit allen Mitteln nicht zu reduzieren ist,

- lassen Sie beim Arzt eine Vorsorgeuntersuchung mit Kontrolle der Schilddrüsenfunktion machen,
- gehen Sie zu einem qualifizierten Ernährungstherapeuten, der auch Untersuchungen auf candida-Mykose vornehmen kann. Lassen Sie einen Allergietest machen. Überempfindlichkeit gegen bestimmte Nahrungsmittel kann das Risiko für Blutzuckerprobleme, Wasserretention und Gewichtszunahme erhöhen. Im Kapitel *Trennkost und Nahrungsmittelallergien* (Seite 227) finden Sie mehr darüber, wie mein Trennkost-Konzept bei Allergien helfen kann.

Trennkost und Wasserretention

Erinnern Sie sich – im vorherigen Kapitel erwähnte ich, dass Gewichtszunahme nicht immer nur durch zu viele Kalorien verursacht wird. Bei schätzungsweise jedem Dritten kommen die zusätzlichen Kilos nicht vom Fett, sondern von zu viel Wasser im Körper; in manchen Fällen macht das mehr als 3 Kilogramm aus. Und das Problem scheint bei Frauen häufiger aufzutreten als bei Männern. Das ist unfair, denn der weibliche Körper speichert eigentlich weniger Wasser als der männliche, Frauen haben nämlich einen höheren Anteil an fettspeichernden Geweben, die weniger Wasser enthalten.

Was ist Wasserretention?

Wenn sich Wasser im Körper ansammelt, entstehen Ödeme, Wasseransammlungen im Gewebe. Diese können unangenehm, harmlos oder auch schwer und lebensbedrohlich sein, je nach Ursache. Einige Ursachen, etwa Nierenleiden, Herzkrankheiten, Diabetes und Leberversagen, sind eindeutig schwerwiegend. Nicht so folgenschwer, aber ebenso unangenehm, ist Ödembildung bei hormonellen Störungen, Verstopfung, hohem Salzkonsum, hohem Zuckerkonsum, übermäßigem Stress, Mangel an bestimmten Nährstoffen – besonders Magnesium und Kalium – aber auch bei Überempfindlichkeit oder Allergie gegen Nahrungsmittel. Gifte gehören auch zu den Verursachern. Die sichtbaren Symptome einer Wasserretention sind Schwellungen an Knöcheln, Fingern, Brüsten und Unterleib – wie sie sich bei vielen Frauen kurz vor der Periode bemerkbar machen. Das liegt daran, dass die weiblichen Hormone eng mit dem Wasserhaushalt des Körpers zusammenhängen. Besonders Östrogene stimulieren die Produktion eines anderen Hormons, des Aldosterons, das, wenn es vermehrt produziert wird, u. a. Wasserretention bzw. Natriumretention bedingt. Wenn Blutgefäße nicht benötigte Flüssigkeit nicht entsorgen können, stagniert das Blut, drückt »Wasser« ins Gewebe und verursacht dadurch Schwellungen. Unangenehmer wird es, wenn die Arterien und Venen mit zunehmendem Alter an Elastizität verlieren und sich so Flüssigkeit in den Beinen stauen kann.

Das »lokale« Ödem

Ein »lokales« Ödem ist die Schwellung bei Verletzungen, wie etwa bei einem verstauchten Knöchel, einer Schnittwunde oder einem Insektenstich. Bei einer Verletzung, egal, wo am Körper, werden die Wände der Blut- und Kapillargefäße geschädigt und somit durchlässiger für Flüssigkeit, die nun vermehrt ins Gewebe austritt. Diese Art von Entzündung ist die normale Reaktion des Körpers auf eine Verletzung, denn mit der wässrigen Flüssigkeit werden spezielle Zellen an die verletzte Stelle gebracht, die Bakterien und unerwünschte Fremdstoffe vernichten. Ödeme treten auch bei schweren Infektionen auf, wie bei Bauchfellentzündung (Peritonitis) und Brustfellentzündung (Pleuritis; hier sammelt sich seröse Flüssigkeit in der Membran zwischen Brusthöhle und Lunge an).

Diuretika

Ödeme werden oft mit Diuretika – im Volksmund »Entwässerungsmittel« genannt – behandelt. Unter einem Diuretikum ist eigentlich jede Substanz – ob Medikament oder Lebensmittel – zu verstehen, das die Harnproduktion verstärkt. Oft ist die Flüssigkeitsansammlung nicht so schwerwiegend, dass sie den Einsatz eines Medikaments – mit all seinen Nebenwirkungen – rechtfertigen würde.

Wichtiger Hinweis

Diuretika führen zur vermehrten Kalium- und Magnesiumausscheidung. Bei Blutuntersuchungen wird das Kalium meist bestimmt, das Magnesium aber nicht. Wer über einen längeren Zeitraum Diuretika einnimmt, sollte den Spiegel dieser beiden Mineralstoffe regelmäßig vom Arzt kontrollieren lassen, damit kein Elektrolytmangel entsteht. Scheuen Sie sich nicht, nach der Therapieüberwachung zu fragen. Viele Ärzte scheinen sich nicht bewusst zu sein, dass auch Magnesium verloren geht (siehe kaliumsparende Diuretika) und verabsäumen die Überwachung der Werte.

Wasserretention muss kein Schicksal sein

Was man isst, kann große Auswirkungen auf den Wasserhaushalt des Körpers haben. Der Umstieg auf Trennkost – eine Ernährungsform, bei der alle Ausscheidungsprozesse effizient ablaufen, gegebenenfalls durch Kräuter- und Nährstoffpräparate ergänzt – wird Ihnen die ersehnte Erleichterung bringen.

Manche Nahrungsmittel wirken von Natur aus entwässernd, andere halten das »Wasser« fest, so gut wie die Verdauung funktioniert, so gut wird der Stoffwechsel mit dem Wasser fertig – vielleicht einer der Gründe, warum Trennkost erwiesenermaßen Erleichterung bei leichten und mittelschweren Ödemen bringt.

Ich kann keine wissenschaftliche Erklärung dafür liefern, warum Trennkost bei manchen Menschen die Symptome einer Wasserretention zu mildern scheint. Ich habe bereits viele Patienten mit Ödemen erlebt, und viele von ihnen berichteten von einem signifikanten Rückgang der Symptome. Vielleicht liegt es einfach nur daran, dass auf Grund des getrennten Essens das Verdauungssystem besser arbeitet, die Mineralstoffe besser aufgenommen werden und der Wasserhaushalt ausgeglichener wird.

Zu viel Salz – zu viel Wasser

Zu viel Salz bedeutet, dass der Körper zu viel Wasser zurückhält. Es gibt Schätzungen, wonach 100 Gramm Salz, die sich im Körper ansammeln, eine zusätzliche Flüssigkeitsaufnahme von 13 Litern erfordern. Das schlägt sich in einem zusätzlichen Körpergewicht von etwa 11 Kilogramm nieder.

Wir brauchen Natrium einfach nicht in solchen Mengen, wie wir sie täglich konsumieren. Es liegt nicht so sehr an dem Salz, das wir beim Kochen zum Gemüse geben oder bei Tisch noch über die Speisen streuen. Die gefährlich hohe Natriumaufnahme kommt vor allem von den unglaublichen 75 Prozent, die in den Fertigprodukten stecken, und die wohl die meisten Probleme verursachen. Es gibt Schätzungen, dass zehntausende Todesfälle und Behinderungen zu vermeiden wären, wenn Fertigprodukte weniger Salz enthielten. Und es steckt überall – in süßen und pikanten Speisen, aber natürlich gut versteckt. Lesen Sie die Packungsangaben von Frühstücksflocken, Fertigsoßen, Brühwürfeln, Keksen, Ketchup, Fertiggerichten, Salzgebäck, Dosensuppen, Instantsuppen, Hamburgern, Speck und Würsten; das Wort »Natrium« kommt sicher in irgendeiner Form auf den Listen vor. Es ist auch reichlich in Räucherfleisch, in Salzlake konservierten Lebensmitteln, gekochtem Schinken, Dosenfleisch und Käse enthalten. Eine der größten Quellen für verstecktes Natrium ist Brot, an das wir im Zusammenhang mit Salz meist gar nicht denken (weil Brot normalerweise als gesundes Lebensmittel betrachtet wird), doch es sollte uns Sorgen machen – wir essen sehr viel davon.

Natrium ist von Natur aus in frischem Fleisch, rohem Fleisch, Wurzelgemüse, Milch, Sahne, Joghurt, Haferflocken und Trockenfrüchten enthalten. Denken Sie immer daran: Nahrungsmittel tierischen Ursprungs sind reicher an Natrium als Obst, Gemüse, Säfte und Getreide. Die Mengen, die die Natur in die Nahrungsmittel zaubert, sind dort aus einem guten Grund: wir brauchen sie. Die Extramengen, die die Hersteller in ihre Produkte stopfen, sind dort, um unsere Geschmacksknospen zu kitzeln und um uns zum erneuten Kauf des Produktes zu verleiten.

Ich weiß, dass es nicht immer einfach ist, den Konsum von zusätzlichem oder verstecktem Salz zu drosseln. Sie haben aber schon einen sehr großen Schritt getan, wenn Sie Fertiggerichte meiden. Eine weitere Vorsichts-

maßnahme betrifft Ihre Speisenherstellung: Verwenden Sie andere Würz-
mittel, wie Kräuter, japanische Sojasauce, Gewürze, Olivenöl und Balsamico-Essig sowie Seetang, an Stelle von Salz. Unsere Geschmacksknospen
werden dann langsam entwöhnt. Kräuter und Gewürze helfen übrigens
nicht nur, den Salzkonsum zu reduzieren, sie liefern auch zusätzlich Magnesium und Kalium.

Wie Sie den Natriumgehalt von Lebensmitteln berechnen

Natrium und Natriumchlorid – die chemische Bezeichnung für Kochsalz –
sind leicht zu verwechseln. Wer sich für die genauen Zahlen interessiert,
Natrium macht in Natriumchlorid etwa 40 Prozent aus. Die empfohlenen
6 Gramm Kochsalz pro Tag enthalten beispielsweise 2,5 Gramm Natrium;
sind auf einer Packung 0,5 Gramm Natrium pro Portion angegeben, ist das
ein Fünftel der Tagesration. In anderen Worten, der Anteil von Natrium
(jener Teil, der für Krankheiten wie Bluthochdruck eine Rolle spielt) an
Kochsalz oder Natriumchlorid beläuft sich auf etwas über 40 Prozent. Wird
also auf der Verpackung der Gesamt-Natriumgehalt (chemisches Symbol
Na) in Gramm angegeben, multipliziert man die Angabe mit 2,4, um den
Salzgehalt zu errechnen.

Zum Beispiel: Eine Portion Poppadam (dünner frittierter Fladen): 2,85 g
Na x 2,4 = 6,8 g, übersteigt das Limit.
    Ein Teelöffel Sojasauce: 1,5 g Na x 2,4 = 3,6 g Salz.
    Zwei Würstchen: 1,4 g Na x 2,4 = 3,4 g Salz.
    Die meisten Brote enthalten zwischen 0,5 Gramm Natrium (1,2 Gramm
Salz) und 0,75 Gramm Natrium (1,8 Gramm Salz) pro 100 Gramm oder
4 Scheiben (Weißbrot).
    Wenn Brot oder andere Nahrungsmittel mit ähnlich hohem Natriumge-
halt einen wesentlichen Teil Ihrer Nahrung ausmachen, ist die Wahrscheinlichkeit ziemlich groß, dass Sie den empfohlenen Wert überschreiten.
    Warum ist Salz in unseren Speisen so ein Problem geworden? Bei un-
seren Vorfahren, den Jägern und Sammlern, war der Natriumgehalt in der
Nahrung von Natur aus niedrig (keine Fertiggerichte, kein Speisesalz auf
dem Tisch), der Kaliumgehalt hoch (reichlich Beeren, Wurzeln, Sprossen

und andere Pflanzenteile). Auf Grund dieser natürlichen Gegebenheiten war der Körper darauf programmiert, Natrium zu speichern und Kalium auszuscheiden. Infolge der dramatischen Veränderungen unserer Essgewohnheiten verzehren wir große Mengen von salzreichen Lebensmitteln und essen viel weniger Obst und Gemüse. Unglücklicherweise reagiert unser Körper hier wie zu Urzeiten, er scheidet immer noch Kalium aus und speichert Natrium.

Tipps für eine Verringerung des Salzkonsums auf Seite 94, im Kapitel *Ernährung für Gesundheit und Wohlbefinden*

Mit Trennkost gegen das Wasser – meine Tipps

Trinken Sie mehr Wasser

Das mag seltsam klingen, wenn wir eigentlich Wasser loswerden wollen. Aber durch vermehrtes Trinken wird das Natriumsalz im Körper verdünnt. Wie viel Wasser wir trinken, wird primär über den Durst geregelt. Wie viel wir verlieren, das hängt von anderen Faktoren, wie Wetter, Körpertemperatur, Schwitzen, Ausmaß an körperlicher Betätigung, und davon ab, wie oft wir unsere Blase entleeren. Dieser Flüssigkeitsverlust muss ersetzt werden.

Kleine Kinder haben noch ein natürliches Trinkbedürfnis, das sie aber bald verlieren. Wir Erwachsenen denken nicht immer daran, Wasser zu trinken, besonders wenn der Durst als Regulationsmechanismus nicht mehr so funktioniert, wie er sollte. Wie die meisten anderen Dinge verkümmert auch das Durstgefühl mit zunehmendem Alter. Cola, kohlensäurehaltige Getränke, Limonade, Alkohol, Kaffee und Tee liefern dem Körper nicht dieselbe Flüssigkeitsmenge wie reines Wasser. Erhält der Körper zu wenig Wasser, produziert er Hormone, die die Wasserspeicherung begünstigen. Das ist ein natürlicher Schutzmechanismus, der leider auch zu Wasserstauung führt, wie es bei der Natrium- bzw. Wasserretention der Fall ist. Gewöhnen Sie sich nun an, mehr Wasser zu trinken. Näheres dazu finden Sie auf Seite 99.

Wussten Sie...

dass bei einem Neugeborenen das Körperwasser drei Viertel des Körpergewichtes ausmacht? Bei einem Erwachsenen beträgt dieser Anteil 50 bis 60 Prozent und nimmt mit dem Alter ab. Das ist einer der Gründe, warum der Körper schlaffer, die Haut trockener wird und an Elastizität verliert. Ungefähr die Hälfte des Bestandes unseres Körpers befindet sich im Inneren der Zellen, die andere Hälfte im Blutstrom und in den Gewebespalten außerhalb der Zellen.

Reduzieren Sie das Koffein

Wenn Sie überlegen, ob Sie ausreichend trinken, müssen Sie bedenken, dass Koffeinhaltiges entwässernd wirkt. Große Mengen werden dem Körper daher vermutlich eher Flüssigkeit entziehen als zuführen. Sie müssen Ihr Lieblingsgetränk nicht aufgeben, aber wer Probleme mit Wasserretention hat und pro Tag mehr als drei Tassen bzw. Gläser Kaffee, Tee, Kakao oder Cola trinkt, sollte sich besser ein wenig einschränken und dafür mehr Wasser trinken.

Bedenken Sie auch, dass der Körper bei Erkältungs- und Infektionskrankheiten, wie Grippe und Halsentzündungen, noch mehr Flüssigkeit benötigt (um u. a. die Schleimsekretion zu fördern) als gewöhnlich. Dann entsteht leicht ein Flüssigkeitsmangel, auch wenn man keinen Durst verspürt. Wenn es Sie »erwischt« hat, trinken Sie reichlich Wasser, Kräuter- und Früchtetees, grünen Tee, frisch gepressten Zitronensaft mit Honig in heißem Wasser, und essen Sie Suppe.

Verzichten Sie auf Zucker

Hoher Zuckerkonsum kann zu einer Überproduktion des Hormons Insulin führen, was wiederum die Neigung zur Speicherung von Wasser und Fett erhöht.

Achten Sie auf Unverträglichkeitsreaktionen

Einige häufig verzehrte Nahrungsmittel können allergische Ödeme hervorrufen. Die wirklichen Gründe dafür kennt man nicht, aber vielleicht versucht der Körper durch mehr Wasser die durch das Allergen ausgelöste Irritation im Gewebe zu neutralisieren. Hefe, Weizenflocken, Brot, Kuhmilch, Kuhmilchkäse, Orangensaft, künstliche Süß- und Farbstoffe sollte man besser vermeiden. Es gibt zahlreiche Hinweise darauf, dass Nahrungsmittel, die nicht richtig verdaut werden können, Irritationen der Darmschleimhaut auslösen. Auf Grund dieser können nicht vollständig verdaute Reste die Wand durch- und in die Blutbahn wandern. Der Körper versucht, diese Reste mit zusätzlicher Flüssigkeit aus dem Gewebe zu spülen. Wird das irritierende Nahrungsmittel weiterhin zugeführt, bleibt die Flüssigkeit im Gewebe, zum bestehenden Übergewicht gesellt sich noch Wasseransammlung. Näheres zum Thema Nahrungsmittelunverträglichkeit im Kapitel *Trennkost und Nahrungsmittelallergien* (Seite 227).

Machen Sie keine Reduktionsdiäten

Ich weiß, es ist schwer, der Versuchung zu widerstehen. Neben dem unangenehmen Gefühl, wenn Schuhe und Kleider zu eng sind, ist die Gewichtszunahme eine der schlimmsten Folgen der Wasserretention. So frustrierend es sein mag, durch konventionelle Kostformen geht meist kein überschüssiges Wasser weg. Ständig neue Diäten können hier – besonders vor der Menstruation – ausgesprochen kontraproduktiv sein.

Erstens, durch weniger Essen verliert man zwar scheinbar an Gewicht, man nimmt aber auch weniger Nährstoffe auf, die der Körper für einen ausgeglichenen Flüssigkeitshaushalt benötigt! Zweitens, Mahlzeiten auszulassen oder nicht ausreichend zu essen, kann zu einem plötzlichen Abfall des Blutzuckerspiegels (Hypoglykämie) führen, was wiederum das Verlangen nach süßen und salzigen Nahrungsmitteln erhöht, sodass Sie letztlich wieder dort sind, wo Sie begonnen haben! Wenn Sie Übergewicht haben, versuchen Sie es zunächst mit Trennkost.

Essen Sie mehr Basenbildner

Manche Fachleute meinen, dass eine Übersäuerung des Organismus zu Wassereinlagerungen führt. Eine Ernährung, die hauptsächlich aus Getreideflocken, Broten, rotem Fleisch, Geflügelfleisch, Zucker und fettreichen Nahrungsmittel besteht, führt vermutlich zu einer starken Übersäuerung des Blutes und der Lymphe, besonders wenn der Konsum von Gemüse und Obst gering ist. Auch Rauchen, Alkohol und Stress wirken Säure bildend. Im Anhang unter *Die biochemischen Grundlagen der Trennkost* (Seite 453) finden Sie Näheres darüber, wie Sie mehr dieser wohltuenden Basenbildner aufnehmen können.

Essen Sie magnesiumreiche Nahrungsmittel

Achten Sie darauf, dass die Nahrung reichlich Magnesium enthält – es ist in allen frischen und getrockneten Früchten, braunem Reis, frischem und konserviertem Fisch, frischen Ingwerwurzeln, Knoblauch, grünem Gemüse, Blattsalaten, Kartoffeln, Nudeln und Hülsenfrüchten (Trockengemüse) enthalten. Magnesium trägt zu einem ausgeglichenen Salz- und Wasserhaushalt bei.

Erhält der Körper nicht ausreichend Magnesium, erhöht er die Produktion des Hormons Aldosteron und verliert dadurch noch mehr Magnesium. Die Aufgabe von Aldosteron besteht darin, etwas Salz im Körper zu halten, weil der Körper ohne eine bestimmte Menge Salz nicht funktionieren kann. Doch steigt Aldosteron, erhöht sich die Salzmenge, was zu vermehrter Flüssigkeitseinlagerung führt.

Essen Sie viel kaliumreiche Nahrungsmittel

Dieser Mineralstoff ist der Gegenspieler des Natriumsalzes. Während Natrium zur Wassereinlagerung führt, sorgt Kalium dafür, dass es nicht zu viel wird. Kalium ist in allen frischen und getrockneten Früchten, frischem Gemüse und Salaten enthalten. Besonders gute Lieferanten sind Äpfel, Aprikosen, Artischocken, Topinambur, Bananen, Bambussprossen, Möhren, Knollen- und Stangensellerie, Mangold, Zucchini, Gurken, Grapefruit, Shiitake-Pilze, Kartoffeln, Süßkartoffeln, Brunnenkresse und alle Arten von grünem Gemüse. Ziemlich viele Kaliumlieferanten sind auch reich an

Magnesium. Fast alle Kräuter und Gewürze, wie Fenchel, Knoblauch, Petersilie, Salbei und Meerrettich, enthalten wertvolle Mengen an Kalium und Magnesium.

Wählen Sie entwässernde, harntreibende Nahrungsmittel

Nahrungsmittel wie Petersilie, Äpfel, Spargel, Wassermelone, Gurken und Knollensellerie wirken sanft entwässernd, ohne den natürlichen Mineralstoffhaushalt aus dem Gleichgewicht zu bringen. Ebenso wirken einige Heilpflanzen, so Löwenzahn, Klette, Nessel, Mariendistel, Wacholderbeeren, Kavapfeffer, Süßholz, Sarsaparillawurzel und Bärentraube. Sie haben außerdem im Allgemeinen keine Nebenwirkungen. Die **Brennnessel** *(Urtica dioica),* ist eine der gesündesten Pflanzen mit entwässernder Wirkung, aber berühmt-berüchtigt, weil sie diesen roten, juckenden Ausschlag verursacht. Nesselausschlag (oder *Urticaria*) wird dadurch ausgelöst, dass aus den Brennhaaren Giftstoffe in die Haut injiziert werden. Die Nessel ist aber auch eine Heilpflanze mit vielen nützlichen Eigenschaften, und sie brennt natürlich nicht, wenn sie in Kapselform zugeführt wird.

Diese wertvolle Pflanze dient dem Menschen seit alters als Tonikum zur Rekonvaleszenz. Sie enthält reichlich Vitamin C, B-Vitamine, viele Mineralstoffe, wie Eisen, Magnesium, Kieselerde und Zink. Sie regt die Nierentätigkeit an und hilft damit bei Wasserretention, bei Infektionen der Blase und der Scheide und beim Abtransport von Schad- und Giftstoffen aus dem Körper. Sie kann auch eine wohltuende Wirkung auf das Hormonsystem haben. Man verwendet sie als Aufbaumittel während der Menopause, sie fördert die Funktion der Schilddrüse, und sie sorgt für einen ausgewogenen Blutzuckerspiegel. Frische Brennnesselblätter können Suppen und Eintöpfen zugegeben oder wie Spinat als Gemüse verwendet werden. Man muss sie jedoch sorgsam ernten. Brennnesseln vom Straßenrand oder von anderen Plätzen, wo sie durch Abgase und andere Substanzen verunreinigt werden, gehören nicht auf den Teller. Essen Sie niemals rohe Nesseln. Abgesehen vom offensichtlichen Risiko einer schweren äußeren Reizung durch die Giftstoffe, können sie im Rohzustand auch Nierenschäden verursachen. Bei gekochten Nesseln gibt es jedoch keine Reizung mehr. Brennnesseltee und Nesselpräparate gibt es in allen Reformhäusern und Apotheken; ordentliche Tees auch im Supermarkt.

Der **Löwenzahn** *(Taraxum officinale)* ist jedem Gärtner als Unkraut mit langen, schwer auszuziehenden Wurzeln bekannt. Löwenzahn ist eines der besten Lebertonika, wirkt anregend auf die Verdauung und entwässernd. Er wird in der Naturheilkunde oft verschrieben, um die Verdauungssäfte anzuregen, den Gallenfluss zu stimulieren und den Flüssigkeitshaushalt des Körpers ins Gleichgewicht zu bringen. Junge Löwenzahnblätter stecken voller Vitamine und Mineralstoffe, sind besonders reich an Kalium und Beta-Karotin, von dem sie mehr enthalten als Möhren!

Frisch gepflückte, gründlich gewaschene, junge Blätter sind eine nährstoffreiche Ergänzung für Salate. Man darf sie aber, so wie die Brennnesseln, nicht vom Straßenrand oder an anderen Plätzen ernten, wo sie durch Abgase oder Schädlingsbekämpfungsmittel verunreinigt werden können. Die meisten Menschen erkennen Löwenzahnblätter auf den ersten Blick, wer sich nicht sicher ist, sollte sie lieber nicht verwenden.

Die **Mariendistel** *(Silybum marianum)* ist vor allem als leberreinigend bekannt, sie soll die Leberzellen schützen und regenerieren und die Entsorgung von Giftstoffen fördern. Aber sie kann auch bei Wasserretention hilfreich sein. Die Leber ist unter anderem dafür zuständig, »gebrauchte« Hormone abzubauen. Ist die Leber überfordert, kann dieser Wiederverwertungs- und Eliminationsprozess gestört sein, wodurch die Wahrscheinlichkeit für hormonell bedingte Wasserretention steigt. Die Einnahme von Mariendistel-Kapseln kann die Symptome lindern, besonders jene, die vor der Menstruation auftreten.

Essen Sie mehr Vitamin B_6

Vitamin B_6 wird oft zur Linderung der Wasserretention vor der Menstruation empfohlen. Zu den besten Vitamin B_6-Quellen gehören Bananen, Linsen und Bohnenkerne, Vollkornreis, Trockenfrüchte, grünes Gemüse und Wurzelgemüse, Freilandeier, Lammleber, Nüsse, Haferflocken, fetter Fisch, Kartoffeln und Truthahn.

Wer Vitamin B_6 in Kapselform einnehmen möchte, sollte bedenken, dass es am besten in Kombination mit anderen Vitaminen des B-Komplexes oder als Multivitaminpräparat wirkt, also nicht isoliert genommen. Nährstoffe, die man isoliert und nicht gleichzeitig mit anderen Vitaminen und Mineralstoffen einnimmt, können zu Mangelerscheinungen führen oder den Bedarf an anderen Nährstoffen erhöhen.

Machen Sie mehr Körpertraining

Regelmäßige körperliche Bewegung verbessert den Lymphfluss, die Durchblutung und fördert den Abtransport von Abfallstoffen, auch der gespeicherten Flüssigkeit.

Wichtiger Hinweis

Wenn Sie ein synthetisches Diuretikum einnehmen und Sie auf ein pflanzliches umsteigen möchten, konsultieren Sie bitte vorher Ihren Arzt.

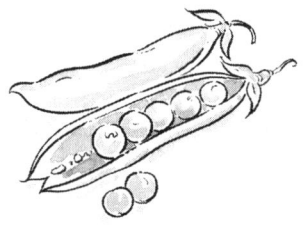

Trennkost für eine gute Verdauung

»Wenn unser Verständnis des Verdauungsapparates dazu führen könnte,
dass wir unsere Ernährung im Sinne einer besseren Verdauung und eines
besseren Nährwertes abändern, wird nur ein Narr die Bedeutung dieser Möglichkeit für Gesundheit und für Krankheit gering schätzen.«

Dr. Herbert M. Shelton: Food Combining Made Easy, 1979

Einer der großen Pluspunkte, die die Trennkost aufzuweisen hat, ist die Tatsache, dass sie für eine bessere Verdauung zu sorgen scheint. Verdauung –
das klingt wirklich langweilig – macht man sich aber klar, wie wichtig sie
für die Gesundheit ist, wird das Thema richtig interessant. Ein gewisses Verständnis der Arbeitsweise unseres Verdauungssystems führt vielleicht zu
der Einsicht, dass nicht jeder Mensch konzentriertes Eiweiß und konzentrierte Stärke in einer Mahlzeit kombinieren sollte – besonders wenn das
Verdauungssystem bereits ohnehin unter der Last stöhnt.

Viele Menschen entschieden sich für die Trennkost als letzten Ausweg,
als sie hörten, wie eine Ernährung nach solchen Regeln Menschen mit
Sodbrennen, Völlegefühl, Blähungen und Reizdarm geholfen hat. Aber
eine verbesserte Verdauung steigert nicht nur das *Wohlbefinden*, sie ist
auch auf lange Sicht wichtig für unsere Gesundheit. Die Informationen in
diesem Kapitel basieren nicht nur auf meinen eingehenden Forschungen
auf dem Gebiet Trennkost, sondern resultieren auch aus meiner jahrelangen Arbeit mit dem Schwerpunkt Behandlung von Verdauungsbeschwerden. Ich hoffe, Sie werden sie nützlich finden.

Wenn die Verdauung nicht gut funktioniert und Vitamine, Mineralstoffe und andere Nährstoffe nicht aus der Nahrung aufgenommen werden, kann sich das auf alle Körperfunktionen auswirken. Wir schlafen
nicht gut, wir sind anfälliger für Stress und neigen zu Infekten. Geschä-
digte oder abgenützte Körperzellen können nicht ersetzt werden, die Or-

gane degenerieren und Gift- und Abfallstoffe werden nicht richtig ausgeschieden.

Mein Trennkost-System hat sich meiner Erfahrung nach bei einer ganzen Reihe von Verdauungsstörungen als hilfreich bewährt. Trennkost beschleunigt die Verdauung, hilft gegen Verstopfung, reduziert Völlegefühl und mildert die Beschwerden bei Erkrankungen, wie etwa Hiatushernie (Zwerchfellhernie), Divertikulitis (Entzündung der Wand eines Divertikels) und Reizkolon (Reizdarm). Ich habe Trennkost auch schon mehreren Patienten mit *Colitis ulcerosa* (Schleimhautentzündung des Dickdarms) und Crohn-Krankheit (Dünndarmentzündung) empfohlen, sie berichteten über eine deutliche Besserung.

Sind Ihre Verdauungsorgane überfordert?

Lesen Sie sich die folgenden Fragen durch, und kreuzen Sie diejenigen an, die Sie mit Ja beantworten. All diese Faktoren können sich negativ auf die Verdauung und Nährstoffaufnahme auswirken, besonders wenn sie regelmäßiger Bestandteil des Alltags sind:

Checkliste: Sind Ihre Verdauungsorgane überfordert?

	Ja
• Essen Sie mehr als zweimal die Woche kein Frühstück?	☐
• Essen Sie Ihr zweites Frühstück oder Mittagessen im Stehen?	☐
• Sind Sie oft zu beschäftigt, um zu Mittag zu essen?	☐
• Hält die Arbeit Sie davon ab, Pausen für die Mahlzeiten einzulegen?	☐
• Essen Sie oft nach 20.00 Uhr zu Abend?	☐
• Sind Sie immer als Erster mit dem Essen fertig?	☐
• Werden Sie beim Essen regelmäßig unterbrochen?	☐
• Müssen Sie beim Essen oft aufstehen und sich um andere kümmern?	☐
• Räumen Sie den Tisch ab, sobald Sie fertig gegessen haben?	☐
• Essen Sie die Gänge unmittelbar nacheinander?	☐
• Haben Sie täglich unter anhaltendem Stress zu leiden?	☐

Ja

- Sind Sie meist in Eile? ☐
- Trinken Sie zu oder unmittelbar nach den Mahlzeiten Tee oder Kaffee? ☐
- Essen Sie Obst als Nachtisch? ☐
- Essen Sie Obst (etwa einen Apfel) nach dem Jausenbrot? ☐
- Trinken Sie zum Essen Fruchtsäfte? ☐
- Trinken Sie zum Essen mehr als ein kleines Glas Wasser oder Wein? ☐
- Essen Sie gerne sehr scharf? ☐
- Essen Sie scharf Gewürztes mehr als einmal im Monat? ☐
- Mögen Sie Kaltes, wie Eiscreme und eisgekühlte Getränke? ☐
- Müssen Sie sich mehr als einmal die Woche mit Fertiggerichten begnügen? ☐
- Essen Sie öfter als einmal die Woche in Restaurants oder Cafés? ☐
- Gehört Essen in Restaurants zu Ihrem Beruf? ☐
- Sind Sie für Ihre Mahlzeiten auf Autobahnraststätten und Cafés angewiesen? ☐
- Haben Sie mehr als 6 Kilogramm Übergewicht? ☐
- Leiden Sie regelmäßig unter Sodbrennen, Völlegefühl oder Blähungen? ☐
- Nehmen Sie öfter als drei- oder viermal im Jahr Mittel gegen Verdauungsbeschwerden ein? ☐

Sie müssen diese Liste nicht auswerten. Sie werden schon beim Lesen erkennen, ob Ihr Verdauungssystem überlastet ist. Auch wenn Sie keine ernsthaften Beschwerden verspüren, aber mehr als ein paar Fragen mit Ja beantwortet haben, könnte Ihre Verdauung wohl ein wenig Pflege vertragen.

Die Kombination von Eiweiß und Stärke kann die Verdauung ernsthaft beeinträchtigen

Die meisten von uns essen regelmäßig gemischte Mahlzeiten, die aus Eiweiß, wie Fleisch oder Fisch, und einer stärkehaltigen Beilage, wie Kartoffeln oder Reis, bestehen, und vielleicht noch aus ein wenig Gemüse, mit

Obst oder Süßspeise zum Nachtisch. Wir schieben dies alles in den Mund, schlucken es und erwarten vom Magen und vom Darm, dass sie die Nährstoffe herausholen und den Rest entsorgen. Oder wir entscheiden uns für einen Hamburger. Und dann essen wir nicht zuerst das Fleisch und dann das Brötchen, wir beißen von beiden gleichzeitig ab, kauen beides 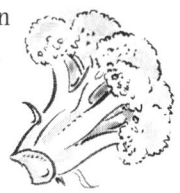 und schlucken den Mischmasch hinunter. Der Magen empfängt diesen Brei, kann die Bestandteile nicht trennen und getrennt verdauen. Er tut, was er kann, er lässt den Rest unverdaut. Wir achten nur dann auf unseren Magen und unseren Darm, wenn sie uns Beschwerden verursachen. Trennkost entlastet die strapazierte Verdauung, indem sie konzentriertes Eiweiß und konzentrierte Stärke trennt, wodurch die Nahrungsmittel gründlicher verdaut werden können.

Trennkost – kontrovers diskutiert

Am Punkt »getrennte Verdauung«, scheiden sich die Geister, geraten Trennkost-Anhänger und Trennkost-Gegner aneinander. Die Kritiker können jedoch einige gewichtige Argumente anführen:

1. Der Körper ist auf gemischte Mahlzeiten ausgelegt, d. h., er ist durchaus fähig, Stärke und Eiweiß gleichzeitig zu verdauen.
2. Die Menschen essen diese Stoffgruppen schon seit sehr langer Zeit gleichzeitig und scheinen dadurch keinen Schaden genommen zu haben.
3. Wenn die Kombination von Eiweiß und Stärke so schlecht ist, warum sind dann nicht schon alle krank?
4. Fast alle Nahrungsmittel enthalten etwas Eiweiß und etwas Stärke, Trennen ist schlichtweg unmöglich.
   Also bitte keinen Widerspruch!

Oder doch? Trennkost-Experten vertreten einen ebenso plausiblen Gegenstandpunkt.

Unsere Vorfahren haben von Haus aus getrennt gegessen

Anthropologische und archäologische Erkenntnisse deuten darauf hin, dass sich das menschliche Verdauungssystem in den letzten (mindestens) 10 000 Jahren nicht sehr verändert hat. Es arbeitet immer noch mehr oder weniger so wie zur Zeit der Jäger und Sammler. Nahrungsmittel wurden damals meist einzeln gegessen: Fleisch (Wild), wenn die Jagd erfolgreich war; Früchte und Pflanzenteile innerhalb einiger Stunden oder Tage, nachdem sie gesammelt worden waren. Unsere Vorfahren konnten Nahrungsmittel nicht wie wir über einen langen Zeitraum lagern. Es gab keine Konserven, Gefrierschränke oder Kühlschränke. Es ist noch gar nicht lange her, dass wir auf Grund eines vielfältigen Angebots an Lebensmitteln und durch die Art, wie wir einkaufen, mehrere Nahrungsmittel gleichzeitig auf einem Teller anrichten.

Wir sind nicht dazu geschaffen, Eiweiß und Stärke gleichzeitig zu verdauen

Es ist ein weit verbreiteter Irrglaube, dass wir essen können, was wir wollen, in jeder beliebigen Kombination und Menge, und dieses Essen dann effizient verdauen. Dr. Herbert Shelton beharrte darauf, dass dies »chemisch nicht gut – und physiologisch noch viel schlechter« sei. Mehr noch, fuhr er fort, jeder Experte, der solche Behauptungen aufstellt, sollte sich nicht als Experte auf dem Gebiet der menschlichen Ernährung aufspielen und sich anmaßen, Millionen von Menschen über richtige Ernährung aufzuklären.« Sheltons Überzeugung, dass das Verdauungssystem nicht wirklich darauf ausgelegt ist, bei jeder Mahlzeit eine Kombination von Eiweiß und Stärke aufzunehmen, scheint durch eben jene Lehre bestätigt zu werden, die Schulmediziner und Ernährungswissenschaftler während ihrer Ausbildung erlernen müssen. Schlagen Sie ein beliebiges Physiologie-Lehrbuch auf (wie es ein Medizinstudent verwenden würde), und Sie werden darin lesen:»Die Aktivität der Speichelamylase wird durch die sauren Magensäfte gehemmt ... denn dieses Enzym ist bei sauren Bedingungen grundsätzlich inaktiv.« Oder, anders ausgedrückt, die Stärke verdauenden Enzyme im Speichel arbeiten nicht mehr, sobald sie mit der Magensäure in Kontakt kommen.

Grundsätzlich heißt das, wenn Sie Hühnchen mit Reis essen, wird die

Verdauung des Reises (Stärke) eingestellt, sobald für die Verdauung des Hühnchens (Eiweiß) mehr Säure produziert wird. Ebenso, wenn Sie Fisch mit Pommes frites essen, wird weder das eine noch das andere gründlich verdaut werden, wenn Sie Nudeln mit Käsesauce essen, wird die Magensäure die Verdauung der Nudeln stoppen.

Vielleicht haben wir eine gewisse Toleranz für unverträgliche Kombinationen von Eiweiß und Stärke entwickelt, aber wenn die medizinischen Lehrbücher Recht haben, werden Eiweiß und Stärke zusammen nicht so effizient verdaut wie einzeln.

Und die Symptome?

Wenn man bedenkt, wie viele Menschen an Verstopfung, Blähungen, Aufstoßen, Völlegefühl, Sodbrennen, Mundgeruch und übel riechenden Stühlen leiden, scheint die Annahme eher seltsam zu sein, dass der Körper alles problemlos verdaut, ohne aufzumucken. Um es wieder mit den Worten von Dr. Herbert Shelton zu sagen: »Nicht unbedingt ohne Aufmucken, eher unter lautem allgemeinem Stöhnen.«

Einer der Gründe dafür, warum Ärzte nicht immer über kleinere Verdauungsbeschwerden Bescheid wissen, ist, dass wir es ihnen nicht sagen. Die meisten von uns nehmen kleinere Beschwerden hin, manchmal jahrelang, und beklagen sich nur, wenn sie die Lebensqualität zu sehr beeinträchtigen. Man ist sich einig, dass viele Krankheiten bereits ziemlich fortgeschritten sind, wenn sich ernsthafte Probleme zeigen.

»Dass die Verdauung nicht effizient ist«, sagt Dr. Shelton, »erkennt man an den Blähungen, Missempfindungen und übel riechenden Stühlen mit großen Mengen an unverdautem Essen.« In seinen Studien fand er heraus, dass die meisten Menschen nur die Hälfte der Nahrung verdauen und die andere Hälfte unverdaut ausscheiden. Mit anderen Worten, es kommt nicht nur darauf an, was wir essen, sondern auch darauf, was nach dem Schlucken damit passiert.

Bleibt die Nahrung zu lange im Verdauungstrakt, beginnt sie zu gären, Gase und Giftstoffe entstehen. Um es ganz klar auszudrücken, wenn das Essen zu lange hängen bleibt, beginnt es zu *faulen*! Daher der Gestank! Es wird ein wenig verdaut, aber niemals vollständig.

Das Problem ist die Mischung aus konzentriertem Eiweiß und konzentrierter Stärke

Nehmen wir uns das Argument der Kritiker vor, dass die meisten Nahrungsmittel Stärke und Eiweiß enthalten, dass man die beiden also gar nicht trennen kann. Das ist so weit richtig, aber ein ziemlich unqualifiziertes Argument. So enthalten beispielsweise Spargel, Alfalfa-Sprossen, Blumenkohl, Sellerie, Spinat, Frühlingszwiebeln – eigentlich fast alle Gemüse – ein paar Gramm Eiweiß und ein paar Gramm Stärke, aber das macht nur einen kleinen Teil in jeweils 100 Gramm Gemüse aus. Diese Mengen reichen nicht aus, damit große Mengen Magensäure produziert werden oder die Stärkeverdauung gestört wird. Schwierig wird es erst, wenn wir konzentrierte Stärke, wie Brot oder Reis, mit konzentriertem Eiweiß, wie Geflügelfleisch, Fisch oder rotem Fleisch, mischen.

Sobald der Stärke- oder Eiweißgehalt 10 Gramm pro 100 Gramm des Nahrungsmittels übersteigt, erreichen wir den Punkt, wo man vorsichtig kombinieren muss. Oder anders ausgedrückt, je höher der Anteil an Eiweiß oder Stärke in dem betreffenden Nahrungsmittel ist, desto wahrscheinlicher ist es, dass es besser verdaut wird, wenn man es nicht mit dem jeweils anderen kombiniert.

Nehmen wir nochmals das Beispiel von vorhin. Vollkornreis, ein klassisches stärkehaltiges Nahrungsmittel für Trennkost-Esser und Ernährungsfachleute zugleich, enthält pro 100 Gramm Reis etwa 30 Gramm Stärke.

Aber er enthält auch Eiweiß, wenden die Kritiker ein. Stimmt genau, aber nur etwa drei Prozent, nicht annähernd genug, um die Verdauung ernsthaft zu beeinträchtigen.

Aber warten Sie ...

Die Stärkeverdauung setzt wieder ein, sobald der Mageninhalt in den nächsten Abschnitt des Verdauungstraktes gelangt, in den Dünndarm, also warum machen wir uns Sorgen, wenn sie im Magen nicht abgeschlossen wird?

Der Dünndarm?

Dieser etwa 5 Meter lange Schlauch am unteren Ende des Magens, in dem alle Nährstoffe aus der Nahrung aufgenommen werden? Natürlich, Sie haben völlig Recht.

Hier werden die Stärken abgebaut.

Das liegt daran, dass die saure, halbflüssige Masse, die eben aus dem Magen kommt, die Sekretion einer Ladung von natürlichen Bikarbonaten auslöst, die die Säure neutralisieren und dafür sorgen, dass stärkeabbauende Enzyme (ähnlich wie im Speichel) die Arbeit fortsetzen können.

Aber man sollte nicht sagen, dass der Dünndarm die Aufgabe des Magens übernehmen kann. Könnte der Dünndarm den Verdauungsprozess vom Anfang bis zum Ende alleine durchziehen, wozu hätten wir dann überhaupt einen Magen? Die Verdauungsenzyme im Dünndarm sind nicht für den Abbau komplexer Stärke oder komplexen Eiweißes geeignet. Es ist der Magen, der die Nahrung zuerst aufnimmt und aufbereitet, der die Eiweiße und Stärken grob zerlegt, damit die Feinarbeit im Dünndarm möglich wird.

Ich habe das Für und Wider sehr kurz gefasst und versucht, beide Seiten darzustellen, Sie müssen sich Ihre Meinung selbst bilden.

Wer auch immer Recht haben mag, man darf nicht vergessen, dass die Verdauungsabläufe ungeheuer kompliziert sind; so kompliziert, dass die ehrlichen Fachleute sogar zugeben, sie wüssten immer noch nicht ganz genau, wie alles abläuft. Der hoch angesehene Verfasser des vielleicht derzeit besten Physiologie-Lehrbuches der Welt, Arthur C. Guyton, war hier sehr offen. In seinem Vorwort zur achten Auflage seines umfangreichen *Textbook on Medical Physiology* sagt er:

»Jedes Mal, wenn ich dieses Buch überarbeite, denke ich, dass die Physiologie eines Tages ein völlig ausgereiftes Feld sein wird, ohne Veränderungen von einem Jahr zum anderen. Und jedes Mal erweist sich das als kapitaler Irrtum. Die Physiologie ist ein weites Feld, und wir stehen gerade erst am Anfang des Verständnisses ihrer grundlegenden Geheimnisse.«

Ich gehöre natürlich zum Trennkost-Lager, denn ich konnte die therapeutischen Effekte der Trennkost unzählige Male unmittelbar beobachten. Außerdem kann ich nach meinem Studium der Anatomie, Physiologie und Chemie des Verdauungstraktes nicht wirklich gut glauben, dass gemischte Mahlzeiten jemals gut genug verdaut werden können, dass der Körper daraus optimale Nährstoffmengen aufnehmen kann. Der folgende Abschnitt über die Funktion des Verdauungssystems soll Ihnen das Verständnis erleichtern, warum die Kombination von Eiweiß und Stärke nicht für jedermann gut ist. Ich hoffe, Sie finden das interessant, wenn nicht, gehen Sie weiter zu Seite 204, zum Abschnitt *Bei diesen Darmbeschwerden hilft Trennkost*.

So funktioniert das Verdauungssystem

Die Verdauung findet hauptsächlich in drei Abschnitten statt: im Mund, im Magen und im Dünndarm. Dabei werden jeweils unterschiedliche Säfte produziert.

Der Vorgang beginnt, wenn wir etwas in den Mund tun. Wir kauen. Oder wir sollten zumindest kauen.

Leider schlingen viele von uns – sie essen viel zu schnell. Man vergisst leicht, dass »gut gekaut, halb verdaut« ist. Die Nahrung wird dabei durch die Zähne zerkleinert, damit die Verdauungssäfte und -enzyme mehr Angriffsfläche finden und die Nahrung zerlegen können.

Basische Säfte im Mund

Der Speichel, der die Nahrung beim Kauen befeuchtet und das Schlucken erleichtert, enthält das Enzym Amylase, das komplexe Kohlenhydrate wie Brot, Nudeln und Reis (auch als Stärke bezeichnet) in einfachere Bestandteile spaltet, die dann später vollständig verdaut werden. Chemisch gesehen ist Speichel basisch – das Gegenteil von sauer. Die Schleimhäute im Mund und auf der Zunge vertragen keine starken Säuren. Wäre der Speichel sauer statt basisch, würden unsere Zähne zerstört, und sie würden ausfallen.

Saure Säfte im Magen

Die Magensäfte sind größtenteils sehr verschieden vom Speichel; sie können annähernd neutral (weder basisch noch sauer) bis stark sauer sein, je nachdem, was man gegessen hat. Die Magenwand ist widerstandsfähig und mit einer schützenden Membran ausgekleidet, sodass die Magensäure nicht den Magen selbst angreift.

Stärke braucht Speichel, aber keine Säure

Damit die Stärkeverdauung im Magen fortgesetzt wird, müssen die Bedingungen mindestens eine Stunde nach dem Schlucken relativ neutral bleiben, damit die Amylase (das Enzym im Speichel) die Arbeit fortsetzen und die Stärke zerlegen kann. Erst dann sollte das Milieu saurer werden und die Speichelamylase deaktiviert werden. Im Durchschnitt werden etwa 30 bis 40 Prozent der komplexen Kohlenhydrate zerlegt, bevor sie mit Magensäure vermischt werden.

Eiweiß wird nicht im Mund verdaut

Die Stärkeverdauung beginnt im Mund, bei Eiweiß ist das ganz anders. Eiweiß, wie Fleisch, Käse und Fisch, wird von den Zähnen in kleinere Stücke zerlegt, mit Speichel befeuchtet, damit das Schlucken erleichtert wird, aber weiter geschieht nichts, bis das Eiweiß in den Magen gelangt. Das Eiweiß wird also nur mechanisch zerkleinert, im Mund aber nicht verdaut.

Eiweiß regt die Produktion von Magensäure an

Unmittelbar, nachdem das Eiweiß geschluckt wurde, beginnen die Magenwände, Magensäure zu produzieren, die das wichtige Enzym Pepsin aktiviert. Pepsin spaltet die komplexen Eiweiße von Käse, Fisch, Fleisch, Soja oder Ei in einfachere Strukturen auf, die später vollständig verdaut werden können. Diese Bestandteile sind ein wenig wie Lego-Bausteine, aus Lego kann man eine Burg bauen, diese zerlegen und aus denselben Bausteinen einen Lastwagen oder ein Raumschiff bauen. Auf diese Weise werden die Bausteine, die der Körper aus Nahrungseiweiß erhält, zerlegt und zu anderen Eiweißstrukturen, wie Hormonen und Enzymen, zusammengesetzt.

Es ist eine unverrückbare Tatsache, dass die Stärkeverdauung fast völlig zum Stillstand kommt, wenn Eiweiß in den Magen gelangt. Das liegt daran, dass die Magensäfte, die für die Stärkeverdauung benötigt werden, so sauer sind, dass sie die Stärke verdauenden Enzyme aus dem Speichel deaktivieren.

Information

Hier liegt der entscheidende Punkt, was die Bedeutung der Trennkost zur Förderung der Verdauung angeht: Sobald der Magen sauer genug ist, um diese Proteinstrukturen zu zerlegen, wird die Stärkeverdauung eingestellt.

Säuren und Basen neutralisieren einander

So wie Magensäure die Stärkeverdauung zum Stillstand bringt, indem sie die Basen vernichtet, haben frühe Trennkost-Experimente gezeigt, dass Stärken die Eiweißverdauung hemmen können, indem sie einige Säuren neutralisieren. Pepsin, das Eiweiß spaltende Enzym, wird nur in einem sehr sauren Magen aktiv und bleibt in einem alkalischen oder neutralen Milieu völlig inaktiv – damit wird die Stärke nicht verdaut und auch das Eiweiß nicht, wenn nicht genug Säure vorhanden ist. Das bedeutet, wenn wir Eiweiß und Stärke kombinieren, verzögert sich die Magenentleerung.

Wenn das Eiweiß nur teilweise verdaut wird, können auch die Peptide und Aminosäuren nicht richtig zerlegt werden. Das kann sich wiederum auf die Synthese der Hormone und Enzyme und die Bildung der neuen Zellen, die für das Blut und für die Reparatur geschädigter Gewebe benötigt werden, auswirken. Lysin, eine essenzielle in Getreideeiweißen vorkommende Aminosäure (essenziell bedeutet, dass sie lebensnotwendig ist und nicht vom Körper hergestellt werden kann und mit der Nahrung aufgenommen werden muss), kann zerstört werden, wenn Eiweiß und Stärke gemeinsam gekocht oder gemeinsam gegessen werden. Ein Lysinmangel kann chronische Müdigkeit, schlechte Konzentration und Benommenheit hervorrufen. Lysin wird vom Immunsystem für die Bildung von Antikörpern benötigt. Es wird auch zur Milderung von Herpes-Symptomen eingesetzt und spielt vielleicht eine Rolle für den Transport von essenziellen Fettsäuren in die Körperzellen.

Studien beweisen – getrennt verdaut, gesund verdaut

In Studien wurde der Säuregrad im Magen nach Eiweißmahlzeiten, nach Stärkemahlzeiten und nach gemischten Mahlzeiten aus Stärke und Eiweiß gemessen. Wenn wir gleichzeitig komplexes Eiweiß und komplexe Stärke essen, wird beides nicht richtig verdaut. Die Ergebnisse zeigten, dass genug Säure vorhanden war, um die Stärke verdauenden Enzyme zu inaktivieren, aber nicht genug, um das Enzym Pepsin für die Stärkeverdauung ausreichend zu aktivieren. Außerdem erfolgte die Verdauung viel langsamer. Wurden Stärke und Eiweiß jedoch getrennt gegessen, erfolgte die Verdauung rascher und effizienter.

Passage – jede Nahrungsmittelgruppe hat ihre eigene Zeit

Wie lange es dauert, bis ein bestimmtes Nahrungsmittel den Verdauungstrakt passiert, ist von Mensch zu Mensch verschieden und hängt von einer Reihe von Faktoren ab, beispielsweise von der Gesundheit des Verdauungssystems und von den Nahrungsmittelkombinationen. Man kann jedoch einige allgemeine Richtlinien formulieren.

Die meisten tierischen Eiweiße brauchen bis zu acht Stunden, bis sie zerlegt sind.

Bei einem schlecht funktionierenden Verdauungssystem kann es nach Expertenmeinung bis zu 72 Stunden dauern, bis einige Lebensmittel, wie Schweine- und Rindfleischprodukte, von einem Ende bis zum anderen gelangen! Wenn Sie das für gesund halten, überlegen Sie nochmals. Nehmen Sie ein Schweinekotelett und einen Apfel. Lassen Sie beides in einem warmen Raum 72 Stunden auf dem Tisch liegen. Wenn Sie nach drei Tagen zurückkehren, würden Sie dann lieber den Apfel oder das Schweinekotelett essen? Ähnliches spielt sich in unserem warmen Körper ab. Nahrungsmittel, die zu lange verweilen, verderben, produzieren Gase und Giftstoffe und werden sehr übel riechend!

Stärkehaltige Nahrungsmittel passieren den Verdauungstrakt rascher als die meisten Eiweiße, sie brauchen drei bis vier Stunden. Am schnellsten ist Obst, es verlässt den Magen bereits nach etwa einer halben Stunde.

Wiederholung

So viel Zeit für die Verdauung haben
* rotes Fleisch, Geflügelfleisch, Käse, Fisch, Eier: 4–8 Stunden
* Kartoffeln, Brot, Reis, Nudeln: 3–4 Stunden
* Obst: 20–40 Minuten

Werden Lebensmittel, die unterschiedliche Zeiten und unterschiedliche Bedingungen für die Verdauung benötigen, gemeinsam gegessen, ist klar, dass der Verdauungsprozess nicht nur verzögert, sondern auch ineffizient wird.

Achtung: Ein zusätzliches Problem besteht darin, dass wir Menschen eine unnatürliche Vorliebe für Süßes nach der Hauptmahlzeit entwickelt haben. Leider stören Zucker und raffinierte Lebensmittel das saure Milieu des Magens und erhöhen das Risiko einer bakteriellen Zersetzung der Nahrung. Wer es nicht ohne Nachspeise aushält, sollte zwischen Hauptgericht und Dessert mindestens eine Stunde Zeit lassen.

Bei diesen Darmbeschwerden hilft Trennkost

Ob Trennkost hilft, stellt man am besten durch einen Versuch fest, besonders wenn es sich um irgendeine Art von Verdauungsstörung handelt, etwa einfaches Sodbrennen oder schon Verstopfung, Reizkolon, Divertikulitis oder Hämorrhoiden. Ich bin ziemlich sicher, dass die vielen Menschen, die etwa nach einem Steak mit Pommes frites an einem sauren Völlegefühl leiden, diese Beschwerden nach einer Trennkost-Mahlzeit nicht hätten. Wäre es nicht schön, dieses Antazidum für immer los zu sein?

Darmbeschwerden – kleinere und größere

Eine der wohltuendsten Wirkungen der Trennkost ist die verbesserte Darmfunktion. Viele begeisterte Reaktionen stammen von Menschen mit den unterschiedlichsten Darmbeschwerden – kleineren oder größeren – wie etwa Divertikulitis (Entzündung der Wand eines Divertikels), Verstopfung, angstbedingte Durchfälle, Crohn-Krankheit (chronische Entzündung des Dünndarms), *Colitis ulcerosa* (Entzündung des Dickdarms) und Analfissuren. Keine Bauchschmerzen mehr, keine Blähungen und regelmäßiger, leichter Stuhlgang sind die wichtigsten Verbesserungen, die Patienten nennen. Besonders gut scheint die Trennkost Menschen mit Reizkolon (Reizdarm) und Hämorrhoiden zu tun.

Reizkolon

Bis vor nicht allzu langer Zeit wurde das Reizkolon *(Colon irritabile/Colon spasticum)* von vielen Medizinern für eine psychosomatische Krankheit gehalten. Nicht wenige Patienten wurden zur Bewertung oder Behandlung zum Psychiater oder Psychotherapeuten geschickt. Mittlerweile hat sich das Reizkolon aber als grundsätzlich körperliches Leiden mit einigen sehr realen Symptomen herausgestellt, die – wenig überraschend – auch Depressionen und emotionale Störungen verursachen können.

Das Reizkolon geht uns im wahrsten Sinn des Wortes auf die Nerven. Wenn der Nahrung die für das Nervensystem wichtigen Nährstoffe fehlen, oder wenn man irgendein Nervenleiden hat, ist die nervöse Steuerung der Darmfunktion gestört, die Darmentleerung erfolgt häufiger oder plötzlich.

Wer an Verstopfung leidet, kann nach Ansicht von Psychologen seine Gefühle nicht ausdrücken. Anhaltender Durchfall kann auf eine unbewusste oder unerklärliche Angst hindeuten. Wer sich in einer Beziehung unterdrückt oder eingesperrt fühlt und seinen Zorn nicht ausdrücken bzw. nicht loslassen kann, scheint häufiger an Darmbeschwerden zu leiden.

Führen nervliche Belastungen zu Durchfällen, können Entspannungstherapien wie T'ai-Chi, Meditation, Yoga, Aromatherapie und einfache Atemübungen Erleichterung bringen.

Die Symptome des Reizkolons können ständig oder zeitweise auftreten.

Symptome des Reizkolons
- Bauchschmerzen
- Verstopfung und Durchfall im Wechsel
- juckender, wunder After
- Blähbauch
- Verstopfung
- Depression
- Durchfall
- Hypervcntilation
- zusammengebissene Zähne
- Schmerzen im Bereich Lendenwirbelsäule
- Schleimstühle
- Krämpfe an den Verdauungsorganen
- Blutender After
- krampfartige Afterschmerzen *(Proctalgia fugax)*
- Stress
- Zähneknirschen *(Bruxismus)*
- Müdigkeit
- Gewichtsschwankungen
- Sorgen und Ängste

Die Ursachen für Reizkolon sind unbekannt, als mögliche Auslöser gelten mehrere Krankheitszeichen.

Mögliche Auslöser für Reizkolon
- Darmmykose *(Candida albicans)*
- Überempfindlichkeit bzw. Allergie gegen Nahrungsmittel, besonders Milchzucker (Laktose), Milcheiweiß, Gluten (Klebereiweiß), Weizen oder Hefe
- hormonelle Störungen – Reizkolon kann sich vor der Menstruation verstärken
- falsche Ernährung
- Darmparasiten wie Fadenwürmer und *Giardia lamblia*
- Mangel an Salzsäure
- Schädigung des Nervensystems

- Nährstoffmangel
- schlechte Verdauung
- Beziehungsprobleme
- Nebenwirkungen gewisser Medikamente
- Stress
- Überlastung

Behandlungsmöglichkeiten von Reizkolon

Bei Reizkolon werden häufig Pfefferminztabletten verschrieben, weil sie Krämpfe an den Verdauungsorganen lindern helfen. Zum Einsatz kommen pharmazeutische Anticholinergika, die solche Krämpfe beseitigen. Dominiert die chronische Verstopfung, werden vielleicht Abführmittel empfohlen. Medikamente gegen den Durchfall können hilfreich sein, wenn man unterwegs ist oder nicht jederzeit eine Toilette aufsuchen kann. Keines dieser Medikamente ist jedoch für den langfristigen Gebrauch geeignet.

Ich habe bei sehr vielen Patienten mit Reizkolon sicht- und spürbare Erfolge mit Ernährungstherapie und Naturheilkunde verzeichnen dürfen. In diesem Kapitel stelle ich Ihnen nun meine Behandlungsmethoden vor, die vielen Menschen zu einer Linderung der Symptome beigetragen haben.

Und das können Sie tun

Achten Sie auf Überempfindlichkeitsreaktionen

Überempfindlichkeitsreaktionen auf bestimmte Nahrungsmittel können zu Reizkolon führen. Notieren Sie etwa zwei Wochen lang alle Speisen und Getränke, die Sie zu sich nehmen, und zeichnen Sie auch auf, wann das Reizkolon sich am schlimmsten bemerkbar macht. Dabei müssen die Beschwerden nicht unbedingt von der letzten Mahlzeit verursacht worden sein. Außerdem kann ein bestimmtes Nahrungsmittel Beschwerden verursachen, wenn Sie sich gestresst und unwohl fühlen, braucht es aber nicht zu anderen Zeiten. Häufige Auslöser sind Kuhmilch, Kuhmilchkäse, Brot, Weizenprodukte, Zucker und Hefe, aber auch andere Nahrungsmittel.

Ernähren Sie sich nicht einseitig

Lassen Sie sich nicht verleiten, mehr als ein oder zwei Lebensmittelgruppen gleichzeitig von Ihrem Speiseplan zu streichen. Starke Einschränkungen können zu Nährstoffmangel führen. Am besten ist es, das verdächtige Nahrungsmittel etwa vier oder fünf Tage zu meiden, dann sehen Sie, ob die Symptome verschwinden. Wenn nicht, wird es wieder eingeführt und der nächste Verdächtige weggelassen. Endgültig ausgeschlossen dürfen nur Nahrungsmittel werden, die mit Sicherheit Reizkolon auslösen. Manchmal kann man die Symptome reduzieren oder lindern, wenn man nur weniger von dem Reizstoff isst. Mit anderen Worten, wenn drei Scheiben Brot einen Anfall auslösen, macht eine Scheibe vielleicht keine Beschwerden. Ein Tropfen Milch zu Tee oder Kaffee ist oft kein Problem, ein Glas Milch führt dagegen zu Schmerzen, Blähungen und Durchfällen. Und die häufigsten Überempfindlichkeitsreaktionen werden leider von Nahrungsmitteln verursacht, die man sehr gerne mag.

Essen Sie die richtigen Ballaststoffe

Menschen mit Reizkolon wird häufig empfohlen, mehr Ballaststoffe zu essen. Weizenkleie, die ein beliebtes Mittel ist, tut nicht jedem gut, wie wir wissen, bei Gluten-Allergikern können sich die Symptome sogar noch verschlimmern. Weniger problematische Ballaststoffe sind Leinsamen, Psyllium (Flohsamen), Haferflocken und Vollkornreis, auch sie helfen gut bei Durchfall und Verstopfung.

Trinken Sie viel, aber vermeiden Sie Tee und Kaffee

Kleine Mengen Kaffee und Tee sind meist kein Problem, ein Übermaß kann sowohl Verstopfung als auch Durchfall verschlimmern und – unmittelbar nach der Mahlzeit genossen – die Verdauung stören. Versuchen Sie, ein oder zwei Tassen durch Kräuter- und Früchtetees, verdünnte Fruchtsäfte und vor allem Wasser zu ersetzen. Auch frisches Obst, Gemüse, Salat, hausgemachte Gemüsesuppen und -brühen erhöhen die Flüssigkeitsaufnahme.

Versuchen Sie es mit Massage

Massieren Sie abends vor dem Schlafengehen den ganzen Bauch mit ein wenig nativem Olivenöl extra. Massieren Sie, rechts unten beginnend mit festen, kreisförmigen Bewegungen, zur linken Seite hin, und an der linken Seite abwärts und wieder zurück. Regelmäßige Anwendung hilft gegen Blähbauch und Krämpfe an den Verdauungsorganen (siehe die genaue Anweisung) auf Seite 222f. im Abschnitt *Wie können Sie Ihre Verdauung verbessern?*

Halten Sie sich warm

Angespanntheit durch Kälte erhöht die Wahrscheinlichkeit für Muskelkrämpfe. Stehen oder sitzen Sie mehrere Stunden an ein und demselben Platz, neigen Sie zu Frösteln. Machen Sie täglich einen kräftigen Spaziergang. Wer seinen Arbeitsplatz nicht verlassen kann, regt den Kreislauf stündlich durch mehrminütiges Schwingen der Arme und Beine oder durch Auf- und Abgehen an.

Kontrollieren Sie Ihre Körperhaltung

Wie stehen oder sitzen Sie? Überprüfen Sie Ihre Haltung, und atmen Sie tief ein und aus. Eine verkrampfte oder nachlässige Haltung erhöht die Anspannung der Muskulatur.

Versuchen Sie Bachblüten

- Bachblüten – erhältlich in Apotheken mit homöopathischer Abteilung – helfen die emotionalen Aspekte des Reizkolons zu lindern. Hilfreich: *Aspen* (Espe) gegen unbewusste Ängste; *Crab Apple* (Holzapfel) gegen Niedergeschlagenheit, Gefühl der inneren oder äußeren Unreinheit, Schamgefühle; *Mimulus* (Gauklerblume) gegen konkrete Ängste, etwa vor Krankheit, Menschen, Dunkelheit; und *Scleranthus* (einjähriger Knäuel) gegen Stimmungsschwankungen, starke Unausgeglichenheit.

Versuchen Sie Pflanzenheilmittel

- Sind Depressionen und Stress die Schlüsselsymptome, sind Pflanzenarzneien angesagt, von denen es eine Menge gibt. *Johanniskraut* (Hypericum perforatum) hebt die Stimmung und lindert Ängste.
- Wer beruflich oder privat überlastet ist, profitiert von *Nachtkerzenöl* (Vitamin E) in Kombination mit *B-Vitaminen*. Ich würde die dreimonatige Einnahme von Nachtkerzenöl zusammen mit einem guten Multivitaminmineralstoffpräparat empfehlen, das alle B-Vitamine sowie Kalzium, Magnesium, Selen, Mangan und Chrom enthält.
- *Passionsblume, Baldrian* und *Kava-Kava* sind drei Pflanzen, die Stress lindern (beruhigend wirken) und den gesunden Schlaf fördern helfen. Auch *Goldmohn* (kalifornischer Mohn) erweist sich bei Schlafstörungen als hilfreich.
- Wer sich tagsüber gestresst oder ängstlich fühlt, nimmt außer seiner täglichen Multivitaminration ein Kava-Kava-Präparat. Im Kapitel *Mit einfachen Methoden gegen den Stress* finden Sie mehr über Stressbewältigung und bessere Stimmung.

Wichtige Hinweise

- Wenn gar nichts hilft, sprechen Sie mit Ihrem Arzt über spezielle Untersuchungen, um andere Krankheiten auszuschließen.
- So verursachen etwa Fibromyalgie (»Weichteilrheumatismus«), Candida-Mykose, häufige Darmparasiten, wie *Giardia lamblia* und Fadenwürmer, mitunter ähnliche Symptome wie ein Reizkolon.
- Darmpolypen, Tumoren an der Schleimhaut, die auch bösartig werden können und daher immer abgeklärt werden müssen, geben Stoffe ab, die ähnliche Symptome verursachen wie ein Reizkolon.

Hämorrhoiden

Hämorrhoiden sind krampfaderähnlich, erweiterte oder geschwollene Mastdarmvenen der unteren Mastdarmgegend, die innerhalb und außerhalb des Afters (Afterkanals) liegen können. Hämorrhoiden sind ein Leiden, über das man nicht gerne spricht, und über das Nicht-Betroffene gerne Witze machen. Hämorrhoiden sind aber unglaublich häufig und sind bei allen Altersgruppen zu finden. Ursachen können langzeitiges Stehen, eine sitzende Beschäftigung, aber auch Übergewicht sein. Nach Schätzungen ist in Mitteleuropa davon die Hälfte der Gesamtbevölkerung betroffen. Also wirklich kein Grund zum Scherzen!

Hämorrhoiden sind zwar schmerzhaft, aber heilbar, scheuen Sie sich also nicht, Ihren Arzt zu fragen. Wie ein Krankenhausarzt treffend bemerkte, sehen Ärzte tagtäglich die »Kehrseite« ihrer Patienten, das gehört zu ihrem Job. Vor kurzem betonte ein Arzt in einem Gespräch nachdrücklich, wie wichtig es sei, diese Scham abzulegen und über Darmprobleme zu sprechen. »Das kann lebensrettend sein«, sagte er.

Unsere Scheu, mit dem Arzt über sensible Themen, wie Hämorrhoiden, Verstopfung oder Reizkolon, zu sprechen, führt dazu, dass ein potenziell gefährliches Darmleiden sich zu einem lebensbedrohlichen entwickeln kann. »Innere« Hämorrhoiden sind die knotenförmigen Erweiterungen der Mastdarmvenen am oberen Ende des Afterkanals. »Äußere« Hämorrhoiden sind herausgetretene Gebilde am unteren Ende, um den Afterschließmuskel herum, gleich unter der Haut (subkutan). Das Wort Hämorrhoiden kommt vom griechischen *haimorrhoidis*, eigentlich »Blutfluss«. Symptome sind Darmblutungen (hellrotes Blut), Juckreiz, Brennen und Schmerzen im Rektum (Mastdarm) und ein Gefühl der unvollständigen Entleerung nach dem Stuhlgang. Durch Reizungen oder Druck werden Rupturen (Zerreißungen) und Blutungen von Hämorrhoiden begünstigt.

Behandlungsmöglichkeiten von Hämorrhoiden

Wer an Hämorrhoiden leidet, sollte den Arzt aufsuchen oder den Apotheker um Rat fragen. Es gibt mehrere Medikamente, meist Salben oder Zäpfchen, zum Teil rezeptpflichtig, zum Teil frei erhältlich, die Schmerzen, Entzündungen und Reizungen lindern.

Bei bestehen bleibenden Hämorrhoiden, die nicht mit Arzneien behandelbar sind, haben sich Operationen – auch wenn das drastisch klingen mag – als sehr erfolgreich erwiesen. Die operative Entfernung der Knäuel oder Knoten geschieht per Hämorrhoidektomie bzw. durch Schließmuskeleinkerbung oder durch submuköses (unter der Schleimhaut) Ausschneiden.

Wichtiger Hinweis

Wer unter chronischen Verdauungsproblemen leidet, schlimme Verstopfung hat oder rotes oder dunkelrotes Blut im Stuhl bzw. dunkle Stühle bemerkt, sollte sofort den Arzt aufsuchen.

Vorbeugen ist immer besser als Heilen.

Und das können Sie tun

Bitte nicht drücken

Hämorrhoiden können durch Drücken und Forcieren der Stuhlentleerung verursacht oder verschlimmert werden, sie gehen häufig – aber nicht immer – mit Verstopfung einher. Regelmäßiger Stuhlgang sollte das Risiko für beide Probleme reduzieren.

Folgen Sie dem natürlichen Drang

Schieben Sie den Gang zur Toilette nicht unnötig auf, sonst geht der Darm wieder in Ruheposition. Wer dem Drang nicht folgt, macht das Leiden vermutlich schlimmer. Sie müssen entspannt sitzen können – und warten. Tief durchatmen, langsam den Bauch, die Taille und den unteren Rücken massieren (einfach was Sie erreichen), das entspannt die Eingeweide. Auch ein Hochheben der Arme über den Kopf kann die Stuhlentleerung in Gang bringen. Wenn sich innerhalb von 10 bis 15 Minuten nichts tut, geben Sie auf, und warten Sie auf die nächste Gelegenheit.

Essen Sie mehr Ballaststoffe

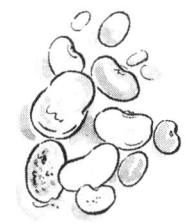

Der Verzehr von Ballaststoffen aus frischem Obst (besonders Äpfeln und Bananen), aus frischem Gemüse, Pellkartoffeln, Erbsen und Bohnen, Vollkornreis, Haferflocken, Kürbiskernen, Leinsamen und Getreideflocken ist ein wichtiger erster Schritt in Richtung normale Darmentleerung. Ballaststoffe begünstigen Peristaltik und Transport, sind unverdaulich und wirken durch ihr Volumen. Helfen Sie ihnen, indem Sie reichlich trinken, besonders Wasser, Kräuter- und Früchtetee, selbst zubereitete Brühen und Suppen essen. Fruchtsäfte aus dunklen Beeren, wie Preiselbeeren, Kirschen, Weintrauben, Brombeeren, Heidelbeeren und Blaubeeren, erhöhen nicht nur die gesunde Flüssigkeitsaufnahme, sondern auch die Aufnahme wichtiger Nährstoffe, der so genannten Proanthocyanidine (die wasserlöslichen Spaltprodukte der Anthocyane [Farbstoffe] der Pflanzen), die die Gefäßwände (Venen) stärken und kräftigen. Wer ausreichend Ballaststoffe und Flüssigkeit zu sich nimmt, sollte zwei geformte, aber leichte Stuhlgänge pro Tag haben.

Gehen Sie gegen Stress und Angst an

Hämorrhoiden werden häufiger bei Menschen, die sich Sorgen machen oder privat bzw. beruflich unter Druck stehen, beobachtet. Was die psychologische, symbolische und emotionale Seite angeht, können uns Sprichwörter weiterhelfen. Bei uns in England verbindet der Volksmund Schmutz, Dreck und Exkremente negativ mit Geld, wohingegen andernorts Vogeldreck, der Ihnen aufs Haupt fällt, Glück bedeutet. Abfälle nicht loszulassen, so sagen Psychologen, deutet auf eine Weigerung hin, sich von materiellen Dingen zu trennen; »Zurückhalten« auf unterdrückte Gefühle; oder auf die Unfähigkeit, sich neuen Ideen oder Gedanken zu öffnen. Louise Hay sagt in ihrem berühmten Buch *Du bist Dein Heiler* (Heyne Wilhelm Verlag), dass der Umgang mit Zorn, Überlastung und festgefahrenen Situationen ein wichtiger Aspekt einer erfolgreichen Behandlung von Hämorrhoiden darstellt.

Machen Sie warme Bäder

Ein warmes Bad täglich, besonders kurz vor dem Schlafengehen, fördert die Entspannung und lindert den Juckreiz. Geben Sie je drei Tropfen ätherisches Lavendel- und Wacholderöl ins Badewasser, und baden Sie 10 Minuten. Verwenden Sie keine Seife, Schaumbäder, Schampoos oder ähnliche Dinge, die die Haut reizen könnten. Trocknen Sie die Haut vorsichtig, aber gründlich, und tragen Sie auf den betroffenen Bereich Haselnuss- oder Rosskastaniensalbe auf (Vorsicht Allergiker!).

Visualisieren Sie Ihre Beschwerden

Manchen Patienten hilft Visualisieren. Eine Grundübung kann so aussehen: Augen schließen, langsam und tief aus- und einatmen und sich vorstellen, wie die Hämorrhoiden schrumpfen und verschwinden. Dann stellt man sich die Wände des Rektums (Dickdarms) glatt, rosa und gesund vor. Diese Visualisierung wiederholt man zweimal täglich für mindestens 2 Minuten.

Versuchen Sie Bachblüten

Versuchen Sie Bachblüten vier bis sechs Wochen lang; sie helfen bei Hämorrhoiden genauso gut wie bei Reizkolon. Geben Sie je 6 Tropfen der Essenz *Crab Apple* (Holzapfel) und sechs Tropfen der Essenz *Rock Water* (Quellwasser) in ein Glas Wasser (ohne Kohlensäure), und trinken Sie es über den Tag verteilt. *Crab Apple* wirkt reinigend. *Rock Water* hilft strengen, perfektionistischen Menschen mit starren Ansichten und der Unfähigkeit zum Loslassen.

Versuchen Sie Pflanzenheilmittel

Es gibt mehrere pflanzliche Heilmittel, die gut gegen Schmerzen und Entzündungen helfen. *Pilex* (Tabletten und Salbe), eine Kombination aus ayurvedischen (traditionellen indischen) Pflanzenextrakten ist einen Versuch wert (siehe Anhang Seite 471). Hilfreich sind auch *Heidelbeere*, *Rosskastanie* und *Hamamelis*. *Hamamelis* (virginische Zaubernuss; *Hamamelis virginiana*) wird seit Jahrhunderten von den Ureinwohnern Amerikas für die Behandlung von Hämorrhoiden, Krampfadern, Geschwüren, rissiger Haut, Insektenstichen und Hautausschlägen verwendet. Traditionell wird aus der Rinde und den Blättern der Pflanze ein Breiumschlag gemacht und auf den betroffenen Bereich aufgelegt. Hamamelis gilt immer noch als eines der hilfreichsten Heilmittel bei lokalen Entzündungen der Haut und Schleimhaut; ein gutes Beispiel für ein altbewährtes pflanzliches Heilmittel, das Eingang in die Schulmedizin gefunden hat.

Die Wissenschaft weiß nun, welche Bestandteile Hamamelis so wirksam machen. Ihre Tannine (Gerbstoffe) und ätherischen Öle wirken stark adstringierend und entzündungshemmend. Ihre (Bio-)Flavonoide, die auch als Vitamin-P-Faktor bezeichnet werden, sind durchblutungsfördernd und die Blutgefäße stärkend, besonders die empfindlichen Kapillargefäße unter der Hautoberfläche. Sie wirken auch gegen Thrombose-Bildung und Entzündungen. Die aktiven Flavonoide in Hamamelis heißen Proanthocyanidine und sind auch in dunklen Früchten wie Heidelbeeren, Preiselbeeren und blauen Weinbeeren enthalten. Die intensiv belebende Wirkung dieses Heilkrauts lindert das schreckliche Schweregefühl in den Beinen, das bei Krampfadern so häufig ist. Hamamelis wird häufig auch zur Behandlung von venösen Ödemen (Wasserretention) empfohlen. Es ist in Form von Kapseln, Salben, Lotions oder als klare Flüssigkeit erhältlich. Beachten Sie die Anweisungen auf den Packungsbeilagen.

Rosskastanie (Aesculus hippocastanum) ist ein bekanntes Mittel gegen schlechte Durchblutung – ein häufiger Faktor bei Hämorrhoiden und Krampfadern – und wird in der Pflanzenheilkunde oft mit Hamamelis kombiniert. Zur innerlichen Anwendung würde ich Rosskastanien-Tinktur (flüssiger Pflanzenextrakt) oder Rosskastanien-Kapseln empfehlen. Zur äußerlichen Anwendung versuchen Sie ein Gel aus Hamamelisextrakten in Kombination mit Heidelbeerblättern und Rosskastanie. Lassen Sie sich in der Apotheke oder im Reformhaus beraten.

Auch die essenziellen Fettsäuren im Öl von *Frühlingsstern, schwarzer Johannisbeere* und *Nachtkerze* wirken stark durchblutungsfördernd und lindernd bei Hämorrhoiden und Krampfadern.

Goldmohn (Eschscholzia californica): ist vor allem als pflanzliches Schlafmittel bekannt; der Goldmohn ist eine unschädliche Alternative zum Schlafmohn, denn er enthält keine Opiumalkaloide, wie etwa Morphin und Kodein. Goldmohn-Kapseln helfen, wenn man vor Angst nicht schlafen kann oder an Albträumen leidet. Weniger bekannt ist die krampflösende Wirkung bei Reizkolon und Hämorrhoiden.

Die Ureinwohner Amerikas ernteten Stiele, Blätter und Blüten während der Blütezeit, zwischen Frühsommer und Frühherbst, trockneten sie im Schatten an der frischen Luft und machten daraus eine Tinktur gegen Koliken. Konnten sie noch nicht erklären, warum die Arznei wirkte, so wissen wir mittlerweile, dass die Pflanze Bestandteile wie Alkaloide, Flavonoide und Glykoside enthält.

Alkaloide sind hochwirksame Pflanzenstoffe, die physiologisch auf eine Reihe von Körpersystemen wirken, wie auf das Nerven- und das Verdauungssystem. Glykoside gehören zu den wirksamsten pflanzlichen Wirkstoffen; und bestimmte Glykoside wirken speziell auf die Muskeln der Verdauungsorgane. Flavonoide gehören zu den häufigsten pflanzlichen Wirkstoffen und haben einen großen Wirkradius, besonders aber eine krampflösende Wirkung, die bei Reizkolon und anderen Darmbeschwerden wohltuend ist.

Wie können Sie Ihre Verdauung verbessern?

Der Markt der Ernährungsvorschläge – immer etwas Neues

Auch Wissenschaftler und Ärzte haben nicht immer Recht. Seit Dr. Denis Burkitt in den Siebzigerjahren des vorigen Jahrhunderts seine berühmten Erkenntnisse über Verdauung und Ballaststoffe veröffentlichte, ist der Ratschlag »Essen Sie mehr Ballaststoffe« aus offiziellen Gesundheitsempfehlungen nicht mehr wegzudenken. Kleie war der Renner, die Vorteile einer ballaststoffreichen Ernährung zu hinterfragen, grenzte an Häresie. Für die Gesundheit des Darmes ist ein Übermaß an Ballaststoffen aus Getreide vielleicht nicht so gut. Neuere Forschungen aus einer wichtigen Langzeitstudie an beinahe 90 000 Krankenschwestern, durchgeführt an der Harvard Medical School, deuten daraufhin, dass die unlöslichen Ballaststoffe (wie etwa Kleie), die Dr. Burkitt so hervorhob, vielleicht doch nicht den Schutz gegen Darmkrebs bieten, den man erwartet hatte. Eine nachfolgende Studie an 47 000 männlichen Angestellten des Gesundheitswesens kam zu einem ähnlichen Ergebnis. Das heißt aber nicht, dass wir alle Arten von Ballaststoffen vergessen können. Ballaststoffe helfen gegen Verstopfung, weil sie das Stuhlvolumen vergrößern und die Entleerung erleichtern. Außerdem scheinen die löslichen Ballaststoffe in Bohnenkernen, Samen,

Nüsse, Salaten, und Gemüsen, von denen wir bereits wissen, dass sie für einen ausgeglichenen Blutzuckerspiegel sorgen, die Darmflora gesund zu erhalten und vielleicht sogar vor koronarer Herzkrankheit zu schützen.

Ebenso interessant ist die Möglichkeit, dass ein hoher Anteil an komplexen Kohlenhydraten und an Antioxidanzien in der Nahrung sowie eine gesunde Darmflora besser gegen Darmkrebs schützen als die wohl bekannte Kleie.

Verwirrt! Die folgenden Tipps schaffen Klarheit!

Mit Trennkost gegen einen trägen Darm – meine Tipps

Frühstücken Sie immer

Eine Obstmahlzeit ist ein erfrischender Start in den Tag und eine leichte Alternative für Menschen, die morgens nichts hinunterkriegen. Die zusätzliche Flüssigkeit im frischen Obst reicht oft schon aus, um die Darmtätigkeit in Gang zu setzen. Medikamente oder Ballaststoffpräparate werden unnötig.

Warten Sie nicht erst auf den Bärenhunger

Warten Sie nicht, bis Sie einen Bärenhunger haben und der Magen bereits schmerzt. Wer keine ordentliche Pause für eine Mahlzeit einlegen kann, sollte sich zumindest zehn Minuten für einen Snack Zeit nehmen.

Essen Sie nicht unterwegs

Egal, wie eilig Sie es haben, essen sie NIEMALS im Gehen oder Stehen. Ein gestresster Magen kann nicht richtig verdauen. Setzen Sie sich zum Essen hin. Nehmen Sie es sich nicht bloß vor – tun Sie es!

Geben Sie der Verdauung eine Chance

Eilen Sie nicht davon, sobald der letzte Bissen gegessen ist. Nach dem Essen fünf oder zehn Minuten entspannt zu sitzen – und zu plaudern, zu lesen oder nachzudenken –, ist für die Verdauung die Chance zu einem guten Start.

Essen Sie langsamer

Flüssigkeiten kauen und feste Nahrung trinken. Wie bitte? Überlegen Sie: Wenn man Getränke vor dem Schlucken im Mund bewegt, werden sie mit Speichel vermischt und leichter verdaulich. Feste Nahrung, die gekaut wird, bis sie halb flüssig ist, enthält nicht nur wertvolle Verdauungsenzyme aus dem Speichel (besonders wichtig bei Süßspeisen und stärkereichen Mahlzeiten), sie bietet den Magensäften auch wesentlich mehr Angriffsfläche für die Verdauung. Sich für jeden Bissen Zeit zu nehmen, wirkt auch entspannend.

Sorgen Sie für ungestörte Mahlzeiten

Wie oft wird man durch das Telefon gestört oder muss aufstehen und für andere etwas auf den Tisch zaubern! Ihre Mahlzeit ist genauso wichtig wie die der anderen.

Vermeiden Sie sehr heiße, scharfe und sehr kalte Speisen

Wer unter irgendeiner Art von Verdauungs- oder Darmproblemen leidet, sollte sehr heiße, sehr scharfe und sehr kalte Speisen meiden. Der Magen ist dafür nicht ausgelegt, auch die Leber mag das nicht. Wenn Curry-Gerichte und andere würzige Speisen Teil Ihrer Kultur sind, könnten Sie sie vielleicht etwas weniger scharf zubereiten?

Trinken Sie weniger Tee und Kaffee

Zu viel Tee oder Kaffee stört die Verdauung und kann dem Körper Nährstoffe entziehen. Sie müssen diese Getränke nicht ganz meiden. Sie sind zumindest ein Genuss – und müssen daher auch wohltuend sein. Eine Tasse Tee wirkt wunderbar entspannend, eine Tasse Tee erhöht die Aufmerksamkeit, wenn man müde ist. Aber übertreiben Sie nicht! Zwei oder drei Tassen pro Tag sind in Ordnung. Trinken Sie Tee und Kaffee zwischen den Mahlzeiten, nicht dazu oder unmittelbar danach.

Essen Sie kleine Mahlzeiten

Viele kleine Mahlzeiten entlasten ein überfordertes Verdauungssystem und sind hilfreich, wenn der Cholesterinspiegel erhöht ist oder man abnehmen möchte. Kleinere, häufigere Mahlzeiten können zu einer Normalisierung des Cholesterinspiegels und des Körpergewichts beitragen.

Vermeiden Sie späte Mahlzeiten

Späte Mahlzeiten sind manchmal nicht zu vermeiden, aber es besteht kein Zweifel, dass sie uns im Magen liegen. Könnten Sie die Hauptmahlzeit mittags einnehmen oder den Tagesablauf ein wenig umstellen und abends etwas früher essen? Am besten ist es, wenn zwischen Abendessen und Schlafengehen drei Stunden liegen, damit das Essen einigermaßen verdaut werden kann. Einiges deutet auch darauf hin, dass späte Mahlzeiten vermehrt zu Gewichtsproblemen führen.

Machen Sie eine Pause nach jedem Gang

Lassen Sie zwischen den Gängen etwas Zeit. Oder noch besser, beschränken Sie sich auf einen Gang.

Essen Sie keine große Mahlzeiten bei Stress oder Angst

Wer verkrampft und angespannt ist, kann nicht verdauen. Entscheiden Sie sich für etwas leicht Verdauliches, etwa frisches Obst, einen Salat oder eine Suppe.

Essen Sie im Restaurant – dann so ...

Wer oft im Restaurant essen muss, kann relativ leicht auch dort Trennkost essen. Bei einem Geflügel- oder Fischgericht lässt man Kartoffeln oder Reis weg und bestellt zusätzlich Gemüse oder grünen Salat. Bei Nudeln bestellt man eine Sauce ohne Käse und verzichtet auf den Parmesan obendrauf. Bestellen Sie Obstsalat als Vorspeise, und lassen Sie das Dessert weg. Handelt es sich um ein Gericht, dessen Zutaten Sie nicht genau kennen – genießen Sie es, und vergessen Sie diesmal die Trennkost.

Nehmen Sie weniger Zucker

Oder noch besser – gar keinen. Verwenden Sie kaltgeschleuderten Honig (aus dem Reformhaus) als Alternative. Suchen Sie in der *Austauschtabelle* (Seite 103) nach anderen Möglichkeiten. Meiden Sie Süßstoffe, wie Sorbit, Saccharin und Aspartam. Wenn Sie nicht genau wissen, was in einem Produkt enthalten ist, prüfen Sie die Packungsangaben.

Vermeiden Sie schwer verdauliche Nahrungsmittel

Dazu gehören rotes Fleisch, Brot, Weizenprodukte, Mais, scharf Gewürztes, Süßspeisen und Desserts, Frittiertes, üppige Saucen, Mürbeteig und Blätterteig, Orangensaft aus der Packung und Speisen mit künstlichen Konservierungsmitteln und Geschmacksverstärkern, wie etwa Natriumglutamat und Natriumnitrit.

Essen Sie immer Obst extra

Obst und Fruchtsäfte werden getrennt von konzentriertem Eiweiß und konzentrierter Stärke genossen. Die Erklärung dafür finden Sie im Abschnitt *Eiweiß und Stärke – die unverträglichen Einzelgänger.*

Essen Sie möglichst Bio-Produkte

Viele Supermärkte und Läden bieten mittlerweile eine gute Auswahl an organischen Produkten an, etwa Zwiebeln, Champignons, Kartoffeln, Möhren, Bananen, Äpfel, Milch, Sojamilch, Käse, Jogurt, Sahne, Eier, Geflügel, Frühstücksflocken, Kekse, Brot, Fruchtsäfte, Suppen und Hülsenfrüchte in Dosen. Etwa 80 Prozent meines Wocheneinkaufs stammen aus organischer Produktion, und ich glaube, der Preisunterschied zahlt sich aus.

Waschen Sie Obst und Gemüse immer gründlich

Waschen Sie Obst, Gemüse und Salat vor der Verwendung immer gründlich. Bei Gemüse und Salat denken wir meist daran, essen dann aber einen Apfel oder Weintrauben, ohne einen Gedanken an die Bakterien zu verschwenden, die sich darauf angesammelt haben. Es wurde bereits mehrmals über schwere Fälle von Lebensmittelvergiftungen durch Importobst berichtet. Waschen hilft nicht gegen systemische Pflanzenschutzmittel, aber es reduziert die Schadstoffbelastung.

Verwenden Sie Kuhmilch nur minimal

Kuhmilch ist eine häufige Ursache für Missbehagen, Blähungen, Übelkeit, Krämpfe und Durchfälle. Wer nicht sehr empfindlich auf Milchprodukte reagiert, kann ein wenig Milch in Tee oder Kaffee geben; Milch in größeren Mengen (als Getränk oder zu den Frühstücksflocken) wird aber oft nicht vertragen. Ich habe bereits von mehreren Patienten gehört, dass Milch aus ökologischer Landwirtschaft, die es nun in vielen Supermärkten gibt, weniger Probleme verursacht als solche aus konventioneller. Wer seinen Tee nicht ohne einen Tropfen Milch trinken kann, sollte es vielleicht mit Bio-Milch versuchen.

Essen Sie abwechslungsreich

Wer immer nur das Gleiche isst, bringt sich um viele Nährstoffe und erhöht das Risiko, sich eine Nahrungsmittelallergie einzuhandeln.

Essen Sie möglichst naturbelassene Nahrungsmittel

Essen Sie möglichst naturbelassene, unbearbeitete Nahrungsmittel – das heißt nicht, dass sie Berge von Schrot, Salatblättern und Linsen vertilgen müssen, um gesund zu bleiben. Aber immer, wenn Sie ein abgepacktes oder vorgegartes Nahrungsmittel kaufen möchten, sollten Sie prüfen, ob es dazu nicht eine frischere, weniger bearbeitete Alternative gibt. Wer seine Speisen aus den Grundzutaten zubereitet, erhält mehr Nährwert und – auch nicht zu unterschätzen – weiß außerdem, was drin ist.

Bewegen Sie sich regelmäßig

Versuchen Sie zumindest, täglich 15 bis 20 Minuten kräftig spazieren zu gehen – oder 30 bis 40 Minuten dreimal die Woche. Gehen Sie nicht mit vollem Magen laufen. Jede Art von anstrengender Bewegung nach dem

Essen kann Verdauungsprobleme auslösen. Aber ein entspannender, gemächlicher Spaziergang nach dem Abendessen soll die Verdauung fördern.

Entspannen Sie sich innerlich

Auch wenn Sie chronisch besorgt, immer gestresst, ständig in Eile sind, dauernd auf Hochtouren laufen und niemals still sitzen können – ein paar ruhige Minuten am Tag wirken Wunder für die Verdauung und die Gesundheit allgemein. Fünf Minuten – mehr verlange ich nicht. Gleichmäßiges, tiefes Atmen ist eine Möglichkeit, sich innerlich zu öffnen und die »Motilität« des Verdauungsapparates zu verbessern (dieses Wort steht in der Medizin für den Transport der Nahrung durch den Darm).

Setzen oder legen Sie sich bequem hin an einem warmen, ungestörten Ort:

- Lassen Sie alle Anspannung los. Der ganze Körper, auch Kiefer und Schultern sollten entspannt sein.
- Atmen Sie langsam und bewusst, beim Einatmen hebt sich die Bauchdecke, beim Ausatmen senkt sie sich.
- Machen Sie zehn solcher Atemzüge.
- Bleiben Sie entspannt, halten Sie die Augen geschlossen, und atmen Sie drei oder vier Minuten normal weiter. Beschränken Sie die Tiefenatmung auf diese Übung. So ist sie sehr gesund, ein Übermaß kann jedoch das Säure-Basen-Gleichgewicht zu Gunsten der Basen verschieben, ausgenommen ist die tiefe Atmung beim Sport. Es wird Sie vielleicht interessieren, dass nach der Lehre der Traditionellen Chinesischen Medizin Angst und Kummer die Funktion der Lunge und des Dickdarms beeinträchtigen. Eine verbesserte Atmung kann den Energiefluss zwischen diesen Organen erhöhen.

Machen Sie Bauchmassage

Sollten Sie Abschnitte über *Reizkolon* und *Hämorrhoiden* nicht gelesen haben, die Bauchmassage ist eine weitere Möglichkeit; das Verdauungssystem zu »trainieren« und zu entspannen. Nehmen Sie ein wenig von einem hochwertigen Öl, etwa Mandel-, Oliven-, Traubenkern- oder Leinöl (Speiseöl, nicht das Holzbearbeitungsmittel!). Ein halber Teelöffel ist meist ausreichend. Wärmen Sie das Öl zwischen den Händen an, legen Sie sich hin, und massieren Sie das Öl in den gesamten Bauch ein. Massieren Sie mit den Fingerspitzen oder mit den Handballen in kleinen, festen, kreisenden Bewegungen, im Uhrzeigersinn, rechts unten beginnend, arbeiten Sie hinauf bis zur Taille und dann zur linken Seite hin und an ihr abwärts.

Das dauert etwa vier bis fünf Minuten. Gurgelnde Geräusche, Winde oder Aufstoßen sind ein gutes Zeichen, dass die Massage wirkt. Wiederholen Sie die Massage, wann immer es Ihnen einfällt – einmal die Woche ist gut, zweimal noch besser. Sie wirkt sehr beruhigend, wenn man unter Stress leidet oder eine Magenverstimmung hat.

Kleiden Sie sich bequem

Vermeiden Sie enge Kleidungsstücke, Gürtel, Mieder und zu festes Stretch-Material. Alles was Brust, Taille und Bauch einschnürt, kann die Verdauung stören und Leiden wie Reizkolon und Divertikulitis verschlimmern.

Achten Sie auf eine gute Körperhaltung

Wer sich ständig über einen Schreibtisch oder ein Pult beugt, gebückt oder gekrümmt sitzt oder steht, bekommt leicht Krämpfe in Brust und Magen und Sodbrennen. Leiden wie Hiatushernie (Zwerchfellhernie) werden dadurch schlimmer. Denken Sie mehrmals täglich an Ihre Schultern und entspannen Sie diese. Heben Sie Ihre Hände seitlich auf Schulterhöhe an. Atmen Sie einige Male tief durch (dadurch öffnet sich die Brust, Verkrampfungen werden gelöst), und lassen Sie sie wieder sinken.

Richten Sie sich nach Ihrer Verdauung

Wenn Sie die Signale Ihres Verdauungssystems ignorieren und nicht zur Toilette gehen, wird das Risiko größer, dass Giftstoffe aus dem Dickdarm in den Körper aufgenommen werden. Verstopfung erhöht auch den Druck auf die übrigen Darmabschnitte, damit steigt die Wahrscheinlichkeit für Blähungen, Sodbrennen und Hiatushernie (Zwerchfellhernie). Fachleute empfehlen, den Gang zur Toilette nicht aufzuschieben, sobald man den Drang verspürt. Drücken Sie nicht. Atmen Sie tief und langsam. Massieren Sie den Bauch, während Sie auf der Toilette sitzen. Wenn Sie sich angespannt fühlen, versuchen Sie die Füße auf ein Buch oder einen niedrigen Schemel zu stellen. Dadurch kommt der Körper in eine Art natürlicher Hochstellung, der Dünndarm entspannt sich. Ein anderer Trick, der bei manchen Menschen funktioniert, besteht darin, die Arme über den Kopf zu heben und die Handflächen auf dem Kopf liegen zu lassen; dabei langsam und gleichmäßig atmen.

Vermeiden Sie Aluminium

Aluminium kann das Mineralstoffgleichgewicht im Körper stören. Es ist zwar in vielen Mitteln gegen Verdauungsstörungen enthalten, kann aber bei manchen Menschen die Verdauung stören und Blähungen verursachen. Verwenden Sie keine Töpfe, Druckkochtöpfe oder andere Küchenutensilien aus Aluminium. Prüfen Sie auch die Packungsangaben. Aluminium wird auch als Treibmittel zugesetzt, etwa bei Trockenfrüchten.

Nehmen Sie natürliche Abführmittel ein

Wenn es nicht ohne Abführmittel geht, verwenden Sie ein Mittel ohne chemische Substanzen aus natürlichen Bestandteilen, etwa den Pflanzen Mädesüß und Rotulme – beides in Apotheken und Reformhäusern erhältlich.

Essen Sie die richtigen Ballaststoffe

Wurde Ihnen geraten, mehr Ballaststoffe zu essen, greifen Sie nicht gleich zu Weizenkleie. Grobe Weizenkleie kann schwere Reizungen verursachen und bei manchen Menschen die Symptome von Divertikulitis und Reizkolon verschlimmern. Viele Kleieflocken enthalten auch reichlich Zucker (Packungsangaben prüfen), auch wenn sie nicht übermäßig süß schmecken. Die Ballaststoffe aus Haferflocken, Vollkornreis, Samen, Gemüse und Hülsenfrüchte sind meist weit schonender.

Liste der besten Ballaststofflieferanten

Äpfel	Haferflocken	Pfirsiche
Aprikosen, getrocknet	Hummus	Pflaumen
Bananen	Kartoffeln mit Schale	Rosinen
Blumenkohl	Kohl	Vollkornreis
Bohnen (alle Arten)	Kohlsprossen	Vollkornroggen
Brokkoli	Kürbiskerne	Vollkornteigwaren
Brombeeren	Linsen	Walnüsse
Erbsen	Mandeln	Zuccini
Feigen, getrocknet	Möhren	Zuckermais
Grapefruit	Nektarinen	Zwiebel

Erinnerung

Gemüse, Obst, Bohnen und Nüsse sind ausgezeichnete Ballaststofflieferanten

Nehmen Sie Leinsamen und Psyllium (Flohsamen) aus biologischem Anbau

Wer Verdauungsprobleme hat, an Verstopfung, Hämorrhoiden, Divertikulitis oder Reizdarm leidet, sollte täglich Leinsamen oder Psyllium aus ökologischer Produktion einnehmen. Beides ist in Reformhäusern und Apotheken erhältlich. Es handelt sich bei beiden Produkten um schonende Ballaststoffe, die nicht nur eine regelmäßige Verdauung fördern, sondern auch zur Entschlackung des Darmes beitragen. Leinsamen und Flohsamen müssen mit einem großen Glas Wasser eingenommen werden.

Trinken Sie reichlich Wasser zwischen den Mahlzeiten

Manchmal wird Verstopfung nicht durch zu wenig Ballaststoffe, sondern durch Flüssigkeitsmangel verursacht. Ballaststoffe müssen gut durchfeuchtet sein, damit sie leicht den Darm passieren und ihre Wirkung entfalten können.

Trinken Sie zum Essen nicht zu viel

Ein kleines Glas Wasser oder Wein reicht.

Nehmen Sie Nahrungsergänzungspräparate zu den Mahlzeiten ein

Wer Nahrungsergänzungsmittel einnimmt, sollte sie während der Mahlzeit einnehmen, dann werden sie leichter verdaut und aufgenommen. Essen Sie die erste Hälfte der Mahlzeit, nehmen Sie die Tablette oder Kapsel mit etwas Wasser ein, und setzen Sie die Mahlzeit fort. Nehmen Sie Nahrungsergänzungsmittel immer getrennt von Medikamenten ein.

Lassen Sie sich das Gesicht nicht von Hund oder Katze abschlecken

Im Speichel der Tiere können Bakterien enthalten sein, die das Risiko für Dyspepsie (Verdauungsstörung mit Durchfall und Koliken), Geschwüre und Darmparasiten erhöhen.

Nehmen Sie Probiotika ein

Einmal im Jahr sollten Sie eine Probiotika-Therapie machen, vor allem im Anschluss an eine Antibiotika-Therapie. Probiotika sind natürliche Darmbewohner in Kapsel- oder Pulverform, die die körpereigene Normalflora stärken, zu einer Wiederbesiedelung verhelfen und Krankheitserreger daran hindern, sich im Darm anzusiedeln. Außerdem fördern Sie die Kontraktion und Entspannung (Mobilität) der Darmmuskulatur, sorgen für regelmäßige Darmbewegungen, reduzieren Entzündungen, reduzieren Blähungen und erhöhen die Aufnahme wichtiger Nährstoffe. Ich kenne nur einige wenige wirksame Präparate. Aber lassen Sie sich in Ihrer Apotheke oder von Ihrem Arzt beraten. Siehe auch Seite 471.

Entgiften Sie Ihren Körper

Entlasten Sie Ihren Körper, indem Sie das Zwei-Tage-Programm zur Entgiftung (siehe Seite 257) durchführen.

Trennkost und Nahrungsmittelallergien

Wie fühlen Sie sich in diesem Moment? Wie fühlen Sie sich nach dem Frühstück oder Mittagessen, gestern oder heute? Denken Sie einmal nach. Waren Sie voller Energie, Aufmerksamkeit und Kraft oder lethargisch, hatten Sie ein Gefühl der Völle und geistigen Leere?

Nahrung wirkt sich nicht nur auf das Gefühlsleben aus, sondern auch darauf, wie effizient wir funktionieren – körperlich und seelisch. Sie entscheidet bis zu einem gewissen Grad, ob wir glücklich, gereizt oder niedergeschlagen sind, und beeinflusst unsere Einstellung, Konzentration und unser Gedächtnis. Die meisten von uns wissen, wie wichtig gesunde Ernährung ist, und dass das, was wir in uns hineinessen, sich direkt auf unser Wohlbefinden auswirkt. Voraussetzung für dauerhafte Leistungsfähigkeit ist, dass die wertvollen Nährstoffe auch dorthin gelangen, wo sie gebraucht werden: also durch den Verdauungstrakt in das Blut. Bei einer scheinbar immer größer werdenden Zahl von Menschen scheint das jedoch nicht mehr der Fall zu sein. Einer der Gründe dafür könnte nach Ansicht einiger Ernährungsfachleute die steigende Zahl von Nahrungsmittelallergien sein, oder korrekt gesagt, von Überempfindlichkeitsreaktionen nach dem Verzehr bestimmter Nahrungsmittel. Als einer der effizientesten Wege, mit Überempfindlichkeitsreaktionen fertig zu werden, betrachte ich ein effizient arbeitendes Verdauungssystem. Am besten, so meine ich, erreicht man das wahrscheinlich durch einen Monat Trennkost. Fühlen Sie sich danach besser, kann das heißen, dass Ihr Verdauungssystem nicht gut funktionierte und Ihre Symptome verstärkte. Bevor wir uns näher damit befassen, wie wir diese Reaktionen abschwächen können, wollen wir uns die Ursache dafür genauer ansehen.

Allergie, Unverträglichkeit oder Überempfindlichkeit?

Verwirrenderweise werden die Begriffe »Allergie«, »Unverträglichkeit« und »Überempfindlichkeit« synonym verwendet, obwohl es einen klaren Unterschied in der Bedeutung gibt.

Was ist eine Allergie?

Eine Allergie wird als abnormale Reaktion auf eine normale Substanz de finiert. Sobald ein Allergen – wie Pollen, Tierhaare oder ein potenziell problematisches Nahrungsmittel – in den Körper gelangt, ruft das Immunsystem um Hilfe. Bei nicht allergischen Personen werden Antikörper produziert, die sich in aller Ruhe um den Eindringling, ohne Spuren zu hinterlassen, kümmern. Bei einem Allergiker werden jedoch große Mengen von Antikörpern produziert, die sich an die Zellmembranen heften, bis diese reißen und Substanzen wie Histamin und Leukotriene freisetzen. So eine Reaktion hinterlässt ihre Spuren und kann eine Menge Schaden anrichten. Die Blutgefäße erweitern sich. Nase und Nasennebenhöhlen werden blockiert. Muskeln verkrampfen sich. Man beginn zu niesen, die Nase läuft, die Augen tränen, Hautausschläge treten auf und, in schweren Fällen, auch Erbrechen oder Durchfälle, Migräne und Atemnot. Schwere und Art der Reaktion (Schock) hängen davon ab, welcher Körperteil und welche Art von Gewebe von welchem Allergen getroffen ist.

Bei echten Nahrungsmittelallergien ist immer das Immunsystem beteiligt! Obwohl sie glücklicherweise relativ selten sind, können sie für die Betroffenen jedoch lebensbedrohlich sein. Beispiele sind Allergien gegen Erdnüsse oder Meeresfrüchte, bei denen schon die geringste Menge ausreicht, um lebensgefährliche Reaktionen hervorzurufen. Erdbeeren, Eier und einige Lebensmittelzusätze können ebenfalls sehr unangenehme Symptome auslösen. Allergien dieser Art sind häufig genetisch angelegt und daher ein bleibendes Übel; und wer daran leidet, weiß es ziemlich sicher. Ein Allergen kann eine schwere allergische Immunantwort des Körpers auslösen. Große Mengen von Histamin werden freigesetzt. Kehle und Zunge schwellen an und lassen kaum noch Sauerstoff in die Lunge, was zu Keuchen und Schmerzen in der Brust führt. Die Blutgefäße erweitern sich, dem Blutstrom wird Flüssigkeit entzogen, wodurch der Blutdruck dramatisch abfällt. Toxine werden frei, die zu einer Verkrampfung der Bronchien führen und einen asthmaähnlichen Anfall mit Erstickungsgefahr auslösen. Dieser so genannte anaphylaktische Schock kann binnen Sekunden, Minuten oder wenigen Stunden nach Kontakt mit dem Allergen auftreten, das häufig ein Nahrungsmittel ist. So betroffene Allergiker tragen meist spezielle Adrenalin-Injektionen bei sich für den Notfall. Adrenalin wirkt dem Histamin entgegen, macht die Luftwege frei und erleichtert die Atmung. Zögert man einen Moment zu lang, kann es zu spät sein.

Auch andere, weniger bedrohliche Reaktionen, wie etwa Migräne, Asthma, Hautausschläge, Erbrechen oder Durchfälle, können durch Allergene in Nahrungsmitteln ausgelöst werden.

Was ist eine Unverträglichkeit?

Mit »Unverträglichkeit« oder Intoleranz werden Reaktionen bezeichnet, an denen das Immunsystem nicht beteiligt ist. Unverträglichkeit liegt vor, wenn jemand ein bestimmtes Nahrungsmittel auf Grund eines Enzymmangels nicht verdauen kann. Ein gutes Beispiel dafür ist die Laktose-Intoleranz. Hier fehlt dem Organismus das Enzym Laktose, das für die Verdauung des Milchzuckers benötigt wird. Es gibt Enzympräparate, die den Milchzucker »vor-verdauen« und so die Symptome beseitigen. Laktose Tabletten oder -Tropfen sind vor allem hilfreich, wenn man auswärts isst und nicht genau weiß, ob das Gericht Laktose enthält. Einer der einfachsten Wege, mit Laktose-Intoleranz fertig zu werden, ist jedoch, Milchprodukte ganz zu meiden.

Was ist eine Überempfindlichkeitsreaktion?

Während echte Allergien eher selten sind, scheinen Überempfindlichkeitsreaktionen eindeutig auf dem Vormarsch zu sein. Wenn man Verdauungsprobleme hat, unter Völlegefühl und Müdigkeit leidet oder sich benebelt fühlt, liegt in den meisten Fällen eher eine Überempfindlichkeitsreaktion als eine Allergie vor. Die Reaktionen hängen in erster Linie mit dem Verdauungssystem zusammen. Vor kurzem haben einige Allergologen angedeutet, dass das Immunsystem doch involviert sein könnte, auch wenn die Reaktion nicht so schwer ist wie der beschriebene anaphylaktische Schock. Eine wachsende Zahl von Alternativmedizinern ist der Ansicht, dass eine ganze Reihe von Problemen, wie etwa Gewichtsprobleme, Abgeschlagenheit und sogar einige Arten von Arthritis, mit Überempfindlichkeitsreaktionen auf Nahrungsmittel zusammenhängen. Klagen über Überempfindlichkeitsreaktionen werden oft als Modeerscheinung abgetan. Aber negative Reaktionen auf »etwas, was wir gegessen haben« sind nichts Neues, noch weniger sind sie ein Produkt der Fantasie. Dr. Herbert Shelton interessierte sich während seines ganzen Lebens als praktizierender Arzt besonders für dieses Problem. Er beobachtete, dass eine erstaunliche Zahl von Überempfindlichkeitsreaktionen völlig verschwindet, wenn die betreffenden scheinbar allergischen Personen die Nahrungsmittel in leicht verdaulichen Kombinationen zu sich nehmen. Sie litten nicht an einer Allergie, sondern an einer Verdauungsstörung, sagte Shelton. Obwohl sich große Teile der Schulmedizin dieser Ansicht nicht anschließen würden, sollte man sie auch nicht vorschnell von der Hand weisen. Einige Symptome einer Überempfindlichkeit sind denen einer lang andauernden Verdauungsstörung und Malabsorption (ungenügende Aufnahme von Nahrungsstoffen) sehr ähnlich. Wenn es stimmt, dass 20 Prozent der Bevölkerung meinen, sie seien überempfindlich gegen bestimmte Nahrungsmittel, und nur 1 bis 2 Prozent wirklich davon betroffen sind, muss bei den restlichen 18 Prozent irgendetwas nicht stimmen, wenn sie die Symptome einer Überempfindlichkeit aufweisen, obwohl sie keine haben – wenn Sie verstehen, was ich meine.

Symptome einer Überempfindlichkeit oder Verdauungsstörung

- Aufgedunsenheit
- Augenringe
- Benommenheit
- bleierne Schwere in den Gliedmaßen
- Brechreiz
- Darmwinde
- Depression
- Durchfall

- Dyspepsie
- Ekzeme
- entzündete Mundhöhle, Zunge
- Gelenkschmerzen
- Gelenkschwellungen
- Gewichtsschwankungen
- Hautausschläge
- Heißhunger
- Herzrhythmusstörungen

- Hyperaktivität
- Katarrh
- Kopfschuppen
- laufende Nase
- Lethargie
- Migräne
- Muskelkrämpfe
- Nesselausschlag
- Niesen
- PMS

- Reizkolon
- Schlaflosigkeit
- Schmerzen in der Brust
- schmerzende, juckende Augen
- schuppende, juckende Kopfhaut
- unerklärliche Kopfschmerzen
- Verstopfung
- Verwirrtheit
- Völlegefühl
- Wasserretention

Meiner eigenen Erfahrung nach deutet eine Kombination aus dumpfem Kopfschmerz, Völlegefühl, Gelenkschmerzen, Lethargie, Abgeschlagenheit und entweder Durchfall oder Reizkolon relativ verlässlich daraufhin, dass ein Problem mit bestimmten Nahrungsmitteln vorliegt, dem man nachgehen sollte.

Die Ursachen für überschießende Reaktionen

Die Fachleute sind sich nicht einig darüber, warum jemand plötzlich auf ein Nahrungsmittel reagiert, mit dem er nie Probleme hatte. Man wird wahrscheinlich nicht eine einzelne Ursache festmachen können, es gibt aber mehrere mögliche Verantwortliche.

Die Ursache für überschießende Reaktionen
- einseitige oder fantasielose Ernährung
- gestörtes Gleichgewicht in der Darmflora
- gestörtes Säure-Basen-Gleichgewicht
- Mangel an Verdauungsenzymen
- Darmparasiten
- Syndrom der »durchlässigen« Darmwand
- geschwächtes Immunsystem
- schlechte Eiweißverdauung
- zu häufiger Kontakt mit potenziellen Allergenen
- zu wenig Vitamine und Mineralstoffe
- frühzeitiges Abstillen

Einseitige oder fantasielose Ernährung

Eine einseitige oder fantasielose Ernährung könnte das Risiko für Überempfindlichkeitsreaktionen erhöhen. Mangelt es an Abwechslung, erhalten wir vielleicht einfach zu wenig Vitamine, Mineralstoffe und andere Nährstoffe für das Immunsystem oder für die Produktion wichtiger Enzyme und natürlicher Antihistaminika. Auch wenn man den Grund dafür noch nicht kennt – der Körper scheint zu Überreaktionen zu neigen, wenn es an Abwechslung in der Nahrung mangelt, zu viele ähnliche Nahrungsmittel enthalten sind – etwa zu viel Milch- und Weizenprodukte.

Frühzeitiges Abstillen und Babynahrung auf Kuhmilch-Basis

Einige Fachleute befürchten, dass zu frühes Abstillen oder der Einsatz von Babynahrung auf Kuhmilch-Basis an Stelle von Muttermilch das unreife Verdauungssystem des Säuglings mit konzentriertem tierischem Eiweiß konfrontieren, bevor es mit der Umstellung fertig werden kann, was zumindest eine Erklärung für den massiven Anstieg der Allergien im Kindesalter wäre. In meiner Praxis konnte ich beobachten, dass Kinder, die diese Babynahrung erhielten oder zu früh abgestillt wurden, weit mehr Probleme mit Überempfindlichkeitsreaktionen und Leiden, wie Asthma, Ekzemen, Heuschnupfen und Verdauungsbeschwerden hatten als gestillte Kinder. Das heißt nicht, dass alle gestillten Kinder immun gegen Allergien und Überempfindlichkeitsreaktionen sind, sondern nur, dass nicht gestillte Kinder vielleicht anfälliger sind.

Ein »durchlässiger« Dünndarm?

Eine weitere Erklärung, die von einigen führenden Therapeuten und Allergologen vorgebracht wird, ist, dass Allergien und Überempfindlichkeitsreaktionen häufiger auftreten, wenn die (mehrschichtige) Darmwand zu porös ist. Wird die Darmwand geschädigt, sodass größere oder nur teilweise verdaute Partikel ins Blut auswandern können, bezeichnet man das als Syndrom des »durchlässigen« Darms (oder erhöhte Dünndarmwand-Permeabilität). In einem gesunden, nicht geschädigten Dünndarm fungiert die Innenfläche mit ihren Zellen quasi als Zaun zum Blutstrom hin. Sie ist dazu bestimmt, unerwünschte Stoffe nicht passieren zu lassen, nur solche, die als geeignet gelten. Ist die Darmwand verletzt oder geschädigt, kann dieser »Zaun« auch von größeren Eiweißmolekülen und anderen unerwünschten Stoffen, die normalerweise nicht hindurchkommen, überwunden werden. Der Körper akzeptiert diese Teilchen aber nicht einfach als eine Ladung von Nahrungsbestandteilen, die nicht ausreichend zerlegt wurden, er betrachtet sie als Eindringlinge und reagiert ein wenig ähnlich wie bei Pollen oder Hausstaubmilben.

Das Immunsystem überreagiert. Chemische Substanzen und Giftstoffe wandern in den Blutstrom, die dann in dem Chaos Symptome, etwa Wasserretention, Völlegefühl, Verdauungsbeschwerden, Kopfschmerzen, Muskelkrämpfe und Gelenkschwellungen, verursachen.

Die erste Stufe der Behandlung besteht in der Auffindung und dem Ausschluss der unverträglichen Lebensmittel. Langfristig ist eine Besserung jedoch nur möglich, wenn die Darmwand mit Hilfe einer speziellen Diät und spezieller Zusatzpräparate heilen kann. Wichtig ist auch die Wiederbesiedlung des Darms mit nützlichen Darmbakterien. Ich habe bereits erlebt, wie mit dieser Art der Behandlung der Gesundheitszustand eines Allergikers eine dramatische Verbesserung erfahren konnte.

Ein übersäuerter Organismus

In einigen Arbeiten wurde darauf hingewiesen, dass ein übersäuerter Körper anfälliger für Überempfindlichkeitsreaktionen auf Nahrungsmittel ist. Klinische Studien deuten darauf hin, dass durch einen vermehrten Verzehr von basenbildenden Nahrungsmitteln die Anzahl von krankhaften Reaktionen auf Nahrungsmittel reduziert werden kann. Basenbildende Gemüse- oder Obstsorten stärken das Immunsystem.

Dazu kommt, dass im Allgemeinen Säurebildner viel schwerer verdaulich sind als Basenbildner, wodurch das Risiko steigt, dass nicht vollständig verdaute Eiweiße ins Blut gelangen. Es gibt einige klinische Studien, die glauben, belegen zu können, dass eine mangelhafte Eiweißverdauung das Geheimnis der Überempfindlichkeitsreaktionen ist. Eine verbesserte Verdauung, Heilung eines »durchlässigen« Dünndarms und Stärkung des Immunsystems sind drei wichtige Schritte zu einer Milderung der Symptome. Ich habe bereits viele Allergiker sehr erfolgreich behandelt, indem ich mittels Trennkost und mit speziellen Ergänzungspräparaten bei ihnen die Verdauungsfunktion verbesserte.

Ein überfordertes Verdauungssystem

Ein weiterer möglicher Grund für die grassierende Anfälligkeit für Überempfindlichkeitsreaktionen könnte darin bestehen, dass unser Verdauungssystem noch nicht gelernt hat, mit so vielen unnatürlichen Nahrungsmitteln fertig zu werden, oder mit den vielen künstlichen Zusätzen, ohne die die moderne Ernährung angeblich nicht auskommen kann.

Information

Schlechte Immunabwehr + Überdosis Allergene = Überforderung

Manche Fachleute meinen, dass jemand umso anfälliger für Überempfindlichkeitsreaktionen ist, je schwächer seine Immunabwehr ist und je höher die Zahl der potenziellen Allergene ist, mit denen er konfrontiert wird. Das heißt, die Wahrscheinlichkeit, dass jemand auf ein Nahrungsmittel, einen eingeatmeten Stoff, eine chemische Substanz, auf Staubpartikel oder Pollen reagiert, steigt im direkten Verhältnis zur Anzahl der Allergene, denen er ausgesetzt ist. Je mehr potenzielle Allergene vorhanden sind, desto höher ist das Risiko einer unangenehmen Reaktion. Das ist wie mit dem berühmten Tropfen, der das Fass zum Überlaufen bringt – irgendwann ist der Punkt erreicht und die Reaktion ist unvermeidlich.

Ein geschwächtes Immunsystem und Erbanlage

Ein gesund ernährter Mensch mit einem kräftigen Abwehrsystem sollte leicht mit potenziellen Allergenen fertig werden. Jemand, der etwa unter erhöhtem Leistungsdruck steht, Mahlzeiten auslässt, nicht richtig verdaut oder zu wenig Schlaf erhält, ist vermutlich anfälliger für allergische Reaktionen als jemand, der auf seine Gesundheit achtet. Weitere Risikofaktoren sind vermutlich zu viel Zucker in der Nahrung, das tägliche Einatmen von durch Autoabgase oder andere Umweltgifte stark verschmutzter Luft. Und wie wir bereits gesehen haben, sind Menschen mit familiärer Anlage und Menschen, die bereits an Asthma oder Heuschnupfen leiden, auch anfälliger für Überempfindlichkeitsreaktionen – und umgekehrt.

Können allergische Reaktionen Gewichtsprobleme produzieren?

Die Theorie, dass Überempfindlichkeitsreaktionen oder Allergien Ursache für überhöhtes Körpergewicht sein könnten, ist nach wie vor umstritten. Es gibt aber Ärzte, die davon überzeugt sind, dass häufige allergische Reaktionen ein wichtiger Grund dafür sind, dass sich so viele Menschen in einem schlechten Allgemeinzustand befinden und auch nur schwer abnehmen können. Wie bereits erklärt, dürften viele allergische Reaktionen dadurch bedingt sein, dass teilweise verdaute Nahrungsstoffe sich durch eine poröse Darmwand in den Blutstrom schlängeln. Sobald sie dort sind, lösen sie Reizungen und Entzündungen aus. Der Körper versucht die Störenfriede »auszuspülen« und sammelt zusätzliche Flüssigkeit an, die wiederum das unerwünschte »Wassergewicht« ausmacht. Außerdem erhöhen einige chemische Substanzen, die bei diesem Vorgang freigesetzt werden, den Appetit. Wir essen daher mehr und nehmen zu. Dieselben Substanzen können auch den Stoffwechsel verlangsamen, indem sie durch hormonähnliche Botenstoffe die Fettverbrennung reduzieren.

Seit langem gibt es Theorien, dass wir, auch wenn wir die Willenskraft aufbringen, nicht zu viel zu essen, weiter zunehmen werden, wenn allergische Reaktionen auf Nahrungsmittel bestehen. Das könnte erklären, warum manche Menschen zunehmen, ohne zu viele Kalorien aufzunehmen.

Wie man Nahrungsmittelallergien in den Griff bekommt

Also, wo beginnen wir? Sie ernähren sich ohnehin schon so gesund und wachen morgens immer noch gerädert auf, sind mittags erledigt und noch vor den Abendnachrichten endgültig geschafft? Die folgenden Anregungen haben sich in zehn Jahren klinischer Erfahrung als äußerst hilfreich erwiesen.

Schließen Sie die Problemgruppen aus

Vermeiden Sie zunächst die fünf häufigsten Problemgruppen:

1. Weizenkleie und Frühstücksflocken mit Weizenkleie
2. Brot, Kuchen, Feingebäck, Kekse
3. Zusätze wie Geschmacksverstärker E621 Natriumglutamat, Konservierungsstoff E250 Natriumnitrit und die Farbstoffe E110 Sunset-Gelb und E102 Tartrazin
4. Kuhmilch und Kuhmilchkäse
5. Zucker und zuckerhaltige Speisen

Diese Lebensmittel und Stoffe rufen bei so vielen Menschen Beschwerden hervor, dass man wirklich versuchen sollte, grundsätzlich ohne sie auszukommen. Vielleicht können Sie mit ihrem Ausschluss bereits eine wirksame Besserung erzielen und müssen gar nicht erst weiterforschen.

Wenn Sie sich nach zwei Wochen nicht besser fühlen, bleiben Sie bei diesem Programm, und schließen Sie nun auch die nächsten fünf Problemfaktoren aus.

6. Eier
7. Tomaten, Paprikaschoten, Auberginen und Kartoffeln
8. Kaffee, Schokolade, Tee und Cola
9. Sojabohnen und alle Sojaprodukte
10. Meeresfrüchte

Wenn Sie sich nach zwei Wochen besser fühlen, sind Sie vermutlich auf dem richtigen Weg. Mein Rat lautet immer, die »ersten Fünf«, *Weizenprodukte, Brot, Nahrungsmittelzusätze, Kuhmilch und Zucker,* weiterhin zu meiden, egal, ob sie sich als problematisch erweisen oder nicht. Der nächste Schritt besteht darin, die anderen fünf Gruppen einzeln für jeweils eine Woche wieder einzuführen. Gehen Sie dabei sehr sorgfältig vor, und notieren Sie die Reaktionsergebnisse genau. Essen Sie das wieder eingeführte Nahrungsmittel eine Woche lang jeden Tag. Die Symptome sollten rasch wieder auftreten, wenn es sich bei ihm um einen Auslöser handelt. Passiert nichts, wenden Sie sich der nächsten Gruppe zu und verfahren ebenso. Sobald Sie den Auslöser gefunden haben, besteht die einfachste Lösung darin, ihn nicht mehr zu essen, oder jedenfalls nur sehr, sehr selten.

Wenn beim Einführen der einzelnen Problemgruppen nichts herauskommt, könnte man es mit Kombinationen versuchen. Ich kenne Menschen, die nicht auf einzelne Gruppen reagierten, sondern auf bestimmte Kombinationen. So hatte eine Frau etwa nur Probleme mit Käse, wenn sie ihn mit Brot aß. Ein Käsesalat bereitete ihr keine Not. Ein anderer Patient klagte, dass Tomaten nur in gegarter Form Symptome hervorriefen, nicht im Rohzustand. Und ein dritter Patient schilderte, er könnte gekochte Eier oder Rühreier ohne weiteres essen, litt aber unter Blähungen und Brechreiz, wenn er sie mit Toast, Brot oder einer Tasse Kaffee oder Tee aß.

Suchen Sie immer nach einem geeigneten Ersatz für das, was Sie ausschließen müssen. Das ist sehr wichtig. Im Kapitel *Ernährung für Gesundheit und Wohlbefinden* (Seite 78) lesen Sie, wie Sie dabei vorgehen. Lesen Sie auch den Abschnitt *Vor Giftstoffen geschützt – auf lange Sicht* (Seite 272), sein Inhalt ist in diesem Zusammenhang ebenso wichtig. Kurz gefasste Informationen finden Sie in der *Austauschtabelle* auf Seite 103.

Können Sie mit diesen Hilfen keine Besserung erreichen, müssen Sie wohl genauer nachforschen (siehe unten).

Führen Sie ein Logbuch

Zeichnen Sie vier Wochen lang genau auf, was Sie essen. Seien Sie dabei wirklich sorgfältig. Notieren Sie auch alle Symptome, und versuchen Sie, einen Zusammenhang zu finden. Die Reaktionen treten meist nicht sofort auf, oft erst nach Stunden oder am nächsten Tag – oder sogar mehrere Tage später. Sie müssen mindestens einen Überblick über die letzten 48 Stunden haben und wissen, was Sie gegessen haben.

Hinweis

Der Grund, warum ich diese Aufzeichnungen nicht gleich zu Beginn empfehle, liegt darin, dass die meistern der unter 1–10 genannten Nahrungsmittel so häufig verzehrt werden, dass es schlichtweg unmöglich wäre, den Auslöser zu finden.

Essen Sie Ihre Lieblingsspeisen seltener

Haben Sie eine Lieblingsspeise, die Sie sehr häufig essen? Bedenken Sie, dass »Lieblingsspeisen« – Dinge, auf die man am meisten Lust hat – sehr oft diejenigen sind, die man beobachten sollte, auch wenn sie scheinbar keine oder keine unmittelbaren Symptome auslösen. Oft kommt erschwerend hinzu, dass ein Auslöser nicht verdächtigt wird, weil man sich nach seinem Genuss nicht schlechter, sondern besser fühlt. Diese aufmunternde Wirkung kann mehrere Stunden anhalten, in der Zwischenzeit hat man das betreffende Nahrungsmittel vielleicht wieder gegessen, das vorübergehende »Hoch« wird verlängert. Bei dieser verschleierten Reaktion werden unbewusst die echten Symptome unterdrückt.

Nochmals zusammengefasst, wenn Sie ein bestimmtes Nahrungsmittel in Verdacht haben, lassen Sie es sieben Tage lang weg, und führen Sie es dann wieder ein. Verursacht es dann Probleme, sollten Sie es ausschließen – oder zumindest weniger davon essen. Manchmal toleriert der Körper kleine Mengen, wird aber von größeren Portionen aus dem Gleichgewicht gebracht.

Fragen Sie nach Allergien in der Familie und Ihrer Kindheit

Fragen Sie Eltern und Geschwister, auf welche Nahrungsmittel diese oder Sie selbst in der Kindheit allergisch reagierten. Allergien und Unverträglichkeitsreaktionen können bei jedem und in jedem Alter auftreten, bei Kindern und Erwachsenen. Manchmal treten Allergien aus der Kindheit beim Erwachsenen wieder auf oder werden von den Eltern auf die Kinder übertragen. Die Entdeckung wird oft dadurch erschwert, dass die Symptome nicht die gleichen sind, wohl aber der Auslöser. Ich kenne einen Fall, wo Kuhmilch einem Menschen in der Kindheit Ekzeme verursacht hatte und im Erwachsenenalter asthmaähnliche Atemprobleme. Ebenso hörte ich von jemandem, der als Kind auf Tomaten immer Hautausschläge bekommen hatte, und der nun als Erwachsener die Erfahrung machen muss, dass Tomaten seine Arthritis verschlimmerten, aber keine Ausschläge mehr verursachten.

Schließen Sie eine Candida-Infektion aus

Wenn auch nicht jeder, der Allergien oder Überempfindlichkeitsreaktionen hat, an einer Candida-Mykose erkrankt ist, so kann ich mich doch nicht erinnern, jemals einen Candida-Patienten gehabt zu haben, der nicht zumindest mit einigen Nahrungsmitteln Probleme gehabt hätte. *Candida albicans* ist eine Hefe, ein Sprosspilz, der für den Menschen pathogen – also krank machend – ist und sich gern mit der Nahrung einschleicht, die Verdauungsorgane befällt, wenn die Abwehr geschwächt ist. Eine gesunde Darmflora kann den Eindringling in Schach halten, ist das Gleichgewicht aber gestört, vermehrt er sich rasant, ändert gleichzeitig seine einfache Form: Er bildet Fäden (wie Schimmelhefen), mit denen er sich an die Darmschleimhaut anheftet. Die Pilzfäden beschädigen die Haut, machen den Darm »durchlässiger«, auch für die Allergene.

Die häufigsten Wegbereiter einer Candida-Infektion

- Antibabypille
- Antibiotika
- »durchlässiger« Darm
- geringe Nährstoffzufuhr
- Giftstoffe
- häufige Diäten
- hoher Alkoholkonsum
- hoher Zuckerkonsum
- Hormonersatztherapie
- Krankheiten
- lang anhaltender Leistungsdruck
- schlechte Immunabwehr
- schlechte Leberfunktion
- Überlastung der Nebenniere
- Umweltverschmutzung

Eine Candida-Mykose kann sich durch die vielfältigsten Symptome äußern, sodass eine Diagnose ohne ärztliche Hilfe sehr schwierig ist. Die Anzeichen ähneln häufig denen, die beim Syndrom des »durchlässigen« Darms oder bei Überempfindlichkeitsreaktionen vorkommen, wodurch man kaum feststellen kann, was Ursache und was Wirkung ist. Dattelpilz kann auch eine Reihe von anderen Leiden verschlimmern.

Wenn Ihnen einige der folgenden Symptome bekannt vorkommen, würde ich Ihnen wärmstens empfehlen, einen Arzt aufzusuchen, der auf diesem Gebiet Erfahrung und gute Erfolge aufzuweisen hat.

Kommt Ihnen das bekannt vor?

- Alkohol wird nicht einmal in kleinsten Mengen vertragen,
- Blähungen,
- Darmprobleme,
- Depressionen oder Ängste,
- erschwerte Gewichtszunahme,
- Gefühl der Abgehobenheit,
- Gurgeln oder Knurren im Bauch auch ohne Hunger,
- hartnäckige Infektionen
- häufige Harnblasenentzündung,
- häufiger Soor,
- Heißhunger, besonders auf Süßes,
- Hypoglykämie (niedriger Blutzucker),
- Juckreiz auf der Haut oder Kopfhaut,
- Katarrh,
- Konzentrationsschwäche,
- Kopfschmerzen oder Migräne,
- Menstruationsstörungen,
- rascher oder plötzlicher Energieabfall,
- schlechter Atem oder übler Nachgeschmack,
- ständige Müdigkeit,
- Überempfindlichkeit gegen mehrere Nahrungsmittel,
- unerklärliche Muskel- oder Gelenkschmerzen,
- Verdauungsbeschwerden,
- Völlegefühl.

Demaskieren Sie Ihre Nahrungsmittel – aber »sanft«

Auch wenn Sie den Auslöser noch so intensiv suchen, geben Sie nicht zu viele Nahrungsmittel auf einmal auf. Solch eine Einschränkung kann zu einer ernsten Mangelerscheinung führen, ohne dass Sie sich der Gefahr bewusst sind. Es besteht außerdem das Risiko, dass der Körper bei so einer eingeschränkten Ernährung auf Nahrungsmittel zu reagieren beginnt, die ursprünglich kein Problem waren.

Versuchen Sie es mit Trennkost

Das kennen Sie schon, aber ich wiederhole es. Versuchen Sie es einen Monat lang mit Trennkost, wenn Sie damit eine Verbesserung erreichen, war das Verdauungssystem überlastet.

Machen Sie einen Allergietest

Bleiben die Symptome, suchen Sie einen Arzt auf, der auch mit Ernährungstherapie arbeitet, Allergietests sowie Untersuchungen auf das Syndrom des »durchlässigen« Darmes und auf Candida-Mykose vornehmen kann.

Methoden vom Labor und der alternativen Heilkunde

ELISA (enzyme-linked immuno + sorbent assay = heterogener Enzym-Immunoassay [EIA]. Das übliche Verfahren zum Nachweis einer Nahrungsmittelallergie ist der ELISA. Bei diesem Bluttest wird die Antikörperreaktion auf häufige Nahrungsmittel gemessen. Das Verfahren ist relativ schmerzlos und kann zu Hause durchgeführt werden. Ich würde Ihnen jedoch dringend empfehlen, den Test von einem qualifizierten Allergologen durchführen zu lassen, der mit einem anerkannten Labor zusammenarbeitet. Dort wird die Blutprobe analysiert und der Befund an Ihren überweisenden Arzt geschickt. Dieser Test hilft manchen Patienten weiter, manchen aber nicht. Er kann zur Diagnose von Allergien hilfreich sein, nicht aber bei Überempfindlichkeitsreaktionen ohne Beteiligung des Immunsystems.

Eine weitere Methode, problematische Nahrungsmittel ausfindig zu machen, ist die angewandte Kinesiologie (Muskeltest) mit oder ohne Gerät mit der Bezeichnung Vega. Beim Vegatest kommt es sehr auf das Können des Therapeuten an, es reicht also nicht, einen an sich qualifizierten Therapeuten aufzusuchen, es muss jemand sein, der auf diesem Gebiet auch anerkannt ist und über ausreichende Erfahrung verfügt. Vorsicht mit Vegatests in irgendwelchen Reformhäusern. Egal, wie gut der Anbieter oder das Gerät auch sein mögen, die Ergebnisse sind weit weniger verlässlich, wenn der Test unter Zeitdruck oder in hektischer, lauter Umgebung durchgeführt wird.

Ein Selbsttest

Der **Pulstest** ist etwas, das Sie zu Hause versuchen können. Oftmals (aber nicht immer) führen Allergien und Überempfindlichkeitsreaktionen zu einem deutlichen Anstieg des Pulses.

So wird's gemacht:

- Setzen Sie sich fünf Minuten ruhig hin, und machen Sie gar nichts, auch nicht fernsehen. Legen Sie die Uhr zur Seite, sodass Sie sie gut sehen können.
- Fühlen Sie am Handgelenk unter dem Daumen Ihren Puls. Zählen Sie 30 Sekunden lang die Schläge, und verdoppeln Sie das Ergebnis. Beträgt die Anzahl der Schläge etwa 36, ist der Puls 72.
- Essen Sie eine normale Portion des verdächtigen Nahrungsmittels.
- Messen Sie 15 Minuten nach dieser Mahlzeit den Puls nach der gleichen Methode wie zuvor. Notieren Sie das Ergebnis.
- Wiederholen Sie die Messung nach einer halben Stunde, einer Stunde und nach zwei Stunden, notieren Sie jeweils das Ergebnis. Versuchen Sie sich während dieser Zeit nicht anzustrengen.

Zeigen die Ergebnisse, dass der Puls um mehr als fünf Schläge pro Minute erhöht ist, könnte das darauf hindeuten, dass Sie auf das betreffende Nahrungsmittel reagieren.

Wichtiger Hinweis

Die obigen Tests können auch falsche Ergebnisse liefern, etwa Nahrungsmittel als Auslöser ausweisen, die es nicht sind, oder kein Ergebnis bringen, obwohl tatsächlich eine Allergie oder Überempfindlichkeitsreaktion besteht. Aus diesem Grund sollte man die Tests nur als Bestätigung für andere Diagnosemethoden betrachten, nicht als hieb- und stichfeste Diagnose.

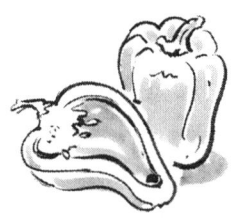

Das Programm zur Entgiftung, Hautreinigung und für gleichmäßiges Atmen

»Die gute Nachricht ist, dass die Europäische Union eine Liste empfehlenswerter Pestizide erstellt. Es hat nun acht Jahre gedauert, drei Pestizide zuzulassen und sieben vom Markt zu nehmen. Die schlechte Nachricht ist, es gibt noch weitere 850 Pestizide. Bei diesem Tempo wird es 680 Jahre dauern, bis alle untersucht sind.«

Aus *The Food Magazine*, Ausgabe Juli/September 1999

Das Prinzip der Entgiftung beruht auf den Grundlagen und Traditionen der Naturheilkunde. Fasten und Vermeiden fester Nahrung sind auch eng mit heilenden und religiösen Praktiken auf der ganzen Welt verbunden. Naturheilkundler sind davon überzeugt, dass Selbstheilung mit der Entfernung von Gift- und Abfallstoffen aus dem Körper eingeleitet werden kann. Manche Gruppen betrachten Fasten und Selbstreinigung als Teil des Weges zur spirituellen Erleuchtung.

Dr. Shelton beobachtete, dass dabei alle geistigen Kräfte, auch Gedächtnis und Aufmerksamkeit, zunehmen, die Sinne geschärft werden und »intellektuelle und emotionale Eigenschaften neue Kraft und neue Bedeutung erhalten«.

Auf rein praktischer Ebene entlastet die Entgiftung den Körper und reduziert langsam seine Überlastung. Das ist kein Heilmittel gegen Umweltverschmutzung. Hier verhält es sich wie in der alten Geschichte von dem Mann, der die Brücke im Hafen von Sydney oder die Forth-Brücke in Schottland streichen soll. Sobald er damit fertig ist, beginnt sie am anderen Ende schon zu rosten, und er fängt wieder von vorne an. Wer mit dem Staubsauger oder dem Staubtuch unterwegs ist, erwartet auch nicht, dass sich kein Schmutz mehr ansammeln wird. Aber wir machen sauber, damit die Bakterien nicht überhand nehmen und wir unter einer dicken Staubschicht verschwinden. Ungefähr so verhält es sich mit einer Entgiftungskur. Damit lässt sich die Schadstoffbelastung nicht aus der Welt schaffen – aber die Kur trägt zur Erhaltung Ihrer Gesundheit bei, indem sie dafür sorgt, dass sich nicht ein Übermaß an Schadstoffen in Ihrem Organismus ansammelt. Besonders wertvoll ist eine solche Kur in Verbindung mit Trennkost. Sie beseitigt die Lethargie, verhilft zu mehr Energie, schubst die Gewichtsreduktion an und führt zu einem Gefühl von körperlicher und geistiger »Leichtigkeit«. Gegen Ende dieses Kapitels finden Sie Informationen über Hautreinigung und Atemtechniken – zwei Faktoren, die bei der Entgiftung eine wichtige Rolle spielen.

Eine giftige Welt

Tag für Tag muss unser Körper mit großen Mengen natürlicher Schadstoffe fertig werden, den Abfallprodukten von Verdauung und Stoffwechsel, mit abgestorbenen Zellen und anderen Abfällen.

In einer idealen Welt würde der gesunde Körper diese Reinigung automatisch vornehmen. Die Mechanismen dafür sind so ausgeklügelt, dass wir davon nicht einmal etwas merken würden.

Aber ist unsere Welt ideal? Es gibt atemberaubende technische Fortschritte, Kommunikationssysteme, die vor einem halben Jahrhundert niemand für möglich gehalten hätte, Fahrzeuge, die mit unglaublicher Geschwindigkeit unterwegs sind, und Satelliten, die Informationen auf der ganzen Erde versenden. Wir haben Fast Food, schnelle Autos, noch schnellere Flugzeuge, Mobiltelefone, Digital-TV und »Ersatzteil-Medizin«. Die Haushalte verfügen über Mikrowellenherde, Waschmaschinen, Spülmaschinen und Staubsauger. Unsere Büros quellen über mit Computern, Scannern, Kopierern und Faxgeräten, und fast alles lässt sich mit allem in irgendeinem anderen Büro oder Privatanschluss in der Welt über Modem oder über Internet verbinden. Klingt wirklich ideal. Aber mitten in all diesem Fortschritt ist eines unverändert geblieben.

Wir.

Sie und ich.

Der menschliche Körper ist ein komplizierter Organismus mit einem so hoch entwickelten Gehirn, dass es dem kompliziertesten Computer noch Lichtjahre voraus ist. Und doch geht aus paläopathologischen Daten, die von Osteologen (studieren Skelette), Archäologen (graben nach Resten alter Kulturen) und Anthropologen (studieren die Menschheit, Gesellschaft und ihre Bräuche) hervor, dass sich die Arbeitsweise unserer Leber, Nieren, Eingeweide, Lunge, unseres Lymphsystems und unserer Haut in den letzten 10 000 Jahren wahrscheinlich kaum verändert hat. Manche Fachleute schätzen, dass unsere genetischen Anlagen grundsätzlich noch ungefähr so sind wie vor 40 000 Jahren.

Aus Skelettfunden, manchmal aus Mumien, können Osteologen überraschend genaue Informationen über den Gesundheitszustand, über Krankheiten, degenerative Veränderungen und sogar über die Stressbelastung unserer Vorfahren gewinnen. Die Ergebnisse sind erstaunlich.

Unsere Vorstellung von Fortschritt beruht sehr stark auf Stereotypen, die wir uns von »primitiv« oder »zivilisiert« geschaffen haben. Daher nehmen wir sehr rasch an, unsere Vorfahren in grauer Vorzeit wären arm, krank, unwissend und unterernährt gewesen. Die Untersuchungen zeigen, dass die Jäger und Sammler in Wahrheit in einem guten sozialen Gefüge lebten, gut ernährt waren und sich erstaunlich guter Gesundheit erfreuten. Anthropologen, die sich mit den wenigen noch verbleibenden Jäger- und Sammler-Kulturen befasst haben, wie etwa den San der Kalahari, den Hadza in Tansania und Stämmen in Südamerika, Neuguinea, Süd- und Südostasien, kommen zu dem Schluss, da es bei diesen Nomaden keine koronare Herzkrankheit, keinen erhöhten Cholesterinspiegel, keinen erhöhten Blutdruck, keine Angina pectoris, keine Anämie, keinen Diabetes und keine plötzlichen Todesfälle durch Krankheit gibt, wird es diese sehr wahrscheinlich bei ihren fernen Vorfahren auch nicht gegeben haben. Diese Nomadenvölker leben in relativ wenig verschmutzten Gebieten der Erde. Die typischen Merkmale der so genannten hoch entwickelten Länder fehlen. Es gibt keine Läden oder Supermärkte. Kein Gas, keinen Strom, keine Erdölprodukte – also auch keine landwirtschaftlichen Chemikalien, keine Nahrungsmittelzusätze oder Reinigungsmittel und keinen Bedarf für den Verbrennungsmotor. Ihre Ernährung beschränkt sich auf einfache Mahlzeiten aus Gemüse und magerem Fleisch von Wildtieren, dennoch haben sie keinerlei Anzeichen von Vitamin- oder Mineralstoffmangel oder Mangelernährung. Anatomisch und physiologisch ist der moderne Mensch nahezu identisch, doch sein Lebensstil ist ein ganz anderer, geprägt von plötzlichen Veränderungen, Erfindungen und Unmengen chemischer Stoffe, deren Auswirkungen auf die Gesundheit auf lange Sicht nicht abzuschätzen sind.

Erste Anzeichen gibt es bereits, man weiß, dass Pestizidrückstände und viele andere Schadstoffe (die es erst seit relativ kurzer Zeit gibt) Gesundheit und Umwelt schädigen.

Auch wenn Pestizidhersteller erklären, ihre Produkte seien unbedenklich, konnten Forschungen bereits einen Zusammenhang zwischen landwirtschaftlichen Chemikalien und Schäden am menschlichen Nervensystem und dem langsamen Absterben der Gehirnzellen feststellen. Es bestehen auch Überlegungen, dass Pestizide und andere giftige Rückstände für den Anstieg von Parkinson-Krankheit, Chronic-Fatigue-Syndrome und Osteoporose verantwortlich sein könnten.

Insektizide: Insektizide wirken ähnlich wie Nervengase, sie greifen das zentrale Nervensystem der betreffenden Insekten an. Einige Arten von Organochlorinen verbinden sich besonders mit Fett und sammeln sich in hohen Konzentrationen in Lebensmitteln, wie Kuhmilch, Fleisch, Käse und Muttermilch, an. Ganz abgesehen von den Überlegungen hinsichtlich einer möglichen Schädigung des Nervensystems und der Möglichkeit, dass einige dieser Substanzen Krebs erregend sein könnten, meinen einige Fachleute auch seit langem, dass die Ansammlung von Giftstoffen im menschlichen Fettgewebe die Gewichtsabnahme erschweren könnte.

Herbizide: Herbizide werden gegen Unkraut eingesetzt, sie lassen die Pflanzen entweder unnatürlich schnell wachsen und dann absterben oder töten sie gleich ab. Einige Herbizide wirken systemisch und werden ins Innere der Pflanze aufgenommen. Waschen solcher Pflanzen ist zwecklos. Da die meisten Tests auf Schadstoffbelastung nur die äußere Schale von Gemüse und Obst erfassen, kann die tatsächlich aufgenommene Schadstoffmenge leicht unterschätzt werden. Durch Schälen kann man die Menge der aufgenommenen Chemikalien zwar reduzieren, vor Kontamination ist man aber noch nicht unbedingt geschützt.

Fungizide: Fungizide wirken gegen Pilzbefall bei Obst, Gemüse und Getreide. Im Tierversuch zeigte sich, dass sie Tumoren und genetische Defekte auslösen. In Großbritannien sollen angeblich 70 Prozent der Kartoffeln, 40 Prozent der Äpfel und 10 Prozent des Weizens mit einer bestimmten Klasse von Fungiziden behandelt sein.

Kein Grund zur Sorge?

Sorgen über die möglicherweise schädlichen Wirkungen der Chemie in der Landwirtschaft sind alles andere als irrational, das ist belegt. Tests zeigen, dass sich die Substanzen in den Nahrungsmitteln anreichern, manchmal in »unzulässigen Mengen«, wie es dann offiziell heißt. Dass sie überhaupt drin sind, ist für mich schon unzulässig. Stichproben in Großbritannien haben ergeben, dass ein Drittel der Grundnahrungsmittel, wie Brot, Kartoffeln und Milch, sowie etwa ein Drittel aller Obst und Gemüse Schadstoffe in Mengen enthalten, die über die zulässige Höchstmenge hinausgehen. Dass dies nicht bedeutet, dass die übrigen Nahrungsmittel frei von Pestiziden sind, sondern bloß, dass die Rückstände hier die zulässige Höchstmenge nicht überschreiten, versteht sich von selbst!

Alle sind sich einig, dass große Mengen von Pestiziden, Herbiziden und Fungiziden gesundheitsgefährdend sein können, aber niemand denkt daran, dass kleine Mengen genauso tödlich für Menschen, Säugetiere und Vögel sein können, wenn auch vielleicht nicht so leicht nachweisbar, weil sie schleichend über einen längeren Zeitraum wirken. Wie Graham Harvey in seinem Buch *The Killing of the Countryside* 1997 schreibt, weiß die Wissenschaft so gut wie gar nichts über die Gefahren einer lang andauernden Schadstoffbelastung.

Und das ist nur die Spitze des giftigen Eisbergs. Es gibt noch Hunderte von anderen Schadstoffen, abgesehen von der Chemie in der Landwirtschaft, mit denen unsere Körper Tag für Tag fertig werden sollen. Die meisten davon sind neu. Die wenigsten sind auf ihre Langzeitwirkungen überprüft. Kein Wunder, dass der *Homo sapiens* nun Probleme hat, sich an die Folgen so vieler Veränderungen und Erfindungen innerhalb der letzten paar hundert Jahre anzupassen. Der Mensch ist ein Wunder an Anpassungsfähigkeit, aber alles hat seine Grenzen.

Gefahren auf lange Sicht

Wie sich der enge Kontakt mit Autoabgasen, künstlichen Konservierungsstoffen, Lebensmittelfarben aus Kohlenteer, Aerosol-Dämpfen, Haushaltsreinigern, Lösungsmitteln, Industrieabgasen, Kunststoffverpackungen,

Fertignahrung, raffiniertem Zucker, gehärteten Fetten, künstlichen Hormonen, einem Übermaß an Antibiotika, Steroiden und mit all den Überresten von zahllosen anderen Hinterlassenschaften des 20. Jahrhunderts wirklich auswirken wird? Das weiß keiner. Alles im Griff, oder? Bisher ist ja nichts passiert. Oder?

Wie geht es Ihnen heute? Wie geht es Ihnen *wirklich?* Die Besorgnis wächst, dass die vielen künstlichen chemischen Substanzen und Schadstoffe in unserer modernen Welt ein Grund dafür sein könnten, dass kaum jemand von sich behaupten kann, es gehe ihm *wirklich gut*.

Die Hinterlassenschaft des 20. Jahrhunderts

Müll trennen, Recycling-Produkte kaufen, zu Fuß zur Arbeit oder Schule gehen, kompostieren, Bäume pflanzen – all das sind kleine Steinchen im großen Mosaik. Aber das 21. Jahrhundert hat vom 20. Jahrhundert Umweltverschmutzung in einem Ausmaß übernommen, das sich nicht bewältigen lässt. Auch wenn wir es schaffen, nur Bio-Produkte zu essen, wirklich sauberes Wasser zu trinken, in Öko-Häusern zu wohnen und absolut stressfrei zu leben, atmen wir immer noch die Luft ein und kommen mit potenziell giftigen Stoffen in Kontakt. Als Beispiel sei nur genannt, dass laut Schätzungen die Luftverschmutzung in einem durchschnittlichen Stau oder Stadtzentrum so groß ist, dass sie dem Rauchen von zwei Packungen Zigaretten pro Tag entspricht.

Zeit zum Aufwachen

Die Welt richtet nun endlich – vielleicht zu spät, vielleicht nicht – ihre Aufmerksamkeit darauf, welchen Schaden die Umwelt durch die Verschmutzung erleidet. Kaum jemand kümmert sich jedoch darum, wie sich diese äußere Verschmutzung auf unser Körperinneres auswirkt, auf unser *Innenleben*, und noch weniger darum, wie man weitere Schäden vermeiden könnte. Regelmäßige Entgiftung wäre zumindest eine wichtige Maßnahme.

Entgiftung

Entgiftung macht nur Sinn, wenn sie den Anforderungen unseres meist hektischen Lebensstils entspricht. Manche Entgiftungsprogramme setzen einiges voraus, auch wenn sie das Gegenteil behaupten. Kalte Duschen, Bäder in Epsom-Salz, Bürstenmassage, Gymnastik, Entspannungsübungen, Formeln, Meditationen. All das ist sicher wohltuend und nützlich, wenn die Voraussetzungen vorhanden sind, kann aber zusätzlichen Stress erzeugen, wenn man versucht, alles gleichzeitig und möglichst rasch zu absolvieren. Wir wissen, dass wir unser Tempo in einer idealen Welt herunterschrauben sollten und uns wesentlich mehr Zeit für uns selbst nehmen sollten, aber das lässt sich nicht immer verwirklichen, wenn jemand eine Familie zu versorgen, einen Haushalt zu führen hat oder einer anderen anstrengenden Beschäftigung nachgeht. Die wenigsten von uns können sich einfach einige Tage oder Wochen freinehmen, um ein strenges Programm in allen Einzelheiten durchzuziehen. Aber auch durch ein weit weniger strenges Entgiftungsprogramm kann man Erfolge erzielen.

Fasten und Entgiftung – wo liegt der Unterschied?

Fasten und einfache Entgiftung können leicht verwechselt werden, sind aber nicht dasselbe. Man spricht oft von »Saftfasten« oder »Obstfasten«, aber auch wenn es sich dabei um strenge Entgiftungsmethoden handelt, so sollte man doch besser von Saft- oder Obst-»Kuren« sprechen, nicht von Fasten. Echtes Fasten bedeutet, keine feste Nahrung und nur Wasser zu sich zu nehmen, und zwar einige Tage oder Wochen lang. Wer nicht selbst reichlich Erfahrung hat und genau weiß, was er tut, sollte das nur unter ärztlicher Aufsicht durchführen.

Die Ausscheidungssysteme des Körpers

Ein regelmäßiger »Frühjahrsputz« soll die wichtigsten Ausscheidungsorgane des Körpers, die Haut, Lunge, Lymphe, Nieren, Leber und den Darm bei ihrer Arbeit unterstützen. All diese Organe müssen Höchstleistungen an Entgiftungstätigkeit erbringen, den Körper über Schweiß, Fäkalien, Gase und Urin von natürlichen Abfällen befreien. Wenn sie effizienter arbeiten, sollte sich die Verdauung und Nährstoffaufnahme verbessern, ein träger Darm zu neuem Leben erwachen, sollten Schlacken abgebaut, Blähungen reduziert, Allergien gemildert werden, die Gesundheit von Haut, Haar und Nägeln verbessert und die Abwehrkräfte gegen Erkältungen und Infektionen gesteigert werden, die Energie zunehmen. Wie die Erfahrungen einiger Patienten zeigen, kann man durch Entgiftung eventuell auch einige ungeliebte Kilos loswerden.

Die Haut

Die Haut ist das größte Organ des Körpers, sie hat eine Größe von etwa 1,5 bis 2 Quadratmetern. sie ist nicht nur waschbar, wasserdicht und repariert sich selbst, über sie werden auch viele Schadstoffe eliminiert. Tag für Tag sondert der Organismus durch hunderttausende von Poren durchschnittlich 850 Milliliter Flüssigkeit nach außen ab; in erster Linie sorgt der Schweiß aus den Schweißdrüsen für Kühlung, der Talg aus den Talgdrüsen für Schmierung und Schutz der Haut. Aber dieselben Drüsen scheiden auch die Giftstoffe aus, die von Blut und Lymphen gesammelt werden. Neben der Ausscheidung der Abfälle kann der Schweiß bei aerober körperlicher Betätigung (siehe Seite 105) auch die Ausscheidung Krebs erregender Stoffe aus dem Körper beschleunigen.

Wegen dieser Fähigkeit zur Ausscheidung unerwünschter Stoffe wird die Haut manchmal als dritte Niere bezeichnet. Giftstoffe, die nicht über Nieren, Darm oder Lunge entsorgt werden, können über die Haut nach außen gelangen. Wenn andere Ausscheidungsorgane blockiert sind, etwa bei Verstopfung oder bei einer Unterfunktion der Nieren oder der Leber, versucht die Haut außerdem, einen Teil der Arbeit dieser Organe zu übernehmen. In der Naturheilkunde sind Hauterkrankungen, wie Ekzeme oder Schuppenflechte, Anzeichen dafür, dass die Haut versucht, ein Ungleichgewicht im Körperinneren zu korrigieren. Wird die Haut blockiert, müssen die Abfallstoffe zurück in den Körper. Behandeln Sie Ekzeme mit Steroidsalben, und Sie werden sehen, dass in der Folge andere Probleme, wie Asthma oder Darmstörungen, auftreten, meinen einige Therapeuten.

Belastungen der Haut äußern sich etwa durch:

Fettige Haut, Schuppen, Flecken, Zellulitis, raue Haut, Pickel. Weiße Haut neigt zu roten Flecken und fahler Blässe. Dunkle Haut wirkt kraftlos und nimmt eine gräuliche Färbung an. Gesunde Haut, egal welcher Hautfarbe, ist immer kräftig gefärbt.

Die Lymphe

Das Lymphsystem ist die »Müllabfuhr« des Körpers; ein feines Netz aus Kapillargefäßen, ähnlich den winzigen Blutgefäßen, die überschüssige Flüssigkeiten, Zellabfälle und andere unerwünschte Stoffe aus dem Gewebe abtransportieren. Bei einem Erwachsenen fließen im Durchschnitt etwa 4,5 Liter Blut in Venen und Arterien. Etwa viermal so viel Lymphflüssigkeit wird zu jedem Zeitpunkt durch das Lymphsystem gedrückt. Die meiste Lymphe fließt zu Sammelkanälen im Brustraum, bevor sie wieder zurück in die Blutgefäße gelangt. Unterwegs passiert die Flüssigkeit die Lymphknoten, die die Bakterien vernichten. Sobald der Abfall ins Blut entladen wurde, wird er über Leber und Nieren abtransportiert.

Die Lymphkanäle sind nicht nur Wege der Abfallentsorgung, über sie werden auch Nährstoffe aus dem Verdauungstrakt transportiert. Um Nährstoffe transportieren und Abfälle entsorgen zu können, benötigt der Körper ein gesundes Lymphsystem. Dieses weist Ventile und Sammelkanäle auf, in die sich die Lymphe entleert. Die Lymphe wird aber nicht durch den Körper »gepumpt«, wie das Blut vom Herz durch Arterien und Venen gepumpt wird. Sie wird vielmehr durch Kontraktion der Lymphkapillaren transportiert, die durch Körperbewegung und Muskelkontraktion gefördert wird. So, wie der Kreislauf träge werden kann, so kann auch das Lymphsystem träge werden. Es kann nur effektiv arbeiten, wenn es in Bewegung bleibt. Bei körperlicher Betätigung wird das Lymphsystem sehr aktiv, die Lymphe fließt dann zehn- bis dreißigmal so schnell. Auch Ganzkörpermassage und Tiefenatmung verbessern den Lymphfluss (mehr zu den Vorteilen der Tiefenatmung lesen Sie im Abschnitt *Gleichmäßiges, tiefes Atmen*, Seite 287).

Anzeichen für ein träges Lymphsystem sind:

Geschwollene Knöchel oder Finger, weiche Brüste, unreine Haut, schlechte Infektabwehr, geschwollene Augenlider, dunkle Augenringe, Müdigkeit, Lethargie und Zellulitis.

Die Lunge

Es erübrigt sich zu sagen, dass die richtige Atmung wichtig für die Erhaltung der Gesundheit ist. Aber richtige Atmung ist nicht unbedingt unsere Spezialität. Erst einmal verschwenden wir kaum einen Gedanken an die Atmung. Wir werden uns unserer Lunge nur bewusst, wenn uns die Luft ausgeht, wenn wir eine Erkältung oder eine Infektion haben, die Enge und Schmerzen in der Brust, Keuchen oder Husten verursacht. Hauptaufgabe der Lunge ist es, Sauerstoff in den Körper aufzunehmen und Kohlendioxid abzugeben, und zwar durch Einatmen und Ausatmen. Während das Blut den Sauerstoff in der Lunge aufnimmt, wandert das Kohlendioxid aus dem Blut in die Lunge, und wird dann ausgeatmet. Das heißt nicht, das Sauerstoff gut und Kohlendioxid schlecht ist. Dieser ständige Austausch und das Gleichgewicht der Gase sind für die gesunde Atmung und die Gesundheit des Körpers unerlässlich. Verbunden mit dem Lungengewebe sind die Lymphbahnen, die unerwünschte Substanzen und Flüssigkeiten aus dem Lungenbereich ableiten. Wenn wir nicht richtig atmen, wirkt sich das auf die Bewegungen der Lunge aus und der Lymphfluss wird träge.

Anzeichen für eine schlechte Lungenfunktion sind:

Zäher Schleim, Krämpfe in der Brust, allgemeine Müdigkeit, Allergien, Kopfschmerzen, schlechte Durchblutung, Kälte in Armen und Beinen.

Die Nieren

Die Nieren filtern das Blut, wieder aufbereiten und resorbieren Stoffe, die der Körper noch verwerten kann (wie etwa einige Nährstoffe, Salze, Wasser und Glukose) und scheiden Abfallprodukte aus, die in den Harn abgegeben werden.

Anzeichen für eine schlechte Nierenfunktion sind:

Übel riechender Harn, dunkler Harn, trüber Harn, weniger als viermal täglich Wasserlassen, chronische Müdigkeit. Diese Anzeichen können auch auf Flüssigkeitsmangel hindeuten, überlegen Sie also zunächst, ob Sie ausreichend trinken.

Der Darm

Im Dünndarm wird die Nahrung zerlegt und Nährstoffe und Flüssigkeit werden über die Darmwand in das Blut aufgenommen. Feste Stoffe, die nicht aufgenommen werden können (etwa Pflanzenfasern), wandern in den Dickdarm. Die ins Blut gelangten Giftstoffe werden von der Leber aufgenommen und vernichtet. Raffinierte Nahrungsmittel, Ballaststoffmangel und Flüssigkeitsmangel aber können zu Verstopfung und einer Verfestigung der Abfallstoffe führen, wodurch die Giftstoffe, die eigentlich ausgeschieden werden sollten, vom Körper wieder aufgenommen werden.

Anzeichen für eine schlechte Darmfunktion sind:

Völlegefühl, Blähungen, Dyspepsie, Verstopfung.

Die Leber

Die Leber ist das zentrale Stoffwechsel-Organ mit vielseitigen Funktionen. Eine der wichtigsten besteht darin, das Blut von allem zu reinigen, was für den Körper giftig sein könnte, etwa von Pestizidrückständen oder von Arzneimittelresten. Da die Leber harte Arbeit zu leisten hat, kann sie leicht überlastet und erschöpft sein, unfähig ihre Aufgaben zu erledigen. Eine gesunde Leber ist aber ein Schlüsselfaktor für die Gesundheit des ganzen Organismus.

Man könnte die Leber als das fleißigste und am schwersten arbeitende aller Organe bezeichnen. Sie muss mit der Mehrheit der unerwünschten Substanzen fertig werden, egal, ob sie mit Nahrung, Wasser, Medikamenten oder aus der Umwelt aufgenommen werden – oder ob sie aus dem Körper selbst stammen.

Sie dient als Speicher für Energielieferanten wie Stärke, Zucker und Fette sowie für einige Vitamine und Mineralstoffe. Sie verwertet Hormone wieder und hält den Cholesterinspiegel im Gleichgewicht. In 60 Sekunden filtert, reinigt und verarbeitet diese wunderbare Einrichtung jeweils etwa 1 Liter Blut.

Die Leber ist für den Entgiftungsvorgang absolut unerlässlich. Sie fungiert als riesige Reinigungsanlage, holt toxische Substanzen, Stoffwechselabfälle, körperfremde Gifte und Infektionserreger aus dem Blut heraus und macht sie unschädlich. Sie produziert Galle, die – neben der Zerlegung der Fette – auch unerwünschte Reste von Hormonen, Arzneimitteln und Pestiziden über den Darm ausscheidet. Ist der Gallenfluss behindert, sammeln sich Giftstoffe an und die Leber kann nicht wirkungsvoll arbeiten. Abfallstoffe in Form von Giften, abgestorbenen Zellen und Mikroorganismen reichern sich im Blut an. Das belastet das Immunsystem und kann zu chronischer Müdigkeit, Muskel- und Gelenkschmerzen, häufigen Infektionen, erhöhtem Cholesterinspiegel, erhöhten Blutfetten und erhöhtem Allergierisiko führen. Eine überarbeitete, unterversorgte Leber verzögert auch den Stoffwechsel und kann so Grund für eine Gewichtszunahme sein. So ist die Sorge, die toxische Belastung könnte die Leberzellen schädigen, das Lymphsystem verstopfen und damit die Abwehr von Viren und Bakterien schwächen, leicht zu verstehen. Wenn die Leber nicht in Hochform ist, wirkt sich das auf die Gallenproduktion aus. Die von der Leber erzeugte und in der Gallenblase gespeicherte Galle trägt zur Stabilisierung des pH-Wertes im Darm bei. Sie ist eine Art natürliches Desinfektionsmittel und fördert die gesunde Darmflora. In der traditionellen Chinesischen Medizin manifestiert sich eine überforderte Leber als Reizbarkeit und üble Laune. Ein gestörtes Gleichgewicht der Leber wird auch mit Störungen der Fruchtbarkeit und der Menstruation in Verbindung gebracht. Es gibt sogar Forschungen, die darauf hindeuten, dass eine schlechte Entgiftung durch die Leber das Risiko für Lungenkrebs erhöht. Ein Teil des Entgiftungsvorganges erfordert bestimmte Enzyme, als GSTM1 und GSTT1 (Glutathion-S-Transferase M1 und T1) bezeichnet, die aus der Aminosäure Glutathion produziert werden. Wissenschaftler haben herausgefunden, dass Menschen mit chronisch niedrigem Spiegel dieser Enzyme ein höheres Risiko haben, an Lungenkrebs zu erkranken. Neben seiner Bedeutung für die Entsorgung einer ganzen Reihe von unerwünschten Stoffen, etwa Schwermetallen, setzt der Körper Glutathion auch als Fänger für freie Radikale und zur Verstärkung des immunologischen Schutzes bestimmter Zellen, etwa der Leberzellen, ein.

Anzeichen für eine schlechte Leberfunktion sind:

Allergien, trockene Hautstellen, Kopfschmerzen, hoher Cholesterinspiegel, Lethargie, Übelkeit, Hautprobleme, schlaffe Haut, häufige Erkältungen, belegte Zunge.

Wichtiger Hinweis

Wenn sich der Stuhl verfärbt, das Weiße der Augen, die Nägel oder die Zunge gelblich werden, sind das unter Umständen Anzeichen für eine ernsthafte Leberstörung, Sie sollten umgehend einen Arzt aufsuchen.

Das Zwei-Tage-Programm zur Entgiftung

Wenn Sie an einigen der angeführten Symptome leiden, könnten Sie ein einfaches, zweitägiges Entgiftungsprogramm versuchen, vielleicht fühlen Sie sich danach besser. Wenn das Verdauungssystem eine kleine Pause machen kann, beginnt der Körper, all die in verschiedenen Regionen des Körpers abgelagerten Giftstoffe auszuscheiden.

Die Letzten sind die Ersten

Das Gesetz der Entgiftung besagt, dass der Heilungsprozess rückwärts verläuft, das heißt, tief im Inneren beginnt und sich bis zur Oberfläche vorarbeitet. Die Heilung verläuft auch vom Kopf abwärts, oder in der umgekehrten Reihenfolge, in der die Symptome ursprünglich aufgetreten sind. Während die Abfälle eingesammelt und auf einen oder mehrere Wege zur Ausscheidung gebracht werden, kann sich ein Teil davon in einer oder mehreren Phasen über den gesamten Kreislauf verteilen und vorübergehend Symptome, wie Kopfschmerzen, Katarrhe, leichte Übelkeit, eine stärker belegte Zunge, übel riechenden Harn und Stuhl, schlechten Atem, Körpergeruch und Müdigkeit verursachen. Manchmal reagiert der Körper auch für einige Tage mit Verstopfung. Solche Umstellungen können auch unerwartete emotionale Reaktionen hervorrufen, etwa Niedergeschlagenheit, Tränenausbrüche, Reizbarkeit, schlechte Träume oder Schlafstörungen. Derartige Symptome werden in der Naturheilkunde als Heilreaktionen interpretiert, die darauf hindeuten, dass die Entgiftung wirkt. Wenn Sie unter solchen Symptomen leiden, können Sie Folgendes dagegen tun:
- Ruhen Sie möglichst viel.
- Gehen Sie an die frische Luft, aber betreiben Sie an Entgiftungstagen keinen Sport.
- Kauen Sie ein halbes Dutzend getrocknete Feigen. Sie helfen gut gegen Verstopfung und sind einer der besten Basenbildner.
- Trinken Sie reichlich Wasser, um die Giftstoffe in Bewegung zu halten und den trägen Darm in Bewegung zu setzen. Geben Sie in jedes Glas 6 Tropfen der Bachblüten-Essenz *Crab apple* (Holzapfel). Das ist das traditionelle Mittel für die Reinigung von Geist und Körper.

- Entspannen Sie sich in einem warmen Bad. Geben Sie je 3 Tropfen ätherisches *Wacholder-*, *Pelargonien-* und *Lavendelöl* hinein, die die Entspannung fördern.
- Nehmen Sie 2 Gramm Vitamin C mit einem Glas Wasser ein. Das hilft gegen Kopfschmerzen.
- Machen Sie viele tiefe, lange Atemzüge.
- Machen Sie Mund- und Rachenspülungen mit *Teebaum* oder *Propolis*.
- Machen Sie regelmäßige Bürstenmassagen (siehe Seite 284).
- Machen Sie ein Peeling an Gesicht, Nacken und dem oberen Brustbereich.

Den Eifer nicht übertreiben

Wie viele Symptome auftreten, kann davon abhängen, wie sehr der Körper verschlackt ist. Manchmal treten auch gar keine Symptome auf. Ist das System jedoch sehr träge, Leber und Lymphe sind überlastet, kann es Ihnen zunächst etwas schlechter und erst dann besser gehen. Wenn Sie nun finden, dass zwei Tage zu viel sind, beginnen Sie mit einem eintägigen Programm, einmal die Woche, oder anfangs einmal alle 14 Tage, und steigern Sie langsam auf das Zwei-Tage-Programm. Betrachten Sie den Entgiftungsprozess als langsame Befreiung des Körpers von Abfallprodukten.

Es besteht kein Grund zu Übertreibungen. Wenn der Körper stark durch Giftstoffe belastet ist, kann eine übermäßig rasche Entgiftung unangenehme Begleiterscheinungen haben. Giftstoffe sammeln sich gerne in den Fettzellen an. Während der Entgiftung wird das Fett aufgespalten und in die Blutbahn abgeleitet. Mit dem Fett gelangt auch eine ganze Menge abgelagerter Chemikalien ins Blut – wie pures Gift. Bis diese Toxine ausgeschieden sind, können sie einige extrem unangenehme Symptome verursachen.

Außerdem kann der Nahrungsentzug zu massiven Blutzuckerschwankungen führen, die Symptome einer Unterzuckerung nach sich ziehen, wie etwa Koordinations- und Konzentrationsschwäche, einen Abfall der Körpertemperatur, heißen oder kalten Schweiß, Magenschmerzen und Benommenheit verursachen. Zwei Tage Entgiftung können einen stark verschlackten Körper nicht vollständig entgiften, sehr wohl aber regelmäßige Entgiftung, wenn sie mit einer gesunden Ernährung einhergeht. Die Informationen im Kapitel *Ernährung für Gesundheit und Wohlbefinden* (Seite

78) und im Abschnitt *Vor Giften geschützt – auf lange Sicht* (beginnend auf Seite 272) sollten Ihnen dabei helfen, die Belastung zu reduzieren.

Auch wenn es mit regelmäßigen, kürzeren Entgiftungsprogrammen länger dauert, bis die Abfallstoffe abgeleitet sind, ist der Schock für den Körper geringer, es treten nicht so unangenehme Nebenwirkungen auf.
Unterschätzen Sie die Wirkung des zweitägigen Programmes jedoch nicht. Es kann eine wirklich wohltuende Tiefenreinigung bewirken. Länger andauernde Entgiftungsprogramme sind meiner Ansicht nach für die meisten Menschen schwer durchführbar und nicht ungefährlich.

Bauchmassage

Diese wirklich wertvolle Technik fördert den Entgiftungsprozess durch Anregung der Darmmobilität. Ich habe sie bereits an anderer Stelle (siehe Seite 209 und 222) vorgestellt; sie ist einfach anzuwenden, für jedermann durchführbar. Sie fördert die Entgiftung nicht nur durch eine Anregung der Darmfunktion, sie hilft auch gegen Verstopfung und kann Beschwerden bei Kandida-Mykose, Divertikulitis und Reizkolon lindern.

So wird's gemacht:
- Legen Sie sich auf das Bett, geben Sie dabei ein großes Handtuch unter den unteren Abschnitt des Rückens (damit die Bettwäsche nicht durch das Öl beschmutzt wird).
- Verteilen Sie wenig Olivenöl oder Vitamin-E-Öl auf dem Bauch.
- Massieren Sie den ganzen Bauch mit den Fingerkuppen 4 oder 5 Minuten lang.
- Beginnen Sie dabei rechts unten, dicht an der Innenseite des Hüftknochens, und arbeiten Sie hinauf bis zur Taille, dann zur linken Seite hin und an der linken Seite abwärts.
- Sie sollten ein leichtes Gurgeln hören, vielleicht gehen Winde ab. Das ist ein gutes Zeichen.
- Wenn die Massage die Hände zu sehr anstrengt, versuchen Sie es mit drückenden Bewegungen, in der gleichen Richtung wie vorher beschrieben. Vielleicht kann Ihnen auch Ihr Partner die Massage abnehmen.
- Massieren Sie überschüssiges Öl in Hände, Brust und Hüften ein.

Wie oft entgiften?

Setzen Sie das zweitägige Entgiftungsprogramm ein, wann immer Sie Zeit haben. Ein- oder zweimal im Monat reicht. Ob Wochentag oder Wochenende spielt dabei keine Rolle, versuchen Sie nur, den Tagesablauf so zu planen, dass Sie etwas mehr Ruhe haben. Wenn Sie bereits viele verschiedene Diäten versucht haben und sich jahrelang vergeblich bemüht haben abzunehmen, versuchen Sie es, bitte, damit. Ich habe bereits von vielen Patienten, die die Hoffnung auf Gewichtsabnahme schon aufgegeben hatten, gehört, dass sie mit diesem System doch noch Erfolg hatten.

Nicht entgiften

Es gibt Situationen, in denen Sie nicht entgiften sollten:
- während der Schwangerschaft und Stillzeit,
- vor oder nach einer Operation,
- bei Diabetes oder einer anderen Störung des Kohlenhydrathaushalts.
- Während einer medikamentösen Therapie oder einer anderen Behandlung sollten Sie jede Umstellung Ihrer Ernährung mit Ihrem Arzt besprechen, auch ein Entgiftungsprogramm.

Vorbereitung für das Zwei-Tage-Entgiftungsprogramm

Die besten Ergebnisse hinsichtlich Verbesserung der Körperfunktionen, rascherer Ausscheidung von Abfallstoffen und Energiesteigerung erzielt man mit zwei Entgiftungstagen alle zwei oder vier Wochen.

Sie können aber auch an beliebigen Tagen einen oder zwei Entgiftungstage einlegen, wenn Sie sich träge, überlastet oder erschöpft fühlen und wieder auftanken möchten, zu viele Nächte durchgemacht haben oder anders über die Stränge geschlagen haben. Lesen Sie diesen ganzen Abschnitt durch, bevor Sie beginnen, und machen Sie sich eine Liste, was Sie für Ihr erstes Entgiftungsprogramm besorgen müssen. Bevor Sie einkaufen gehen, lesen Sie bitte den Abschnitt *Vor Giften geschützt – auf lange Sicht* (Seite 272). Um weitere Fortschritte zu machen, essen Sie nach den »einfachen« Trennkost-Richtlinien, die Sie auf Seite 27 in einer übersichtlichen Tabelle dargestellt finden. Wenn Sie die Trennkost noch nie versucht haben, sollten Sie nun vielleicht auf Seite 63 zurückblättern und nochmals durchgehen, welche Nahrungsmittel sich gut vertragen und welche nicht. Trennkost-Richtlinien finden Sie auch nachfolgend zu den einzelnen Rezepten für Hauptmahlzeiten.

Führen Sie das Programm ruhig an Wochentagen durch, wenn Sie damit gut zurechtkommen. Viel besser ist es jedoch, wenn Sie 48 Stunden Zeit haben, zu Hause sein können und keinen Stress haben. Ob am Wochenende oder während der Woche spielt keine Rolle – solange Sie sich selbst Priorität einräumen.

Kurzfassung

Wer keine zwei Tage Zeit für ein volles Entgiftungsprogramm hat, stellt einfach seine Ernährung für einen Tag um. Decken Sie sich mit frischem Obst, frischem Gemüse und Salat ein. Essen Sie zum Frühstück einen großen Obstsalat, mittags einen extragroßen grünen Salat oder einen Teller Gemüsesuppe und eine köstliche Gemüsepfanne zum Abendessen. Achten Sie auf großzügige Portionen. Wenn der Hunger Sie überfällt, greifen Sie zu frischem Obst oder essen Sie einige getrocknete Feigen. Vermeiden Sie an diesem einen Tag rotes Fleisch, Geflügelfleisch, Eier, Käse, Fisch, fettige Speisen, Chips, Alkohol, Kaffee, Tee, Zucker, Fertiggerichte, Take-away-Menüs, abgepackte und bearbeitete Lebensmittel vollständig. Trinken Sie den ganzen Tag über reichlich Wasser und Kräutertee.

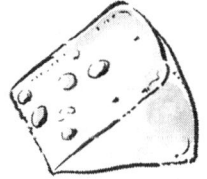

Wichtige Hinweise

- An Entgiftungstagen müssen Sie keine festen Pausen zwischen den Mahlzeiten einhalten.
- Wann immer Sie zwischen den empfohlenen Mahlzeiten Hunger verspüren, können Sie sich ein Stück frisches Obst, einen Gemüse- oder Fruchtsaft, eine Suppe oder einen Kräutertee genehmigen. Es ist wichtig, dass der Hunger nicht übermäßig groß wird.
- Achten Sie vor allem auf eine hohe Flüssigkeitszufuhr. Trinken Sie reichlich Wasser. Für heiße Sommertage füllt man den Kühlschrank voll mit Flaschen von Bio-, Gemüse- und Bio-Obstsäften; erhältlich in Naturkostläden, Reformhäusern und gut sortierten Drogeriemärkten wie Apotheken. Oder kaufen Sie einen Vorrat an frischen Produkten, die Sie selbst entsaften. Das ergibt ein schmackhaftes, nährstoffreiches, sättigendes Getränk, besonders wenn das Wetter heiß ist oder die Energie nachlässt, oder wenn Sie einfach nicht sehr hungrig sind. Im Winter baut uns eine wärmende, kräftige selbst gemachte Gemüsesuppe wieder auf und erhöht außerdem noch auf gesunde Weise die Flüssigkeitsaufnahme.
- Näheres zum Entsaften auf Seite 46 und 269.

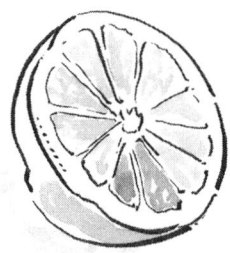

Ihr Speiseplan für das Zwei-Tage-Entgiftungsprogramm

Alle Rezepte in diesem Abschnitt sind für eine Person konzipiert. Verdoppeln Sie einfach die Mengen, wenn Sie das Programm zu zweit durchführen wollen.

Erster Tag

Nach dem Aufwachen

Erfrischender Zitronen-Honig-Drink

Saft von 1 Zitrone (möglichst Bio, bedenken Sie, dass fertige Säfte Konservierungsstoffe enthalten)
2 TL kalt geschleuderter Honig
250 ml kurz abgekochtes Trinkwasser

Den Zitronensaft in ein großes Glas oder einen Becher pressen, Honig dazugeben und das abgekochte Wasser darüber gießen. Umrühren, bis sich der Honig auflöst. In kleinen Schlucken trinken – nicht zu große Schlucke. Wer in Zeitnot ist, nimmt den Drink mit zum Waschen und Ankleiden.

Vermeiden Sie nicht nur während der Kur sehr kalte Speisen und Getränke. Sie können Verdauung und Leberfunktion beeinträchtigen.

Zum Frühstück

Frische Melone

Kaufen Sie eine frische Melone – am besten Kantalupe oder Galia. Gründlich waschen und halbieren. Mit einem Löffel die Kerne herausheben und wegwerfen. Eine Hälfte der Melone essen, die andere im Kühlschrank für morgen aufheben.

Zum zweiten Frühstück

Reinigender Saft

Ich empfehle diesen reinigenden Saft seit vielen Jahren. Das Rezept wurde an Patienten, Studenten und Seminarteilnehmer weitergegeben. Er eignet sich ausgezeichnet zur Entgiftung, ist aber auch ein schmackhafter Aperitif, den man während der Zubereitung des Abendessens trinken kann, oder ein erfrischendes Getränk zwischen den Mahlzeiten. Wer tagsüber unterwegs ist und diesen Saft nicht am Vormittag zubereiten kann, trinkt ein Glas frischen Fruchtsaft oder isst ein paar Bissen frisches Obst. Trinken Sie den heilenden Saft dann während der Zubereitung des Abendessens.

2 organische Möhren, gründlich gewaschen
1 oder 2 Äpfel, geschält
einige Dutzend Weintrauben
1 Rote Bete, geschält
einige Stängel Petersilie
einige Blätter Brunnenkresse oder junger Spinat
4 Stängel Fenchel, jeweils etwa 7,5 cm lang

Versuchen Sie, möglichst viel aus ökologischem Anbau zu kaufen. Waschen Sie alles wirklich gründlich, und werfen Sie die Schalen weg. Zerkleinern Sie alle Zutaten grob, und geben Sie sie in den Entsafter oder Mixer. Trinken Sie den Saft sofort, aber langsam, lassen Sie jeden Schluck einige Sekunden im Mund und schlucken Sie erst dann. Wer nicht alle Zutaten erhält, nimmt zumindest Möhren, Äpfel und Trauben. Ziehen Sie den Fenchel selbst im Garten oder auf dem Fensterbrett. Er ist ein sehr dankbares Kraut, sieht hübsch aus und stellt keine großen Ansprüche.

Bio-Möhren: Ich habe im ganzen Buch Wert darauf gelegt, dass Sie Obst und Gemüse aus ökologischer Produktion kaufen. Dadurch vermeiden Sie nicht nur, giftige Pestizide mitzuessen, Sie erhalten vermutlich auch besser schmeckende Ware. Das gilt besonders für Möhren. Der Pestizidgehalt mancher Möhren aus konventionellem Anbau gibt ausreichend Anlass zu Besorgnis, allein aus diesem Grund sollte man schon keine Möhren kaufen, die nicht aus biologischem Anbau stammen.

Zum Mittagessen

Herzhafte Gemüsesuppe oder großer frischer Salat

Wählen Sie aus den Vorschlägen für Gemüsesuppen auf Seite 382ff. oder für Salate im Rezeptteil ab Seite 404. Für eine wohlschmeckende Salatmarinade mischt man einen Esslöffel Balsamico-Essig mit einem Esslöffel Olivenöl, dem man noch ein wenig schwarzen Pfeffer zugibt. Geben Sie dann das Dressing über den Salat.

Zum Nachmittag

Bio-Leinsamen

1 Dessertlöffel Bio-Leinsamen (aus dem Reformhaus)
ein großes Glas stilles Tafelwasser (wie für die Zubereitung von Babynahrung geeignetes)

Leinsamen liefern lösliche und unlösliche Ballaststoffe und wichtige Substanzen mit der Bezeichnung essenzielle Fettsäuren. Ihre Nährstoffe werden sehr leicht durch Hitze, Licht und Luft zerstört. Beste Qualität erhält man nur bei Leinsamen aus organischer Produktion, die in versiegelten, durchscheinenden (nicht durchsichtigen) Behältern oder Beuteln verpackt sind. Verschließen Sie den Beutel nach jedem Öffnen sorgfältig oder geben Sie den Leinsamen in ein luftdichtes Gefäß, und lagern Sie ihn im Kühlschrank. Die Ballaststoffe im Leinsamen sind sehr schonend, der Körper kann leicht damit fertig werden. Täglich ein Dessertlöffel Leinsamen mit einem großen Glas Wasser genommen, bringt Leben in einen trägen oder gereizten Darm und hilft, Abfall- und Giftstoffe aus dem System zu entfernen. Vergessen Sie nicht, reichlich Wasser zu trinken. Ballaststoffe helfen nur zusammen mit Flüssigkeit.

Vor dem Abendessen

Gemüse- oder Fruchtsaft

Wer an diesem Tag noch keinen reinigenden Saft getrunken hat, sollte nun die Gelegenheit ergreifen. Alle anderen trinken während der Zubereitung des Abendessens ein Glas Gemüse- oder Fruchtsaft. Bereiten Sie Ihre Säfte möglichst selbst aus frischen Bio-Zutaten zu. Wer Säfte in Flaschen oder Packungen kauft, sollte unbedingt zu solchen aus ökologischer Produktion, zumindest aber Säften ohne künstliche Zusätze greifen. Reformhäuser oder Naturkostläden haben hier ein größeres Angebot als Supermärkte.

Zum Abendessen

Bunter Reis

Dieses Rezept entspricht den Erfordernissen der Trennkost, hier wird Reis (konzentrierte Stärke) mit Gemüse kombiniert. Die Mahlzeit enthält kein konzentriertes Eiweiß (etwa Fleisch, Eier oder Fisch). Versuchen Sie, möglichst viele Bio-Zutaten zu verwenden.

1 gute Portion Basmatireis, gekocht
1 Zwiebel, gehackt
1 frische Knoblauchzehe, zerdrückt
$^1/_2$ TL frisch geriebener Ingwer
2 EL Olivenöl aus erster Pressung
$^1/_2$ Paprikaschote, Farbe beliebig, fein gerieben
2 kleine Tomaten, gehackt
1 Bio-Möhre, fein gerieben
2 EL Tiefkühlerbsen
1 EL Sonnenblumenkerne und/oder Kürbiskerne (gemischt oder einzeln)

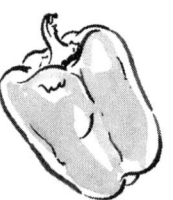

Den Reis nach den Angaben auf der Packung kochen. In einem Wok oder einer zum Rührbraten geeigneten Pfanne Zwiebel, Knoblauch und Ingwer im Olivenöl weich dünsten. Den gekochten Reis, Paprikaschote, Tomaten, Möhren, Erbsen und Sonnenblumen-/Kürbiskerne dazugeben und die Mischung 5 Minuten unter Rühren erhitzen.

Dazu einen Salat (Vorschlagsliste auf Seite 392) servieren. Reste können am folgenden Tag kalt zu einem Salat gegessen werden.

Reis: Reis eignet sich hervorragend zur Entgiftung und liefert wertvolle Ballaststoffe. Er hilft auch gut gegen Magenschmerzen und lindert Reizungen des Verdauungssystems. Es ist auch sehr nützlich zu wissen, dass frisch gekochter brauner Reis ohne weitere Zusätze und Gewürze nach einer Magenverstimmung oder Lebensmittelvergiftung aufbauend und beruhigend wirkt. Gekochter Reis hält sich jedoch nicht lang. Bewahren Sie Reste immer im kältesten Abschnitt des Kühlschranks auf, für nicht länger als 24 Stunden.

Eine Stunde vor dem Schlafengehen

Ein mittelgroßer Becher (etwa 200 g) Schafmilchjoghurt

Zweiter Tag

Nach dem Aufwachen

Erfrischender Zitronen–Honig–Drink

Wie gestern

Zwischendurch: Wer an den Entgiftungstagen zwischendurch Hunger bekommt, greift zu frischem oder getrocknetem Obst oder einem Glas Frucht- oder Gemüsesaft.

Zum Frühstück

Frischer Fruchtjoghurt

1 mittelgroßer Becher (200 g) Schaf- oder Ziegenmilchjoghurt natur
1 reife Kiwi, gewaschen, geschält und in Scheiben geschnitten
1 Apfel, gewaschen, geschält und in Scheiben geschnitten
1 TL kalt geschleuderter Honig
1 EL Bio-Spirulina-Flocken oder Grüne Gerste (Pulver)
(erhältlich im Reformhaus oder in Naturkostläden)

Alle Zutaten in den Mixer geben und glatt pürieren. Sofort trinken.

Zum zweiten Frühstück

Reinigender Saft

Wie gestern

Zum Mittagessen

Gemüsesuppe oder **Salat**

Wie gestern

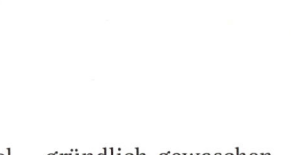

Zum Nachmittag

Äpfel

Essen Sie zur Nachmittags-Mahlzeit zwei Äpfel – gründlich gewaschen, geschält und in Scheiben geschnitten – und trinken Sie dazu eine Tasse Kräuter- oder Früchtetee, falls Sie mögen.

Vor dem Abendessen

Reinigender Saft oder **Bio-Leinsamen**

Wie gestern

Zum Abendessen

Avocado, gefüllt mit Hummus,
danach **Ofenkartoffel mit grünem Salat**

Dieses Abendessen entspricht den Richtlinien der Trennkost, Stärke (die Kartoffel) wird mit Gemüse oder Salat kombiniert. Die Mahlzeit enthält kein konzentriertes Eiweiß. Avocados vertragen sich sowohl mit Eiweiß als auch mit Stärke. Hummus wird aus Kichererbsen gemacht, die ziemlich stärkehaltig sind.

$^1/_2$ reife Avocado
Hummus zum Füllen einer Avocadohälfte (siehe Rezeptteil Seite 393)
1 große Kartoffel, gründlich gewaschen
Olivenöl aus erster Pressung
Apfelessig
grüner Salat nach Wahl (siehe Seite 392) oder gekochtes Gemüse (siehe
Seite 48 f.).

Bereiten Sie die Avocado zuletzt zu, damit sie nicht braun wird. Füllen Sie
das Innere der Avocadohälfte mit Hummus. Wer einen Backofen mit Zeit-
schaltuhr besitzt, kann die Ofenkartoffel morgens vorbereiten und den
Backofen programmieren. Dann ist das Hauptgericht genau zeitgerecht
fertig. Träufeln Sie das Olivenöl und den Apfelessig über die gebackene
Kartoffel, servieren Sie dazu grünen Salat oder gekochtes Gemüse. Und essen Sie die Schale nur bei Kartoffeln aus biologischem Anbau. *Oder* Wenn
die Zeit wirklich drängt, Gemüsereis vom Vortag, dazu gibt's einen grünen Salat.

Eine Stunde vor dem Schlafengehen

Ein mittelgroßer Becher (etwa 200 g) Schafmilchjoghurt

Säfte für die Entgiftung

Ich kann nur jedermann empfehlen, seine Säfte selbst herzustellen. Frisch
gepresste Säfte sind ein wunderbarer Start in den Tag. Sie beleben, kräftigen und bringen die Verdauung in Schwung! Mit einem eigenen Entsafter können Sie eine köstliche Vielfalt an nahrhaften Säften herstellen.
Machen Sie den Saft gleich morgens, bevor Sie im Badezimmer verschwinden, und essen Sie das Frühstück erst nach dem Ankleiden. Sie wissen, frische Säfte kann man den ganzen Tag über genießen, vor den Mahlzeiten als gesunden Aperitif, als belebende Zwischenmahlzeit oder als
erfrischende Alternative zu Tee oder Kaffee.

Zu bedenken ist dabei, dass selbst gemachte Säfte extrem schnell an
Nährwert verlieren (sie oxidieren), man muss sie also wirklich trinken, so-

wie sie aus dem Entsafter kommen. Lässt man sie nur ein oder zwei Minuten stehen, geht ihr Wert verloren.

Nützlicher Tipp

Entsafter lassen sich leicht reinigen, wenn man sie gleich nach der Verwendung entleert und abspült.

Wie wär's mit einem Safttag?

Nimmt man einen Tag lang nur Frucht- und Gemüsesäfte oder einfache Gemüsebrühe zu sich, kann das Verdauungssystem sich erholen, die Entgiftung ungehindert erfolgen und die Energie in den Aufbau des Immunsystems fließen. Diese Säfte enthalten an sich kaum Ballaststoffe. Also nicht empfehlenswert, werden Sie denken. Das Verdauungssystem muss sich jedoch viel mehr anstrengen, wenn es mit Ballaststoffen fertig werden muss, besonders mit den unlöslichen aus Getreide. Säfte liefern dagegen Vitamine und Mineralstoffe in leicht absorbierbarer Form. Genau das Richtige, wenn man eine Erkältung erwischt hat oder ein Übermaß an Alkohol und üppigen Speisen genossen hat!

Wenn Sie sich so richtig elend fühlen, voll sind, mit einem Virus kämpfen, unter den Auswirkungen einer durchwachten Nacht leiden oder einfach nicht richtig in Form sind, versuchen Sie es einmal mit meinem Erste-Hilfe-Saft.

Erste-Hilfe-Saft

2 Bio-Möhren, gründlich gewaschen und in Scheiben geschnitten
2 Äpfel, gewaschen, geschält und in Scheiben geschnitten
1 Hand voll schwarze Weinbeeren
1,5 cm frische Ingwerwurzel, geschält
2 TL ökologische Spirulina-Flocken oder -Pulver
(aus dem Reformhaus oder Naturkostladen)

Die Bio-Möhren gründlich waschen, die Äpfel schälen. Grob zerkleinern, dass sie in den Entsafter passen. Die Trauben waschen. Ingwer schälen und schneiden. Alles gut durchmixen und die Spirulina kurz vor dem Servieren einrühren. Sie wissen – möglichst viel Bio-Ware verwenden.

Alles ist möglich

Bei Säften ist fast alles möglich. Man kann sie mit frischen Küchenkräutern würzen, mit grünem Blattgemüse, wie Spinat oder Brunnenkresse, ergänzen – ja eigentlich mit jeder Obst- oder Gemüsesorte, auf die man gerade Lust hat.

Meine Lieblingskombinationen sind:
• Apfel und Möhre,
• Apfel, Weintrauben und Rote Bete,
• Apfel, Weintrauben und Gurke,
• Apfel und Sellerie,
• Ananas, Mango und Papaya,
• Schwarze Johannisbeeren und Ananas,
• Orange und Grapefruit,
• Banane, kalt geschleuderter Honig und Joghurt,
• frische Feigen mit schwarzen Weintrauben und Kiwi,
• Kiwi und Mango.

Wer keinen Entsafter hat, kauft in Flaschen abgefüllte Säfte ohne Kohlensäure und ohne Zusätze (möglichst Bio-Saft) und lagert sie im Kühlschrank. Wer sich einen Entsafter anschaffen möchte, dem empfehle ich kurz zurückzublättern, dort gibt's ein paar nützliche Informationen (siehe Seite 47).

Information

Säfte sollte man sich angewöhnen. Wer seine Palette erweitern möchte, kann sich ein Buch mit köstlichen Saftrezepten besorgen. Es gibt eine große Auswahl, zum Beispiel *Der Fruchtsaftdoktor* von Dr. Bernard Jensen oder *Frische Frucht- und Gemüsesäfte* von Dr. Norman W. Walker.

Vor Giftstoffen geschützt – auf lange Sicht

Ebenso wichtig wie der regelmäßige »Frühjahrsputz« im Körper ist auch die Reduktion der Belastung durch Umweltverschmutzung und Chemikalien, die den Körper vergiften. Das heißt, wir müssen ein wenig mehr darauf achten, was wir an Lebensmitteln und Haushaltsprodukten kaufen.

Wussten Sie...

- dass Organophosphate giftig für das Nervensystem sind und ursprünglich als Nervengas entwickelt wurden,
- dass Landwirte, die Organophosphate einsetzen, häufiger an psychischen und nervösen Störungen und an geistigen Ausfällen zu leiden haben als Landwirte, die keine einsetzen,
- dass schwangere Frauen, die mit landwirtschaftlichen Chemikalien arbeiten, fast dreimal häufiger eine Fehlgeburt erleiden als solche, die nicht damit in Kontakt kommen,
- dass es Hinweise darauf gibt, dass chemische Rückstände im Brustgewebe mit einem erhöhten Risiko für Brustkrebs zusammenhängen,
- dass es möglicherweise einen Zusammenhang zwischen einer Kontamination mit Organophosphaten und Osteoporose gibt,

- dass es Zahlen gibt, wonach es jährlich weltweit bis zu drei Millionen schwere Fälle von Pestizidvergiftungen und über 200 000 Todesfälle gibt,
- dass man bei der Entdeckung des Zusammenhangs zwischen Organophosphaten und Chronic Fatigue Syndrome auch feststellte, dass zwischen Pestizidkontakt und Beginn der Krankheit ein längerer Zeitraum liegt,
- dass Biologen einige Pestizid- und Hormonrückstände in der freien Natur mit der Feminierung und Unfruchtbarkeit männlicher Vögel, Alligatoren, Fisch und Schildkröten in Zusammenhang bringen (Tierstudien haben gezeigt, dass auch die winzigste Menge dieser Chemikalien, noch weit unter der Krebs erregenden Dosis, ausreicht, um die Fruchtbarkeit zu schädigen. Bei Forschern besteht die Sorge, dass ähnliche Veränderungen auch beim Menschen auftreten könnten),
- dass die Jahresproduktion an synthetischen Pestiziden in den USA 600 000 Tonnen übersteigt, dabei sind Herbizide, Fungizide, Kunstdünger und andere landwirtschaftliche Chemikalien *nicht berücksichtigt*,
- dass von den 426 in einem Fachbericht angeführten Chemikalien 68 als Krebs erregend ausgewiesen waren, 61 Mutationen an menschlichen Genen verursachen könnten, 35 die Fruchtbarkeit beeinträchtigen und 93 Hautreizungen auslösen,
- dass wir vielleicht zu wunderschön aussehenden, makellosen Produkten greifen, weil sie gesund aussehen? Vergessen Sie nicht, dass Obst und Gemüse häufig gespritzt werden muss, in manchen Fällen bis zu 25-mal während einer Wachstumsperiode, um so perfekt auszusehen. Wenn Sie im Kohl oder im Kopfsalat eine Schnecke oder ein anderes Insekt finden – seien Sie froh, dass es so lange überlebt hat. Schnecken und Blattläuse kann man entfernen, systemische Schädlingsbekämpfungsmittel nicht.
- dass Bio-Bauern eine höhere Spermienzahl haben als ihre Kollegen,
- dass biologisch bewirtschaftetes Land mehr Wildtiere aufweist (Vögel mit eingerechnet) als konventionell bewirtschaftetes?

Wie Sie den Chemiegehalt in der Nahrung reduzieren – meine Tipps

Kaufen Sie Bio

- Ziehen Sie Produkte aus biologischem Anbau vor, wo immer es geht. In manchen Regionen gibt es sogar einen Lieferservice, Bio-Bauern aus der Umgebung bringen ökologisch einwandfreies Gemüse zu erschwinglichen Preisen regelmäßig an die Haustür oder beliefern Sie per Versand. Viele Bio-Bauern und Gärtner haben mittlerweile Verkaufsstände auf ihrem Hof mit festen Öffnungszeiten. Fragen Sie im Reformhaus, Naturkostladen oder bei den Bio-Bauern-Verbänden nach Adressen, ein Blick in die Gelben Seiten lohnt sich auch.
- Gibt es in Ihrer Gegend keine Bio-Bauern oder keine Hauszustellung, werden Sie dafür vielleicht Naturkost in ortsansässigen Geschäften oder an einem Marktstand kaufen können. Gute Supermärkte, alle Reformhäuser und Naturkostläden bieten eine große Auswahl an biologisch erzeugten Produkten an, etwa Brot, Vollkornreis, Frühstücksflocken, Käse, rotes Fleisch, Geflügelfleisch, Reiswaffeln, Sojadrink, Joghurt, Mehl, Eier, Teigwaren, Brühwürfel, Olivenöl, Honig, Äpfel, Avocados, Möhren, Champignons, Zwiebeln, Orangen, Kartoffeln, sogar Schokolade. Vielleicht finden Sie nicht alles unter einem Dach und müssen mehrere Läden aufsuchen, aber die Chance, die Aufnahme belastender Chemikalien zu reduzieren, lohnt diese Mühe.
- Wenn Sie die Preise der Bio-Produkte für zu hoch halten – das muss nicht sein. Es stimmt, dass Bio-Produkte ein wenig teurer sein können, aber das hängt davon ab, wo Sie einkaufen. Bei sorgfältiger Planung muss die Rechnung nicht höher ausfallen. Wir neigen alle dazu, zu viel Eiweiß zu essen, aber teures Fleisch muss wirklich nicht täglich auf den Tisch. Vegetarier wissen das bereits. Mit vegetarischen Gerichten aus billigeren Zutaten wie Bohnen, braunem Reis, Kuskus und frischem Bio-Gemüse drei oder vier Mal die Woche ernährt man sich ebenfalls gesund und sprengt den finanziellen Rahmen nicht.
- Wenn Sie wirklich keine Bio-Ware bekommen können oder Sie diese immer noch zu teuer finden, verzichten Sie dennoch nicht auf Obst und

Gemüse. Es stimmt, dass man Pestizidrückstände durch Waschen und Schälen nicht vollständig beseitigen kann. Dennoch können die Vorteile überwiegen. Ein weiser Mann hat einmal berechnet, dass es 15 Mal besser ist, Obst und Gemüse aus konventionellem Anbau zu essen, als gar keines zu essen, nur weil es gespritzt ist.

Waschen Sie Obst, Gemüse und Salat gründlich

Wo immer Sie einkaufen, Bio oder nicht Bio, waschen Sie alles Obst, Gemüse und alle Blattsalate gründlich. Es ist zu wenig bekannt, dass Bakterien und Schimmelpilze, die ebenso gefährlich sind wie jene, die Geflügelfleisch, rotes Fleisch und Weichkäse befallen und deren Wirkung als Lebensmittelvergiftung bekannt ist, auch auf Produkten wie Melonen, Tomaten, Champignons und Blattsalaten zu finden sein können. Auch wenn Sie die Salate oder die äußeren Blätter der Frucht oder des Gemüses entfernen, *waschen Sie es trotzdem vorher gründlich.*

Kaufen Sie Nahrungsmittel nicht am Straßenrand

Diese müssen nicht unbedingt aus der Gegend oder aus organischer Produktion stammen. Auch wenn sie nicht mit Pestiziden, Herbiziden oder Fungiziden belastet sind, sind sie wahrscheinlich voller Schadstoffe aus den Fahrzeugabgasen.

Essen Sie folgende Nahrungsmittel

Versuchen Sie, die folgenden Nahrungsmittel regelmäßig in Ihren Speiseplan aufzunehmen. Sie enthalten Nährstoffe, die gesund für die Leber, die Nieren oder den Darm sind. Frische Grapefruits, frischen Zitronensaft, Äpfel, Bananen, Blattsalat, frische Rote Bete, Kohl, Sellerie, Möhren, Artischocken, Zwiebeln, Lauch, Schalotten, Knoblauch, frischen Ingwer und frische Küchenkräuter. (Vermeiden Sie abgepackten Zitronensaft und vorgegarte Rote Bete [Gläser], sie enthalten meist Konservierungsstoffe.)

Reduzieren Sie...

künstliche Süßstoffe, Lebensmittel mit künstlichen Farb- und Konservierungsstoffen, Kaffee, Eier von Käfighühnern, Geflügel aus Massenhaltung, frittierte und fettige Speisen, rotes Fleisch aus konventioneller Haltung, Fertiggerichte, Erfrischungsgetränke, Zucker, zuckerhaltige Speisen und Take-away-Menüs.

Essen Sie reichlich Ballaststoffe

Versuchen Sie Haferbrei, Haferkleie, Vollkornreis, getrocknete Feigen, Pellkartoffeln, Süßkartoffeln, Leinsamen, Hülsenfrüchte und eine große Auswahl an grünem und rotem Gemüse in Ihren Speiseplan aufzunehmen.

Trinken Sie reichlich Wasser

Trinken Sie vier Gläser Wasser täglich (1 Liter), zusätzlich zu Tee und Säften.

Versuchen Sie, Chemikalien zu vermeiden

Vermeiden Sie Kuhmilch und Fleischprodukte nach Möglichkeit, wenn diese nicht aus organischer Landwirtschaft stammen. Abgesehen von der leidigen Sorge BSE können diese Produkte auch mit Dioxinrückständen verseucht sein. Dioxine, vor kurzem erst Anlass für einen neuen Gesundheitsskandal, sind toxische Abfallprodukte der Chlorbleiche und der Papierindustrie und werden bei chemischer Wiederaufbereitung und bei der Verbrennung medizinischer Abfälle frei. Sie gelangen dann aus der Luft in den Boden, auf Weideland, das von Haus- und Wildtieren beweidet wird. Man weiß, dass Dioxine Krebs erregen, die Fruchtbarkeit beeinträchtigen und zu Missbildungen an Ungeborenen führen. Chlor wird als Bleichmittel, aber auch für die Herstellung von Wegwerfwindeln, Papiertaschentüchern und Wattepads, für Toilettenpapier, Damenbinden und sogar für manche Teebeutel verwendet. Die Reste anderer toxischer Chemikalien, wie DDT und Lindan, die zum Teil in der Milch gefunden wurden, sollen die Entstehung unterschiedlichster Erkrankungen begünstigen, werden von den kontrollierenden Behörden und vom Gesetzgeber aber als

»unbedenklich« eingestuft. Auch bei Fisch wurden hohe Dioxin-Werte gemessen.

Da Dioxin sich vor allem in tierischen Fetten anreichert, besteht für den Menschen die große Gefahr, es durch Fleisch oder Milchprodukte von Tieren aufzunehmen, die ihrerseits verseuchtes Futter bekommen haben. Kuhmilch ist ein besonderer Gradmesser für Umweltverschmutzung in Vergangenheit und Gegenwart, weil Tiere, die in verschmutzten Gebieten weiden, Schadstoffe aufnehmen und über die Milch in die Nahrungskette geben.

Dioxine sollen auch am Toxic Shock Syndrome (TSS) beteiligt sein, einer sehr schweren, lebensbedrohlichen Infektion, die durch das TSST-1, ein durch das Bakterium *Staphylococcus aureus* in der warmen Umgebung der Vagina produziertes Toxin, verursacht wird. Frauen, die mechanische Verhütungsmethoden anwenden, haben ein erhöhtes TSS-Risiko, aber die größte Gefahr ist die Verwendung von Tampons, die Bakterien in die Blutbahn gelangen lassen, weil sie die Scheidenwand austrocknen und Geschwürbildung Vorschub leisten. Dioxine wurden auch bereits als einer der Hauptgründe für Endometriose (gutartige Wucherung von Gebärmutterschleimhaut außerhalb des Uterus), genannt.

Trinken Sie weniger Milch

Trinken Sie deutlich weniger Milch, oder geben Sie sie ganz auf. Oder trinken Sie nur kleine Mengen Bio-Milch (die nun in allen gut sortierten Supermärkten erhältlich ist).

Trinken Sie weniger Tee

Schränken Sie den Teekonsum ein, besonders wenn Sie Aufgussbeuteltee-Trinker sind. Viele Beutel sind aus gebleichtem Material. Wählen Sie stattdessen guten getrockneten Schwarztee oder grünen Tee.

Kaufen Sie ungebleichte Produkte

Vermeiden Sie Tampons vollständig, und verwenden Sie altmodische ungebleichte Damenbinden. Wenn Sie nicht ohne Tampons auskommen können, achten Sie darauf, diese häufiger zu wechseln. Und verwenden Sie nur ungebleichte Produkte.

Vermeiden Sie Fleisch, wenn es nicht wirklich vom Bio-Hof kommt

Holen Sie sich hochwertiges Eiweiß aus Bio-Geflügel, Bio-Eiern, Joghurt und Käse aus Schaf- und Ziegenmilch, frischem ölreichem Fisch, Bio-Sojamilch und anderen Bio-Sojaprodukten oder aus einer Kombination von Hülsenfrüchten, Getreide und Gemüse.

Filtern Sie das Leitungswasser

Reduzieren Sie die chemische Belastung, indem Sie Ihr Leitungswasser filtern. Kommt eine fest eingebaute Osmoseanlage zu teuer, wählen Sie einen kleineren, kostengünstigeren Filter. Die meisten Filter beseitigen einen Großteil der chemischen Inhaltsstoffe und Mineralien, wie Aluminium, Nitrate und Chlor, die zur Entkeimung und zur Verbesserung des Trinkwassers angesetzt werden. Vergessen Sie nicht, die Filterpatronen regelmäßig zu wechseln; mindestens einmal im Monat. Reinigen Sie den Filter nach jedem Wechsel gründlich. Verwenden Sie kein Wasser, das abgestanden ist oder länger als einen Tag im Kühlschrank gestanden hat. In alten Filterpatronen und in abgestandenem Wasser vermehren sich Bakterien. Wenn Sie tagsüber unterwegs sind, nehmen Sie entweder frisch gefiltertes Wasser mit, oder kaufen Sie natürliches Quellwasser oder stilles Wasser. Reformhäuser, Naturkostläden, selbst Supermärkte führen Tafelwässer bester Qualität. Im Urlaub verwende ich einen kleinen, tragbaren Wasserfilter.

Wie Sie die Belastung durch Umweltchemikalien reduzieren – meine Tipps

Verbessern Sie die Luft im Haus

Haushaltschemikalien, wie Wasch- und Putzmittel, Geruchsverbesserer, Baumaterialien, Teppiche, Möbel, Holz und Bettzeug können chemische Substanzen und Schadstoffe enthalten. Sie lassen sich vielleicht nur schwer vermeiden, aber wenn man ohnehin neues Bettzeug, neue Bodenbeläge, Anstriche und dergleichen benötigt, sollte man sich für natürliche

Materialien entscheiden und die Belastung durch Allergie auslösende Substanzen reduzieren. Vielleicht möchten Sie auch noch einen Luftverbesserer oder Ionisator im Heim und am Arbeitsplatz anschaffen. Es gibt spezielle Luftfilter auch für Autos, die man an der Belüftung oder Klimaanlage anbringt. Diese verhindern, dass Pollen und Luftschadstoffe, wie die Abgase anderer Fahrzeuge, ins Wageninnere gelangen.

Reduzieren Sie die Belastung durch Hausstaubmilben

Schaffen Sie Allergiker freundliches Bettzeug an. Die meisten großen Kaufhäuser bieten nun spezielle Bettwäsche an, die vor Hausstaubmilben-Allergie schützen soll. Sehr dichte Kissenüberzüge und ungiftige Sprays für Matratzen, Decken und Kissen sind auch über den Versandhandel zu bekommen.

Vermeiden Sie Aluminium

Aluminium kann nicht nur die Verdauung stören, es ist auch ein weiteres Gift, mit dem der Körper fertig werden muss. Es gibt Berichte, wonach die relativ geringen Aluminiummengen, denen wir täglich ausgesetzt sind, ausreichen, um die Leber zu reizen und Symptome wie bei einer durch Alkohol ausgelösten Leberzirrhose zu erzeugen. Aluminium steckt in getrockneten Lebensmitteln, wie etwa Backpulver, Trockenmilch und Trockensuppen (als Treibmittel), in herkömmlichen Zahncremes, Amalgam-Füllungen, Antazida (Medikamente), einigen Deodorants und in manchen Regionen im Leitungswasser. Sind Ihre Kochtöpfe sehr leicht, könnten sie eventuell aus Aluminium sein. Edelstahl und Glas sind gesündere Varianten.

Reduzieren Sie die Chemie im Haushalt

Und versuchen Sie, bei der Verwendung möglichst wenig davon einzuatmen. Wählen Sie nach Möglichkeit biologisch abbaubare Putz- und Waschmittel, natürliche Seifen und Shampoos. Verwenden Sie Reinigungsmittel ohne Chlor.

Verwenden Sie eine natürliche Zahncreme

In Reformhäusern und Apotheken gibt es eine nicht geringe Auswahl an mineralischen Kräuterzahncremes. Abgesehen vom erwähnten Aluminium enthalten herkömmliche Zahncremes eine ganze Reihe von Chemikalien, die zwar nicht unmittelbar schädlich sind, aber zur Ansammlung von Giftstoffen beitragen. Es gibt auch Hinweise darauf, dass schäumende Waschsubstanzen (wie etwa Natriumlaurylsulfat), die in einigen herkömmlichen Zahncremes verwendet werden, beim Ausspülen des Mundes nicht entfernt werden, da sie sich an den Gaumen heften. Formaldehyd, Bromchlorophen und Chlorhexidin wirken antibakteriell, töten aber auch nützliche Bakterien ab und stören damit das natürliche Gleichgewicht. Es besteht auch der Verdacht, dass gefährlichere Bakterien ungeschoren davonkommen. Außerdem bestehen Bedenken über die langfristigen Auswirkungen von Fluorid-Zahncremes und Fluorid im Trinkwasser auf unsere Gesundheit und die unserer Kinder. Und als ob das noch nicht genug wäre – die Mundschleimhäute sind ein direkter Weg in die Blutbahn. Das ist sehr gut, wenn wichtige Substanzen aufgenommen werden (etwa Sublingualtabletten bei Anfällen von Angina pectoris, manche Vitaminpräparate), aber nicht, wenn es um Schadstoffe geht.

Verwenden Sie ein natürliches Deodorant

Die meisten Deodorants, besonders Sprays, verursachen bei mir ein Brennen auf der Haut – ich vermute, es liegt am Aluminiumchlorohydrat. Also bin ich auf mineralische Deos umgestiegen, wie etwa »Pitrok« oder »Crystal Spring«. Sie sehen aus wie klarer Quarz, bestehen aber aus komprimierten Mineralsalzen, die die geruchsbildenden Bakterien abtöten. Nach dem Waschen feuchtet man den Kristall an und reibt damit die Armhöhlen, die Fußsohlen, die Leiste und den Raum zwischen den Brüsten ein. Eine Packung reicht gewöhnlich ein Jahr oder länger, und obwohl es sich um ein Deodorant (»Geruchshemmer«) und nicht um ein Antitranspirant (»Schweißhemmer«) handelt, hat es sich auch bei heißem Klima als sehr wirksam erwiesen. In gut sortierten Reformhäusern und Apotheken findet man eine breite Palette von Deodorants ohne Chemikalien.

Finger weg von Chemie in Ihrem Garten

Wenn Sie einen Garten haben, vermeiden Sie Unkrautvertilgungsmittel und andere Chemikalien. Das ist nicht schwer. Ich arbeite sehr gern im Garten, aber schon der Kontakt mit den geringsten Mengen von Spritzmitteln löst bei mir Übelkeit aus. Ist Ihnen schon einmal der Geruch aufgefallen, den die in Garten-Centern dicht an dicht zuhauf in den Regalen stehenden abgepackten Schädlingsbekämpfungsmittel abgeben? Sogar diese scheinbar unerhebliche Erscheinung kann bei empfindlichen Menschen zu Übelkeit, tränenden Augen und Niesen führen. Wenn Sie überzeugt sind, dass es nicht ohne Chemie geht, dann seien Sie bei der Anwendung so vorsichtig wie nur möglich. Lesen Sie die Anweisungen auf den Packungsbeilagen sorgfältig (Sie würden staunen, wie viele Menschen das nicht tun), und verwenden Sie die geringst mögliche Dosis. Lagern Sie die Chemikalien sicher und fest verschlossen, wo sie nicht mit Hitze, Sonnenlicht, Nahrungsmitteln, Haustieren und Kindern in Kontakt kommen können.

Wenden Sie sich an Händler und Politiker

Schreiben Sie an die Zentrale des Supermarktes, in dem Sie meistens einkaufen, wenden Sie sich auch an die Filialleiter. Machen Sie klar, dass Sie mehr pestizidfreie Lebensmittel und genaue Angaben zu den gespritzten Produkten wünschen, um gezielte Entscheidungen treffen zu können. Beschweren Sie sich über unnötige Zusätze, und fragen Sie nach mehr Bio-Produkten. Supermärkte müssen viel Schelte einstecken, weil sie zu kommerziell ausgerichtet sind, aber ich muss sagen, dass einige Supermarkt-Ketten in meiner Gegend mich sehr überrascht haben. Ich habe erlebt, wie eindrucksvoll sie gegen genetisch veränderte Lebensmittel auftraten. Auf meine Frage, warum es so wenig Bio-Produkte in der betreffenden Filiale gäbe, hätte die Zentrale gar nicht besser reagieren können: Innerhalb von wenigen Wochen verbesserte sich das Bio-Warenangebot in dem Maße, dass ich drei Viertel meines Wocheneinkaufs mit Bio-Produkten hätte bestreiten können. Schreiben Sie an Europa-Abgeordnete, Bundes- und Landespolitiker, und teilen Sie ihnen Ihre Sorgen mit. Politiker und Händler reagieren sehr wohl auf Druck aus der Öffentlichkeit.

Vermeiden Sie Benzindämpfe an der Tankstelle

Wenn Sie Ihr Auto auftanken, vermeiden Sie, die Dämpfe tief einzuatmen, und vor allem, direkt über der Tanköffnung einzuatmen. Abgesehen von den Abgasen der ankommenden und abfahrenden Fahrzeuge sind auch die Benzindämpfe selbst giftig und geben flüchtige Substanzen ab, die von Wissenschaftlern als möglicherweise Krebs erregend angesehen werden. In dieser Hinsicht dürfte aber auch unverbleites Benzin nicht besser sein als bleihaltiges.

Vermeiden Sie die Zigarette, vermeiden Sie ihren Rauch

Es ist hinlänglich bekannt, dass Zigarettenrauch Krebs erregend ist! Sollten Sie es noch nicht wissen, jeder Zug setzt freie Radikale (Sauerstoffradikale) frei, weshalb man bei starken Rauchern eine fünf Mal stärkere Faltenbildung feststellt als bei Nichtrauchern. (Der von den freien Radikalen angerichtete Schaden unterdrückt die Bildung von neuem Gewebe und lässt altes Gewebe rascher degenerieren, was zu vorzeitiger Alterung und Faltenbildung führt.) Man schätzt, dass nur ein paar kräftige Züge Zigarettenrauch, oder ähnlich verschmutzter Luft, bereits 25 Milligramm Vitamin C verbrauchen. Dieses lebenswichtige Vitamin ist nur eines von vielen sehr wichtigen Antioxidanzien, die die Zellen vor Oxidation (Degeneration), dem »oxidativen Stress«, durch freie Radikale schützen und, laut Studien, eine wichtige Rolle bei der Reduktion des Risikos für Krebs und Herzerkrankungen spielen könnten.

Nehmen Sie täglich Antioxidanzien ein

Ein relativer Mangel an Antioxidanzien könnte ein Schrittmacher verschiedener Krankheiten sein. Studien zeigen, dass eine ergänzende Zufuhr von Nährstoffen, wie Vitamin E und Selen, schützend wirkt, *auch wenn die Nahrung ausreichend davon enthält.* Entscheiden Sie sich für ein Präparat, das nicht nur die Vitamine A, C und E enthält, sondern auch noch die Vitamine des B-Komplexes (besonders B_1, B_3, B_5 und B_6) und die Mineralstoffe Mangan, Selen und Zink. Fragen Sie Ihren Apotheker. Auch Reformhäuser und gut sortierte Drogerie- und Supermärkte führen Multivitaminpräparate und Mineralstoffpräparate in guter Qualität.

Informationen

In Buchhandlungen, öffentlichen Büchereien, auch in Apotheken und Reformhäusern finden Sie zahlreiche Bücher zum Thema Entgiftung. Ich empfehle Ihnen *Entgiftung. Schritt für Schritt von* Jane Alexander (Urania). Über die Auswirkungen von Umweltverschmutzung und Pestiziden auf Tierwelt und Landschaft werden Sie auch genügend Titel finden, ebenso über die »Machenschaften« der Nahrungsmittelindustrie. Aktuelle Verbraucher- und Umweltinformationen finden Sie in den Zeitschriften *Öko-Test, Natur* und in den Veröffentlichungen des BUND für Umwelt und Naturschutz Deutschland e.V.

Mein Hautreinigungsprogramm – Anwendungen für zu Hause

»Ein Narr ist der Arzt, der das Wissen der Alten verachtet.«
Hippokrates, griechischer Arzt, um 460–377 v. Chr.

Wir haben bereits besprochen, wie wichtig die Haut für die gesunde Entgiftung ist und dass sie neben Lunge, Lymphe, Nieren, Leber und Dickdarm ein wichtiger Ausscheidungsweg ist. Eine der wichtigsten Methoden, den Entgiftungsprozess zu fördern, ist die »Bürstenmassage«. Wer noch nie davon gehört hat, wird das wohl im ersten Moment für Unsinn halten.

Es klingt auch seltsam, bis man dahinter kommt, wie sinnvoll diese Technik ist. Im Grunde ist es wie Haarebürsten, das das Haar geschmeidig erhält, Verunreinigungen und entwurzelte Haare entfernt und die Durchblutung der Kopfhaut fördert. Wenn wir von Hautreinigung sprechen, denken wir meist an Reinigungsmilch, Seife und Wasser. Aber wir können noch mehr dafür tun, dass sich die Poren nicht verstopfen. Das regelmäßige Entfernen abgestorbener Hautzellen hilft, Verunreinigungen zu beseitigen, und lässt die Haut frei atmen. Und, was am wichtigsten ist, durch die Beschleunigung des Lymphflusses wird die Ausscheidung von Giftstoffen und sonstigen Ablagerungen aus dem Körperinneren angeregt. Als kleines Extra wird bei regelmäßiger Anwendung die Durchblutung gefördert und gleichzeitig die gefürchtete Orangenhaut geglättet. Es gibt viele verschiedene Methoden der Bürstenmassage. Diese Methode hier habe ich meinen Patienten stets empfohlen und auch selbst als sehr wohltuend empfunden.

Bürstenmassage

Verwenden Sie eine spezielle Bürste mit natürlichen Borsten und mit einem langen Griff. Sie sind in Reformhäusern und Naturkostläden erhältlich. Wenn Sie keine bekommen können, kaufen Sie in der Apotheke eine Badebürste mit weichen Borsten und langem Griff. Bei sehr empfindlicher Haut empfiehlt sich eine sehr weiche Nylonbürste, ein Luffa-Handschuh oder Waschlappen.

Bürsten Sie regelmäßig (ein oder zwei Mal die Woche) die trockene Haut – vor dem Baden oder Duschen.

Halten Sie sich für die Anwendung in einem angenehm warmen Raum auf – das Badezimmer sollte gut temperiert sein.

So wird's gemacht:

- Beginnen Sie mit den Ober- und Unterseiten der Füße. Wenn Ihre Füße sehr empfindlich sind, beginnen Sie lieber an den Knöcheln. Leichte Berührungen kitzeln oft, feste dagegen nicht. Menschen mit besonders berührungsempfindlichen Füßen werden für diesen Bereich vielleicht lieber ein Peeling verwenden.
- Bürsten Sie dann die Rück- und Vorderseiten der Beine von unten beginnend, immer zum Herzen hin, mit großen Längsstrichen über die Knie und an den Oberschenkeln bis zur Leistengegend hoch. Meiden Sie die Genitalien, bürsten Sie aber die Innenseite der Oberschenkel in der Leistengegend, wo sehr viele Lymphknoten liegen.
- Bürsten Sie nun weiter über Po, unteren Rücken und Hüften. Verrenken Sie sich nicht, um an unerreichbare Körperpartien zu gelangen.
- Gehen Sie mit kreisenden Bewegungen in allen Richtungen über den Bauch.
- Bürsten Sie nun an den Armen hoch und über die Schultern und die Brust, lassen Sie die Brustwarzen aus.

- Machen Sie keine Verrenkungen, um den Rücken zu erreichen. Wer steife Gelenke hat oder eingeschränkt beweglich ist, bürstet nur die Körperpartien, die er leicht erreichen kann, und macht sich keine Sorgen über den Rest.
- Bürsten Sie fest, aber ohne zu übertreiben, bis die Haut kribbelt und warm wird (zwei bis drei Minuten für den ganzen Körper sind meist genug). Sie müssen nicht fest drücken, bis die Haut schmerzt.
- Wenn Sie fertig sind, spülen Sie die Bürste ab und lassen sie trocknen.
- Für Gesicht und Hals verwenden Sie ein sanftes Peeling (Paste oder Lotion). Fragen Sie in der Apotheke, im Reformhaus oder in der Drogerie nach einem dermatologisch getesteten Produkt.
- Baden oder duschen Sie anschließend wie gewohnt. Wenn Sie eine Behinderung oder eingeschränkte Beweglichkeit haben und nicht ohne Hilfe baden können, wischen Sie die gebürsteten Bereiche mit einem warmen Waschlappen feucht ab, den Sie immer wieder ausspülen.
- Tragen Sie zu guter Letzt eine Körperlotion oder Feuchtigkeitscreme aus natürlichen Substanzen auf.

Rubbelmassage mit Öl und Salz

Diese Methode war schon im alten Griechenland bekannt. Die Athleten des Gymnasions wie die Wettkämpfer der Olympischen Spiele reinigten ihren Körper auf diese Weise. Der griechische Schriftsteller Lukianos (Lukian, ca. um 120–180 v. Chr.) berichtet, dass die Athleten sich vor dem Training zuerst mit Olivenöl und dann mit Sand einrieben, um sich vor Hitze und Kälte zu schützen. Nach dem Training kratzten sie den Schmutz mit einem Schaber von der Haut und nahmen anschließend ein Bad.

Zum Glück bleibt uns das erspart.

So wird's gemacht:
Sie brauchen etwa 2 Esslöffel angewärmtes Olivenöl extra vergine, 2 Esslöffel Speisesalz und zwei große, saubere, vorzugsweise alte Handtücher.

- Lassen Sie heißes Wasser in die Badewanne ein (angenehm, nicht kochend heiß).
- Legen Sie eines der Handtücher zum Schutz auf den Boden.

- Reiben Sie Arme, Rumpf, Beine und Po mit dem Olivenöl ein, als ob Sie eine Bodylotion auftragen würden.
- Geben Sie nun etwas Speisesalz auf Ihre Hand, und reiben Sie damit die geölten Körperpartien mit langsamen, kreisenden Bewegungen ab.
- Steigen Sie nun vorsichtig in die Badewanne (durch das Öl wird alles sehr rutschig), und bleiben Sie etwa 10 Minuten im Wasser.
- Verwenden Sie weder eine Seife noch ein Schaumbad.
- Trocknen Sie sich anschließend kräftig mit dem zweiten sauberen Handtuch ab. Vorsichtig, Ihre Haut ist immer noch sehr geschmeidig.
- Durch das Abreiben entfernen Sie nicht nur überschüssiges Öl, sondern auch Schmutz und Verunreinigungen.

Mineralsalzbäder

Mineralsalzbäder sind ausgezeichnete Mittel zur Entgiftung und Reinigung, die manchmal als Hilfe zur Linderung von Gelenksteifigkeit, Muskelschmerzen oder Erkältungen empfohlen werden. Ich empfehle gerne Epsom-Salze. Bei uns in England sind sie normalerweise in der Apotheke erhältlich. Sollten Sie kein Epsom-Salz bekommen können (schauen Sie ins Internet), verwenden Sie Mineralsalze, etwa Totes-Meer-Salz (in Apotheken und Naturkostläden wie Reformhäusern und Drogeriemärkten erhältlich), und befolgen Sie die Anweisungen auf der Packungsbeilage.

So wird's gemacht:
- Lösen Sie etwa 225 Gramm Epsom-Salz – oder die empfohlene Menge Totes-Meer-Salz – in einem warmen Bad auf.
- Entspannen Sie sich 10 Minuten.
- Vorsicht beim Heraussteigen aus der Wanne.
- Trocknen Sie sich nicht ab, sondern hüllen Sie sich in einen warmen Bademantel, Beine und Füße in ein großes, trockenes Handtuch ein, und legen Sie sich für mindestens 1 Stunde oder für die Nacht ins Bett.
- Nach dem Aufstehen gehen Sie unter die Dusche und frottieren sich anschließend kräftig ab.
- Spannt die Haut, oder fühlt sie sich trocken an, tragen Sie ein natürliches, parfumfreies Körperöl oder eine Lotion auf.

Wichtige Hinweise

- Seien Sie sehr vorsichtig mit jeder Art von Peeling.
- Heftiges Rubbeln ist nicht nur unnötig, es kann die Haut zerkratzen und schädigen.
- Verwenden Sie keine Badesalze, wenn Sie an einer Herzkrankheit, erhöhtem Blutdruck, Diabetes, Chronic Fatigue Syndrome leiden oder schwanger sind.

Gleichmäßiges, tiefes Atmen – Entgiftung und Harmonisierung

»Der Zwischenraum zwischen Himmel und Erde
ist wie eine Flöte,
leer und fällt doch nicht zusammen;
bewegt kommt immer mehr daraus hervor.
Aber viele Worte erschöpfen sich daran.
Besser ist es, das Innere zu bewahren.«

Laotse, Tao te king,* 6. Jh. v. Chr.

Die Atmung ist von entscheidendem Einfluss auf die Entgiftung. Die Lunge ist ein wichtiges Ausscheidungsorgan, und tiefes, gleichmäßiges Atmen verbessert den Lymphfluss. Sie bewirkt noch weitaus mehr. Bevor wir uns mit den Möglichkeiten befassen, uns gegen den Schmutz in der Atemluft zu schützen und uns von den Giftstoffen zu reinigen, wollen wir uns ganz allgemein die Vorteile einer besseren Atemtechnik ansehen. Fragen Sie einmal, was die Menschen für den allerwichtigsten Stoff halten, den der Körper braucht, und jeder wird irgendein Vitamin, einen Mineralstoff oder vielleicht ein Nahrungsmittel nennen. Kaum einer wird an den Sauerstoff denken. Die Atmung erfolgt so unbewusst, dass kaum jemand

---

* Anm. d. Ü.: zitiert nach der Übersetzung: Tao te King. Das Buch vom Weg des Lebens, Eugen Diederichs Verlag, München 1978

einen Gedanken an diesen lebenswichtigen Stoff verschwendet. Wir können sehr lange Zeiträume – Wochen oder Monate – ohne Nahrung überleben. Wir können einige Tage ohne Wasser aushalten. Aber ohne Sauerstoff sterben wir innerhalb von Sekunden.

Das gleichmäßige, tiefe Atmen sollte unbedingt Teil jedes Fitness-Programms sein. Es wirkt allgemein reinigend, basenbildend, beruhigt den überreizten Geist, fördert den Zellstoffwechsel, verbessert den Transport von Sauerstoff und Nährstoffen im Blut, verringert Angstgefühle und kräftigt die Lunge. Gleichmäßige, tiefe Atmung sorgt auch für eine bessere Durchblutung und ist eine gute Aufwärmübung, wenn es einen fröstelt.

Atem ist Leben

Und dennoch atmen die meisten von uns nicht richtig. Beobachten Sie die Menschen beim Atmen, wenn Sie überhaupt eine Bewegung feststellen können, dann hebt und senkt sich in vielen Fällen der obere Brustkorb. Zwerchfell und Bauch bewegen sich kaum, außer wenn jemand seufzt oder aus Angst heftig einatmet.

Fragen Sie die Menschen, wo die Lunge liegt, und die meisten zeigen auf den oberen Brustkorb. Man vergisst leicht, dass dieses paarige Atmungsorgan den meisten Platz im Brustkorb einnimmt. Die beiden kegelförmigen Lungenflügel reichen von knapp unter der Schulter bis hinunter zum Zwerchfell, der Scheidewand zwischen Brustraum und Bauchhöhle trennt.

Atmung geht nicht von der Lunge aus

Die Atmung beginnt im Gehirn, in der »Schaltzentrale« mit der Bezeichnung *Medulla oblongata* (Atemzentrum), die abwechselnd Impulse an die Inspirations- und Exspirationsmuskulatur aussendet. Wenn wir einatmen, vergrößern die Interkostalmuskeln (Rippenmuskeln) den Brustkorb, das Zwerchfell senkt sich, es entsteht ein Vakuum, in dem die Lungen sich ausdehnen und notwendigerweise Sauerstoff aufnehmen. Wenn wir ausatmen, erschlaffen die Interkostalmuskeln, das Zwerchfell bewegt sich aufwärts, die Lungen ziehen sich zusammen, und kohlendioxidhaltige Luft wird aus ihnen herausgedrückt. Das Gehirn überwacht den Anteil von Kohlendioxid und Sauerstoff im Blut und sorgt in der Regel mittels seiner Impulse dafür, dass immer genug Sauerstoff und niemals zu viel Kohlendioxid im Blutstrom ist. Leider gibt es eine Menge Dinge, die dieses empfindliche Gleichgewicht stören können. Weinen, Lachen, Singen und Laufen etwa lassen uns weniger gleichmäßig atmen. Wir scheinen tiefer zu atmen, atmen aber nicht immer vollständig aus. Der Wechsel von einem warmen Raum in die kalte Luft kann zu kurzer, flacher, beschleunigter Stoßatmung führen. Auch eine schlechte Körperhaltung führt zu verkrampfter Atmung. Man lehrt uns, für eine korrekte Haltung den Bauch einzuziehen. Wenn Sie wie ich aus einer Familie mit militärischer Tradition kommen, kennen Sie vermutlich auch die Anweisung »Brust raus, Schultern zurück, gerade stehen« – sicher gut gemeint, kann die Atmung aber ernsthaft einschränken. Beengende Kleidung, ein enger Bund, eine Korsage, ein Gürtel oder BH können das Lungenvolumen einschränken.

Atmung und Gefühl

Auch unsere geistige Verfassung und unser Gefühlszustand wirken sich stark auf den Sauerstoff/Kohlendioxid-Austausch aus. Ein plötzlicher Schock, Angst, Zorn, Frust oder Anspannung – alles Stressreaktionen nach dem »Kampf oder Flucht«-Muster – lassen die Atmung schneller und flacher werden. Wenn der Körper angespannt ist und nur eingeschränkt atmet, wirkt sich das wieder auf den Blutkreislauf aus, alle Teile des Körpers erhalten weniger Sauerstoff und Nährstoffe. Menschen, die unter gnadenlosem Dauerstress stehen, atmen oft chronisch zu schnell, und zwar in einem Ausmaß, das Gesundheit und Wohlbefinden beeinträchtigt.

Manche Fachleute meinen, dass die Atmung langfristig größere Auswirkungen auf unsere geistige, psychische und körperliche Gesundheit haben könnte als die Schlafmenge, die körperliche Betätigung oder sogar die Ernährung. Ich bin der Ansicht, dass Schlaf, Bewegung, Ernährung und Atmung alle Teil eines Ganzen und gleich wichtig sind.

Der Atem in alten Philosophien

Der Atem nährt. Er versorgt Körper und Gehirn. Die östliche Vorstellung von Krankheit und Gesundheit ist, dass das Qi oder Chi (die Lebenskraft) nicht nur durch eine schlechte Ernährung, durch zu wenig Ruhe und Entspannung, zu viel Arbeit, zu wenig Bewegung, eine Überreizung des Geistes, negativen Stress und emotionale Störungen behindert wird, sondern auch durch schlechte Atmung. Viele alte Traditionen lehren, dass nicht Nahrung, sondern Luft Energie liefert. In der indischen Philosophie heißt die Lebenskraft *Prana*, ein Wort aus dem Sanskrit für die Energie des Universums, die zwischen Himmel und Erde fließt. Wer Yoga kennt, kennt auch den Ausdruck *Pranayama*, die Yoga-Atmung, einer der acht yogischen Schritte auf dem Weg zur Erkenntnis. Diese Energie fließt bei einem gesunden Körper ungehindert durch die Meridiane oder Energiebahnen. Hatha-Yoga, Qi-Gong, T'ai-chi und die Meditationsübungen des Buddhismus, Zen-Buddhismus und Taoismus, alle wissen um die Bedeutung der Atmung für eine Heilung des Körpers und des Geistes.

Nicht entspannen können

Dem Menschen der westlichen Welt, dem diese östlichen Philosophien fremd sind, fällt es schon schwer genug, dem Körper Entspannung und Erholung zu verschaffen, geistige Entspannung fällt ihm noch schwerer. Manche Menschen haben große Angst loszulassen. Es erscheint ihnen einfacher, sich immer fest in der Hand zu haben. Auch in der friedlichsten Umgebung werden wir wieder von unseren Sorgen überfallen, lästige Gedanken lassen sich nicht loswerden. Wir nehmen starre Haltungen an. Die Schultern fallen nach vorne, das Kinn ist angespannt, die Kehle eingeengt. Die Mundwinkel hängen nach unten, die Zehen krallen sich in den Schuhen fest. All das belastet das Knochengerüst enorm, besonders die Wirbelsäule, und die inneren Organe, auch jene im Brustkorb. Die Lunge ist angespannt, wir können nicht frei atmen, wie die Natur es vorsieht. Wir atmen gerade so viel, dass wir mobil bleiben, aber in unnatürlichen Stößen, bei denen sich die Lunge kaum bewegt. Um das auszugleichen, überatmen wir oder hyperventilieren.

Eine häufige Krankheitsursache – ein gestörter Atemrhythmus

Ein gestörter Atemrhythmus ist verantwortlich für eine ganze Reihe von Krankheiten, die vor nicht allzu langer Zeit alle als »psychisch bedingt« angesehen wurden. Hyperventilierer neigen zu vielen unklaren Symptomen und zahlreichen gesundheitlichen Problemen, die sich nicht genauer definieren lassen. Wenn sich keine medizinische Erklärung für Kopfschmerzen, Sodbrennen, Reizbarkeit, Panikattacken, Herzrhythmusstörungen, extreme Müdigkeit, Schlafstörungen, Tetanien und Depressionen finden lassen, bezeichnet man die Betroffenen oft als Neurotiker oder Hypochonder, die Beschwerden werden nicht ernst genommen. Aber die Symptome sind nicht eingebildet.

Interessant ist, dass Hyperventilation (zu starke Beatmung der Lunge) häufig bei einem bestimmten Persönlichkeitstyp anzutreffen ist. Es handelt sich meist um große Perfektionisten, die sich viele Gedanken um scheinbar unbedeutende Kleinigkeiten machen. Männer, die zur Überatmung neigen, sind meist sehr ehrgeizig, schnell gereizt bei Verzögerungen und Unzulänglichkeiten. Weibliche Patienten waren häufig nach außen hin sanft und ruhig, innerlich aber in Aufruhr, konnten ihre Gefühle schwer ausdrücken und wollten es zunächst auch gar nicht. Fragen nach der Kindheit förderten oft einen Mangel an Aufmerksamkeit und Zuwendung durch die Eltern zu Tage. Es handelt sich hier um meine persönlichen Beobachtungen, ich weiß aber aus Gesprächen mit Kollegen, dass diese Ähnliches beobachten.

Ein guter Rhythmus – ein gesunder Rhythmus

Die beste Atmung ist gleichmäßig, entspannt und rhythmisch. *Zu* tiefes oder *zu* langsames Atmen ist ebenso schlecht wie sehr rasches, flaches Atmen. Unsere natürliche Reaktion auf Stress besteht darin, den Atem anzuhalten oder so flach zu atmen, dass wir dann tief durchatmen müssen (was meist wie ein Seufzer klingt), um das wieder wettzumachen. Oder der Körper reagiert mit Überatmen; an Stelle der durchschnittlichen 12 bis 15 Atemzüge pro Minute macht er dann 20 bis 30 Atemzüge in 60 Sekunden.

$$O_2 + CO_2$$

Man könnte leicht denken, dass durch Überatmen mehr Sauerstoff (O_2) aufgenommen wird. In Wahrheit sinkt der Kohlendioxidgehalt (CO_2) ab, was zu Symptomen wie Benommenheit, extremer Müdigkeit, Konzentrationsmangel, Herzrhythmusstörungen und unerklärlichen Ängsten führt.

Mit Atemübungen den Körper entgiften und den Geist entspannen – meine Tipps

Niemand lehrte uns das Atmen. Dennoch kann »Atemunterricht« schlechte Atemgewohnheiten verbessern. Es gibt viele unterschiedliche Atemübungen. Die hier angeführten habe ich in meiner Praxis mit dem größten Erfolg eingesetzt. Meine eigenen Unterrichtsstunden erhielt ich vor vielen Jahren von Joy Burling am Krebshilfezentrum Bristol. Ich habe ihre profunden Ratschläge und exzellente Unterweisung niemals vergessen.

Wenn Ihnen einige der genannten Symptome bekannt vorkommen, oder wenn sie die entgiftende Wirkung einer tiefen Atmung entdecken und sich vor Luftverschmutzung schützen wollen, versuchen Sie es einmal damit.

Sind Sie ein Brustatmer oder Bauchatmer?

Die Antwort ist ein wichtiger erster Schritt. Um das festzustellen, legen Sie sich auf ein Sofa oder Bett oder, wenn Sie das bequem finden, auf den Boden – irgendwohin, wo Sie sich ganz ausstrecken können. Legen Sie die rechte Hand auf Ihre Brust und die linke auf den Bauch. Atmen Sie normal, und beobachten Sie, welche Hand mehr bewegt wird. Wird die rechte Hand stärker bewegt als die linke, sind Sie wahrscheinlich Brustatmer, Sie atmen nur mit dem oberen Bereich der Lunge. Wird die linke Hand mehr bewegt als die rechte, weitet sich der Bauch, das heißt, Sie atmen vermutlich tiefer als ein Brustatmer.

Die Luft füllt den Bauch nicht wirklich, denn sie kann das Zwerchfell, die muskulöse Scheidewand zwischen Bauchhöhle und Brustraum, nicht durchdringen. Wenn Sie ausatmen, hebt sich das Zwerchfell und die Luft wird aus den Lungen ausgestoßen. Beim Einatmen erweitert sich der Brustkorb, Luft füllt die Lungen und drückt das Zwerchfell nach unten, wodurch sich der Bauch erweitert, als würde er direkt mit Luft gefüllt. Das passiert nur, wenn man voll und tief atmet – daran, ob sich der Bauch beim Atmen bewegt, sieht man also, wie tief man atmet.

Grund-Atemübung

Machen Sie die folgende Übung zwei Mal täglich, morgens kurz vor dem Aufstehen und abends vor dem Einschlafen. Der Raum sollte warm, ruhig und gut gelüftet sein. Wenn Sie das Fenster öffnen können, ohne Lärm oder Abgase hereinzulassen, umso besser.

So wird's gemacht:
- Legen Sie sich ganz bequem aufs Bett. Prüfen Sie, ob der ganze Körper, vom Kopf bis zu den Füßen, locker und entspannt ist.
- Schließen Sie die Augen.
- Lassen Sie die Zunge locker hinter die Zähne fallen.
- Entspannen Sie den Kiefer.
- Atmen Sie ein, und ziehen Sie beim Ausatmen bewusst den Bauch ein, als wollten Sie alle Luft herausdrücken.
- Atmen Sie ein, und machen Sie möglichst viel Platz für die Luft, indem Sie den Bauch nach außen drücken. In der Folge sollte sich die Brust dehnen, sodass sich die gesamte Vorderfront des Rumpfes hebt.
- Entspannen Sie sich.
- Wiederholen Sie diese übertriebene Atmung noch zwei Mal. Dadurch sollen Sie ein Gefühl dafür bekommen, wie der Körper auf tiefes Atmen reagiert.
- Atmen Sie nun normal und gleichmäßig weiter, achten Sie besonders auf den unteren Brustkorb und den Bauch.
- Halten Sie nach dem Einatmen den Atem jeweils eine Sekunde an, und atmen Sie dann aus. Wiederholen Sie das für zehn Atemzüge.
- Übertreiben Sie nicht. Atmen Sie nur so tief, wie es gut tut. Wenn Sie gewohnt sind, nur mit dem oberen Brustkorb zu atmen, kann es Ihnen anfangs seltsam und schwierig vorkommen, den Bauch dabei zu bewegen. Aber das ändert sich mit zunehmender Übung.

Zweite Atemübung

Der Vorteil dieser besonderen Übung liegt darin, dass sie nicht nur beruhigt, sondern auch wärmt.

So wird's gemacht:
- Legen Sie sich bequem hin. Sie sollten es warm haben und nicht gestört werden.
- Konzentrieren Sie sich auf Ihren Bauch, und beginnen Sie mit langsamem Ausatmen.
- Atmen Sie wieder langsam und voll ein, und zählen Sie dabei. Wenn Sie nicht an tiefes Atmen gewöhnt sind, werden Sie wahrscheinlich nicht weiter als bis fünf oder sechs zählen können.
- Beim Ausatmen zählen Sie weiter, lassen sich aber länger Zeit, sodass die Luft weit langsamer aus- als eingeatmet wird. Wenn Sie beim Einatmen bis sechs gekommen sind, sollten Sie beim Ausatmen etwa bis acht kommen.
- Wiederholen Sie das noch acht Mal.
- Atmen Sie einige Minuten normal weiter, bevor Sie wieder aufstehen.

Grundlegende Entspannungsübung

Diese einfache Übung kann im Sitzen oder Liegen ausgeführt werden. Der Raum sollte warm, ruhig und gut gelüftet sein. Zum Sitzen wählt man einen Stuhl mit guter Rückenlehne, die Füße sind so auf dem Boden aufgestellt, dass Oberschenkel und Unterschenkel einen 90-Grad-Winkel bilden. Sind die Knie höher, also Oberschenkel nicht horizontal, ist der Stuhl zu niedrig, die Bauchmuskeln sind nicht entspannt. Wenn Sie sich hinlegen, brauchen Sie eine gute Stütze für Nacken und unteren Rücken. Wenn Sie lieber auf der Seite liegen, ist das auch gut. Entscheidend ist, dass Ihre Brustmuskulatur nicht verkrampft ist.

So wird's gemacht:
- Schließen Sie die Augen.
- Die Zungenspitze sollte sanft den Gaumen berühren.
- Atmen Sie gleichmäßig durch die Nase ein und aus, jeder komplette Atemzug zählt »eins«. Wiederholen Sie das zehn Mal.

- Hören Sie auf zu zählen. Lassen Sie die Zunge hinter die unteren Zähne sinken und atmen Sie normal weiter.
- Gehen Sie im Geist den ganzen Körper durch und entspannen Sie alle angespannten Muskeln. Beginnen Sie bei den Zehen und Füßen, und gehen Sie über die Beine, die Hüften, den Po, den unteren Rücken, Brust, Arme, Finger, Schultern, Nacken, Kiefer bis zu Gesicht und Brauen hoch.
- Wiederholen Sie die 10 Atemzüge.
- Konzentrieren Sie sich beim Zählen auf den Atem, fühlen Sie die kühle Luft in der Nase.
- Stellen Sie sich bei jedem Ausatmen vor, wie Sie Zorn, Ungeduld, Reizbarkeit, Ärger und Spannung ausstoßen. Beim Einatmen lassen Sie Trost, Frieden, Wärme, Ruhe und Liebe in Ihren Körper strömen.
- Bleiben Sie nach Abschluss der Übung noch 10 Minuten ruhig liegen und lassen Sie Ihre Gedanken schweifen.

Geistige Entspannung

So wird's gemacht:
- Legen Sie sich in einem warmen, ruhigen, gut gelüfteten Raum hin.
- Lockern Sie beengende Kleidungsstücke, wie Gürtel, Korsage oder enge Gummibünde.
- Schließen Sie die Augen, und entspannen Sie sich.
- Machen Sie die Grund-Atemübung, wie beschrieben.
- Stellen Sie sich bildlich vor, wie ein Hamster in seinem Laufrad läuft. Wie Ihre kreisenden Gedanken kann er nicht aufhören.
- Sehen Sie ihm eine Weile zu. Sehen Sie, wie müde er wird, wie ihn sein Laufen doch nicht weiterbringt? Sie können nicht einmal die Sprossen des Laufrades sehen, weil er so schnell läuft.
- Sehen Sie nun, wie das Rad langsamer wird und Schritttempo annimmt. Er läuft langsamer und langsamer, bis das Rad stillsteht. Nun können Sie die einzelnen Sprossen genau sehen.
- Der Hamster ist immer noch da, aber er hat sich auf den Rücken gedreht, die Augen geschlossen und benützt das Rad als Hängematte, schaukelt langsam vor und zurück.
- Immer wenn ein Gedanke von außen kommt, denken Sie an das sanfte Schaukeln des Rades.
- Nach einer Weile hört das Schaukeln auf und der Hamster schläft.

Schützen Sie sich vor verschmutzter Luft

Wir können nicht aufhören zu atmen, und auch wenn viele von uns ihren Beitrag zu einer Reduktion der Umweltverschmutzung leisten, können wir die Luft draußen doch nicht viel besser machen. Wir können aber einige schützende Maßnahmen ergreifen, um die Auswirkungen der Luftverschmutzung auf unsere empfindliche Lunge zu reduzieren.

- Wenn Sie gerne spazieren gehen oder laufen, meiden Sie stark befahrene Straßen. Suchen Sie möglichst Straßen mit weniger Verkehr oder Parks auf.
- Wenn es keine Alternative zu stark belasteten Routen gibt, wollen Sie nicht eine Maske tragen? Radfahrer tragen Masken, warum nicht auch Fußgänger? Wahrscheinlich weil diese kein modisches Accessoire sind. Vielleicht werden Sie eines Tages ebenso bunt und begehrt sein wie Helme oder Sportbekleidung. Oder vielleicht wird die Luft so sauber sein, dass wir so etwas nicht mehr brauchen?
- Wenn Sie regelmäßig in dichtem Verkehr unterwegs sind, lassen Sie eventuell in Ihrem Auto einen Filter einbauen, der die Luft von außen reinigt und toxische Substanzen und Pollen absorbiert, damit sie nicht in die Fahrgastzelle gelangen. Gewöhnen Sie sich in der Zwischenzeit an, die Belüftung abzustellen, wenn Sie hinter einem Fahrzeug mit starken Abgasen herfahren. Besser ein oder zwei Minuten das eigene Kohlendioxid einatmen als das tödliche Kohlenmonoxid eines Fahrzeuges. Die Luft in vielen Fahrzeugen kann gefährliche Konzentrationen an Rauch und Smog von außen erreichen.
- Meiden Sie Zigarettenrauch, so gut es geht.
- Fragen Sie immer nach einem Platz im Nichtraucherbereich.
- Schaffen Sie luftverbessernde Grünpflanzen für Heim und Arbeitsplatz an, etwa Einblatt oder Graslilie.
- Achten Sie darauf, dass Ihre Ernährung reichlich frisches Obst, Gemüse und Salate mit schützenden Antioxidanzien enthält.
- Nehmen Sie täglich ein Antioxidanzien-Präparat – es sollte die Vitamine A, C, E, B_6 sowie Mangan, Selen und Zink enthalten. Wenn Sie in einem verschmutzten Gebiet leben oder arbeiten bzw. viel mit Rauchern zusammen sind, nehmen Sie zusätzlich 1 Gramm Vitamin C pro Tag.

Trennkost und Ess-Störungen

»Viele hatten seit ihrer frühesten Kindheit das Gefühl, sie müssten perfekt sein,
müssten ihre wahren Gefühle ... aber vor ihrer Umgebung geheim halten ...
fühlten sich verpflichtet, sich ›aufzulösen wie ein Aspirin‹ und zu
verschwinden.«

Diana, Prinzessin von Wales, 1993

In meiner Praxis als Ernährungsberaterin hatte ich auch einige Patienten
mit Ess-Störungen, dabei lernte ich hautnah die Verzweiflung der Betroffenen und ihrer Familien kennen. Einer der traurigsten Aspekte besteht
darin, dass der Betroffene leidet und die Familie leidet, und dennoch kann
einer die Probleme des anderen nicht verstehen. Besseres Verständnis und
mehr Wissen über die Hintergründe von Ess-Störungen sind unerlässlich
sowohl für die Entstigmatisierung dieser lebensgefährlichen Krankheit als
auch für die Reduktion der Häufigkeit ihres Auftretens. Forschungen zeigen, dass die Früherkennung einer Ess-Störung und eine geeignete Behandlung mit Unterstützung der Betroffenen eine weit bessere Chance zur
Heilung bietet. Durch Trennkost lassen sich Störungen des Essverhaltens
nicht beheben, in Grundzügen eignet sie sich aber als Ernährungsprogramm für die Patienten. Einer der schönsten, befriedigendsten Augenbli-
cke in meiner Praxis war der, als eine Betroffene erzählte, sie hätte mit
Hilfe der Trennkost ihr Leiden besiegt. Weil sie nicht mehr Kalorien zählen musste, hatte sie keine Angst mehr vor dem Essen. »Solange ich magersüchtig war, wollte ich nicht gesund werden, wollte aber auch nicht
sterben. Eine Freundin erzählte mir, dass sie nach der Trennkost lebte und
wie viel besser es ihr ginge, ich dachte, es könnte mir auch helfen.« Eine
andere Betroffene erzählte mir, sie sei überrascht gewesen, wie »normal
und völlig problemlos« Trennkost sei.

In einer Diskussion über Diäten vor etwa fünf Jahren saß ich einem ziemlich mürrischen Gelehrten gegenüber, der mir vorwarf, Ess-Störungen zu verursachen, weil ich für dumme Kostformen wie Trennkost werbe. Ich frage, wofür er die Trennkost eigentlich hielte. Seine Antwort? »Für ein weiteres Extrem, das die Ernährung zu einer Obsession werden lässt.« Unfair und ungenau. Jeder, der meine Arbeiten kennt, weiß, dass ich darin stets die Bedeutung von Vernunft und Mäßigung hervorhebe. Ich bin absolut gegen Extreme in jeder Form. Trennkost ist sicher nicht extrem. Da die Trennkost Übergewichtigen im Kampf mit den Kilos helfen kann, wird sie manchmal fälschlicherweise in dieselbe Kategorie eingeordnet wie kalorienarme Abnehmdiäten, von denen einige ziemlich wahrscheinlich als streng und intensiv zu bewerten sind. Der Unterschied zwischen extremen Diäten und Trennkost liegt darin, dass Trennkost bei korrekter Anwendung ein stabiles, gesundes Körpergewicht fördert, keine dramatische oder gefährliche Gewichtsreduktion.

Ich konnte wirklich niemals einen Hinweis darauf finden, dass Trennkost jemals irgendeine Art von Ess-Störungen verursacht hätte. Sie ist aber auch kein Heilmittel. Vielleicht wundern Sie sich nun, dass dieses Buch ein Kapitel über Ess-Störungen enthält. Ich war immer schon der Meinung, dass Anorexie, Bulimie und Heißhungeranfälle, »Binge Eating«, nicht annähernd bekannt genug sind und die Aufklärung viel zu wenig Unterstützung und Verständnis erfährt. Ich hoffe, dass ich einige Betroffene oder Angehörige mit diesen Seiten veranlassen kann, professionelle Hilfe zu suchen. Ernährungsberatung kann in der Behandlung von Ess-Störungen eine wichtige Rolle spielen, ist aber an sich sehr selten eine Lösung für Anorexie, Bulimie oder Heißhungerattacken. Die Betroffenen haben einen Horror vor Kalorien und sie fürchten, die Beherrschung zu verlieren. Wenn Stress, Erschöpfung, Langeweile, Gewohnheit, mangelndes Selbstwertgefühl, Selbsthass oder andere psychische Traumata jemandem Angst vor dem Essen oder vor dessen Folgen machen oder ihn veranlassen, seine emotionalen Probleme durch Essen zu bekämpfen, will er ganz gewiss nichts davon hören, wie Ernährung Besserung bewirken kann. Kein neuer Diätplan, egal, wie gesund er sein mag, wird eine Komplettlösung für Menschen sein können, deren Gefühlsleben nur noch aus ungelösten Problemen besteht oder die auf Selbstzerstörung bedacht sind.

Ess-Störungen und ihre Hintergründe

Das Ausmaß des Formenkreises Ess-Störungen lässt sich nicht einmal annähernd abschätzen, weil so viele Betroffene sich weigern, das Problem einzugestehen. Die Statistik weist eine Zunahme der Krankheitsfälle auf, aber niemand kann sagen, ob die Zahlen steigen, weil mehr Fälle an die Öffentlichkeit dringen und Betroffene eher professionelle Hilfe annehmen, oder ob sich die Krankheit tatsächlich ausbreitet, die Fälle mehr werden. Eine Erhebung in Großbritannien aus dem Jahr 1999 deutet darauf hin, dass Anorexie und psychische Probleme, die mit dem Körperselbstbild von jungen Männern und Frauen zusammenhängen im Zunehmen begriffen sind.

Das britische Royal College of Psychiatrists schätzt, dass im Vereinigten Königreich zurzeit etwa 60 000 Menschen an Anorexie oder Bulimie leiden. Da diese Krankheiten aber immer noch stark tabuisiert sind, geht die britische Gesellschaft für Ess-Störungen davon aus, dass bis zu 1 Prozent der Bevölkerung an Anorexie und bis zu 3 Prozent an Bulimie leiden könnten. Das klingt nicht so schlimm, bis man sich bewusst macht, dass 1 Prozent und 3 Prozent der Bevölkerung des Vereinigten Königreiches 600 000 Magersüchtigen und 1 800 000 Bulimikern entspricht. Ich kenne andere Berichte, wonach bis zu 7 Prozent der Bevölkerung an Ess-Störungen leiden.*

Meist lässt sich Magersucht auf Dauer nicht verbergen, wenn der Betroffene immer mehr an Gewicht verliert und schlecht aussieht, aber in der Frühphase ist diese Krankheit ebenso wie die Heißhungerattacken und die Bulimie von einem Schleier der Geheimhaltung umgeben. Man schätzt, dass mehr als fünf Millionen Menschen in Amerika an Ess-Störungen leiden, etwa 1000 Frauen pro Jahr sterben an den Folgen dieser Krankheiten.

Wer sind die Betroffenen?

Störungen des Essverhaltens können sich bei jedem Menschen entwickeln, unabhängig von Alter, Rasse, Geschlecht oder Herkunft. Am auffälligsten sind sie jedoch bei jungen Frauen verbreitet. Die Altersgruppe der Zehn-

---

* Anm. d. Ü,: Zahlen der BzgA für Deutschland: 100 000 Frauen zwischen 15 und 35 Jahren sind magersüchtig; 600 000 Frauen und 70 000 Männer leiden an Bulimie.

bis Neunzehnjährigen weist nach der Statistik das größte Risiko für Magersucht auf, andere Erhebungen setzen die Altersgruppe mit 15–25 Jahren an. Magersucht ist die dritthäufigste chronische Krankheit bei Teenagern. Besorgnis erregt, dass es auch bereits immer mehr Magersüchtige unter den Sechs-, Sieben- und Achtjährigen gibt. Auch Bulimie tritt bei Teenagern auf, findet sich aber in der Gruppe der Zwanzig- und Dreißigjährigen häufiger. Ess-Störungen halten im Durchschnitt sechs Jahre an, oft aber das ganze Leben. Manche Betroffene wechseln zwischen Magersucht und Bulimie. Und die Krankheit kann immer, immer wieder auftreten. Manche Magersüchtige lassen sich überzeugen, sich einer stationären Behandlung oder einem gezielten Ernährungsprogramm zu unterziehen, bis sie wieder normalgewichtig sind, nur um nach Ende der Behandlung wieder in das alte Muster von Hungern und übermäßigem Essen zu verfallen.

Nichts Neues

Überraschend ist, dass Magersucht keine Krankheit der jungen Leute in unserer westlichen Welt ist. Sie befällt vielmehr junge Menschen aus allen Ländern seit Jahrhunderten. Ess-Störungen waren jedoch unüblich in Gesellschaften, wo das Schönheitsideal schwerere Frauen vorzog. Auch daran scheint sich bis heute nichts geändert zu haben. Magersucht und Bulimie scheinen also sehr durch die Kultur beeinflusst zu sein.

Was die Freunde auch tun

Um magersüchtig oder bulimisch zu werden, reicht es mitunter schon, dass man mit Schulfreunden »mitmacht« und dann nicht mehr herauskommt. Nachahmung und Zugehörigkeit zur Gruppe sind Aspekte, die zum Heranwachsen gehören. Dass eine Notwendigkeit zum Abnehmen gar nicht gegeben ist, spielt dabei keine Rolle. Gerät die Situation außer Kontrolle, wird eine Untergewichtigkeit häufig geleugnet. Diese Tatsache wurde in einer finnischen Studie an Jugendlichen mehr als deutlich (präsentiert bei der 8. Europäischen Ernährungskonferenz im Juni 1999 in Lillehammer). Eines von drei normalgewichtigen Mädchen hielt sich für zu dick, mehr als die Hälfte der untergewichtigen Mädchen hielt sich für übergewichtig. Einer von fünf untergewichtigen Jungen war ebenfalls überzeugt, abnehmen zu müssen. Eine ehemalige Magersüchtige erzählte mir, sie hätte mit den radikalen Diäten nur begonnen, weil sie gedacht hatte, in der Schule würde sie niemand mögen. »Ich musste gar nicht abnehmen, aber ich redete mir ein, wenn ich erst dünner wäre, würden sie nicht mehr mit dem Finger auf mich zeigen und mich in die Gruppe aufnehmen. Ich wollte kein Fotomodell werden oder so etwas; ich wollte nur angenommen werden.«

»Tatsache ist, dass achtjährige Mädchen abnehmen wollen und zwölfjährige
den Fettgehalt einer Avocado kennen ... aber keine Ahnung haben,
wie eine gesunde Mahlzeit aussieht.«
Mary Evans Young, Vorsitzende der Dietbreakers, The Observer, 1. Mai 1994

Gesellschaftlicher Druck

In unserer Zeit scheinen Image und die Einschätzung durch Verwandte, Freunde und Kollegen das tägliche Leben zu dominieren. Dazu kommt noch, dass Ernährung und Diät ein großes Thema sind. Fast in jeder Zeitschrift und Zeitung werden wir mit Ratschlägen zum Thema Schlankheit und Fitness bombardiert, die Vorstellung, dass wir alle »perfekt in Form« sein müssen, um nicht zu versagen, wird fest in unserem Gehirn verankert. Folglich sind auch Ess-Störungen in den Blickpunkt der Öffentlichkeit gerückt, wie es vor 20 Jahren noch undenkbar gewesen wäre.

Sind die Medien schuld?

»Diese unnötigen Diäten kommen daher, weil von Fernsehwerbung und Mode-
fotografen nur die ›Frau ohne Schatten‹ propagiert wird. Dieses wilde, halb ver-
hungerte Aussehen gefällt manchen Frauen, aber nicht vielen Männern. Oder wie
oft haben Sie schon Illustrationen aus der *Vogue* in Werkstätten hängen sehen?«
Peg Bracken, amerikanischer Schriftsteller und Humorist

Man hört oft, dass Ess-Störungen durch die ständige Publicity, die Reduktionsdiäten und klapperdürre Models genießen, um sich greifen. Es gibt jedoch keine direkten Hinweise darauf, dass die obsessive Beschäftigung der Medien mit Diäten – oder mit Modedesignern und ihren Models – beim jungen Publikum Störungen des Essverhaltens *auslöst*. So wie Gewalt in Filmen und Fernsehen empfängliche Personen in ihrem Verhalten beeinflusst, wie man weiß, so verändert der ständige Einsatz untergewichtiger Models das Schönheitsideal einer Altersgruppe, die ohnehin leicht von Fernsehmoderatoren zu beeinflussen ist, sehr nachhaltig.

Es ist durchaus wahrscheinlich, dass das massive Interesse an Diäten und Körpergewicht dazu geführt hat, dass Dünnsein als erstrebenswert gilt. Da Menschen mit Ess-Störungen in erster Linie an mangelndem Selbstwertgefühl und einem übersteigerten Bedürfnis nach Anerkennung leiden, betrachten sie alles, was in der Gesellschaft als erstrebenswert gilt, als besonders wichtig. Außerdem werden Menschen die an Ess-Störungen erkranken, häufig erst durch nahe stehende Personen dahin gehend beeinflusst, etwa durch Arbeitskollegen oder enge Verwandte. Wenn eine wichtige Bezugsperson ständig Kalorien zählt und auf Diät ist, kann die Botschaft, dass Essen dick macht (und daher abzulehnen ist), auf jemanden, der leicht beeinflussbar ist, überspringen.

Wahrscheinliche Auslöser

Ess-Störungen dürften sich als äußerliche Anzeichen innerer oder psychischer Probleme entwickeln. Sie werden zu Problemlösungsstrategien. Überessen oder Hungern sind dann Mittel, mit schmerzhaften Gefühlen fertig zu werden.

Sind die Gene schuld?

Forschungen zeigen, dass die genetischen Anlagen die Entwicklung von Ess-Störungen begünstigen können. Sie treten in manchen Familien gehäuft auf. Bei eineiigen Zwillingen ist die Wahrscheinlichkeit, dass beide an Magersucht erkranken, höher als bei zweieiigen Zwillingen. Die Gene alleine sind aber sicher nicht die ganze Wahrheit. Es gibt noch viele andere Gründe. Der Schlüssel liegt wohl im Wechselspiel zwischen genetischer Veranlagung, Umfeld und Entwicklungsfaktoren. So kann etwa eine geringe Belastbarkeit ein wichtiger Auslöser für Magersucht sein.

Beeinflussung

Eine wichtige Bezugsperson – ein Elternteil oder Verwandter – kann andere Familienmitglieder mit ihrer Einstellung zum Essen negativ beeinflussen.

Leistungsdruck

Steht jemand in Schule oder Gesellschaft unter hohem Leistungsdruck, können Ernährung und Essen für ihn zu Techniken zur Stressbewältigung werden.

Traumata

Traumatische Erlebnisse können Anorexie oder Bulimie auslösen. Der Verlust einer nahe stehenden Person, Misshandlung oder Missbrauch – körperlich, sexuell oder seelisch –, zerrüttete Familienverhältnisse (oder Scheidung) oder die Sorge, homosexuell oder lesbisch zu sein, können zu Auslösern werden.

Chronische Erkrankungen

Wer an einer chronischen Erkrankung oder Behinderung leidet – beispielsweise Diabetes, manischer Depression oder Taubheit – kann ebenfalls anfällig für Ess-Störungen werden.

Der Faktor Zink

Wenn jemand nicht genug isst oder sich nach dem Essen übergibt, wird er natürlich einen Mangel an verschiedenen Nährstoffen entwickeln. Auch wenn Zinkmangel vermutlich kein direkter Auslöser für Magersucht ist, so hat sich doch die Einnahme eines Zinkpräparates in einigen Fällen als hilfreich erwiesen. Zinkmangel und Anorexie haben ähnliche Symptome. Beide Beschwerdebilder zeichnen sich durch Verlust des Appetits und Geschmackssinns, durch Gewichtsabnahme, Gelbfärbung der Haut, Ausbleiben der Periode und Stimmungsschwankungen aus. Auch scheint manche Magersüchtige Zink nicht in dem Maße aus der Nahrung aufnehmen zu können wie ein Gesunder. Bekannt ist, dass Anorexie-Patienten, die neben ihrer üblichen Behandlung ein Zinkpräparat erhielten, rascher an Gewicht zunahmen als Vergleichspersonen, denen ein Placebo verabreicht wurde.

Erniedrigter Serotoninspiegel

Ungleichgewichte des Hormones Serotonin – das die Stimmung reguliert – dürften an der Entstehung von Bulimie beteiligt sein. Ich hatte bereits mehrere Bulimie- und Anorexie-Patienten, die Symptome ähnlich einer Winterdepression oder saisonal abhängigen Depression (SAD) aufwiesen. Der Serotoninspiegel ist bei jedem Menschen im Verlauf des Jahres unterschiedlich hoch, am niedrigsten ist er in den Wintermonaten. Bei Menschen, die an SAD leiden, dürfte ein grundsätzlich erniedrigter Spiegel vorliegen. Vielleicht liegt hier die Erklärung, warum Behandlungen, die Lichttherapie und zusätzliche Aufenthalte im Freien beinhalten, bei manchen Bulimie-Patienten anschlagen.

Lichttherapie (die therapeutische Anwendung von Licht mittels spezieller Lampen und Leuchtstoffröhren) ist eine Reizbehandlung und zählt zu den anerkannten Behandlungsformen bei SAD.

Ein Symptom der SAD, das bei manchen – aber nicht bei allen – Betroffenen auftritt, sind Heißhungeranfälle, die zu Ess-Sucht (Fress-Sucht), und Gewichtszunahme während der Wintermonate führen. Wenn Sie an Heißhungerattacken, aber auch an Depressionen leiden, besonders im Winter, sollten Sie sich von Ihrem Arzt zu einem Spezialisten für saisonal abhängige Depressionen überweisen lassen.

Wie Sie sich selbst helfen können – meine Tipps

Essen Sie kleine Mahlzeiten

Kleine Mahlzeiten mit vielen Nährstoffen, die vom Betroffenen selbst zusammengestellt werden, werden oft als weniger bedrohlich eingestuft und sind daher wertvoller als größere, von anderen zusammengestellte Mahlzeiten.

Nehmen Sie Aminosäurenpräparate ein

Gute Aminosäurenpräparate sind eine zusätzliche und kalorienfreie Möglichkeit, einem unterernährten Körper lebenswichtige Nährstoffe zuzuführen. Aminosäuren sind die Bausteine des Eiweißes und für beinahe alle Funktionen des Organismus erforderlich. Besonders wertvoll sind solche Präparate nach langen Perioden geringer Kalorienaufnahme, dramatischer Gewichtsabnahme, bei schlechter Verdauung und Resorptionsstörungen.

Nehmen Sie Vitamine und Mineralstoffe ein

Ergänzende Einnahmen von Magnesium, Chrom, Zink sowie Vitamin B_3 und B_6 haben Patienten mit Ess-Störungen geholfen, ihr seelisches Gleichgewicht wieder zu finden und so zu einem ausgewogenerem Essverhalten zu kommen. Vitamin B_3 ist besonders für die Serotoninproduktion von Bedeutung. Chrom, das an der Balance des Blutzuckerspiegels beteiligt ist, kann Heißhungerattacken reduzieren und den Appetit wieder ins Gleichgewicht bringen helfen. An Zink, wie bereits erwähnt, besteht bei Anorexie häufig ein Mangel. Eine Behandlung mit Nährstoffpräparaten erweist sich bei Anorexie und Bulimie als äußerst vorteilhaft, enthalten doch solche Mittel so gut wie keine Kalorien, weshalb sie als nicht so bedrohlich empfunden werden.

Machen Sie eine Probiotika-Kur

Die Erfahrung zeigt, dass Menschen mit Ess-Störungen oft eine gestörte Darmflora haben. Die Einnahme von Probiotika über drei Monate könnte hilfreich sein. Ihr naturheilkundlich orientierter Apotheker oder Ihr Arzt wird Sie beraten können.

Langzeitfolgen von Ess-Störungen bei Mädchen und Frauen

Zu den frühesten Komplikationen bei Ess-Störungen gehören bei Mädchen und Frauen vor allem das Ausbleiben der Periode und der Verlust der Fruchtbarkeit, in der Folge kann es dann auch zu Herz-, Nieren- und Verdauungsstörungen kommen. In späteren Jahren wird die Osteoporose und das dadurch erhöhte Risiko für Frakturen zu einem Hauptproblem.

Bei vielen Anorexie- und Bulimie-Patientinnen scheint schon vor Einsetzen der Krankheit der Hormonhaushalt aus dem Gleichgewicht geraten zu sein. Es ist zwar richtig, dass sich das Ausbleiben der Periode (Amenorrhoe) bei manchen Betroffenen noch vor einem größeren Gewichtsverlust bemerkbar macht. Bei allen Fällen von Anorexie sollte man jedoch den Hormonstatus bestimmen lassen, besonders wenn in der Familie gehäuft Ess-Störungen oder Erkrankungen, die mit dem Hormonhaushalt zu tun haben, wie Endometriose, PMS oder Menstruationsprobleme, auftreten. In Studien ließ sich ein Zusammenhang zwischen Ovarialzysten und Bulimie finden. Das polyzystische Ovarialsyndrom (PCOS) ist ein häufiger Grund für Unfruchtbarkeit und könnte auch mit Adipositas zusammenhängen. In einer Studie hatten nur etwa 15 von 100 Bulimie-Patientinnen normale Eierstöcke. Der Zusammenhang zwischen Bulimie und Ovarialhormonen im (Ovar/Eierstock erzeugte Hormone) scheint so eng zu sein, dass sogar schon die Forderung auftauchte, Gynäkologen sollten alle Patientinnen auf ein gestörtes Essverhalten untersuchen und gegebenenfalls Beratung und Unterstützung anbieten.

Information

Polyzystisches Ovarialsyndrom (PCOS)
Bei dieser Erkrankung bilden sich unter der Oberfläche der Eierstöcke zahlreiche kleine Zysten. Dadurch werden nicht nur die Eierstöcke vergrößert, sondern auch die Östrogenproduktion beeinträchtigt. Betroffene leiden häufig an ganz oder teilweise ausbleibenden Perioden, Unfruchtbarkeit, abnormaler Behaarung und Adipositas.

Die Betroffenen verstehen

Eine 1999 durchgeführte Meinungsumfrage zeigte in Besorgnis erregendem Ausmaß, wie wenig Verständnis bei den Mitmenschen für Ess-Störungen besteht. Auch wenn fast drei Viertel der Befragten glaubten, dass Magersüchtige und Bulimiker an geringem Selbstwertgefühl litten, gab es doch den Rest, der genau der gegenteiligen Auffassung war. So meinte etwa jeder Vierte von diesen, dass Magersüchtige und Bulimiker eitel seien. Mehr als ein Drittel von ihnen dachte, dass Magersüchtige und Bulimiker bloß Aufmerksamkeit erregen wollten. Und deutlich mehr als die Hälfte von ihnen war der Meinung, dass eine Ess-Störung eine Geisteskrankheit sei.

Am deutlichsten kommt die Verzweiflung, die mit Ess-Störungen einhergeht, wohl zum Ausdruck, wenn man eine Betroffene selbst zu Wort kommen lässt.

»Ess-Störungen, ob Anorexie oder Bulimie, zeigen, wie ein Mensch die Nahrung für den Körper in eine schmerzhafte Attacke gegen denselben verwandeln kann. Die Wurzel liegt immer weit tiefer als in bloßer Eitelkeit«, sagte Diana, Prinzessin von Wales.

Als sie 1993 vor der Internationalen Konferenz für Ess-Störungen sprach, drückte Diana aus, was so viele Betroffene nur zu gut kannten, aber kaum ein anderer verstehen konnte:

»Viele hatten seit ihrer frühesten Kindheit das Gefühl, sie müssten perfekt sein, müssten ihre wahren Gefühle – Schuldgefühle, Selbsthass und geringes Selbstwertgefühl – aber vor ihrer Umgebung geheim halten ... fühlten sich verpflichtet, sich ›aufzulösen wie ein Aspirin‹ und zu verschwinden. Die Krankheit wurde zu einem heimlichen Freund ...«

Anorexia nervosa/Magersucht – im Detail

Die Bezeichnung »Anorexia nervosa« bedeutet so viel wie »nervöse Appetitlosigkeit« und ist ziemlich irreführend, denn das Problem ist sicher nicht nur »nervöser«, psychogener Natur. Außerdem meinen viele Menschen, Magersüchtige hätten keinen Appetit, obwohl sie in Wahrheit jede Minute ihres Daseins mit rasendem Hunger kämpfen. Diese Menschen haben nur die Fähigkeit verloren, sich selbst die Sättigung zu *erlauben,* das heißt noch lange nicht, dass sie nicht hungrig sind. Sie essen und trinken nur wenig, mitunter gefährlich wenig, konzentrieren sich auf die Ernährung und versuchen dadurch, mit ihrem Leben fertig zu werden, nicht sich zu Tode zu hungern. Sie wollen damit beweisen, dass sie ihr Körpergewicht und ihre Figur fest unter Kontrolle haben. Letztlich übernimmt jedoch die Krankheit selbst die Kontrolle. Ein Mangel an Nahrung verursacht Unterernährung, das führt zu chemischen Veränderungen im Körper, die das Denken beeinträchtigen, bis die betreffende Person nicht mehr rational über ihre Ernährung entscheiden kann. Mit fortschreitender Krankheit leiden viele Betroffene an der Erschöpfung Verhungernder. Das Risiko, an den Auswirkungen einer Anorexie zu sterben, wird von manchen Forschern als »gelegentlich« bewertet, andere setzen es mit 10 Prozent der Betroffenen an. Mit Sicherheit hat aber Anorexia nervosa eine der höchsten Sterblichkeitsraten aller psychischen Leiden.

Symptome einer Anorexie

Körperliche Symptome
- bei Kindern und Teenagern – geringe oder unzureichende Gewichtszunahme im Verhältnis zum Wachstum
- bei Erwachsenen – extremer Gewichtsverlust
- bei Männern – Verlust der Libido
- Bauchschmerzen
- Ausbleiben der Periode
- kalte Hände und Füße
- Verstopfung
- Depression
- Zyklusstörungen
- Benommenheit
- weiche Körperbehaarung; Haarausfall während der Genesung
- trockene, raue, verfärbte Haut
- Ohnmachtsanfälle
- Verlust von Knochensubstanz und schließlich Osteoporose
- Verlust des Geschmacks- und Geruchssinns
- Kreislaufprobleme
- Zittern
- Schwellungen an Bauch, Gesicht und Knöcheln
- gelbliche Pigmentierung der Haut

Psychologische Symptome
- Persönlichkeitsveränderungen und Stimmungsschwankungen
- Leugnen der Existenz eines Problems
- extreme Angst vor Gewichtszunahme, auch wenn im Verhältnis zur Größe keinerlei Übergewicht besteht

Verhaltensauffälligkeiten
- obsessives Interesse für körperliche Betätigung
- Unruhe und Hyperaktivität
- bestimmte Rituale beim Essen, etwa Fleisch in winzige Teile zu zerschneiden
- Verschlossenheit und Heimlichtuerei
- Einnahme von Abführmitteln
- Erbrechen
- übergroße, lockere Kleidung

Langzeitfolgen der Anorexie

Die Langzeitwirkungen einer Magersucht auf Körper und Geist sind oft alarmierend und sehr ernst. Glücklicherweise können viele dieser Folgeerscheinungen zurückgehen, wenn der Körper wieder regelmäßig ausreichend Nahrung erhält, auch dann kann es aber Wochen bis Monate dauern, bis Körper und Geist wieder normal arbeiten.

Regelmäßig essen und trinken kann nach so langer Zeit ohne richtige Nahrung vorübergehend zu Völlegefühl und Blähungen führen. Auch Persönlichkeitsveränderungen und Stimmungsschwankungen brauchen meist einige Zeit, bis sie sich normalisieren, je nachdem, mit welchem emotionalen Problem die Magersucht verbunden ist.

Anorexie und die Familie

Magersucht betrifft nicht nur den Magersüchtigen selbst, sondern seine ganze Familie. Jede Familie ist anders, aber einige Gemeinsamkeiten lassen sich erkennen. Menschen mit Magersucht waren oft brave und gehorsame Kinder. Sie wurden weniger leicht zornig als ihre Geschwister, ließen sich mehr gefallen. Die wahren Gefühle und Ängste verbergen sich oft hinter einem nach außen hin angenehmen und freundlichen Naturell, was auch an der übergroßen Sehnsucht liegt, anderen zu gefallen und sich um andere zu kümmern. Diese Menschen versuchen nach Kräften, die von Eltern oder Lehrern gesteckten oder scheinbar gesteckten hohen Ziele zu erreichen. Die Angst vor dem Versagen – den Abschluss nicht zu schaffen – oder davor, schlechter zu sein als scheinbar klügere oder erfolgreichere Geschwister, veranlassen den Betroffenen zu ständiger Höchstleistung. Oft sind die hohen Anforderungen selbst auferlegt, sie können aber auch Ergebnis eines Drucks von außen sein, der Überzeugung oder dem ständig gehörten Satz entspringen: »Du könntest besser sein«.

Manche Familien umgeben das Kind so sehr mit Liebe, dass es Schwierigkeiten hat, unabhängig zu werden. Manche Eltern wirken in ihrer Sorge richtiggehend beengend. Die Kinder haben Angst davor, dass sie das Leben alleine, ohne die Familie, nicht schaffen können, und versuchen durch die Magersucht zu beweisen, dass sie unabhängig sind, weil sie ihre Nahrungsaufnahme selbst kontrollieren.

Der Vater einer Patientin sprach pausenlos über seine Tochter, mit jedem, den er traf, egal, ob derjenige es hören wollte oder nicht. Seine Verzweiflung war offensichtlich. Er suchte nach Antworten. Aber seine Tochter fühlte sich durch seine Sorge erdrückt. Sie hatte das Gefühl, dass der Vater ihr Leben komplett in der Hand hatte und ihr nicht die geringste Freiheit ließ. »Ich weiß, dass er sich Sorgen macht«, sagte sie, »aber er lässt mich meine Krankheit niemals vergessen. Ich bin 22 Jahre alt, aber ich konnte niemals ich selbst sein. Ich bin wie eine Marionette in der Hand eines Marionettenspielers.« Sie erholte sich langsam, nachdem sie von zu Hause weggegangen war. Sie erreichte wieder ein normales Körpergewicht und ist mittlerweile verheiratet und erwartet ihr erstes Kind.

Die Betroffenen machen sich oft selbst für ihr Leiden verantwortlich. Ein junger Mann schaffte es, selbst mit seiner Krankheit fertig zu werden, weil sein Ernährungsberater auch noch verständnisvoll zuhören konnte und es fertig brachte, dem jungen Mann die Schuldgefühle zu nehmen und sie durch Eigenverantwortung zu ersetzen: »Ich konnte die Ernährungstherapie annehmen, weil ich keine Kalorien zählen musste, und ich konnte den Therapeuten annehmen, weil er völlig unvoreingenommen war.«

Bulimia nervosa/Ess-Brechsucht – im Detail

Bulimia nervosa wird erst seit etwa 30 Jahren von der Medizin als eigene Ess-Störung anerkannt. Bulimie, ein griechisches Wort, heißt wörtlich übersetzt »Ochsenhunger«. Dieser Hunger ist jedoch in Wahrheit oft eine emotionale Not und mit Nahrung nicht zu befriedigen. Die Betroffenen stopfen große Nahrungsmengen in sich hinein, deren sie sich unmittelbar nachher durch Erbrechen oder durch Abführmittel (oder beides) wieder entledigen. Oder sie arbeiten die Kalorien durch körperliche Bewegung ab – alles Versuche, die Schuld loszuwerden und eine Gewichtszunahme zu verhindern.

Bulimie tritt am häufigsten bei Fünfzehn- bis Fünfundzwanzigjährigen auf. Häufig hatten die Betroffenen bereits Magersucht oder entwickeln dann Magersucht.

Bulimie lässt sich schwerer erkennen als Magersucht, da die Gewichtsabnahme oft nicht so dramatisch verläuft. Auch nahe stehende Personen, Familienangehörige oder Arbeitskollegen, merken mitunter jahrelang nichts. »Ich verschwand nach jedem Gang der Mahlzeit in der Toilette«, erzählte eine Bulimikerin, »und zwar jahrelang, aber keiner vermutete je, dass ich das tat, um mich zu übergeben.« Der chronische Mangel an Selbstvertrauen ist bei den Betroffenen auf den ersten Blick oft nicht zu bemerken. Menschen mit Bulimie trifft man häufig in hohen Positionen an, wo sie selbstsicher und entgegenkommend auftreten müssen. Wie bei der Magersucht versuchen diese Menschen durch die Kontrolle der Nahrung und Nahrungsaufnahme emotionale Schwierigkeiten in ihrem Leben zu bewältigen.

Eine 40-jährige Frau, die mit mir über ihre Bulimie sprach, erzählte, ihr größtes Problem im Leben sei die Angst vor Berührung gewesen. Sie war von ihren Eltern niemals liebevoll gehalten oder umarmt worden. Ihre Angst vor Berührung hatte dann sogar zur Scheidung ihrer ersten Ehe geführt. Letztendlich landete sie bei einer Therapeutin, die zufällig davon überzeugt war, dass Umarmung ein wichtiger Bestandteil des Heilungsprozesses waren. »Sie empfahl mir alles Mögliche, aber eines werde ich nie vergessen«, erzählte sie, »die Zeichnung an der Wand ihres Behandlungszimmers, die alle Besucher daran erinnern sollte, dass Arme zum Umarmen gedacht sind. Vielleicht habe ich diese Zeichnung angestarrt oder so, jedenfalls stand die Therapeutin auf, kam auf mich zu und umarmte mich. Ich weinte fast eine Stunde lang. Das war der Durchbruch für mich.«

Schuldgefühle

Während manche Bulimiker große Mengen an Nahrung zu sich nehmen, tun andere das nicht. Sie übergeben sich bloß, um Mahlzeiten normaler Größe wieder loszuwerden. Was immer sie gegessen haben, sobald eine Sättigung eintritt, machen sich Schuldgefühle und Selbstverachtung bemerkbar. Manche Betroffene fühlen sich beschmutzt oder haben Angst, die Kontrolle verloren zu haben. In ihrer Verzweiflung übergeben sie sich oder nehmen Abführmittel, um alles, was sie zu sich genommen haben, wieder loszuwerden.

Symptome einer Bulimie
Körperliche Symptome
- häufige Gewichtsschwankungen
- gestörter Hormonhaushalt
- Lethargie und Müdigkeit
- schlechte Haut
- wunder Hals und Zahnausfall durch häufiges Erbrechen
- geschwollene Speicheldrüsen lassen das Gesicht rund erscheinen

Psychische Symptome
- Nahrung als Obsession
- Angst und Depression; geringes Selbstwertgefühl, Schuldgefühle
- verzerrtes Bild von Körpergewicht und Figur
- Gefühls- und Stimmungsschwankungen
- Isolation – Gefühl der Hilflosigkeit und Einsamkeit
- der unkontrollierbare Drang, riesige Mengen zu essen

Verhaltensauffälligkeiten
- der Gang ins Badezimmer oder zur Toilette während oder nach den Mahlzeiten
- Überessen und Erbrechen
- exzessive körperliche Betätigung
- exzessiver Gebrauch von Abführmitteln, Diuretika oder Einläufen
- unerklärliches Verschwinden von Lebensmitteln
- Fastenperioden

- Rückzug und Scheu vor gesellschaftlichen Anlässen
- Ladendiebstahl in der Lebensmittelabteilung
- abnormer finanzieller Aufwand für Nahrungsmittel

Manche Menschen schildern, dass sie sich, wenn sie erbrochen oder abgeführt haben, erleichtert und frei fühlen. Mit diesem Schema lassen sich Schmerz und Unglück in Schach halten – aber nur kurze Zeit. Wie rasch diese Ess-Brech-Episoden aufeinander folgen, ist unterschiedlich. Bei manchen Menschen treten sie alle paar Monate auf, während andere, die sehr schwer erkrankt sind, sich mehrmals täglich nach Heißhungeranfällen übergeben. Dieses Muster wird so sehr zur Gewohnheit, dass Betroffene sich nach dem Essen oft automatisch übergeben, ohne dass sie den Drang dazu verspüren. Andere essen in Gesellschaft scheinbar ohne Probleme, und das Bulimieverhalten zeigt sich nur, wenn sie alleine sind.

Für manche Betroffene ist diese Ess-Störung eine Art Normalität, während andere den Teufelskreis, in dem sie sich befinden, verachten und fürchten.

Langzeitfolgen der Bulimie

Ähnlich wie Magersucht kann auch die Ess-Brechsucht das Leben eines Menschen beherrschen, ihn in die Verzweiflung treiben. Das chaotische Essverhalten und dramatischer Flüssigkeitsverlust verursachen eine Reihe von gesundheitlichen Problemen. Glücklicherweise können die meisten Patienten wieder geheilt werden, wenn sie sich mäßig und gleichmäßig ernähren.

Wenngleich die Gefahren der Anorexie offensichtlicher sind, weil eine starke Gewichtsabnahme oder sogar starkes Untergewicht ihre äußeren Charakteristika sind, kann Bulimie, deren Charakteristika verdeckter sind, in einzelnen Fällen ebenfalls zum Tode führen, etwa durch einen Herzanfall. Ein Ungleichgewicht oder gefährlicher Mangel an lebenswichtigen Mineralstoffen kann die Funktion von Organen so stark beeinträchtigen, dass es zu schweren Krankheiten kommen kann, oder sogar zum Tod. Andere Gefahren sind Rupturen des Magens, Schädigungen der Speiseröhre und Ersticken. Schäden am Zahnschmelz durch das Hochkommen der Magensäure sind im Vergleich noch harmlos.

Heißhungeranfälle (»Binge Eating«)

Wie die Bulimie wurden die Heißhungeranfälle erst vor kurzem als eigenes Syndrom anerkannt. Der Unterschied besteht darin, dass die Betroffenen zwar unkontrolliert große Nahrungsmengen zu sich nehmen, sich aber dann nicht übergeben.

Heißhunger auf einen Blick

Kennzeichnend für den Heißhunger, die Ess- oder Fress-Sucht, ist das Verlangen, vorwiegend nach süßen und stärkehaltigen Speisen. Das Verhalten kann saisonal bedingt sein und mit der Herbst- und Winterdepression zusammenhängen (siehe Seite 304).

Die Kennzeichen

- die Betroffenen essen alleine, schämen sich für Nahrungsmengen,
- essen in »Trance«,
- essen großer Mengen, ohne hungrig zu sein,
- haben ein unnatürlich schnelles Esstempo,
- essen, bis sie unangenehm voll sind,
- fühlen sich danach schuldig, sind depressiv oder schämen sich,
- haben Horror vor Erbrechen.

Typische Aussagen Betroffener

- Ich fühle mich einfach schrecklich.
- Ich hasse meinen Körper.
- Ich bin zu nichts zu gebrauchen.
- Ich bin nicht gut genug.
- Ich versuche zu vergessen, wie schlimm es steht.
- Ich versuche mir einzureden, dass es keine Rolle spielt, was die Leute denken, auch wenn es für mich eine große Rolle spielt.
- Essen? Ist wie Berge. Einfach da.
- Stress.

• Langeweile
• Schlechtes Selbstbild.
• Gewohnheit.
• Ich bin sowieso hässlich. Wer merkt schon das Fett?

An Heißhungeranfällen leiden weit mehr Menschen als an Anorexie oder Bulimie, man schätzt, dass etwa 10 Prozent der Betroffenen adipös sind.

Diese »Fress-Anfälle« entwickeln sich vielleicht als Versuch, emotionale Schwierigkeiten in den Griff zu bekommen oder Spannungen abzubauen, die Situation gerät aber rasch außer Kontrolle. Gegessen werden vor allem Speisen, die viele Kalorien, viele Kohlenhydrate und viel Fett enthalten. Man isst um des Essens willen, ohne wirklich hungrig zu sein. Man isst, weil man sich aufgeregt hat, mit seinem Körper unglücklich oder einfach niedergeschlagen ist. Verdrückt man dann systematisch große Mengen von Speisen, bis einem schlecht wird, aber ohne dass man sich vorsätzlich übergibt (wie bei Bulimie), spricht man von »Binge Eating«-Syndrom.

Wann essen Sie, woran leiden Sie?
4 Checklisten

Die folgenden Fragen soll Ihnen helfen, die Auslöser der Heißhungeranfälle zu finden. Beantworten Sie die Fragen ehrlich.

Check-up: erster Teil

Essen Sie:

• Wenn Sie deprimiert sind?
• Wenn Sie ängstlich oder nervös sind?
• Wenn Sie unter Stress stehen?
• Wenn Sie mit jemandem Streit hatten?
• Wenn Ihnen die Dinge über den Kopf wachsen?
• Wenn Sie eine Krise zu bewältigen suchen?
• Beim Fernsehen?
• Wenn Sie müde sind?
• Wenn Sie einen schlechten Tag haben?

- Wenn Sie gereizt sind?
- Wenn Sie Geldsorgen haben?
- Wenn Sie überarbeitet sind?

Die Fragen in *Teil 1* beziehen sich auf Stress-Situationen. Wenn Sie beim Lesen denken, »Ja, das kenne ich«, stehen Sie vielleicht zu sehr unter Stress oder können mit Ihrer Belastung nicht fertig werden. Sind wir übermüdet, haben Sorgen, stehen unter Druck, sehen wir die Dinge oft verzerrt und nicht mehr rational. Essen ist eine Möglichkeit, von den anstehenden Problemen abzulenken. Und dieses Verhaltensmuster ist nicht nur psychisch bedingt. Der Serotoninspiegel (Serotonin ist ein wichtiger Botenstoff im Gehirn, der uns beruhigt und auch den Hunger reguliert) fällt bei Stress ab. In diesem Buch gibt es ein Kapitel speziell für Sie (ab Seite 353) über Stressbewältigung.

Check-up: zweiter Teil

Essen Sie:

- Wenn Sie verängstigt sind?
- Wenn jemand Ihre Gefühle verletzt?
- Wenn jemand Sie ärgert oder frustriert?
- Wenn Sie kritisiert werden?
- Wenn Sie sich nicht willkommen fühlen?
- Wenn Sie sich ungeliebt fühlen?
- Wenn Sie sich unverstanden fühlen?
- Wenn Sie sich selbst hassen?
- Wenn Sie ausgenützt werden?
- Wenn Sie sich einreden, dass es Ihnen überhaupt nichts ausmacht, was die anderen denken?
- Wenn Sie sich selbst für unwürdig halten?
- Wenn jemand sagt: »Sie hätten es besser machen können«?

Wenn Sie in *Teil 2* Fragen mit Ja beantwortet haben, ist vielleicht Ihr Selbstbewusstsein angeknackst, und Sie haben Schwierigkeiten im Verhältnis zu anderen Menschen. Meist sind es die Nahestehenden, die das Selbstwertgefühl systematisch zerstören. Weil man sie liebt und ihnen vertraut, glaubt man auch, was sie sagen. Wenn man Ihnen oft genug sagt, dass Sie unnütz sind, glauben Sie es schlussendlich selbst. Aus diesem unvermeidlichen Mangel an Selbstvertrauen wird leicht ein Komplex, das Gefühl, dass einen niemand mag oder alle hinterrücks über einen reden. Glauben Sie das nicht. Es stimmt sehr wahrscheinlich nicht. Niemand ist unnütz. Die meisten Menschen können sehr viel leisten, wenn man ihnen nur die Chance dazu gibt. Wenn jemand wirklich dumme Bemerkungen macht oder kritisiert, vergessen Sie nicht die alte Weisheit: »Wenn man mit dem Finger auf jemanden zeigt, weisen drei Finger in die andere Richtung.« Probieren Sie es aus, und Sie sehen, was ich meine. Im Allgemeinen werfen die Menschen anderen vor, was sie selbst tun.

Check-up: dritter Teil

Essen Sie:

- Wenn Sie nichts anderes zu tun haben?
- Wenn Sie Kuchen oder andere Speisen sehen?
- Wenn Sie andere Menschen essen sehen?
- Wenn Sie Langeweile haben?
- Beim Fernsehen?

Teil 3 hat mit Langeweile, Gewohnheit und mangelndem Interesse an der Umwelt zu tun. Kein Wunder, dass Sie versuchen, die Lücke mit Essen zu füllen. Langeweile erzeugt Langeweile, bald wird die Flucht ins Essen zur Gewohnheit. Aber zu einer Gewohnheit, die man ablegen kann. Lesen Sie den Abschnitt auf Seite 164: *Dann mit Trennkost gegen die Pfunde – meine Tipps.*

Check-up: vierter Teil

- Leiden Sie an Depressionen?
- Wird die Depression im Winter schlimmer?
- Leiden Sie an Stimmungsschwankungen?
- Haben Sie Schlafstörungen?
- Leiden Sie häufig an Erkältung oder Infektionskrankheiten?
- Haben Sie starkes Verlangen nach bestimmten Speisen?
- Haben Sie Lieblingsspeisen, die Sie täglich essen?
- Haben Sie Verlangen nach süßen, stärkehaltigen Speisen?

- Leiden Sie an Nervosität der Unruhe in den Gliedmaßen?
- Leiden Sie an Gelenkschmerzen oder Muskelkrämpfen?
- Haben Sie Beschwerden vor der Menstruation (PMS)?
- Vertragen Sie bestimmte Nahrungsmittel nicht?
- Sind Sie die ganze Zeit müde?
- Leiden Sie häufig an Kopfschmerzen oder Migräne?
- Leiden Sie an Wasserretention?
- Haben Sie irgendwelche Verdauungs- oder Darmbeschwerden?

Teil 4 bezieht sich auf Mangelerscheinungen und Überempfindlichkeitsreaktionen auf Nahrungsmittel. Wenn Ihnen einige der Symptome vertraut sind, leiden Sie vielleicht an einem Nährstoffmangel oder an einer Überempfindlichkeit gegen bestimmte Nahrungsmittel. Der Zusammenhang zu Ess-Störungen wurde hier noch kaum erforscht, dieser Punkt ist aber nicht zu vernachlässigen. Symptome einer Überempfindlichkeit sind etwa Gelenkschmerzen, chronische Müdigkeit, Stimmungsschwankungen, Migräne, Kopfschmerzen, Reizbarkeit, Wasserretention, Blähungen oder andere Verdauungs- oder Darmbeschwerden. Manchmal treten auch gar keine Symptome auf. Die Wurzeln einer Überempfindlichkeit oder Allergie können in der Kindheit liegen. Wenn jemand als Kind an Koliken, Hyperaktivität, Asthma, Ekzemen, Ohrinfektionen oder Mittelohrentzündung litt oder nicht gestillt bzw. früh abgestillt wurde oder unverträglich auf Kuhmilch reagierte, kann die Ess-Störung – auch wenn im Erwachsenenalter sonst keine Symptome mehr auftreten – dennoch mit einer allergischen Reaktion zusammenhängen oder davon ausgelöst werden. Versuchen Sie es nicht mit Selbst-Diagnose und Selbst-Medikation. Ich würde Ihnen dringend raten, sich zu einem Arzt mit Ausbildung in Naturheilkunde, Homöopathie oder Ernährungsmedizin überweisen zu lassen, der auf die Behandlung von Ess-Störungen und Allergien spezialisiert ist.

Andere Ess-Störungen

Bei so komplizierten Erkrankungen wie Ess-Störungen muss es unweigerlich zahlreiche Erscheinungsformen mit unterschiedlichsten Symptomen geben. Nicht alle hier beschriebenen Symptome sind bei allen Betroffenen festzustellen, manche Betroffene weisen andere Symptome auf. Manche

Menschen schränken die Nahrungsaufnahme nur für ein paar Wochen drastisch ein oder leiden nur unter Heißhungerattacken, wenn sie stark unter Druck stehen. Manche erbrechen nicht nach dem Essen, sondern kauen die hochgekommene Nahrung nochmals und spucken sie dann aus. So erschreckend das für Nicht-Betroffene klingen mag, manche Menschen kauen Nahrung, die sie bereits geschluckt hatten. Dann gibt es Menschen, die solche Angst vor den Auswirkungen der Kalorien auf ihr Körpergewicht haben, dass sie Dinge essen, die nicht genießbar sind, aber trotzdem sättigen, etwa Papiertaschentücher.

Hilfe ist geboten und gegeben

Erste Schritte

Ess-Störungen sind komplizierte Erkrankungen, die Heilungsraten sollen zwar ermutigend sein, gerade bei Anorexie ist jedoch auch die Zahl der Rückfälle ziemlich groß. Entscheidend ist die gezielte Behandlung durch einen Arzt und Ernährungstherapeuten, nicht nur zur Abklärung und Behandlung der körperlichen Symptome und zur Wiedererlangung eines gesunden Essverhaltens, sondern auch für die Behandlung der psychischen Probleme, die solche traumatischen Störungen ausgelöst haben. Hilft man jemandem, mit den psychischen Schwierigkeiten fertig zu werden, die dahinter stecken, kann er lernen, mit Problemen fertig zu werden, ohne sich selbst zu schaden.

Bei Krankheiten, wie Anorexie, Bulimie und Heißhungeranfällen (»Binge Eating«), muss der Betroffene jedoch selber gesund werden wollen, damit die Behandlung auch Erfolg haben kann. Menschen mit Störungen des Essverhaltens geben ihre Krankheit oft nur mit gemischten Gefühlen auf. Schließlich ist dieses Verhalten eine Methode, mit großen psychischen Problemen fertig zu werden.

Es gibt verschiedene Möglichkeiten der Behandlung. Eine Heilung ist nicht einfach, aber sicherlich möglich. Man kann dem Patienten eine Kombination verschiedener Therapieformen anbieten, wie etwa:
- beratende Begleitung,
- Selbsthilfegruppen,
- Psychotherapie; Beschäftigungstherapie (Kunst oder Theater)

- Therapiesitzungen unter Einbezug der Familie oder Gruppentherapie,
- Ernährungsberatung,
- Behandlung von Überempfindlichkeitsreaktionen auf Nahrungsmittel,
- Lichttherapie. Ist Medikation für bestimmte Erkrankungen, die sich in der Folge der Ess-Störung entwickelt haben, angezeigt, wird diese ein Arzt vornehmen. Die stationäre Betreuung in einem Krankenhaus kann erforderlich sein, wenn der Patient bereits schwer erkrankt ist.

Weitere Schritte

Wenden Sie sich an eine Beratungsstelle. Das ist ein guter Anfang. In Deutschland gibt es zahlreiche regionale Beratungsstellen für Ess-Störungen, überregional ist die Beratungsstelle der ANAD, die auch telefonische Beratung und Beratung per E-Mail anbietet. Erreichbar ist die ANAD Montag bis Freitag von 10.00 bis 12.00 Uhr und von 14.00 bis 17.00 Uhr.

In der Beratungsstelle der ANAD arbeiten Fachleute, die sich seit Jahren mit dem Thema Ess-Störungen beschäftigen, also Diplom-PsychologInnen, Diplom-SozialpädagogInnen und Diplom-ErnährungswissenschaftlerInnen. Sie bietet telefonische und persönliche Beratung, informiert über verschiedene Therapiemöglichkeiten, versteht sich auch als Anlaufstelle für Angehörige, Freunde und alle, die das Thema Ess-Störung beschäftigt. Dort erhalten Sie sicher auch Auskunft über Selbsthilfegruppen und regionale Beratungsstellen.

Wenn jemand in Ihrer engeren Umgebung Anzeichen einer Ess-Störung aufweist, halten Sie Ausschau nach den oben angeführten Symptomen. Wenn Sie sicher sind, dass hier ein Problem besteht, wenden Sie sich an die Beratungsstelle der ANAD oder an Ihren Arzt.

Wenn Sie selbst von einer Ess-Störung betroffen sind, wenden Sie sich, egal, wie alt Sie sind, oder wie die näheren Umstände sind, an die ANAD um Hilfe. Ihre Anrufe werden vertraulich behandelt, niemand wird versuchen, Sie zu etwas zu zwingen. Aber sprechen Sie mit der Beratungsstelle. Sie haben es dort mit erfahrenen Fachleuten zu tun, die nur zu genau wissen, worum es geht.

Wenn Sie den Verdacht haben, Sie könnten ein echtes Problem haben, aber nicht sicher sind – sprechen Sie dennoch mit jemandem darüber.

Wenn Sie dazu neigen, bei Aufregung, Stress, Erschöpfung, Langeweile, aus Gewohnheit oder mangelndem Selbstwertgefühl zu essen, um sich zu trösten, sollten Sie sich in erster Linie mit den Ursachen dieser Erscheinung beschäftigen. Dieses Essverhalten kann sich zu einer ernsten Ess-Störung entwickeln.

Telefonische Beratung:

Telefonische Beratungsstelle der ANAD: 089 / 24 23 996–0
Montag bis Freitag von 10.00 bis 12.00 Uhr und von 14.00 bis 17.00 Uhr

Österreich:
Gratis-Hotline – Informationen und Hilfe für Mädchen mit Magersucht,
    Bulimie und Ess-Sucht. Tel. 0800 20 11 20
Rat auf Draht (ORF) – Kinder- und Jugendhotline Tel. 0660 – 69 60
Montag bis Freitag 12.00 bis 20.00 Uhr
Samstag, Sonntag, Feiertag 12.00 bis 18.00 Uhr (auch in den Ferien)

Schweiz:
Beratungsstelle für Ess-Störungen, Tel. 01 463 56 66

Schriftliche Beratung:

Beratung per E-Mail bietet etwa die ANAD unter der Adresse Kontakt@ANAD-pathways.de.
Viele Beratungsstellen sowie andere Einrichtungen, z. B. auch die Krankenkassen, liefern Informationsmaterial für Betroffene und Angehörige, mit zahlreichen Adressen von Anlaufstellen, an, so etwa auch die Bundeszentrale für gesundheitliche Aufklärung (per Post: BzgA, 51101 Köln, oder per Fax an: 0221/8992257).

Ausführliche Informationen über Ess-Störungen, über Selbsthilfegruppen und Beratungsstellen finden Sie auch im *Internet*. Gute Ausgangspunkte sind dabei etwa:

- www.bzga.de/adressen/titel.htm
  Adressenverzeichnis der BzgA für Beratungsstellen bei Ess-Störungen
- www.uni-leipzig.de/˜anorexia/index1.htm
  Ein Forschungs- und Informationsserver zur Anorexie und zur Bulimie. Verzeichnis von Beratungsstellen, Selbsthilfegruppen, Vereinen, Thera-

pie- und Forschungseinrichtungen, Telefon- und online-Beratung, Diskussionsforum für Betroffene und Angehörige etc.

- www.hungrig-online.de
- Die gemeinsame Kommunikationsplattform von magersucht-online.de und bulimie-online.de. Ausführliche Informationen zu Anorexie und Bulimie, umfangreiches Verzeichnis von Selbsthilfegruppen, Beratungsstellen und Kliniken in Deutschland, Österreich und der Schweiz.

Trennkost und Blutzucker

Die meisten von uns kennen dieses leicht unangenehme Gefühl der Leere und Abgehobenheit, wenn man längere Zeit nichts gegessen hat. Wenn aber wenige Stunde nach einer ausgiebigen Mahlzeit bereits Hunger, Konzentrationsmangel, unerklärliche Reizbarkeit, Frösteln oder ein plötzlicher, völliger Energieabfall auftritt – und das regelmäßig – ist das vermutlich eine reaktive Hypoglykämie.

Wenn Sie davon noch nie gehört haben – keine Panik.

Wenn Sie davon gehört haben, wissen Sie wahrscheinlich, dass Hypoglykämie niedriger Blutzucker bedeutet, oft auch nur »Hypo« genannt. Wer beispielsweise häufig Reduktionsdiäten macht, kennt diese Hypo wahrscheinlich sehr gut. Der Heißhunger, der einen bei kalorienreduzierten Diäten so oft überfällt, ist auch der häufigste Grund für das Scheitern der Diät. Und hier setzt die Trennkost an.

Es ist bekannt, dass sich mit Trennkost eine anhaltende Gewichtsabnahme erzielen lässt. Einer der Gründe, warum Trennkost hier so hilfreich ist, liegt darin, dass eine korrekt umgesetzte Trennkost auch den Blutzuckerspiegel konstant hält. Auch gegen Heißhungeranfälle bei PMS (prämenstruelles Syndrom) sollten die Ratschläge in diesem Kapitel helfen.

Das Auf und Ab des Blutzuckers und die Unterzuckerung

Streng genommen fällt der Blutzucker bei einer reaktiven Hypoglykämie nicht bloß ab, er schwankt schnell und stark zwischen erhöht und erniedrigt. Man kommt immer mehr zu der Überzeugung, dass die Symptome einer Hypoglykämie nicht nur dadurch ausgelöst werden, dass der Blutzucker in den Keller geht, sondern auch dadurch, wie oft und wie rasch er sinkt. Was wir als Hypoglykämie bezeichnen, ist sicher ein niedriger Blutzucker – die wilden Schwankungen von erhöht zu erniedrigt und wieder erhöht würden jedoch eher die Bezeichnung *schwankender* Blutzucker verdienen.

Die Symptome der Unterzuckerung – flüchtige Anzeichen

Eine Neigung zu Hypoglykämie kann sich fast unbemerkt entwickeln. Die paar unangenehmen Symptome, die auftreten, tun wir als Hunger ab. Wir essen etwas und fühlen uns wieder wohl. Aber sehen wir uns an, was passiert, wenn der Regelmechanismus des Blutzuckers aus dem Gleichgewicht gerät:

Der Blutzuckerspiegel sinkt, wir beginnen zu gähnen.

Wir fühlen uns schwindlig, benommen, abgehoben, schwitzen und zittern.

Auch der Geist ist benebelt. Da das Gehirn bei der Versorgung Vorrang vor dem übrigen Körper hat, und da das Gehirn nur Glukose verwerten kann, ist eines der wichtigsten Symptome der Hypoglykämie eine plötzliche Konzentrationsschwäche.

Viele greifen dann rasch zu etwas Essbarem – meist zu einem Schokoriegel, einer Packung Kekse oder einer Dose Cola, denn der Körper verlangt nach Zucker. Bei Unterzuckerung haben wir häufig Heißhunger auf Süßes, da der Körper weiß, dass Zucker schnell verfügbare Energie liefert, die er im Notfall braucht. Aber die Wirkung ist von kurzer Dauer.

Die Bauchspeicheldrüse schüttet rasch Insulin aus, um den vielen Zucker aufzunehmen, aber da nun zu viel Insulin vorhanden ist und nicht genug anhaltende Nahrung, fällt der Blutzucker ab, und wir beginnen wieder von vorne.

Tank leer.

Die nächste Mahlzeit noch weit, weit weg.

Nun, macht nichts. Das müssen wir aushalten, wir können doch nicht schon wieder Kalorien in uns hineinstopfen, oder?

Der Körper ist dagegen.

Sie müssen rasch etwas essen.

Sie greifen wieder zur Schokolade.

Sie essen die ganze Tafel auf.

Ah! Das ist gut.

Der Blutzucker steigt rasch an, Sie fühlen sich wieder besser, aber meist nur für eine halbe Stunde, oder sogar weniger. Es wird mehr Insulin produziert, damit die größte Zuckermenge verarbeitet werden kann, aber dann ist wieder zu viel Insulin im Blut, und der Blutzuckerspiegel sinkt dramatisch ab. Hier schließt sich der Kreis.

Die häufigsten Anzeichen für Unterzucker

Diese Symptome treten meist auf, wenn Sie zwischen eineinhalb und drei oder vier Stunden nichts zu sich genommen haben. Sie machen sich meist plötzlich bemerkbar und verschwinden nach dem Essen rasch.

- Benommenheit
- Energieabfall
- Gähnen
- Gefühl der Abgehobenheit oder Schwäche
- Heißhunger
- Herzrhythmusstörungen
- Kältegefühl
- Klammheit
- Konzentrationsstörungen
- Koordinationsstörungen
- Kopfschmerzen
- leerer, knurrender Magen
- Libidostörung

- Muskelkrämpfe
- nächtliche Schweißausbrüche
- nächtliches Aufwachen durch Hunger
- rascher, flacher Atem
- Reizbarkeit
- Schlaflosigkeit
- Schwindel
- Stimmungsschwankungen
- übermäßiger Durst
- verschwommenes Sehen
- Wasserretention
- Zittern

Weit verbreitet oder selten?

Allgemein wird angenommen, die Hypoglykämie hätte epidemische Ausmaße angenommen. Manche Fachleute sprechen sogar davon, dass die Hälfte der Bevölkerung betroffen sei. Andere, ebenso qualifizierte Fachleute, sind überzeugt, dass hier weniger von Hypoglykämie als von Hysterie die Rede sei. Verantwortlich dafür ist wohl, dass jeder Arzt die organische Hypoglykämie kennt, die etwa bei Alkoholkrankheit oder bei chronischen Lebererkrankungen auftritt, dass aber so manch ein Arzt die Möglichkeit einer reaktiven Hypoglykämie außer Acht lässt.

Fehldiagnosen sind häufig.

Ich kenne einige Patienten, die zunächst nur als gestresst, verwirrt und in mehreren Fällen auch als psychisch gestört abgetan wurden, bis dann schlussendlich die Diagnose reaktive Hypoglykämie gestellt wurde. Keiner davon war Diabetiker und litt an einer anderen schweren Krankheit.

Was genau also ist Hypoglykämie?

Genau betrachtet bedeutet dieses aus griechischen Wortteilen zusammengesetzte Wort einfach »nicht genug Zucker im Blut«. *Hyp(o) – unter, darunter; glykeros – süß; aima – Blut.* Viele Menschen nehmen an, ein erniedrigter Blutzuckerspiegel sei das Gegenteil von Diabetes, bei dem der Blutzucker erhöht ist (Hyperglykämie). Aber Hypoglykämie und Diabetes können auch zwei unterschiedliche Stadien im selben Krankheitsgeschehen sein. Immer mehr Experten sind der Meinung, dass eine unbehandelte Hypoglykämie eventuell zu echtem Diabetes werden kann.

Dazwischen liegt die Hyperinsulinämie – sie hängt mit beiden zusammen. Bei diesem Bild handelt es sich um erhöhte Insulinwerte im Blut, infolge vermehrter Absonderung von Insulin, einem wichtigen Hormon, das den Blutzucker reguliert. Wird ständig zu viel dieses blutzuckersenkenden Insulins produziert, kann das zur so genannten Insulinresistenz führen. Genaueres lesen Sie dazu im Abschnitt *Insulinresistenz – das dicke Ende* (Seite 330), dabei geht es um den Glukosespiegel im Blut und wie wirkungsvoll das Insulin mit der Glukose umgeht.

Glukose – Treibstoff für den Körper

Glukose ist ein wesentlicher Treibstoff für den Körper, ein Einfachzucker, der entsteht, wenn die Nahrung zerlegt und aufgenommen wird. Wird Glukose in die Blutbahn aufgenommen, produziert die Bauchspeicheldrüse Insulin, das die Glukose an sich bindet und diese dann in die Zellen befördert, wo sie entweder zur Energiegewinnung verbrannt oder als Fett gespeichert wird. Das ist ein normaler Vorgang, der ständig abläuft. Leider haben sich unsere Ernährung und unser Lebensstil in den letzten 100 Jahren so dramatisch verändert, dass unser Organismus Mühe hat, das Glukose-Insulin-Gleichgewicht zu halten.

Lässt unsere Ernährung den Blutzuckerspiegel schwanken?

Hunderttausende von Jahren lebten unsere Vorfahren von magerem Eiweiß, Gemüse, Samen und Früchten. Diese Nahrungsmittel werden sehr langsam verdaut, was zu einem allmählichen Anstieg des Blutzuckers und einer normalen Insulinproduktion führt.

Im letzten Jahrhundert hat sich die Nahrung in der westlichen Welt von Grund auf verändert. Eine der schlimmsten Erscheinungen ist, dass das Getreide oft geschält und so bearbeitet wird, dass Weißmehl entsteht, das wiederum zu Brötchen, Kuchen, Keksen und Feingebäck verbacken wird und allen Backwaren und Fertigprodukten reichlich raffinierter Zucker zugesetzt wird. Diese Nahrungsmittel werden im Verdauungstrakt extrem schnell zerlegt und Einfachzucker im Eiltempo aufgenommen: Der Glukosespiegel (Blutzucker) schießt in die Höhe, Insulin wird produziert, und zwar unter diesen Umständen meist im Übermaß, weshalb überschüssiges Insulin im Blutstrom kreist.

Das geht oft jahrelang so, ohne dass irgendwelche Symptome auftreten. Irgendwann werden dann aber die Zellen, die normalerweise auf Insulin ansprechen, »resistent« und sprechen nicht mehr an. Die Bauchspeicheldrüse versucht, das zu kompensieren, indem sie noch mehr Insulin bildet, aber die Zellen reagieren nicht mehr darauf. So bleiben sowohl der Blutzuckerspiegel als auch der Insulinspiegel im Blut erhöht, wobei schädliche Moleküle in großer Zahl entstehen, die so genannten freien Radikale, die an Degeneration und Alterskrankheiten, etwa Alzheimer, Herzkrankheiten und Krebs beteiligt sind. Die Überproduktion von Insulin und eine nicht ausreichende Repulation der Glukosekonzentration sind eine Art von Diabetes-Vorstadium und erhöhen das Risiko für Diabetes in späteren Jahren. Und weil Insulin die Fettspeicherung begünstigt, treten mit großer Wahrscheinlichkeit auch Gewichtsprobleme auf.

Das heißt aber nicht, dass jeder, der gelegentlich Symptome eines niedrigen Blutzuckers aufweist, unbedingt mit Insulinresistenz, Adipositas oder Diabetes zu tun haben wird. Es heißt wohl, dass Menschen, die ständig mit diesen Symptomen zu kämpfen haben und auch andere Risikofaktoren besitzen (siehe Seite 325), bald etwas unternehmen sollten, um dieses Risiko zu reduzieren. Nicht zu übersehen ist auch, dass fast alle Personen, die häufig Reduktionsdiäten machen, sehr wahrscheinlich einen aus dem Gleichgewicht gebrachten Regelmechanismus haben.

Der Blutzucker und die ihn regulierenden Hormone

Werfen wir zuerst einen Blick darauf, wie der Organismus den Blutzucker regelt, und schauen wir uns an, warum Schwankungen so unangenehm sind.

Autos werden mit Benzin oder Diesel betrieben, Gebäude mit Gas oder Öl beheizt, der Körper verbrennt Glukose, die er sich aus den Kohlenhydraten (Stärke und Zucker) in der Nahrung holt. Wenn die Kohlenhydrate in den Dünndarm gelangen, werden sie von Enzymen in Einfachzucker zerlegt, und zwar größtenteils in Glukose. Diese Glukose gelangt dann durch die Darmwand in die Blutbahn und, dort angekommen, erhöht sie so den Blutzuckerspiegel.

Ein Teil der Glukose wird sofort zur Energieversorgung verwendet. Wenn sie aufgenommen wird, ergeht eine Nachricht an die Bauchspeicheldrüse, Insulin zu produzieren, welches wiederum nicht benötigte Glukose in Glykogen umwandelt, das nun seinerseits in den Muskeln und in der Leber gespeichert wird. Zwischen den Mahlzeiten, wenn keine Nahrung verfügbar ist und der Blutzuckerspiegel sinkt, werden andere Hormone produziert – Glukagon von der Bauchspeicheldrüse und Adrenalin von der Nebenniere. Sie wirken dem Insulin entgegen, holen Glykogen aus der Leber und den Muskeln und verwandeln es wieder in Glukose, damit der Blutzuckerspiegel normal bleibt. Sind die Glykogenspeicher voll, wird überschüssige Glukose in Triglyzeride umgewandelt, und diese wiederum suchen sich einen Speicher: unser Körperfett. Natürlich führt das dann mit der Zeit zu Übergewicht.

Richtiges Essen – normaler Blutzucker

Einen auf den normalen Bereich eingepegelten Blutzuckerspiegel erreicht man durch die richtige Auswahl der Nahrungsmittel. Eiweiß, Fett und Gemüse rufen keine Insulinreaktion wie Kohlenhydrate hervor. Und manche Kohlenhydrate wiederum regen die Insulinproduktion viel stärker an als andere.

Nach dem Genuss stark bearbeiteter Nahrungsmittel, wie es etwa Weißbrot, mit Zucker überzogene oder ballaststoffarme Frühstücksflocken, Schokolade, Feingebäck oder zuckerhaltige Getränke sind, gelangt die Glukose meist sehr schnell ins Blut. Diese rasche Aufnahme sorgt für sofortige Energie, erfordert aber mehr Insulin. Der Effekt ist ungefähr, wie wenn man Papier verbrennt – wenn nicht etwas anderes, langsamer Brennendes dazukommt, geht das Feuer rasch wieder aus. Komplexe Kohlenhydrate, wie Vollkornnudeln, Haferflocken, Roggen, Bohnen, Erbsen und Linsen, werden weit langsamer zerlegt und geben ihre natürlichen Zucker auch weit langsamer ab – so, wie wenn im Ofen die Holzscheite langsam herunterbrennen; die Glukose gelangt nicht so rasch ins Blut, es wird auch weniger Insulin benötigt.

Wichtige Hinweise

- Kaum beachtet wird beim erniedrigten Blutzuckerspiegel die psychische Verfassung des Betroffenen. Schwankt der Blutzuckerspiegel ständig zwischen erhöht und erniedrigt, wechseln sich Reizbarkeit und schlechte Laune mit Konzentrationsstörungen, Lethargie und Benommenheit ab.
- Probleme mit schwankendem Blutzucker wurden mit Verhaltensstörungen bei Kindern sowie Kriminalität und Aggressionen bei Heranwachsenden in Verbindung gebracht.

Die Bauchspeicheldrüse auf Hochtouren – bei raffiniertem Zucker und Weißmehl

Enthält die Nahrung zu viele stark bearbeitete Nahrungsmittel, kann der Blutzuckerspiegel erhöht bleiben oder wild zwischen hoch und tief schwanken. In jedem Fall aber reagiert der Körper mit übermäßiger Insulinproduktion; es stellt sich ein Zustand mit der Bezeichnung Hyperinsulinämie ein, der bereits erwähnt wurde. Die gute alte Bauchspeicheldrüse arbeitet ständig auf Hochtouren und produziert Insulin, um den erhöhten Blutzuckerspiegel zu senken. Aber wenn wir weiterhin diese ungesunden Nahrungsmittel essen, setzen wir die Bauchspeicheldrüse nur noch mehr unter Druck. Das heißt, es ist fast immer zu viel Insulin im Blut, das dann in die besagten Triglyzeride umgewandelt und im Fettgewebe gespeichert wird. Insulin ist das Hormon, das uns dick macht, heißt es.

Und es gibt noch ein Problem ...

Insulinresistenz – das dicke Ende

Nach vielen Jahren ständiger Überproduktion von Insulin kann der Körper »resistent« werden, das heißt, Insulin kann den Blutzuckerspiegel dann nicht mehr so effizient senken. In der Medizin bezeichnet man diese verminderte Fähigkeit als Insulinresistenz. Im Normalfall bindet sich das Insulin an die so genannten Insulinrezeptoren an den Zellmembranen der Organe, um die Zellen »aufzuschließen« und die herantransportierte Glukose an sie abzugeben. Ist jemand »insulinresistent«, lassen die Zellen sich nicht aufschließen, der Glukose bleibt der Zugang versperrt. Der Körper produziert noch mehr Insulin, um die Glukose in die Zellen schaffen zu können, aber meist vergeblich, und so sammelt sich die Glukose im Blut an, der Blutzuckerspiegel steigt.

Langzeitschäden und freie Radikale

Wenn mehr oder weniger ständig zu viel Glukose im Blut ist, entstehen gefährliche Moleküle, so genannte freie Radikale. Sie können allen möglichen Schaden anrichten. Sie oxidieren Zellen, beschleunigen den Alterungsprozess und reduzieren die Immunabwehr. Der oxidative Schaden lässt sich ungefähr mit dem Rosten von Metall oder dem Zerfall von Gummi vergleichen. Diese Degeneration verursacht auch die Komplikationen bei Diabetes, etwa Arterienverkalkung, Schäden am zentralen Nervensystem, den Augen und den Nieren. Und die ganze Zeit über wird überschüssige Glukose als Fett gespeichert. Letztlich sind Bauchspeicheldrüse und Nebenniere erschöpft. Die Insulinproduktion verlangsamt sich dramatisch oder das produzierte Insulin wird weit weniger wirksam.

Hohes Risiko

Hat jemand mehr als 6,5 Kilogramm Übergewicht, beträgt das Risiko, an Diabetes zu erkranken, über 30 Prozent – oder über 50 Prozent, je nachdem, welchen Forschungsergebnissen man glaubt. Rund 80 Prozent aller Diabetiker sind bereits deutlich übergewichtig. Das Risiko eines Typ-II-Diabetes (Erwachsenen-Diabetes) steigt mit zunehmendem Alter. Es gibt in Großbritannien bereits etwa 1,5 Millionen Diabetiker (4 Millionen in Deutschland), *täglich* werden 100 Fälle neu diagnostiziert!

Besonders empfindlich? Adipositas und Diabetes

Die Ärzte wissen bereits seit langem um das Phänomen Insulinresistenz, aber heute geht man davon aus, dass es bei Menschen mit Insulinresistenz zu einer *besonders dramatischen* Überproduktion von Insulin kommt, wenn sie Kohlenhydrate irgendwelcher Art (rasch verdauliche Süßigkeiten oder komplexe Stärke aus Vollkornnudeln und Vollkornreis) aufnehmen, was die Gefahr von Adipositas und Diabetes stark erhöht.

Eine Erklärung dafür, dass überschüssige Glukose so leicht als Fett gespeichert wird, liefert die Evolution. Wissen Sie noch, dass der Körper in »guten Zeiten« überschüssige Kalorien speichert, damit er in »mageren Zeiten« nicht verhungern muss, wie wir es im Kapitel *Gesunde Gewichtsabnahme durch Trennkost* (Seite 137) besprochen haben? Es gibt nun aber keine mageren Zeiten mehr, wir müssen keine Fettvorräte anlegen. Davon weiß die Bauchspeicheldrüse jedoch noch nichts. Und da die meisten von uns viel zu viel Süßes essen, kommt es zur Dauer-Überproduktion von Insulin, was die Wahrscheinlichkeit für Insulinresistenz und Adipositas erhöht.

Gesunde Lebensführung reduziert das Risiko

Eine der wichtigsten Maßnahmen gegen Insulinresistenz sind gesunde Ernährung, vernünftiges Körpertraining an jedem oder jedem zweiten Tag, Trennkost und ein Abbau des Übergewichts. Je schwerer Sie sind, desto weniger sprechen Sie auf die Glukose senkende Wirkung des Insulins an. Abnahme, Abspecken verringert daher das Risiko. Durch regelmäßiges körperliches Training lassen sich scheinbar die blockierten Zugänge zu den Muskelzellen öffnen, durch die das Insulin wieder wirksam Glukose in die Zellen schaffen kann. Die Muskeln verbrauchen viel Glukose, weil sie viel Energie benötigen.

Welche Kost bei Insulinresistenz – Kohlenhydrate oder Eiweiß?

Das wieder entdeckte Interesse am Zusammenhang zwischen Insulinresistenz und Diabetes hat heiße Diskussionen darüber ausgelöst, ob Diabetiker nun wirklich eine Kost essen sollen, die reich an komplexen Kohlenhydraten ist. Es gab Zeiten, da wurden Diabetiker zu eiweißreicher Ernährung angehalten. Eiweiß sättigt sicherlich gut und reduziert das Risiko einer Unterzuckerung. Aber zu viel Eiweiß schädigt die Nieren, die bei Diabetikern ohnehin schon gefährdet sind.

Also hat man die Empfehlung auf den Kopf gestellt und den Diabetikern angeraten, komplexe Kohlenhydrate zu essen. Nun werden auch diese wieder unter die Lupe genommen. Warum? Nun, wenn diese die Insulinresistenz fördern, können sie dann das Richtige für jemanden mit Diabetes oder Gewichtsproblemen sein? Einige Diabetes-Fachleute vertreten die Ansicht, dass kohlenhydratreiche, eiweißarme Diäten viel eher Diabetes auslösen könnten als Ernährungsformen, die mehr Geflügel, Fisch oder mageres rotes Fleisch vorsehen.

Die Mehrheit der Fachleute meint nach wie vor, dass komplexe Kohlenhydrate den Hauptanteil der Nahrung ausmachen sollten. Nicht, dass sie Insulinresistenz nicht als Problem sehen würden – Schätzungen nach könnten immerhin 25 Prozent der Bevölkerung davon betroffen sein –, aber sie sind nicht davon überzeugt, dass Insulinresistenz bei jedem zu Diabetes führen muss oder dass sie durch den Verzehr von Kohlenhydraten erhöht wird.

Die Diskussionen sind noch im Gange, in der Zwischenzeit ist es wohl – wie immer – am besten, den goldenen Mittelweg zu wählen. Den Blutzucker konstant zu halten, hilft nicht nur, Gewicht und die körperliche und geistige Leistungsfähigkeit konstant zu halten, sondern kann auch das Risiko für Diabetes und Herz-Kreislauf-Erkrankungen reduzieren helfen.

Wichtige Information

Diabetiker haben wahrscheinlich stärker als alle anderen unter den ständig wechselnden Diätanweisungen zu leiden. Im Laufe der Jahre wurde ihnen geraten, viel Eiweiß zu essen, nicht zu viel Eiweiß zu essen, viele Kohlenhydrate zu essen und nun wieder doch Eiweiß zu essen. Wie ist das nun mit der neuesten Variante, die besagt, dass mehr (ja, mehr) Fett helfen könnte, weil Fett keine Insulinüberproduktion verursacht? Ich würde das mit Vorsicht genießen. Warten Sie ab.

Fragebogen

Die Antworten auf die folgenden Fragen helfen Ihnen einzuschätzen, wie stark Sie auf Zucker reagieren:

- Naschen Sie gerne? ☐
- Haben Sie großes Verlangen nach Brot, Marmelade, süßen Frühstücksflocken, Kuchen und Keksen? ☐
- Meinen Sie, Sie könnten ohne Brot nicht leben? ☐
- Meinen Sie, Sie könnten ohne Süßigkeiten nicht leben? ☐
- Sind Sie oft grundlos gereizt oder zornig? ☐
- Fühlen Sie sich morgens träge und kraftlos? ☐
- Können Sie den Tag nicht ohne Kaffee, Tee oder Zigaretten beginnen? ☐
- Haben Sie mehr als 6,5 Kilogramm Übergewicht? ☐
- Fällt es Ihnen schwer, abzunehmen? ☐
- Machen Sie regelmäßig Reduktionsdiäten? ☐
- Leiden Sie am Vormittag oder nach dem Mittagessen unter einem Energieabfall? ☐
- *Brauchen* Sie Ihren Vormittagskaffee oder -tee *wirklich*? ☐

Wenn Sie mehr als drei Stunden nichts gegessen haben:

- Haben Sie Stimmungsschwankungen? ☐
- Sind Sie grundlos gereizt? ☐
- Fühlen Sie sich zittrig? ☐
- Haben Sie ein Gefühl der Leere im Magen? ☐
- Haben Sie Konzentrationsstörungen? ☐
- Stoßen Sie sich häufiger, oder lassen Sie häufiger etwas fallen? ☐
- Sind Sie sehr durstig? ☐
- Müssen Sie gähnen? ☐
- Fühlen Sie sich abgehoben? ☐
- Wird Ihnen schwindlig? ☐
- Sind Sie vergesslich? ☐
- Sehen Sie unscharf? ☐
- Bekommen Sie Kopfschmerzen? ☐

Wenn Sie mehr als sechs dieser Fragen mit Ja beantwortet haben, hat Ihr Körper wahrscheinlich Probleme, den Blutzucker konstant zu halten. Die Ratschläge, die Sie in diesem Kapitel finden, sollten die Symptome verschwinden lassen.

Und schuld an Blutzuckerschwankungen sind ...

Niemand weiß wirklich, warum manche Menschen stärker zu Blutzuckerschwankungen neigen als andere. Man kennt jedoch einige mögliche Faktoren.

Diäten

Wer ständig auf Diät ist, hat eindeutig ein hohes Risiko, denn die meisten essen dann entweder zu wenig oder sie essen sich mit schnell abbaubaren Kohlenhydraten, wie Weißbrot, weißem Reis, ballaststoffarmen Flocken, Kuchen, Schokolade, satt – oder beides. So pendelt der Blutzucker auf jeden Fall wild zwischen hoch und niedrig, belastet die Nebenniere, die Bauchspeicheldrüse und die Produktion jener Hormone, die versuchen, den Blutzucker im Gleichgewicht zu halten.

Das Auslassen von Mahlzeiten

Wenn man besonders viel zu tun hat, lässt man oft eine Mahlzeit aus und redet sich ein, das mache nichts aus. Gelegentlich macht das auch nichts aus – wenn man *kein* Problem mit dem Blutzucker hat. Wenn man zur Unterzuckerung neigt, sind regelmäßige, ausgewogene Mahlzeiten besonders wichtig.

Die Vorliebe für Zucker

Naschkatzen wissen, wie schwer es sein kann, auf Desserts, Kuchen zum Kaffee oder Kekse zum Tee zu verzichten. Aber Zucker ist nicht bloß »rein, weiß und tödlich«, er kann auch rein, braun und tödlich sein. Brauner Zucker ist nicht gesünder als weißer, nur unraffinierte dunkle Melasse und kalt geschleuderter Honig enthalten ein paar Spurenelemente. Raffinierter

Zucker liefert nur leere Kalorien. Er hat keinerlei ernährungsphysiologischen Wert und entzieht dem Körper außerdem noch Vitamine und Mineralstoffe, weil diese bei seiner Aufnahme verbraucht werden. Große Mengen von Süßigkeiten belasten auch das Blutzuckerregulierungssystem enorm und können Ihren Organismus für einen späteren Diabetes programmieren. Es zahlt sich wirklich aus – auch auf lange Sicht – Zucker drastisch zu reduzieren. Zeichnen Sie Ihre Ernährungsgewohnheiten eine Woche lang auf, und gestehen Sie sich ein, wie viel Zucker wirklich dabei war. Für manche Menschen werden die Notizen zu einem richtigen Schockerlebnis. Reduzieren Sie die Menge über die nächsten Monate systematisch. Achten Sie auch auf den versteckten Zucker in Fruchtjoghurts, Cola, Fruchtsaftgetränken, Konserven, Frühstücksflocken und Fertigsaucen.

Künstliche Süßstoffe

Greifen Sie nicht zu künstlichen Süßstoffen, weil diese gesünder sind als Zucker. Studien zeigen, dass sie das Gleichgewicht genauso stören wie der Zucker.

Stimulanzien

In vernünftigen Mengen werden Kaffee, Tee, Cola, Alkohol und Salz keine schlimmen Gesundheitsprobleme hervorrufen – im Übermaß genossen, belasten sie den Körper ebenso wie Zucker. Genießen Sie – aber wählen Sie die gesündeste Variante, wo es nur geht. Benutzen Sie die *Austauschtabelle* (Seite 103) als Lotse, um die Qualität Ihrer Ernährung zu verbessern.

Vitamin- und Mineralstoffmangel

Eine Unterversorgung mit einigen Nährstoffen kann das Risiko für Blutzuckerschwankungen erhöhen. Die Vitamine des B-Komplexes sind unerlässlich für den Energiehaushalt, gehen beim Kochen und Verarbeiten von Lebensmitteln aber oft verloren. Vollwertige Nahrungsmittel enthalten weit mehr Vitamin B als die stark bearbeiteten Gegenstücke aus der Massenproduktion. Mehr Vitamine des B-Komplexes erhält man ganz einfach, indem man Fertigprodukte und Fertiggerichte sowie alle Produkte, die

»angereichert« wurden (das heißt meist, dass sie künstlich verbessert werden mussten), drastisch reduziert und mehr Vollkorn, Nüsse, Samen, Gemüse, Fisch, Eier, Joghurt, Erbsen und Bohnen isst.

Die Mineralstoffe *Chrom, Magnesium, Mangan* und *Zink* sind für zahlreiche Vorgänge im Körper unerlässlich, einschließlich der Aufrechterhaltung der normalen Blutzuckerkonzentration. Studien haben gezeigt, dass sie in der durchschnittlichen Kost oft nicht ausreichend enthalten sind. Chrom im Besonderen, das wesentlich an den Wirkungen des Insulins auf die verschiedenen Gewebe beteiligt ist, ist relativ häufig zu niedrig.

Mineralstoffreiche Nahrungsmittel

Alle hier aufgelisteten Nahrungsmittel sind reich an jenen Mineralstoffen, die der Körper für die Aufrechterhaltung des normalen Glukosespiegels benötigt. Nehmen Sie regelmäßig mehr von ihnen in Ihre Mahlzeiten auf, und Ihr Blutzuckerspiegel lässt sich besser im Gleichgewicht halten. Wenn Sie nicht ohnehin bereits auf der Einkaufsliste stehen, versuchen Sie doch zumindest einige davon im wöchentlichen Speiseplan unterzubringen.

Ananas	Lammleber
Äpfel	Mandeln
Avocado	Maronen
Brombeeren	Meeresfrüchte
Cashew-Nüsse	Meeresgemüse
Eier (Freiland und Bio)	(etwa Seetang und Spirulina)
Erbsen und Bohnen	Melasse
Fisch	Obst (Trockenobst)
Gemüse (grünes Blatt-)	Oliven
Grapefruit	Paranüsse
Honig (kalt geschleudert)	Rote Bete (roh)
Huhn (Freiland und Bio)	Spargel
Ingwer (frische Wurzeln)	Vollkorn (besonders Haferflocken,
Käse (gute Qualität)	Vollkornreis, Vollkornroggen und
Kokosnuss	Weizenvollkornnudeln)
Kürbiskerne	Zitronensaft (frisch)
Lamm (mager)	

Leider wird Chrom aus der Nahrung nicht sehr effizient aufgenommen. Es gibt Schätzungen, dass nur etwa 2 Prozent des Chroms aus der Nahrung tatsächlich verwertet werden. Bis zu 80 Prozent des Chroms können bei der Bearbeitung der Nahrungsmittel verloren gehen, weshalb Menschen, die viele Fertigprodukte verwenden, ein höheres Risiko für einen Mangel haben. Längere Krankheiten, Schwangerschaft, Diabetes, anhaltender Stress, übermäßiges Körpertraining und wiederholte kalorienarme Diäten plündern die Chromreserven im Körper. Außerdem nehmen wir mit zunehmendem Alter weniger Chrom auf und speichern auch weniger im Gewebe. Dadurch ist genau zu jener Zeit, zu der das Risiko für Erwachsenendiabetes am höchsten ist, einer der wichtigsten – möglicherweise schützenden – Mineralstoffe nicht ausreichend vorhanden. Da Chrom so schwer aus der Nahrung aufzunehmen ist, wird Menschen mit Blutzuckerproblemen oft empfohlen, Chrompräparate einzunehmen. Studien mit Chrompräparaten zeigten, dass bei nicht insulinpflichtigem Diabetes eine deutliche Verbesserung der Blutzuckerwerte erzielt werden konnte. Ich selbst hatte etwa zwischen dem zehnten und dem dreißigsten Lebensjahr sehr unter Hypoglykämien zu leiden, nachdem ich sechs Monate lang Chrom-Polynikotinat einnahm, hatte ich keine Probleme mehr.

Vitamin C ist für hunderte unterschiedliche Vorgänge im Körper erforderlich. Einer davon ist die Umwandlung von Nahrung in Energie. Die meisten frischen Gemüse und Früchte enthalten Vitamin C. Zusätzlich wäre die Einnahme eines Vitamin-C-Präparates zu überlegen. (Ich nehme mindestens 1 Gramm (1000 Milligramm) pro Tag und doppelt so viel, wenn ich unterwegs und verschmutzter Luft ausgesetzt bin – oder einen dringenden Termin einhalten muss.)

Vitamin E ist wie Vitamin C ein antioxidativer Nährstoff, der die Zellen vor der durch freie Radikale verursachten Degeneration schützt. Vitamin E hat sich besonders als bedeutender Schutz vor Herzkrankheiten erwiesen. Ist der Vitamin E-Spiegel im Blut zu gering, ist die Wahrscheinlichkeit von Herzkrankheiten viel höher. Insulinresistenz tritt häufig gemeinsam mit Herz-Kreislauf-Krankheiten, hohem Blutdruck und erhöhten Blutfetten auf. Da auch neuere Studien die Einnahme von Vitamin E gegen Herz-Kreislauf-Erkrankungen empfehlen, und da erhöhte Insulinproduktion einen Vitamin E-Mangel begünstigt, raten Ernährungsfachleute Menschen mit Blutzuckerproblemen zur Einnahme eines Vitamin-E-Präparates. Als Dosis werden meist 200 bis 300 IE täglich empfohlen.

Medikamente

Manche Medikamente können bei sehr empfindlichen Personen den Blutzucker aus dem Gleichgewicht bringen. Wenn Sie einige der auf Seite 325 aufgelisteten Hypoglykämie-Symptome haben und Diuretika, Beruhigungsmittel, die Antibabypille oder Hormonersatzpräparate einnehmen, sprechen Sie bitte mit Ihrem Arzt über das Problem.

Wichtige Hinweise

- Wer gerinnungshemmende Arzneimittel einnimmt, sollte jede Einnahme von Ergänzungspräparaten vorher mit dem Arzt besprechen.
- Diabetiker sollten Chrom und andere Nährstoffe *nur unter ärztlicher Aufsicht* einnehmen.

Stress

Anhaltende Stressbelastung überfordert die Nebenniere, die, wie Sie wissen, jene Hormone produziert, die den Blutzucker erhöhen. Wer an Erschöpfung, Überarbeitung, Schmerzen im unteren Rücken, Verdauungsbeschwerden, Herzrhythmusstörungen, Reizbarkeit oder anderen stressbedingten Beschwerden, wie etwa Schlafstörungen und Unfähigkeit zur Entspannung, leidet, sollte vielleicht mehr auf seine Nebenniere hören. Die Nebenniere ist die »Pufferzone« des Körpers, wenn sie überfordert ist, können wir nicht bloß mit Stress, sondern auch mit dem Alltag nicht mehr fertig werden. Die Nebenniere kann sich jedoch erholen, wenn der Körper nicht mehr mit minderwertiger Nahrung, besonders Zucker und anderen Genussmitteln, verstopft wird, der Stress sich in Grenzen hält und auf eine hochwertige Ernährung, eventuell mit guten Ergänzungspräparaten, geachtet wird. Versuchen Sie es mit den Ratschlägen in diesem Buch, und ergreifen Sie auch die Gelegenheit, mit Ihrem Arzt über Stressbewältigung zu sprechen. Mehr zum Thema Stressbewältigung im folgenden Kapitel.

Erbanlage

Man weiß, dass Diabetes erblich ist. Manchmal wird auch eine Generation übersprungen. Aber niemand weiß, ob das auch für Insulinresistenz und reaktive Hypoglykämie gilt. Wer Probleme mit Übergewicht hat oder an einigen der auf Seite 325 aufgelisteten Symptome leidet, sollte mit seinem Arzt darüber sprechen.

Wichtiger Hinweis

Besonders Menschen, in deren Familie Diabetes schon aufgetreten ist, und die fast immer durstig sind, unerklärlich an Gewicht ab- oder zugenommen haben, sich ungewöhnlich schläfrig fühlen, Kribbeln oder Taubheit in den Gliedern oder Juckreiz auf der Haut verspüren, sollten unverzüglich einen Arzt aufsuchen.

Reaktivem Unterzucker können Sie begegnen – meine Tipps

Neben all den schlimmen Dingen, die ich Ihnen oben vorgestellt habe, habe ich auch eine gute Nachricht für Sie: Reaktive Hypoglykämie ist leicht zu behandeln. Manche Fachleute sind überzeugt, dass die Hypoglykämie sich nur deswegen hält und so floriert, weil wir Unmengen an Zucker konsumieren. Die folgenden Ratschläge haben vielen Menschen mit Blutzuckerproblemen geholfen, ich hoffe, Sie helfen auch Ihnen.

Vereinbaren Sie einen Termin beim Arzt zur Blutzuckerbestimmung

Vergessen Sie nicht, das Erste, was Sie tun müssen, wenn Sie Probleme mit dem Blutzucker vermuten, ist, einen Arzt aufzusuchen. Er muss nur eine einfache Harn- und Blutuntersuchung durchführen, um Diabetes auszuschließen. Wer Diabetes in der Familie hat, sollte regelmäßig den Blutzuckerspiegel kontrollieren lassen. Ein hoher Blutzuckerspiegel ist leicht festzustellen, denn wenn der Blutzucker immer oder meist erhöht ist, gelangt Zucker in den Harn. Eine reaktive Hypoglykämie zu finden, ist nicht immer ganz so einfach. Wenn die Symptome bleiben, sind vielleicht genauere Untersuchungen erforderlich. Da ein erniedrigter Blutzuckerspiegel stark schwankt, reicht eine einzelne Blutuntersuchung vermutlich nicht aus, um eine Hypoglykämie festzustellen oder auszuschließen. Ein einfacher Glukosetoleranztest (GTT) ist vielleicht nicht aussagekräftig, weil er nur die Glukose bestimmt. Manche Ärzte meinen, dass der Insulin-Glukose-Toleranztest hier genauer und verlässlicher ist.

Machen Sie Trennkost

Versuchen Sie es. Ich habe bei vielen Menschen beobachtet, dass sie ihren Blutzuckerspiegel dadurch stabilisieren konnten.

Frühstücken Sie immer

Das ist wirklich wichtig. Eine ordentliche Mahlzeit zu Beginn des Tages versorgt Sie bis zur Mittagspause. Wer morgens wirklich nichts hinunterkriegt, sollte zumindest ein wenig frisches Obst essen und dann ein zweites Frühstück oder frühes Mittagessen einnehmen, wenn der Appetit kommt.

Lassen Sie nicht eine Mahlzeit aus

Man redet sich oft ein, dass man rascher abnehmen kann, wenn man eine Mahlzeit auslässt – schließlich nimmt man dann weniger Kalorien auf. Stimmt nicht. Bei regelmäßigen Mahlzeiten arbeitet der Stoffwechsel effizienter, die Kalorien werden besser verbrannt. Das ist auch ein guter Schutz vor Heißhungerattacken, besonders wenn man die auf Seite 236 aufgelisteten häufigen Allergene vermeidet. Durch anhaltend sättigende Mahlzeiten muss man nicht unbedingt zunehmen – eher im Gegenteil. Wer satt ist, greift auch nicht so leicht zu Snacks zwischendurch. Die Forschung zeigt auch, dass kleinere, häufigere Mahlzeiten nicht nur für das Körpergewicht, sondern auch für den Cholesterinspiegel von Vorteil sind.

Essen Sie hochwertiges Eiweiß

Das heißt nicht, dass Sie große Mengen Fleisch oder Fett essen sollen. Huhn und Eier aus Freilandhaltung, Fisch, Hülsenfrüchte, Joghurt und guter Käse sind ausgezeichnete Eiweißlieferanten, die die Insulinproduktion nicht überfordern und den Blutzucker im Gleichgewicht haben. Da Eiweiß anhaltend sättigt, greift man auch nicht so rasch zu weniger gesunden Snacks.

Verwenden Sie kalt gepresste Öle

Verwenden Sie Olivenöl aus erster Pressung (extra vergine) zum Kochen und andere kalt gepresste Öle, etwa Saffloröl, Sesam- und Walnussöl für Salatmarinaden. Spezielle Nährstoffe, die so genannten essenziellen Fettsäuren (siehe Seite 170) in Pflanzen- und Kernölen, sollen sich günstig auf den Blutzucker auswirken.

Essen Sie morgens und/oder mittags Eiweiß

Menschen, die unter Hypoglykämie leiden, berichten, dass sie sich besser und wacher fühlen, wenn sie den Tag mit Eiweiß beginnen – etwa mit Rührei oder gekochtem Ei zum Frühstück, Fisch oder Huhn zum Mittagessen. Da stärkehaltige Nahrungsmittel eher beruhigend wirken, eignen sich Kartoffeln, Reis- und Nudelgerichte eher für die zweite Tageshälfte. Planen Sie reichlich Hülsenfrüchte und Vollkorn in den Speisezettel ein. Sie geben die Energie langsamer ab und halten den Blutzuckerspiegel konstant.

Essen Sie frisches Gemüse und Salat

Jedes Gericht sollte durch reichlich frisches Gemüse und Salat ergänzt werden. Diese enthalten viele Nährstoffe und wertvolle Ballaststoffe, beides stabilisiert den Blutzucker.

Essen Sie mehr Ballaststoffe

Vollkornreis, Haferkleie, Hülsenfrüchte, Samen (besonders Leinsamen), frisches Gemüse, frisches und getrocknetes Obst sind wirkungsvoller und schonender als grobe Weizenkleie. Sie sättigen länger und helfen ebenfalls, den Blutzuckerspiegel zu stabilisieren.

Richten Sie sich nicht nach dem Mahlzeitenrhythmus anderer

Wenn Sie wirklich hungrig sind, dann essen Sie etwas. Wenn es nur mehr einige Minuten dauert und Sie versucht sind, in der Zwischenzeit zu naschen, kann ein Glas Wasser den Hunger vorübergehend vertreiben. Verdünnter Fruchtsaft baut rasch auf und eignet sich gut für die Wartezeit, bis das Essen serviert wird. Aber trinken Sie Fruchtsaft nicht zum Essen.

Verdünnen Sie Fruchtsäfte

Reiner Fruchtsaft ist gesünder und besser als Limonaden und Cola, kann aber doch einen sprunghaften Anstieg des Blutzuckerspiegels auslösen, weil er nicht mehr die Ballaststoffe der Frucht enthält. Verdünnen Sie ihn daher zur Hälfte mit Wasser.

Verbessern Sie Ihre Verdauung

Wer eine ausreichende Portion gegessen hat, bald danach aber schon wieder ein Gefühl der Leere und der Abgehobenheit hat, kann die Nahrung vielleicht nicht gut verdauen oder aufnehmen. Anhand der Information auf Seite 193 können Sie erkennen, ob Ihre Verdauung richtig arbeitet.

Vermeiden Sie Süßes mit raffiniertem Zucker und aus Weißmehl

Nichts treibt den Blutzuckerspiegel rascher in die Höhe als gezuckerte Backwaren, Erfrischungsgetränke und Süßigkeiten. Sie geben die Energie zu rasch ab und verstärken die Symptome einer Hypoglykämie.

Denken Sie an eine Unverträglichkeitsreaktion

Eine Überempfindlichkeit gegen bestimmte Nahrungsmittel kann bei manchen Menschen eine Hypoglykämie verschlimmern oder sogar auslösen. Problematische Nahrungsmittel sind Brot, Zerealien aus Weizen und Mais, gezuckerte Zerealien, Weizenmehlprodukte wie Kuchen, Kekse, Feingebäck, Hefe in Gebäck und Bier, Eier, Kuhmilch, Kuhmilchkäse, Orangensaft aus der Packung, Kaffee und Schokolade. (Näheres siehe Seite 236.)

Essen Sie eine Kleinigkeit eine Stunde vor dem Schlafengehen

Wer früh zu Abend isst, sollte etwa 1 Stunde vor dem Schlafengehen noch eine Kleinigkeit essen, etwa ein Joghurt oder Knäckebrot. Das hält den Blutzuckerspiegel während der Nacht stabil. Meiden Sie schwere Mahlzeiten spätabends.

Halten Sie sich bei Alkohol zurück

Trinken Sie nicht zu viel Alkohol und niemals auf leeren Magen. Ein Glas Wein zur Mahlzeit geht in Ordnung, aber vermeiden Sie Bier und Spirituosen. Alkohol beeinträchtigt die Fähigkeit der Leber, den gespeicherten Zucker freizugeben und damit den Blutzucker konstant zu halten.

Halten Sie gesunde Snacks bereit

Wer frisches oder getrocknetes Obst, Paranüsse, Mandeln oder Kürbiskerne in Reichweite hat, hat nicht so ein Verlangen nach Sahnetorten und dergleichen. Bei hartnäckigem Hunger auf Süßes wählen Sie natürliche Lakritze, getrocknete Feigen, Sesam-Halva oder Vollkorn-Knusperriegel (alle aus dem Reformhaus oder Naturkostladen) an Stelle von Bonbons oder Schokolade.

Trinken Sie möglichst keinen Kaffee

Manche Betroffene berichten, dass die Unterzuckerung – oder der Heißhunger – durch Kaffee schlimmer wird. Wer viel Kaffee trinkt, sollte seinen Genuss aber nur langsam runterfahren, damit keine Entzugserscheinungen entstehen. Steigen Sie nicht auf koffeinfreien Kaffee um – Kaffee enthält von Haus aus etwa 500 Substanzen, von denen einige genauso anregend wirken können wie das Koffein selbst. Koffeinfreier Kaffee kann also durchaus dieselbe schädliche Wirkung haben; bei seiner Herstellung werden übrigens dieselben Chemikalien verwendet wie zur Entfernung der Schmiere bei Autos. Den Instantkaffee wirft man am besten gleich weg und sieht sich nach einem anderen Getränk um. Gönnen Sie sich gelegentlich einen echten Filterkaffee, wenn Ihnen danach ist.

Vermeiden Sie Cola

Beachten Sie, dass Cola nicht nur reichlich Zucker enthält, sondern auch Koffein. Kalorienarme Erfrischungsgetränke enthalten künstliche Süßstoffe und sind daher am besten zu vermeiden.

Achten Sie auch auf Salz

Salz kann den Blutzuckerspiegel ebenso sehr stören wie Zucker. Halten Sie auch Ausschau nach »verstecktem« Salz in vielen Fertigprodukten.

Nehmen Sie Nahrungsergänzungspräparate

Nehmen Sie einmal täglich ein Multivitaminpräparat und zusätzlich 500 bis 1000 Milligramm Vitamin C ein. Ein gutes Multivitaminpräparat sollte die Vitamine A und E sowie die der B-Gruppe enthalten und Mineralstoffe, besonders Chrom, Magnesium, Mangan und Zink. Meine eigene praktische Erfahrung wird auch von zahlreichen Kollegen und von Forschungsergebnissen bestätigt. Auch wenn die Ernährung sehr hochwertig ist, können Ergänzungspräparate sehr helfen, den Blutzucker konstant zu halten. In Reformhäusern, Naturkostläden und Apotheken findet sich eine große Auswahl an Ergänzungspräparaten. Gute Produkte sind meist teuer, weil Forschung und Entwicklung aufwändig und die Zutaten hochwertig sind. Kaufen Sie, was Sie sich leisten können.

Der glykämische Index (GI)

Ein neuer Bewertungsfaktor für die Auswirkung von Nahrungsmitteln auf den Blutzuckerspiegel ist der so genannte glykämische Index oder GI. Vielleicht haben Sie darüber schon in Frauenzeitschriften oder Gesundheitsmagazinen gelesen. Wir werden nun von verschiedenen Gesundheitsgurus beschworen, an den GI jedes Nahrungsmittels zu denken. Natürlich in Kenntnis der Kalorien und Fettgramm und unter Berücksichtigung zahlreicher anderer Warnungen und Aufforderungen, die täglich über uns hereinbrechen. Dabei geht es nur um Folgendes.

Seit Jahren raten Gesundheitsexperten zu Vollkornprodukten, Nudeln, Haferflocken und Hülsenfrüchten, alles komplexe Kohlenhydrate, an Stelle von einfachen Kohlenhydraten (raffinierte, stark bearbeitete und zuckerhaltige Nahrungsmittel). Das liegt daran, dass komplexe Kohlenhydrate den natürlichen Zucker langsamer abgeben und daher keine wilden Schwankungen des Blutzuckerspiegels verursachen.

Nun hat die Wissenschaft herausgefunden, dass sogar einige komplexe Kohlenhydrate, bei denen es niemand vermutet hätte, so hohe glykämische Werte aufweisen, dass sie sich auf einen bestimmten Cholesterinwert auswirken, nämlich das HDL-Cholesterin. HDL ist das so genannte gute Cholesterin. Im Gegensatz zum »schlechten« LDL-Cholesterin könnten wir mehr davon gebrauchen, weil das HDL in gewisser Weise dem LDL entgegenwirkt. Wir wissen bereits, dass Fett, besonders gesättigtes Fett, den LDL-Wert erhöht und damit die Wahrscheinlichkeit einer Herzerkrankung deutlich vergrößert. Manche Forscher meinen nun, dass abnorme Blutzuckerspiegel und übermäßige Insulinproduktion das HDL stören, und zwar so sehr, dass sie das Risiko für Herzkrankheiten noch viel stärker erhöhen als das Fett – weshalb man sich große Gedanken über den glykämischen Wert bestimmter Nahrungsmittel macht.

Diese Entdeckung macht die ständig wechselnden Ernährungsrichtlinien noch komplizierter. Angesichts der vielen Richtungswechsel in der Ernährungswissenschaft fragt man sich unwillkürlich, ob die Sache mit dem glykämischen Index wirklich ernst zu nehmen ist – vielleicht kommt morgen jemand aus einem anderen Labor mit ganz anderen Ergebnissen, die genauso richtig sind? Ein weiterer Nachteil dieser neuen Erkenntnisse ist die Art, wie sie mitunter interpretiert werden.

Wie funktioniert das nun?

Für den glykämischen Index werden die Nahrungsmittel auf einer Skala von 1 bis 100 bewertet. Werte unter 50 gelten als gut, diese Nahrungsmittel geben den natürlichen Zucker nur langsam ab und überfordern den Blutzuckermechanismus nicht. Nahrungsmittel mit Werten zwischen 50 und 70 sollten nicht zu häufig gegessen werden, und dann nach Möglichkeit mit einem anderen Lebensmittel mit niedrigem GI (unter 50) kombiniert werden. Nahrungsmittel mit einem GI von mehr als 70 sollte man besser vermeiden, manchmal (je nachdem, welchen Artikel oder welches Buch Sie lesen) gelten sie in Kombination mit einem Nahrungsmittel mit niedrigem GI als erlaubt.

Die Bewertung richtet sich danach, welche Art von Kohlenhydraten das betreffende Nahrungsmittel enthält, und wie rasch die einfachen Stärken in bestimmten Nahrungsmitteln aufgenommen werden. Kohlenhydrate mit hohem glykämischem Index zeichnen sich durch einen raschen Anstieg des Blutzuckerspiegels und daher auch eine rasche Insulinproduktion aus. Das Gefährliche daran ist, dass hohe Blutzucker- und Insulinwerte nach mehr oder weniger jeder Mahlzeit wahrscheinlich zu erhöhter Insulinresistenz führen werden, wie bereits besprochen, die wiederum einige gesundheitliche Probleme nach sich zieht.

Es dürfte nicht überraschen, dass raffinierte, stark bearbeitete Lebensmittel, wie etwa Weißbrot, zuckerhaltige Flocken, weißer Reis, Kuchen und Kekse, hohe GI-Werte haben, weil ihre Kohlenhydrate rasch aufgenommen werden. (Das ist nicht neu. Wir wissen seit Jahren, dass diese Nahrungsmittel nicht gesund sind.) Eiweiß hat immer niedrige Werte – unter 50 –, denn Käse, Eier, Huhn, Fisch und Soja lösen keine Insulinproduktion aus.

Das ist schon in Ordnung, aber *nicht sehr verlässlich*.

Erstens ist die Bewertung nicht einheitlich. Ich habe mehrere verschiedene GI-Tabellen gesehen, die eindeutig nicht übereinstimmten. So hat Zucker in einer Liste den Wert 75 (ist, mit anderen Worten, zu vermeiden) und in einer anderen den Wert 59 (in Ordnung, wenn richtig kombiniert). Eine dritte Tabelle weist Werte über 100 auf und gibt Maltose (ein bestimmter Zucker) mit 152 an! Weiße Spaghetti haben in einem Index 50, in einem anderen 65. »Frosties« haben 70, nicht unerwartet, denn sie enthalten 50 Prozent reinen Zucker. Aber »Shredded Wheat«, der als völlig zuckerfrei beworben wird (und als gesund für das Herz!), kommt mit 67 nur geringfügig besser weg. Und, was am meisten überrascht, Vollkornreis hat 66. Dabei gilt Vollkornreis in vielen Kulturen und Ernährungsphilosophien, etwa der makrobiotischen Ernährung, als äußerst harmonisches Nahrungsmittel.

Was ist mit Obst?

Die meisten Früchte enthalten vorwiegend Fruktose. Fruktose ist ein Einfachzucker wie Glukose, kann aber ohne Insulin verwertet werden, belastet die Bauchspeicheldrüse also weit weniger als Saccharose oder Glukose. Daran kommt man nicht vorbei, mit oder ohne GI-Tabelle. Gemäß ihrem Fruktosegehalt haben Grapefruit, Apfel und Orange niedrige GI-Werte. Andere Früchte enthalten aber neben Fruktose auch Glukose (Ananas, Melone, Banane) und haben daher höhere Werte. Daraus könnte man leicht ableiten, dass wir nur fruktosereiches Obst mit niedrigem GI essen sollten und den Rest vermeiden. Der gesunde Menschenverstand sagt uns jedoch, dass Obst in jeder Form eines der gesündesten Nahrungsmittel überhaupt ist.

Es wird noch verwirrender.

Was ist mit Weintrauben? Die müssen in Ordnung sein – mit einem Wert von 46 liegen sie deutlich unter 50. Aber man kann sich täuschen. In einer anderen Tabelle haben sie 62 und sind mit dem Verweis versehen, dass sie Glukose enthalten und nicht alleine gegessen werden sollten. Natürlich, ein halbes Dutzend Weinbeeren sind im Nu verdaut, aber eine ordentliche Traube kann durchaus ein leichtes Frühstück oder eine anhaltende Zwischenmahlzeit abgeben. Andere Forschungen haben gezeigt, dass blaue Weintrauben eine natürliche Substanz enthalten, die vor Krebs schützen könnte, das Resveratrol. Weintrauben eignen sich auch bestens zum Entschlacken und sind Teil meines Entgiftungsprogramms (siehe Seite 257).

Niedrige Werte sind besser als hohe Werte

Um fair zu sein, die Regeln besagen, dass hohe Werte weniger problematisch sind, wenn sie mit niedrigen Werten kombiniert werden, so zum Beispiel sind Frühkartoffeln (70) o.k., solange sie mit Möhren (49) oder Erbsen (40) kombiniert werden. Aber wie kommen Pellkartoffeln zu dem sagenhaften Wert von 95, so wie französisches Baguette? Und dabei zeigen neue Forschungsergebnisse aus Australien, dass Kartoffeln, in der Schale gebacken oder gekocht, dreimal mehr sättigen als Weißbrot. Und dennoch schneidet Weißbrot in den meisten GI-Tabellen besser ab als Kartoffeln!

Ich hatte gedacht, die gute alte Kartoffel sei etwas Ordentliches zum Essen. Die einzelnen GI-Tabellen stimmen aber auch nicht überein. Eine Tabelle gibt an, dass Kartoffeln mit Schale niedrigere Werte haben als ohne, eine andere Tabelle macht gar keinen Unterschied zwischen Kartoffeln mit und ohne Schale. Wieder eine andere Tabelle gibt Ofenkartoffeln (ob mit oder ohne Schale bleibt offen) mit 135 an, reiht sie zwischen Zucker mit 138 und Honig mit 126 ein. Ach du meine Güte!

Was das alles zu bedeuten hat? Nun, kurz gefasst: Gekochte Kartoffeln sind vermutlich gesünder als gebackene, weil beim Kochen ein Teil der Stärke ausgewaschen wird und der GI dann nicht mehr so hoch ist. Frühkartoffeln enthalten weniger Stärke als spät geerntete Kartoffeln, mit Schale gekocht und gegessen sind sie noch gesünder. Ofenkartoffeln mit Schale sollten wertvoller sein als ohne, da die Schale zusätzliche Ballaststoffe liefert und die Aufnahme verzögert.

So weit, so gut. Nun erzählt man uns seit Jahren, Vollkornprodukte seien gesünder als Weißmehlprodukte. Dann kommt die Sache mit dem glykämischen Index und bestätigt, dass raffinierte Lebensmittel schlecht für uns sind – o.k. Aber kann mir irgendjemand erklären, wie ein Mars-Riegel mit 68 zu einem fast gleich hohen Wert kommt wie ein ballaststoffreiches Müsli mit 66? Ernährungsratschläge, die Schokolade und Zucker besser einstufen als Ofenkartoffeln und Zuckermais, rufen bei mir mehr als nur Verwirrung hervor.

Der GI verunglimpft

Was dabei herauskommt? Nahrungsmittel, die wir ursprünglich für gesund hielten, haben durch den GI einen schlechten Ruf bekommen. Hier entsteht der Eindruck, dass Nahrungsmittel mit einem Wert über 50 irgendwie schädlich sind und wir uns auf jene mit einem Wert unter 49 beschränken sollten. Es bereitet mir Sorgen, dass so viele gesunde Nahrungsmittel einen höheren Wert haben und so die Gefahr einer einseitigen, zu wenig abwechslungsreichen Ernährung heraufbeschworen wird. Was ist mit dem ernährungsphysiologischen Wert? Am meisten irritiert mich aber, dass das System den ernährungsphysiologischen Wert der Lebensmittel nicht berücksichtigt. Pastinaken (97) sind verpönt, Möhren sind mit 49 in Ordnung. »Siebenundneunzig« in GI-Terminologie heißt in diesem Fall, dass wir Pastinaken nicht alleine, sondern besser in Kombination mit Lebensmitteln mit niedrigem GI essen sollten. Wie etwa Brathuhn? Oder anderem Gemüse? Das ist für mich kein Problem, für Sie? Wie viele Menschen haben Sie im letzten Jahr getroffen, die Pastinaken pur verzehrten oder sich eine rohe Pastinake an Stelle eines Donuts hineinschoben? Es ergibt einfach keinen Sinn, dass wir auf Pastinaken verzichten sollen, weil sie gefährlich für das Herz sind, und dafür auf Möhren umsteigen sollten. Pastinaken sind nicht nur reich an Ballaststoffen, sie enthalten auch reichlich Nährstoffe. Abgesehen von Kalzium und Magnesium liefern sie besonders Beta-Karotin und Folsäure (von der man nun weiß, dass sie vor schweren Schäden bei Ungeborenen, wie der so genannten Spina bifida, *und* – raten Sie mal – vor Herzkrankheiten schützt).

Zuckermais soll glykämisch ähnlich sein wie Pastinaken und Schokolade. Oh weh! Also Hände weg vom Schokolade überzogenen Maiskolben mit Pastinaken-Geschmack!

Trennkost: den individuellen Bedürfnissen angepasst

Nun könnte man sagen, ich sei voreingenommen, weil sich Trennkost und GI schwer vereinbaren lassen. Nach dem glykämischen Index müsste man etwa Getreideflocken mit hohem GI mit Milch kombinieren, damit sie langsamer aufgenommen werden, Kartoffeln würden den Blutzucker nicht so stark erhöhen, wenn man sie zu Huhn oder Fisch isst; das bedeutet, Eiweiß und Stärke nicht zu trennen. Für alle, die nicht Trennkost machen, ist das ganz normal. Wer seine Frühstücksflocken nicht trocken, seine Pastinaken nicht pur und sein Baguette nicht ohne Belag verzehrt, wird höchstwahrscheinlich ohnehin Lebensmittel mit hohem GI mit solchen mit niedrigem GI kombinieren, was den ganzen Index ein wenig überflüssig erscheinen lässt.

Trennkost-Anhänger essen nicht mehr Nahrungsmittel mit hohem GI als andere. Die Trennkost ist von ihrem Wesen her auf Gleichgewicht ausgerichtet. Eine Mahlzeit aus Schokolade, raffinierten Frühstücksflocken, Zucker und Bonbons würde sie ohnehin niemals empfehlen. Kommt in einem Rezeptvorschlag eine Ofenkartoffel vor, wird sie fast immer mit Dingen wie Hummus (aus Kichererbsen), Avocado oder gebackenen Bohnen (alle mit niedrigem GI) gegessen. Reis würde beispielsweise durch Hülsenfrüchte oder Salat »gebremst«. *Das Basis-Buch der Trennkost* meidet Kohlenhydrate mit hohem GI und fördert eine natürliche Ernährung mit mageren Eiweißquellen, Gemüse, Hülsenfrüchten und Obst. Als Geschütz gegen die Trennkost ist der glykämische Index also nicht zu gebrauchen.

Es gibt vielerlei Hinweise, dass eine kohlenhydratreiche Ernährung vermehrt zu Insulinresistenz, Hypoglykämie und Übergewicht führt. Wer ernsthaft Probleme mit dem Blutzucker hat, intensiv Sport treibt und dabei auf seinen Blutzucker achten muss, wird diesen Index sicher hilfreich finden. Man sollte aber nicht verlangen, dass jedermann danach lebt. Die Idee dahinter ist gut, aber das Bewertungssystem ist unausgegoren. Ich habe meine eigenen Grundsätze hinsichtlich solcher Modeerscheinungen. In Ruhe lassen, bis sie sich selbst als sicher und sinnvoll erweisen – entweder in der Praxis oder in der Forschung.

Und ob Sie nun davon überzeugt sind oder nicht, dass Sie Ihre Lebenserwartung erhöhen, wenn Sie Äpfel statt Kartoffeln essen, so wird es doch niemals eine einzelne Diät oder Ernährungsphilosophie geben, die allen Menschen auf der Erde entspricht. Dass ich beobachtet habe, wie mit Trennkost erstaunliche Erfolge erzielt werden konnten (Gewichtsreduktion, gesteigerte Energie, bessere Verdauung, weniger Unverträglichkeitsreaktionen), bedeutet noch lange nicht, dass ich sie für die einzig selig machende Ernährungsform halte. Aber man muss schon dazu sagen, dass die Trennkost hervorragende Ergebnisse vorzuweisen und sehr vielen Menschen geholfen hat, wie aus deren Reaktionen hervorgeht.

Jeder von uns ist anders und hat individuelle Bedürfnisse. So wie sich nicht jeder nach den Regeln der Trennkost ernähren muss, hat auch nicht jeder ein Problem mit dem Blutzucker und muss auf eine kohlenhydratarme Kost achten. Sie müssen das für sich selbst entscheiden.

Wenn Sie meinen, der glykämische Index könnte für Sie nützlich sein, dann versuchen Sie es damit, aber achten Sie darauf, dass die Ernährung nicht einseitig wird. Egal, für welche Ernährungsphilosophie Sie sich entscheiden, Erfolg erzielt man nur mit Mäßigung, Abwechslung und Flexibilität.

Mit einfachen Methoden
gegen den Stress

Stress *(engl.; Druck, Belastung, Spannung):* erhöhte Beanspruchung, Belastung körperlicher oder seelischer Art, die bestimmte Reaktionen hervorruft und zu Schädigungen der Gesundheit führen kann

stressen *(ugs.):* als Stress auf jemanden wirken; körperlich oder seelisch überbeanspruchen

stressig *(ugs.):* starken Stress bewirkend, aufreibend, anstrengend

Stressor: jeder Stress auslösende Faktor*

Woran liegt es, dass manche Menschen so sehr unter Stress zu leiden scheinen, während andere in mehr oder weniger der gleichen Situation gut mit den Höhen und Tiefen des Lebens fertig werden? Die Antwort liegt wahrscheinlich weniger in der Art oder dem Ausmaß des Stresses, sondern darin, wie der Körper damit umgeht. Stress wird nicht wirklich von einem bestimmten Ereignis oder einer Erfahrung ausgelöst, sondern dadurch, wie der Betreffende diese Situation wahrnimmt. Bis zu einem gewissen Grad ist unser Umgang mit Stress, wie so vieles in unserem Leben, durch die genetischen Anlagen und die Erziehung bestimmt. Allerdings führen Erschöpfung, Überarbeitung, geringes Selbstwertgefühl, schlechte Gesundheit und ungesunde Ernährung dazu, dass wir mit den Höhen und Tiefen des Lebens nicht so gut fertig werden. Trennkost wäre eine Methode, den Körper besser mit Nährstoffen zu versorgen und so vor den schädlichen Auswirkungen von Stress zu schützen.

---

* Anm. d. Ü.: Die Definitionen sind dem *Duden Deutsches Universalwörterbuch A – Z* entnommen.

Stress – die physischen und psychischen Stresszeichen

Stress, egal, ob körperlicher oder seelischer Natur, wird allgemein als sehr häufiger Krankheitsverursacher angesehen. Manche Experten meinen, dass die Wirkungen eines lang anhaltenden negativen Stresses mehr gesundheitliche Probleme verursachen als schlechte Ernährung und Bewegungsmangel zusammen. Wir alle kennen Menschen, die sich schrecklich ungesund ernähren, mit viel Fett und Zucker, sich niemals körperlich betätigen, starke Raucher waren, Unmengen Alkohol tranken, aber lange lebten und dabei scheinbar gesund, weil sie offensichtlich unempfindlich gegen Stress waren. Und dann gibt es die überängstlichen, nervösen Typen, die scheinbar alles richtig machen, sich vernünftig ernähren, täglich Sport treiben, niemals rauchen, wenig oder keinen Alkohol trinken und dennoch mit allen möglichen Gesundheitsproblemen zu kämpfen haben. Sehr beunruhigend, oder?

Die Stresszeichen

Körperliche Stresszeichen
- Appetitmangel
- Bluthochdruck
- Ermüdungssyndrom
- Durchfälle
- erhöhte Infektanfälligkeit
- Gelenk- und Muskelschmerzen
- gestörte Libido
- Heißhungeranfälle
- Herzrhythmusstörungen
- Kieferschmerzen
- Koordinationsstörungen
- Kopfschmerzen
- Körpergeruch
- Krämpfe
- Muskelkrämpfe
- Nägelbeißen

- Schlafstörungen
- schlechter Atem
- Schwitzen
- Unruhe in Armen und Beinen
- Verdauungsstörungen oder Sodbrennen
- Verspannungen im Nacken
- Weinerlichkeit

Geistig-seelische Stresszeichen
- Streitsucht
- Reizbarkeit anderen gegenüber
- Reizbarkeit sich selbst gegenüber
- Depression
- Angst vor dem Alleinsein
- Angst vor geschlossenen Räumen
- Angst vor Krankheit
- Angst vor Versagen
- Angst vor Weite
- Gefühl der Vernachlässigung
- Gefühl der Abgehobenheit
- Konzentrationsunfähigkeit
- Verlust des Selbstwertgefühls
- Stimmungsschwankungen
- Sich-in-seiner-Haut-nicht-Wohlfühlen
- Sich-Zurückziehen
- schlechtes Gedächtnis

Stress – Stressfaktoren und Stressantwort

Über welche Mechanismen übt Stress seine schädigenden Wirkungen aus?

Der Körper reagiert auf Stress bewirkende Ereignisse, indem er eine ganze Reihe von Substanzen, wie Hormone und Neurotransmitter, ausschüttet, die mit den Zellen des Immunsystems kommunizieren. Bestimmte Arten von Stress in maßvoller Dosis – etwa mäßiges Körpertraining, Lachen oder gelegentliches Weinen – dürften sich positiv auf das Immunsystem auswirken, aber lang anhaltender Stress von belastendem Charakter bewirkt das Gegenteil, er schwächt die Abwehr und macht uns anfällig für Krankheiten.

Sind die Stressfaktoren im Zunehmen begriffen?

Wir alle kennen die klassische Liste der Stressfaktoren, Tod einer nahe stehenden Person, Scheidung, Trennung, Umzug, schwerer Unfall oder schwere Krankheit, Arbeitslosigkeit. Aber was ist mit dem täglichen Getümmel, das uns so zu schaffen macht? Was ist mit dem Stress, wenn wir zu spät kommen, keinen Parkplatz finden oder Strafe für Falschparken zahlen müssen? Oder mit dem Stress am Computer – Sie schreiben ein wichtiges Dokument und plötzlich stürzt er ab, oder Sie laden dringend benötigte Informationen aus dem Internet herunter, auf dem Bildschirm erscheint die Anzeige, dass es nur noch 38 Minuten dauert! Es gibt noch viele andere Dinge, die uns täglich fertig machen können, etwa Streit am Arbeitsplatz oder zu Hause, laute Nachbarn. Und noch ärger, Stress kann auch durch Schikanen, Belästigung, Diskriminierung, Gewalt oder Missbrauch, exzessives Körpertraining oder extreme Diäten ausgelöst oder verschlimmert werden. Jede Art von anhaltendem Stress wird sich negativ auf das Immunsystem auswirken. Chronischer negativer Stress bringt auch die Verdauung zum Stillstand, sodass wir die Nährstoffe nicht richtig aufnehmen können, wenn wir unter Stress stehen.

Stress kann dick machen

Wenn wir über lange Zeit anhaltendem Stress ausgesetzt sind, ist uns vielleicht nicht nach essen zu Mute, wir verlieren an Gewicht. Kurze Stressphasen können das Gegenteil bewirken, sie verursachen die Ausschüttung appetitstimulierender Hormone ins Blut und ins Gehirn, die Fressanfälle auslösen können. Die Situation wird noch komplizierter dadurch, dass süße, stärkehaltige Nahrungsmittel – wie Kuchen, Kekse, Eiscreme und Schokolade – beruhigend auf den Körper wirken. Deswegen sehnen wir uns auch in schlechten Zeiten so sehr nach diesen wenig gesunden Dingen. Stress kann auch die Fettspeicherung fördern. Im Bauchfett sind mehr Stresshormone zu finden als in anderen Fettdepots des Körpers.

Ist unsere Stressantwort vererbt?

Unsere Reaktion auf Stress kann auch sehr viel mit einer Erbanlage zu tun haben. Wir bekommen von unseren Eltern entweder die Neigung zu Gelassenheit oder die Neigung zu Hektik mit. Aber dennoch können gesunde Ernährung und Lebensführung auch später den Körper sehr vor den schädigenden Wirkungen von Stress schützen, aber auch unsere Reaktion auf Stress verbessern. Gesunde Ernährung ist zu jeder Zeit wichtig, besonders aber, wenn wir unter Druck stehen. Unglücklicherweise liegt die Ironie darin, dass gerade in Stress-Situationen, wo die Anforderungen am höchsten sind, die Qualität unserer Ernährung oft besonders schlecht ist.

Und so stärken Sie Ihre Stress-Abwehr – meine Tipps

Für die meisten von uns ist es nicht immer einfach, auf sich selbst zu achten, sich Zeit zu nehmen, sich etwas Freiraum zu gönnen, ohne Schuldgefühle zu haben. Es gibt so viele unvermeidliche, zeitaufwändige Pflichten in unserem Leben. Wir können gar nicht Halt machen, auch wenn wir möchten. Und wenn es besonders schlimm ist, erscheint es uns schlichtweg unmöglich, loszulassen.

Lassen Sie die Bemerkung fallen, dass »Ruhezeit« wichtig ist, die meisten Menschen werden Sie auslachen. Nicht weil sie Ruhe für unwichtig, sondern weil sie sie für unerreichbar halten. Es mag schon stimmen, dass kaum jemand heute von sich sagen kann, er sei nur sich selbst verantwortlich. Es gibt immer so viel zu tun, so viele Menschen, die etwas von uns wollen, dass wir bis zum Schlafengehen oft keine Minute für uns selbst haben. Ein vertrautes Szenario. Manchmal gerät die Situation außer Kontrolle. Wir scheinen in den Wünschen der anderen gefangen zu sein. Wir haben keine Zeit für uns selbst, aber wir sind immer verfügbar, wenn andere rufen. Der Chef, der Nachbar, die Kinder, der Partner, ein älterer Angehöriger. »Könntest du bitte ...?«, »Es dauert nur ein, zwei Stunden.«, »Kannst du mich dort hinbringen?« Die innere Stimme sagt: »Ich kann sie nicht hängen lassen.« oder »Ich habe ein schlechtes Gewissen, wenn ich es nicht tue.« oder »Was werden sie denken/tun/sagen, wenn ich ›Nein‹ sage?« Also machen wir immer weiter, immer schneller. Wenn Ihnen das bekannt vorkommt, verzweifeln Sie nicht.

Sie finden hier eine ganze Reihe von Ideen, wie Sie die Belastung entweder direkt verringern oder zumindest Ihren Körper vor den Auswirkungen der Überlastung schützen können. Überlegen Sie, was sich verwirklichen lässt, und führen Sie eine positive Veränderung nach der anderen ein.

Essen Sie Trennkost

Wenn die Verdauung gut funktioniert und der Körper gut versorgt ist, wird man mit Stress besser fertig. Also, weniger Stress für die Verdauung!

Atmen Sie richtig

Prüfen Sie nun, bevor Sie etwas anderes tun, Ihre Atmung. Flache oder rasche Atmung verstärkt Angstgefühle. Denken Sie tagsüber des Öfteren an die Atmung. Atmen Sie *l-a-n-g-s-a-m* ein und lassen Sie einen tiefen Seufzer los. Spüren Sie, wie beruhigend das wirkt? Blättern Sie zurück auf Seite 287, im Kapitel *Gleichmäßiges, tiefes Atmen – Entgiftung und Harmonisierung* finden Sie alles Wichtige.

Seien Sie gelegentlich nicht erreichbar

Das ist kein Verbrechen. Ruhe und Entspannung sind ebenso wichtig wie regelmäßige körperliche Bewegung und gesunde Ernährung. Ich besuchte einmal einen Vortrag über Stressbewältigung, der mit den Worten eröffnet wurde: »Die Unfähigkeit ›Nein‹ zu sagen, dürfte eine der größten gesundheitlichen Risiken unserer Zeit sein.« Der Vortragende fuhr fort, dass Menschen, die sich keine Zeit gönnen, das tun, weil sie sich selbst für weniger wichtig halten als jeden anderen, den sie an die erste Stelle setzen. Aber wenn sie sich selbst keinerlei Ruhe gönnen, gefährden sie die eigene Gesundheit ernsthaft und erhöhen das Risiko, dass sie nicht gesund genug sein werden oder lange genug leben werden, um für andere da zu sein.

Setzen Sie Prioritäten

Bewerten Sie alle Aufgaben auf einer Skala von 1 bis 5. Besonders wichtige Dinge stehen ganz oben auf der Pflichtenliste, Aufgaben mit den Werten 3, 4 oder 5 müssen wirklich nicht sofort erledigt werden. *Wirklich nicht.* Wenn Sie nicht entscheiden können, was wichtig ist, fragen Sie sich einfach, ob die Vernachlässigung dieser Pflicht einen wirklich wesentlichen, lebensbedrohlichen Unterschied für Sie oder Ihre Lieben an diesem Tag, dem nächsten Tag, im nächsten Jahr oder in 100 Jahren macht.

Planen Sie nicht zu viel ein

Lassen Sie zwischen Terminen lieber fünf oder zehn Minuten mehr Zeit, falls Sie aufgehalten werden.

Machen Sie Pausen

Sitzen Sie nicht stundenlang vor dem Computer oder hinter dem Lenkrad, ohne regelmäßig eine richtige Pause zu machen.

Planen Sie Ihre Freizeit voraus

Betrachten Sie Entspannung und Erholung nicht als Luxus, sondern als notwendige Bestandteile einer gesunden Lebensführung. Es reicht nicht aus, davon auszugehen, dass man vielleicht ein paar Minuten Zeit zum Entspannen haben wird, wenn es sich ausgeht. Achten Sie darauf, Ihre Freizeit genauso sorgfältig zu planen wie berufliche Verabredungen.

Machen Sie Ihre Körperpflege zur regelmäßigen Seelenpflege

Vereinbaren Sie Termine für Massagen oder Reflexzonen-Massage. Gehen Sie zum Friseur oder zur Kosmetikerin. Nehmen Sie sich Zeit für ein Schönheitsprogramm zu Hause. Ein beruhigendes, entspannendes Bad, eine Maniküre, eine Gesichtsmaske wirken oft Wunder für Selbstachtung und Stressbewältigung.

Erkennen Sie, was Sie stresst

Was stresst Sie am meisten? Wenn wir uns eingestehen, worüber wir uns am meisten Sorgen machen, können wir leichter damit fertig werden. Mit Sorgen verschwendet man Zeit und erreicht doch nichts. Wenn wir ängstlich und gestresst sind, sind wir weit weniger produktiv und arbeiten weniger effizient. Wenn Sie immer müde sind, nicht gut schlafen, häufig seufzen oder leicht gelangweilt sind, kann Stress die Ursache sein.

Holen Sie Hilfe aus dem Internet

Wenn Sie nicht wissen, woher der Stress kommt oder wie Sie ihn bewältigen sollen, gönnen Sie sich ein wenig stressfreies Surfen im Internet. Es gibt viele interessante Webseiten mit Ratschlägen zur Stresserkennung und zum besseren Umgang mit Stress. Versuchen Sie es einmal mit *www.stresstips.com/physical_stresstest.htm* – das ist ein interaktiver Stresstest, der eine Zusammenfassung der Symptome liefert. Unter *www.drkoop.com* finden Sie Informationen und Ratschläge, besonders auch zum Zusammenhang Stress und Depression. Oder entdecken Sie die Langsamkeit mit *www.theflow.org/meditate.htm* – hier werden verschiedene Meditationstechniken angeboten. Eine deutsche Webseite zum

Thema Stressbewältigung wäre etwa *www.wenigerstress.de/*, Tipps für eine gesunde Lebensführung finden Sie zum Beispiel unter *www. yavivo.de*.

Bleiben Sie realistisch

Wenn wir unter Stress stehen, beginnen wir oft, uns alle möglichen und unmöglichen Szenarios auszumalen. Bleiben Sie realistisch und vergessen Sie nicht, dass der schlimmstmögliche Fall kaum jemals eintritt.

Sprechen Sie über Ihre Sorgen mit Ihrem Freund, Ihrer Freundin

Wählen Sie jemanden, den Sie gut kennen – nicht aus der Familie. Jemand, dem Sie vertrauen können – und der nicht leicht zu beeinflussen oder voreingenommen ist – kann die Dinge vielleicht wieder ins rechte Licht rücken und helfen zu entscheiden, ob Ihre Ängste übertrieben sind.

Verhindern Sie, dass Ihre Sorgen Sie auffressen

Sie sind eine Verschwendung seelischer Energie. Machen Sie sich Gedanken über wichtige Dinge wie Gesundheit und Wohlbefinden Ihrer Familie und Freunde, aber lassen Sie sich nicht von den Sorgen auffressen. Ich weiß, wovon ich spreche – ich neige stark dazu, mir Sorgen zu machen, daran wird sich nichts ändern. Ich sorge mich hauptsächlich um Dinge, die ich nicht ändern kann, wie etwa Hungersnöte, Ungerechtigkeit, Grausamkeit, Umweltzerstörung und wie sinnlos das alles ist. Aber ich mache mir jetzt weit weniger Sorgen als mit 20, 30, 40 Jahren. Ich denke immer an den Rat des weltberühmten Heilers Matthew Manning, der uns auffordert, sich selbst zu fragen: »Hilft es, wenn ich mir die ganze Nacht den Kopf zerbreche?« Fragen Sie sich, ob es in 100 Jahren einen Unterschied machen wird. Oder in 100 Stunden oder 100 Minuten? Besser wäre es, so zu leben, wie Sie es von den anderen Menschen erwarten würden, freundlich, nobel, loyal und fair. Ein Einzelner kann sehr wohl einen Unterschied machen. *Auch ein kleiner Stein zieht Ringe im Wasser.*

Gehen Sie, gehen Sie spazieren

Gehen ist eines der besten Mittel gegen Stress. Machen Sie einen Spaziergang um den Häuserblock, bevor Sie morgens zu arbeiten beginnen oder irgendwann im Verlaufe des Abends. Messen Sie die Entfernung. Für 1 Kilometer brauchen Sie bei einem vernünftigen Tempo etwa 9 bis 12 Minuten. Gehen Sie gemütlich, etwas mehr als eine halbe Stunde und betrachten Sie das als Ihre Ruhezeit. Denken Sie nicht an die Arbeit oder an irgendwelche Sorgen und Probleme. Lassen Sie sich auch von Regen nicht abschrecken, wasserfeste Stiefel und ein Regenmantel – und schon kann es losgehen. Die Bewegung im Freien hat noch andere Vorteile. Das natürliche Tageslicht hebt die Stimmung und scheint die Stressanfälligkeit zu reduzieren. Bei Dunkelheit oder wirklich schrecklichem Wetter ziehe ich mich auf meinen Ruder-Ergometer oder mein Minitrampolin im Haus zurück. Tägliches Training bringt den Kreislauf in Schwung, sorgt für einen gesunden Teint und verbessert die Konzentrationsfähigkeit. Wenn man erst damit begonnen hat, will man nicht mehr aufhören. Es macht Spaß, man kann sich darauf freuen – und wird sich sicher Zeit nehmen.

Erfrischen Sie sich

Wenn die Arbeit nicht mehr recht von der Hand geht und keine Pause in Sicht ist, wenn Sie es zu warm haben, Sie hektisch sind oder einfach nur eine Erfrischung gebrauchen könnten, besprühen Sie Ihr Gesicht. Verwenden Sie dazu entweder Wasser mit belebenden ätherischen Ölen oder einen Mineralwasser-Spray.

Lassen Sie Wasser rein, lassen Sie Wasser raus

Gehen Sie zur Toilette und entleeren Sie Ihre Blase. Waschen Sie sich die Hände. Und nun genießen Sie langsam ein Glas Wasser.

Machen Sie feste Essenspausen

Versuchen Sie, nicht im Arbeitsbereich zu essen. Gibt es ein Stück Grün, eine Parkbank oder einen Garten, wo Sie bei schönem Wetter zu Mittag essen könnten? Im Stehen oder Gehen zu essen schadet der Verdauung, dadurch gehen viele Nährstoffe verloren.

Vermeiden Sie Hektik

Werden Sie langsamer. Sie kommen auch so ans Ziel. Der Fahrer, der Sie so dringend überholen musste, ist auch nur zwei Autos weiter. Er hat nichts gewonnen, nur den Stresspegel erhöht. Dasselbe gilt für alltägliche Arbeiten im Beruf und Haushalt.

Halten Sie ein, um zu schauen

Auch wenn der Tag noch so hektisch ist, ab und zu tut es gut, absolut nichts zu machen. Auch einige Minuten die Gedanken schweifen zu lassen trägt zur Beruhigung bei. Schauen Sie in die Ferne. Aus dem Fenster. Schließen Sie die Augen, und stellen Sie sich einen Ort vor, an dem Sie gerne sein möchten. Alles, was Sie zumindest für einige Minuten oder Sekunden von Ihrer Arbeit wegbringt, ist gut.

Entscheiden Sie, was wichtig ist

Das Wichtige vom Notwendigen zu trennen und sich klar zu machen, wie viel man eigentlich hat, sind zwei gute Methoden, die Dinge ins rechte Licht zu rücken und zu entscheiden, was wirklich wichtig ist. Wir brauchen etwas zum Essen, zum Anziehen und genug Geld, um die Rechnungen bezahlen zu können. Alles andere sind Extras.

Organisieren Sie besser

Die meisten Menschen sagen, sie seien zu beschäftigt, um sich Zeit für sich selber zu nehmen. Die Lösung liegt darin, die Dinge etwas besser zu organisieren, dann bleiben auch einige Minuten pro Tag für die eigenen Bedürfnisse.

Planen Sie voraus, Sie sparen Zeit

- Haben Sie immer Papier und Kugelschreiber beim Telefon.
- Tanken Sie immer, bevor die Reserve aufleuchtet.
- Halten Sie den Verbandskasten in Schuss.
- Besorgen Sie beim nächsten Einkauf Briefmarken. Dann haben Sie immer eine Marke zur Hand und müssen in dringenden Fällen nicht erst zum Postamt. Überlegen Sie, wie viel Zeit Sie sparen können, wenn Sie nicht so wie alle anderen um eine einzige Briefmarke Schlange stehen müssen!
- Notieren Sie sich die zehn wichtigsten Telefonnummern neben dem Telefon, oder programmieren Sie sie ein, dann müssen Sie nicht erst nach der Nummer suchen, wenn es eilig ist.
- Haben Sie immer Glühbirnen und Batterien vorrätig.
- Halten Sie für einen Stromausfall Kerzen, Kerzenhalter, eine Taschenlampe und Streichhölzer bzw. ein Feuerzeug bereit, wo Sie es auch im Dunkeln finden können!

Diese Vorschläge mögen nun simpel erscheinen, vielleicht gar nicht der Mühe wert – aber sie ersparen uns viel, wenn der Fall eintritt.

Machen Sie einen Speiseplan

Machen Sie den Speiseplan für die ganze Woche noch *vor* dem Wocheneinkauf, und schreiben Sie gleich auch die Einkaufsliste. Das spart Zeit beim Einkaufen und spart Geld, weil man nur kauft, was man wirklich braucht. Außerdem gibt es keine Panik in letzter Minute, was man zu Mittag oder zum Abendessen kochen soll.

Kaufen Sie sich ein Sparschwein

Geben Sie von Zeit zu Zeit das Kleingeld dort hinein, leeren Sie es gelegentlich aus, und sparen Sie auf etwas Nettes, Erholsames nur für Sie. Leihen Sie sich ein Video; kaufen Sie sich ein Buch oder eine Zeitschrift; suchen Sie beim Gärtner eine Pflanze aus; vereinbaren Sie einen Termin beim Friseur; gehen Sie zur Maniküre; oder besuchen Sie Ihre liebste Galerie oder ein Museum.

Finger weg von Genussmitteln

Erhalten Sie die Leistungsfähigkeit nicht mit Genussmitteln – Tee, Kaffee, Cola, Schokolade oder Süßigkeiten belasten einen Körper, der ohnehin auf Hochtouren läuft, nur noch mehr.

Haben Sie keine Angst vor Tränen

Manche Menschen weinen leicht. Andere nur gelegentlich. Manche gar nicht. Halten Sie niemals aus Scham die Tränen zurück. Männer zeigen selten Emotionen, und leider setzt sich das durch die Generationen fort, Söhne erhalten den Eindruck, sie dürfen nicht weinen. Weinen beweist Schwäche. Wir sind Machos. Viele Menschen bedenken nicht, dass Tränen der natürliche Weg sind, mit Spannungen, Ängsten und Zorn fertig zu werden. Mit den Tränen werden auch Substanzen ausgeschieden, die im Körper noch mehr Stress verursachen würden. Verschlossene Menschen, die sich niemals gehen lassen, dürften ein höheres Risiko für schwere Krankheiten haben. Weinen kann beruhigend wirken. Ist Ihnen noch nie aufgefallen, dass man sich nach dem Weinen zwar total erschöpft fühlt (und schrecklich aussieht), dass die Dinge aber wieder klarer und im richtigen Licht erscheinen?

Hören Sie entspannende Musik

Schaffen Sie sich entspannende oder meditative Musik an, die Sie vor dem Einschlafen abspielen. Das Abspielgerät sollte sich automatisch abschalten.

Lachen Sie öfter, lächeln Sie mehr

Sie brauchen keinen bestimmten Grund. Wenn das Gesicht lächelt, geht eine positive Botschaft an die Zellen. Versuchen Sie es jetzt und fühlen Sie, was passiert. Das Leben leichter zu nehmen hilft dem Körper, besser mit Stress fertig zu werden, sagen die Forscher, psychische Probleme und Depressionen werden seltener.

Achten Sie auf sich

Vergessen Sie nicht, dass Sie etwas Besonderes, Wertvolles sind und auf sich selbst Acht geben müssen.

Benutzen Sie ätherische Öle

Ätherische Öle wirken wunderbar in Verbindung mit anderen Maßnahmen zum Schutz vor Stress, wie etwa gute Ernährung, hochwertige Nahrungsergänzungspräparate und vernünftiges Training. Probieren Sie die folgenden Öle zunächst einzeln aus, jeweils 4 Tropfen in ein warmes Bad, in ein Dufthaus oder einen Zerstäuber, oder auf 25 Milliliter Massageöl, etwa Traubenkern oder Aprikose.

Lavendel *(Lavendula officinalis)* ist wahrscheinlich das bekannteste aller Duftöle, es hilft gegen Kopfschmerzen, beruhigt den überreizten Geist und sorgt für ruhigen Schlaf.

Wacholder *(Juniperus communis)* ist gut, wenn Angst und Erschöpfung uns verletzlich und empfindlich machen. Gut gegen Lethargie.

Muskatellersalbei *(Salvia sclarea)* hebt die Stimmung und hilft, wenn man sich vor lauter Arbeit völlig zerschlagen, aber unruhig fühlt. Ist auch gut gegen Nervosität und Depressionen.

Ingwer *(Zingiber officinale)* hilft im Winter, wenn die Kälte uns bis ins Mark dringt. Es wirkt sehr stark, also wirklich nur in kleinen Mengen verwenden.

Sandelholz *(Santalum album)* eignet sich für Menschen, die sich bei Stress stark in sich zurückziehen. Es hilft auch furchtsamen oder überempfindlichen Menschen und ist gut gegen Halsschmerzen.

Weihrauch *(Boswellia thurifera)* ist wohl mein Lieblingsöl, ich liebe den Duft. Das deutet schon darauf hin, welches Öl Sie brauchen. Wenn Sie den Duft nicht mögen, werden Sie die wohltuende Wirkung wahrscheinlich nicht verspüren. Weihrauch hilft gegen Angst, Unsicherheit und Kummer. Es schützt auch nachhaltig in besonders belastenden Situationen. Kälteempfindliche Personen profitieren davon besonders.

Informationen

Wenn Sie die Aromatherapie noch nicht kennen oder mehr darüber erfahren möchten, empfehle ich Ihnen, in eine Buchhandlung oder eine öffentliche Bücherei zu gehen, dort finden Sie bestimmt das Buch, das Sie nicht nur gut informiert, sondern auch Ihre Sinne anspricht.

Nehmen Sie Nahrungsergänzungspräparate ein

Es gibt mehrere sehr nützliche Vitamine und Mineralstoffe, die einen überreizten Geist beruhigen und den Körper besser mit Stress fertig werden lassen, indem sie entweder zur Entspannung oder zu einer erholsamen Nachtruhe beitragen.

Vitamin C ist wichtig für die Produktion von Anti-Stress-Hormonen und für die Stärkung des Immunsystems. Eine der höchsten Konzentrationen an Vitamin C findet sich in der Nebenniere, es ist dort jederzeit verfügbar, wenn eine Belastung auftritt. Wir verbrauchen es in großen Mengen, wenn wir Angst haben, schwer traumatisiert oder verletzt sind oder unter großem geistigem oder emotionalem Stress stehen, weshalb der Körper dann anfälliger für Infektionen wird; einer der Gründe dafür, warum wir unter Stress mehr zu Erkältungen neigen. Die meisten Säugetiere können in solchen Situationen selbst zusätzliches Vitamin C produzieren. Leider hat der menschliche Organismus diese Fähigkeit zur körpereigenen Vitamin-C-Produktion verloren, er muss täglich von außen über die Nahrung versorgt werden. Das wäre kein Problem, wenn unsere Ernährung reich an Vitamin C wäre. Fast alle Obst- und Gemüsesorten enthalten viel Vitamin C, aber leider kommen die meisten von uns nicht einmal auf die empfohlene Mindestmenge dieses unentbehrlichen Nährstoffs, ganz zu schweigen auf die für eine optimale Gesundheit erforderliche Menge. Wenn Sie wissen, dass Sie mit Stress nicht gut fertig werden, immer wieder an hartnäckigen Infektionen leiden, wenn Sie rauchen oder mitrauchen, häufig Autoabgasen ausgesetzt sind oder wenn Sie aus irgendeinem Grund nicht mindestens fünf Portionen frisches Obst und Gemüse pro Tag essen, sollten Sie unbedingt 500 Milligramm Vitamin C zwei- oder dreimal täglich *zusätzlich zu einem Multivitaminpräparat* einnehmen.

Die **Vitamine des B-Komplexes** erhalten das Nervensystem gesund und werden wie das Vitamin C von der Nebenniere benötigt. Ein Mangel an B-Vitaminen, besonders an B_1, B_3, B_5, B_6, B_{12}, Cholin und Folsäure erhöht die Anfälligkeit für Stress, Angst und Leistungsdruck. Man muss nicht eine ganze Ladung von B-Vitaminen einzeln oder in großen Dosen einnehmen. Ein gutes Multivitamin- und Mineralstoffpräparat sollte den täglichen Bedarf an B-Vitaminen und Mineralstoffen wie Magnesium (siehe unten) decken.

Magnesium ist allgemein als beruhigender Mineralstoff bekannt. Leider werden große Mengen davon verbraucht, wenn der Körper Stresshormone produziert. Ängstliche, besorgte Menschen haben einen höheren Spiegel an Stresshormonen im Blut als entspannte und haben daher oft einen höheren Bedarf an Magnesium. Dieser Mineralstoff ist in vielen Nahrungsmitteln enthalten, aber besonders in grünem Gemüse und Obst.

Wichtiger Hinweis

Wer Antidepressiva einnimmt, sollte die Einnahme eines Heilpflanzenpräparates oder Nahrungsergänzungsmittels mit seinem Arzt besprechen.

Nutzen Sie die Kräuterheilkunde

Auch die Kräuterheilkunde kann in belastenden Situationen hilfreich sein. Ich habe in meiner Praxis die Erfahrung gemacht, dass Kräuter ebenso wirkungsvoll sein können wie Beruhigungs- und Schlafmittel, allerdings ohne Benommenheit und Abhängigkeit zu verursachen.

Die **Passionsblume** *(Passiflora incarnata)* ist wahrscheinlich eines der besten natürlichen Beruhigungsmittel. Sie hilft sehr gut gegen Ängste und gegen jene Art von Schlaflosigkeit, bei der der Geist so aktiv ist wie der besagte Hamster im Laufrad. Sie wirkt auch beruhigend bei extremer emotionaler Belastung und hilft gegen Spannungskopfschmerz. Die Pflanze kommt aus Mexiko, wo schon die Azteken ihre beruhigende Wirkung zu schätzen wussten. Spanische Jesuiten, die ihr den Namen »Passionsblume« gaben, brachten die Samen mit nach Europa. Verwenden Sie dieses Heilkraut bei »Dauerstress«, also wenn Sie Monate lang nicht richtig schlafen konnten oder Tag für Tag sehr unter Druck stehen. Passionsblume macht nicht abhängig. Man hat sie auch schon erfolgreich als Ersatzmittel in der chemisch-medikamentösen Therapie mit Hypnotika und Antidepressiva in Form der schrittweisen Unterbrechung eingesetzt.

Baldrian *(Valerian officinalis)* klingt im Lateinischen ein wenig nach Valium, wird auch zur Behandlung ähnlicher Symptome eingesetzt, hat aber ansonsten nichts mit diesem synthetischen Stoff zu tun. Baldrian wirkt entspannend und findet in der Kräuterheilkunde seinen Einsatz bei Angst, Depressionen, Panikattacken, Muskelkrämpfen und nervöser Spannung. Er kann mit anderen beruhigenden Kräutern, etwa Passionsblume, kombiniert oder alleine verwendet werden. Baldrian kann auch tagsüber eingenommen werden, es besteht keine Gefahr von Schläfrigkeit.

Kava-Kava (Rauschpfeffer) *(Piper methysticum)* hat noch nicht den Bekanntheitsgrad wie Baldrian, ist aber von ausgezeichneter entspannender Wirkung, hilft bei Muskelverspannungen sowie Nervosität, Angst und Schlaflosigkeit. Vor dem Schlafengehen eingenommen, beruhigt er den überreizten Geist und fördert den gesunden Schlaf. Die aus dem Wurzelstock extrahierten Kava-Pyrone wirken angstlösend, muskelentspannend und schmerzlindernd. Kava-Kava ist in der Südsee beheimatet und wird von den Einwohnern Polynesiens seit Jahrtausenden als rituelles Getränk genossen. Captain James Cook (1728–1779) brachte den Kavapfeffer von seiner zweiten Entdeckungsreise nach England mit.

Johanniskraut *(Hypericum perforatum)* ist eine gut erforschte Heilpflanze, die mittlerweile als Heilmittel gegen Depressionen anerkannt ist. Sie kann aber auch sehr hilfreich sein, wenn man emotional darniederliegt oder unter extremem Druck steht. Studien zeigen, dass die Wirkung des Johanniskrauts darauf beruht, dass es den Spiegel der beruhigenden Substanz Serotonin im Gehirn erhöht. Es wirkt sicherlich entspannend auf die Muskeln und beruhigt den Körper allgemein. Ich habe von mehreren Menschen gehört, dass es auch gegen chronische Schmerzen helfen soll, besonders in Kombination mit Kava-Kava. Verwenden Sie Johanniskraut nicht, wenn Sie Sonnenbäder nehmen, eine Lichtbehandlung (gegen SAD) erhalten oder anderer ultravioletter Strahlung ausgesetzt sind. Es gibt Berichte über Fälle, in denen Johanniskraut Fotosensibilität verursachte.

Kamille *(Camomilla recutita)* ist für ihre beruhigenden Eigenschaften allgemein bekannt. Binden Sie getrocknete Kamille in ein Stückchen Leinen oder anderen lockeren Stoff, in ein Taschentuch oder sogar einen Baumwollsocken, und werfen Sie das Säckchen in die Badewanne, wenn Sie das Wasser einlassen. Trinken Sie vor dem Schlafengehen Kamillentee. Kamillenblüten gibt es auch in Kapselform. Dieses Heilkraut ist besonders hilfreich, wenn die Arbeitsbelastung Angst, Unruhe, Hyperaktivität oder Kopfschmerzen und Verdauungsbeschwerden, wie etwa Magenverstimmungen, Sodbrennen oder Reizkolon, auslöst.

Goldmohn *(Eschscholtzia californica)* ist sehr hilfreich, wenn man vor lauter Stress nicht einschlafen kann oder wenn Ängste schlechte Träume oder Albträume verursachen. Diese in Kalifornien beheimatete Pflanze ist ein natürliches Hypnotikum, das einen friedlichen, erholsamen Schlaf begünstigt. Es hat keine Nebenwirkungen und macht nicht abhängig.

Alle Arzneidrogen erhalten Sie in Reformhäusern, Apotheken und gut sortierten Drogeriemärkten vor Ort. Niemand muss all diese Präparate einnehmen. Beginnen Sie mit einem Multivitaminmineralstoffpräparat, das die wichtigsten Antioxidanzien, Vitamin A, C und E, alle B-Vitamine sowie Selen, Magnesium, Chrom und Zink enthält. Fügen Sie gegen Ängste

Kava-Kava und gegen Depressionen Johanniskraut hinzu, und halten Sie sich an dieses Schema mindestens acht Wochen lang, bevor Sie eine Bewertung vornehmen. Ist keine Besserung eingetreten, sollten Sie wirklich Ihren Arzt aufsuchen, sich gründlich untersuchen und eventuell zu einem Facharzt überweisen lassen.

Zu guter Letzt

Wenn Sie gestresst, überarbeitet oder ängstlich sind, sollten Sie stets daran denken, dass Kohle nur durch Druck zu Diamanten werden kann!

III.
Trennkost-Rezepte und Wochenspeisepläne

Bewährte Lieblingsrezepte

Willkommen im Rezeptteil von *Das Basis-Buch der Trennkost,* der reichlich schnelle und einfache Gerichte für den Einstieg enthält. Kein kompliziertes Cordon bleu, nur einfache, abwandelbare Speisen, die im Nu fertig und für die die Zutaten überall erhältlich sind. Sie sind schmackhaft, und ihre Rezepte funktionieren. Jedes der Rezepte wurde extra für dieses Buch entwickelt und mehrere Male ausprobiert, bevor es aufgenommen wurde. Eingang fanden auch einige Rezepte von Freunden und Kollegen, die bereits mit Genuss Trennkost essen.

Ein Hauptmerkmal aller Mahlzeiten ist ihr hoher ernährungsphysiologischer Wert und ihre einfache Zubereitung. Sie sind sowohl für Vegetarier geeignet als auch vegetarisch abwandelbar. Die Portionsgröße ist natürlich angegeben. Die meisten Hauptgerichte und Snacks sind für zwei Personen berechnet, und wenn Sie nur für einen kochen, nehmen Sie einfach die Hälfte aller Zutaten. Manchmal reicht die Menge auch noch für eine schnelle Mahlzeit am nächsten Tag, was an besonders hektischen Tagen das Leben erleichtert. Vergessen Sie jedoch nicht, die Reste in den Kühlschrank zu stellen und sie vor dem Servieren gründlich zu erwärmen.

- *Frühstücksideen* finden Sie ab Seite 377.
- Wer *Suppen* sucht, blättert zur Seite 382.
- Ideen für *Salate* finden sich auf Seite 392.
- *Köstliche Kleinigkeiten* und *Zwischenmahlzeiten* folgen ab Seite 393.
- Wer ein *einfaches Abendessen* braucht, geht zu Seite 427.
- Für andere *unwiderstehliche Hauptgerichte* versuchen Sie es mit Seite 412.
- Wer gerne für die ganze Woche plant, findet auf Seite 448 ff. *zwei einfache Wochenspeisepläne,* die er genau einhalten oder an den eigenen Bedarf anpassen kann.
- Streben Sie nach Möglichkeit eine Eiweißmahlzeit und zwei Stärkemahlzeiten pro Tag an – oder umgekehrt, also eine Stärke- und zwei Ei-

weißmahlzeiten, und achten Sie darauf, reichlich frisches Gemüse und Salat dazu zu essen.

• Vermeiden Sie, drei Mahlzeiten einer Art an einem Tag zu essen; also nicht drei Eiweißmahlzeiten am Tag oder drei Stärkemahlzeiten.

• Wer Gewicht abnehmen möchte, könnte vielleicht eine der drei Mahlzeiten nur aus Basenbildnern bestehen lassen, also nur aus Salat, nur aus Gemüse oder nur aus Obst, von den anderen beiden Mahlzeiten eine aus Eiweiß, eine aus Stärke.

• Bei jedem Rezept ist genau angegeben, ob es Eiweiß (E), Stärke (S) oder vielseitig (V) ist bzw. ob es für Vegetarier geeignet ist.

Erinnerung

• Kaufen Sie nach Möglichkeit aus ökologischer Produktion.

• Waschen Sie alles Obst und Gemüse vor der Verwendung gründlich – ob ökologisch oder nicht.

• Kochen Sie Gemüse nicht zu lang.

• Vermeiden Sie Frittiertes.

• Wärmen Sie Fertiggerichte und Take-away-Menüs niemals auf.

Dank

• Mein Dank gilt den Firmen Magimix, Moulinex und Bosch, die Geräte für die Zubereitung der Rezepte in *Das Basis-Buch der Trennkost* zur Verfügung gestellt haben. Verwendet wurden der Magimix Le Duo Juicer (Entsafter), Magimic Cuisine 4100 Processor (Küchenmaschine), Moulinex Avatio 3 Duo (Küchenmaschine/Mixer) und Bosch Concept.

• Mein Dank gilt auch Rose Rosney, Jean Cooper, Patricia Hubbard, Muriel Dubourdie, Jan Robinson, Vera Garschagen, Mary King, Carol Newton, Margaret Stuart-Turner, und Alan R. Johnson, die einige ihrer liebsten Trennkost-Rezepte beigesteuert haben.

Gesunde Frühstücksideen

Ich kann nicht zu sehr betonen, wie wichtig es ist, den Tag mit einem nahrhaften Frühstück zu beginnen. Viele Menschen haben Angst, sie könnten zunehmen, wenn sie zu viel zum Frühstück essen, und bedenken dabei nicht, dass gar kein Frühstück ein viel größeres Risiko darstellt. Wenn man den ganzen Tag nichts Ordentliches isst, ist die Gefahr viel größer, dass man abends kräftig zulangt und so wirklich zunimmt! Außerdem hilft ein vernünftiges, ausgiebiges Frühstück, den Blutzuckerspiegel konstant zu halten, sodass man zwischen den Mahlzeiten nicht hungrig wird. Man greift dann weit weniger leicht zu jenen fettigen, salzigen oder süßen Snacks, die alle Diätanstrengungen wieder zunichte machen.

Aber die erste Mahlzeit des Tages kann manchmal zum Problem werden. Frühstück ist doch für viele eine langweilige Angelegenheit. Immer dieselben Flocken mit Milch, ein Brötchen, das mehr Luft als Nährwert enthält, eine Tasse Kaffee oder Tee, und das war's. Keinerlei Phantasie! Abgesehen davon, dass das Frühstück meist eine ungünstige Kombination aus Eiweiß und Stärke ist, enthält es auch einige der häufigsten Allergene – Weizen, Hefe, Gluten und Kuhmilch – und zwar alle in einer Mahlzeit. Diese Form des Frühstücks ist auch stark säurebildend und lässt manche Menschen morgens nur sehr schwer in Schwung kommen. Bedenkt man dann noch, dass es meistens in Eile gegessen wird, dann bleibt von dem, was die wichtigste Mahlzeit des Tages sein soll, nur unverdauliche Leere.

Häufig haben wir um 10.30 Uhr oder 11.00 Uhr nicht bloß Sodbrennen, sondern kräftiges Magenknurren, Hunger und erniedrigten Blutzucker. Konzentration und Koordination sind entweder vermindert oder ganz dahin. Kein Wunder, dass wir dann zu Keksen, Schokolade und wenig gesunden Snacks und Getränken greifen, damit wir bis zum Mittagessen durchhalten.

Könnten wir das Frühstück nicht ein wenig interessanter – und damit auch nahrhafter – gestalten? Hier sind einige Ideen, wie man den Tag am besten beginnen könnte:

Frisches Obst

Auf Seite 37 finden Sie alles, was Sie über die Vorteile von frischem Obst und frischen Fruchtsäften wissen müssen. Achten Sie darauf, dass Sie genug davon essen. Ein einzelner Apfel oder eine Banane wird sehr wahrscheinlich nicht bis zur Mittagspause anhalten. Versuchen Sie es mit einem Obstteller oder einen Fruchtsalat. Eine Liste der köstlichen Früchte finden sie auf Seite 44.

Sie wissen ...

... dass man frisches Obst am besten alleine isst, ohne Eiweiß und Stärke.

Kompott aus Trockenobst

Trockenobst enthält reichlich Vitamine, Mineralstoffe, natürliche Zucker und Ballaststoffe. In manchen Naturkostläden, Reformhäusern und Feinkostgeschäften gibt es ausgezeichnete Trockenobstmischungen. Weichen Sie diese über Nacht in Apfelsaft oder Wasser ein. Oder Sie verwenden Trockenobst, wie Aprikosen, Bananen, Datteln, Feigen, Pfirsiche, Birnen, Rosinen und Sultaninen, einzeln und machen sich daraus einen Salat. Geben Sie darauf einen ordentlichen Löffel Schafmilchjoghurt oder einen Teelöffel Crème fraîche. Wählen Sie nach Möglichkeit Trockenobst aus ökologischem Anbau. Kaufen Sie jeweils nur kleine Mengen, die Sie in ein oder zwei Wochen verbrauchen.

Hunza-Aprikosen

Hunza-Aprikosen sind besonders köstlich und haben eine eigene Süße. Man findet sie in Supermärkten eher selten, wohl aber in Naturkostläden, Reformhäusern oder speziellen Fruchtläden. Getrocknet sehen sie aus wie kleine Betonstücke. Weicht man sie für ein paar Stunden ein, werden sie zu köstlichen, runden Früchten. Eine Schüssel Hunza-Aprikosen enthält viele Nähr- und Ballaststoffe.

Frühstücksflocken

In Supermärkten und Lebensmittelläden gibt es eine schier unüberblickbare Auswahl an Frühstücksflocken, sie locken mit Angaben wie »angereichert« oder »reich an Ballaststoffen«, manche sollen sogar beneidenswert schlank machen. Aber der Schein trügt. In Wahrheit enthalten viele dieser Flocken viel versteckten Industriezucker und Salz; die meisten werden aus Weizen hergestellt. Wie ich bereits gesagt habe, kann ein Übermaß an Weizen in der Ernährung ein Hindernis für eine Gewichtsabnahme sein. Weizen kann manchen Menschen Verdauungsprobleme bereiten, außerdem enthält er reichlich Gluten (Gliadin), ein aggressives Allergen. Überprüfen Sie die Zutaten Ihrer Lieblingsflocken zur Sicherheit. Wählen Sie Vollkornhaferflocken, die weit weniger Gluten (d. h. Gluten ohne Gliadin) enthalten als Weizen, oder Sie nehmen Reis und Hirse, die gar kein Gluten enthalten.

Selbst gemachtes Müsli

Dieses Rezept habe ich im Lauf der Jahre entwickelt, es ist eine ausgezeichnete Alternative zu den üblichen abgepackten Flocken auf Weizenbasis. Es ist leichter verdaulich und weit gesünder. Ich verwende dazu Haferflocken oder Haferkleie und gebe Sultaninen, Rosinen, gehackte Datteln, Feigen und Aprikosen, Pinienkerne, gehackte Walnüsse (weglassen bei Allergie), Kürbiskerne, Sonnenblumenkerne und Leinsamen bei. Am besten kauft man die Zutaten einzeln und macht das Müsli jeden Morgen frisch. Die Mengen richten sich nach dem Appetit. Meist reicht ein Dessertlöffel von jeder Zutat mehr als aus, noch köstlicher schmeckt es, wenn man eine geriebene Möhre und eine frisch geschnittene Banane dazugibt. Als Flüssigkeit verwendet man Reis- oder Mandelmilch oder einen Teelöffel Sahne mit 100 Milliliter Wasser verdünnt. Wer fertige Flocken vorzieht, findet in Reformhäusern und Naturkostläden meist hochwertige Müslis, auch glutenfreie Mischungen.

Reiswaffeln

Alle finden, dass Reiswaffeln aussehen wie Styropor. Na und? Dafür ist Reis glutenfrei. Reiswaffeln sind leicht verdaulich und sehr vielseitig, sie passen zu süßen und pikanten Aufstrichen. Versuchen Sie zum Frühstück Reiswaffeln mit etwas Butter oder einem nicht gehärteten Aufstrich und dem besten Honig, den Sie bekommen können. Im Naturkostladen, Reformhaus oder Feinkostgeschäft gibt es sicher eine große Auswahl an Honig. Bedenken Sie, dass Qualität ihren Preis hat. Billiger Honig wurde eventuell erhitzt und ist vermutlich nicht viel besser als Industriezucker. Echter kalt geschleuderter, unbehandelter Honig kostet fast immer mehr. Ich liebe den wunderbaren Geschmack des neuseeländischen Manuka-Honigs, der für mich ein ausgezeichneter – und wahrscheinlich viel gesünderer – Zuckerersatz ist.

Festere Brotsorten

Festere Brotsorten sind oft appetitlicher als das schwammige, langweilige Weißbrot aus Massenproduktion. Festere Brotsorten werden zwar auch aus Weizen hergestellt, sind aber oft bekömmlicher. Drei Scheiben davon mit etwas Butter und gutem Honig oder Bio-Marmelade geben ein sättigendes Frühstück ab. Näheres zum Thema Brot lesen Sie auf Seite 79.

Haferbrei

Einen glatten Haferbrei erhalten Sie mit Haferkleie, einen dickeren, gröberen Brei mit groben Haferflocken. Halten Sie sich an die Zubereitungsanleitung, verwenden Sie aber Wasser an Stelle von Milch (um Stärke und Eiweiß zu trennen). Haferbrei schmeckt besonders gut, wenn man kurz vor dem Servieren einen Löffel Honig und ein paar Bananenstücke dazugibt.

Rühreier, gekochte oder pochierte Eier

Angst vor Salmonellen und einem hohen Cholesterinspiegel haben Eier in Verruf gebracht. Wenn sie richtig gelagert und zubereitet werden, sind frische Eier aus biologischer Freilandhaltung ein sättigendes, nahrhaftes Frühstück. Es ist überhaupt nicht erwiesen, dass Eier den Cholesterinspiegel erhöhen, der einzige Grund, Eier zu vermeiden, ist eine Allergie gegen ihr Eiweiß – oder eine Abneigung dagegen. Rühreier, pochierte oder gekochte Eier ergeben eine sättigende Eiweißmahlzeit, dazu braucht man kein Brot mehr. Für ein Sonntagsfrühstück kann man 25 Gramm geriebenen Parmesan oder einige Streifen Räucherlachs unter die Rühreier geben. Oder geben Sie ein kleines Stück Schellfisch zu den pochierten Eiern. Wer die Eier lieber gebraten mag, muss sich keine Gedanken wegen des Fettes machen. In der Pfanne mit etwas Butter und Olivenöl gebraten und mit gebratenen Tomaten serviert, sind Eier köstlich und gesund (siehe Seite 86 des Kapitels *Ernährung für Gesundheit und Wohlbefinden*).

Speck, Pilze, Tomaten

Gebratener Speck zum Frühstück? Das ist für die meisten Menschen zumindest ungesund, wenn nicht sogar eine Sünde. In Wahrheit kann ein Gericht aus gebratenem magerem Speck (besonders aus ökologischer Landwirtschaft) mit Pilzen und Tomaten eine wahrhaft befriedigende Mahlzeit sein, mit der wir locker bis zum Mittagessen durchhalten. Für Vegetarier gibt es einen Speck-Ersatz aus Sojaeiweiß, der sogar in manchen Supermärkten angeboten wird.

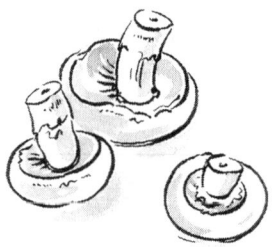

Herrliche Suppen

Grundrezept Gemüsebrühe oder -suppe

V – Vielseitig

Nach diesem Rezept können Sie eine nahrhafte klare Gemüsebrühe für Suppen und Saucen oder eine cremige Gemüsesuppe zubereiten. Die Rezeptur ergibt etwa 1,5 l Brühe und etwas mehr, wenn man eine dicke Suppe daraus macht. Sie lässt sich gut einfrieren und hält sich im Kühlschrank 3 bis 4 Tage.

2 große Zwiebeln
1 mittelgroße Kohlrübe
2 mittelgroße Möhren
2 mittelgroße weiße Rüben
2 mittelgroße Pastinaken
2 mittelgroße Lauchstangen
3 Knoblauchzehen, ganz, nicht zerdrückt
2 l Trinkwasser

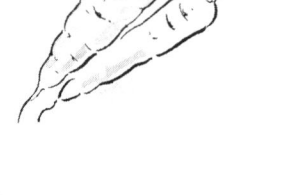

- Das Gemüse schälen und hacken und zusammen mit den ganzen Knoblauchzehen in einen großen Topf geben, das Wasser zugießen und langsam zum Kochen bringen.
- Herd zurückschalten, Topf abdecken und 2 Stunden köcheln lassen.
- Abkühlen lassen, dann abseihen und im Kühlschrank oder Gefrierschrank aufbewahren.

Tipp

Wer keine Zeit hat, die Brühe selbst herzustellen und auch keine Brühe vorrätig hat, verwendet einen salzarmen Gemüsebrühwürfel auf ½ l Wasser. Für 1 l Brühe braucht man 2 Würfel. Gibt es im Supermarkt keine salzarmen Brühwürfel, versuchen Sie es im Reformhaus.

Sellerie-Roquefort-Suppe

E – Eiweiß und Vegetarisch

Der Käse macht diese Suppe zu einem Eiweißgericht, weshalb sie sich nicht gut mit Stärke verträgt. Wenn Sie Brot zur Suppe essen möchten, bereiten Sie sie ohne Käse zu. Sellerie und Zwiebeln sind *vielseitig,* sie vertragen sich sowohl mit Eiweiß als auch mit Stärke.

2-3 Portionen

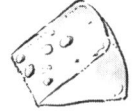

1 EL Olivenöl extra vergine
1 kleiner Stangensellerie, gewaschen und grob gehackt (geben Sie die groben äußeren Stangen weg, verwenden Sie nur die zarten)
1 große Zwiebel, grob gehackt
570 ml Gemüsebrühe (siehe Seite 382)
1 EL trockener Sherry (nach Wunsch)
50 g Roquefort
1 EL Sahne

- Das Olivenöl in einem großen Topf erhitzen. Sellerie und Zwiebel hineingeben und bei mittlerer Hitze 2 Minuten unter Rühren braten. Nun die Gemüsebrühe zugießen (und den Sherry, falls gewünscht!), abdecken und 20 Minuten köcheln lassen. Etwas abkühlen lassen, bis man die Suppe im Mixer pürieren kann, dann wieder in den Topf geben und erwärmen.
- Kurz vor dem Servieren den Käse zerbröckeln und mit der Sahne unter die Suppe ziehen.

Tipp

Ich verwende für dieses Rezept Roquefort, weil er aus Schafmilch hergestellt wird und leichter verdaulich ist als Kuhmilchkäse. Roquefort ist ziemlich teuer, hat aber so ein kräftiges Aroma, dass man nur wenig davon braucht.

Gesundes Biersüppchen

V – Vielseitig und Vegetarisch

Genießen Sie diese Suppe als Mahlzeit oder als interessante Vorspeise zu einem Eiweiß- oder Stärkegericht. Mit gebröckeltem Feta-Käse bestreut wird sie zu einer köstlichen Eiweißmahlzeit. Mit Croutons oder Gebäck zu einer Stärkemahlzeit.

2 große Portionen

1 EL Olivenöl aus erster Pressung
2 mittelgroße Zwiebeln, grob gehackt
1 mittelgroße Lauchstange, grob gehackt
1 Knoblauchzehe, zerdrückt
200 g Pilze, grob gehackt
300 ml Gemüsebrühe (siehe Seite 382)
1 TL dunkle Sojasauce
1 kleine Dose Bier (etwa 330 ml)

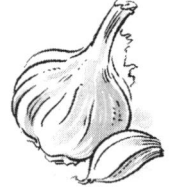

- Das Olivenöl in einem großen Topf erhitzen. Zwiebeln, Lauch und Knoblauch hineingeben und auf mittlerer Stufe etwa 5 Minuten braten. Nun die Pilze, Gemüsebrühe, Sojasauce und das Bier dazugeben. Zum Kochen bringen und etwa 20 Minuten vorsichtig köcheln lassen. Den Topf vom Herd nehmen und die Suppe etwas abkühlen lassen, bevor man sie im Mixer püriert. Die Suppe wieder in den Topf geben und erwärmen.

Tipp

Diese Suppe eignet sich gut für Partys. Weisen Sie die Gäste aber darauf hin, dass sie Alkohol enthält.

Spinatsuppe

V – Vielseitig und Vegetarisch

Mit einer kleinen Dose Limabohnen, gut abgespült und abgetropft, wird die Suppe zu einer Stärkemahlzeit.

2 Portionen

1 225-g-Packung junger Tiefkühlblattspinat
1 EL Olivenöl extra vergine
2 große Zwiebeln, grob gehackt
570 ml Gemüsebrühe (siehe Seite 382)
1 EL Sahne
frisch gemahlener schwarzer Pfeffer

- Die Spinatblätter über Dampf garen (dauert meist nur 3–4 Minuten) und gut abtropfen lassen. Das Öl in einem großen Topf erhitzen, Zwiebel hineingeben und auf hoher Stufe 2 Minuten braten. Die Gemüsebrühe und den gegarten Spinat hineingeben und 10 Minuten köcheln lassen. In der Küchenmaschine 2–3 Sekunden pürieren. Kurz vor dem Servieren die Sahne einrühren und mit frisch gemahlenem schwarzem Pfeffer würzen.

Würzige Hühnersuppe

E – Eiweiß

2 Portionen

1 EL Olivenöl extra vergine
1 kleine Zwiebel, grob gehackt
200 g Champignons, grob gehackt
$^1/_2$ TL milde Korma-Currypaste
2 TL helle Sojasauce oder Seetangsauce
$^1/_2$ TL thailändische Gewürzmischung
4 Frühlingszwiebeln, in hauchdünne Streifen geschnitten
$^1/_2$ TL Chilipulver
2,5 cm frischer Ingwer, geschält und gerieben
$^1/_2$ TL Mangochutney
1 großes oder 2 kleine Hühnerfilets (Bio-Produkt), ohne Haut und Knochen, in dünne Streifen geschnitten
1 400-ml-Dose Kokosmilch
400 ml Gemüsebrühe (siehe Seite 382)
3 oder 4 Stängel Zitronellgras

- Das Olivenöl in einer Pfanne erhitzen und die Zwiebeln darin 2 Minuten braten. Champignons, Currypaste, Soja- oder Seetangsauce, Gewürzmischung, Frühlingszwiebeln, Chilipulver, Ingwer, Mangochutney und Hühnerfleisch einrühren und auf mittlerer Stufe 7–10 Minuten dünsten.
- Inzwischen in einem anderen Topf die Kokosmilch und die Brühe zum Kochen bringen. Das Zitronellgras dazugeben (die Stängel ganz lassen, nicht hacken). Herdplatte zurückschalten und 15 Minuten köcheln lassen. Das Zitronellgras herausheben und wegwerfen, dann erst die Huhn-Zwiebel-Mischung in die Brühe geben. Weitere 10 Minuten köcheln lassen. Den Topf vom Herd nehmen und einige Minuten abkühlen lassen. Die Suppe im Mixer 3 oder 4 Sekunden pürieren (nicht länger). Nochmals erwärmen und servieren.

Schnelle Linsen-Zucchini-Suppe

S - Stärke und Vegetarisch

2 Portionen

400 g Dosenlinsen
1 EL Olivenöl extra vergine
1 mittelgroße Zwiebel, fein gehackt
5 cm frischer Ingwer, geschält und gerieben
2 mittelgroße Zucchini, fein würfelig geschnitten
570 ml Gemüsebrühe (Seite 382)
Meersalz und frisch gemahlener schwarzer Pfeffer

- Die Linsen abspülen und abtropfen lassen. Das Öl erhitzen, die Zwiebeln bei mittlerer Hitze 2 Minuten braten. Geben Sie den geriebenen Ingwer in ein kleines Tuch oder in die Handfläche, und drücken Sie den Saft heraus. Sie sollten mindestens 1 TL Ingwersaft erhalten. Nach dem Ausdrücken werfen Sie den Ingwer weg. Zucchini, Linsen und Gemüsebrühe in den Topf geben und gut umrühren. Zum Kochen bringen und 10 Minuten köcheln lassen. Die Suppe entweder grob zerdrücken oder im Mixer fein pürieren. Nach Geschmack würzen.
- Heiß mit Matzen oder Roggenknäckebrot servieren.

Tipp

Eine noch schnellere und etwas andere Suppe erhält man, wenn man die Zucchini weglässt, nur die Hälfte der Gemüsebrühe nimmt und 1 Dose geschälte Tomaten, gehackt (Pizza-Tomaten) zufügt.

Erbsensuppe mit Minze und Brunnenkresse

V – Vielseitig und Vegetarisch

Diese Suppe ist eine ausgezeichnete Vorspeise für eine Stärke- oder eine Eiweißmahlzeit

2 Portionen

25 g Butter
2 Zwiebeln, fein gehackt
1 Knoblauchzehe, zerdrückt
100-g-Packung oder ein Bund Brunnenkresse,
sehr gut gewaschen und gehackt
250 g Tiefkühlerbsen
2 EL Minze, frisch gehackt
850 ml Gemüsebrühe (siehe Seite 382)
Meersalz und frisch gemahlener schwarzer Pfeffer
1 EL Sahne

- Die Butter in einem großen Topf schmelzen, Zwiebeln und Knoblauch darin bei mittlerer Hitze 4–5 Minuten braten. Brunnenkresse, Erbsen, Minze, Gemüsebrühe und Gewürze dazugeben. Zum Kochen bringen und 15 Minuten köcheln lassen. Die Suppe ein paar Minuten abkühlen lassen, dann im Mixer gut pürieren. Wieder in den Topf geben und erwärmen.
- Kurz vor dem Servieren die Sahne einrühren.

Tipp

Frische Minze, Brunnenkresse und Erbsen sind ausgezeichnete Lieferanten von Beta-Karotin, Folsäure und Eisen.

Kichererbsen-Gemüse-Suppe

S – Stärke und Vegetarisch

2 Portionen

2 EL Olivenöl extra vergine
1 große Zwiebel, fein gehackt
$^1/_2$ TL mildes Currypulver
1 EL Tomatenmark
1 Brokkoli (etwa 250 g), in kleine Röschen zerteilt
2 Selleriestangen, gehackt
2 Möhren, geschält und in kleine Stücke geschnitten
1 l Gemüsebrühe (siehe Seite 382)
1 400-g-Dose Kichererbsen

- Das Öl in einem großen Topf erhitzen, Zwiebeln und Currypulver darin 3–4 Minuten dünsten. Tomatenmark, Brokkoli, Sellerie und Möhren dazugeben und auf hoher Stufe unter ständigem Rühren 5 Minuten garen. Nun die Gemüsebrühe zugeben, zum Kochen bringen und 15 Minuten köcheln lassen. Die Kichererbsen abspülen und abtropfen lassen und zur Suppe geben. Weitere 5 Minuten kochen lassen. Die Suppe etwas abkühlen lassen, sodass man sie gut pürieren kann.
- Suppe nochmals erwärmen und mit Roggenknäckebrot, Matzen oder festem, dunklem Brot servieren.

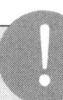

Tipp

Kichererbsen enthalten reichlich Ballaststoffe und relativ viel Kalzium und Magnesium.

Südländische Gemüsesuppe

S – Stärke und Vegetarisch

Diese Menge ergibt 4 große oder 6 kleine Portionen. Die Suppe hält sich im Kühlschrank 3 bis 4 Tage und lässt sich auch gut einfrieren.

4–6 Portionen

2 EL Olivenöl extra vergine
1 große Zwiebel, fein gehackt
1 Knoblauchzehe, zerdrückt
2 Selleriestangen, in kleine Stücke geschnitten
2 Möhren, geschält und gehackt
1 rote Paprikaschote, entkernt und gehackt
1 weiße Rübe, geschält und gehackt
1 große Dose (etwa 400 g) geschälte Tomaten, gehackt (Pizza-Tomaten)
1 kleine Dose (etwa 225 g) rote Kidneybohnen, abgespült und abgetropft
1 EL Basilikum, fein gehackt
1 EL Petersilie, fein gehackt
1 TL kalt geschleuderter Honig
1 l Gemüsebrühe (siehe Seite 382)
frisch gemahlener schwarzer Pfeffer
125 g kleine Teigwaren, etwa Fusilli oder Penne

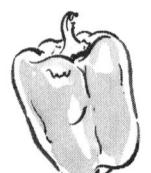

- Das Öl in einem großen Topf erhitzen, Zwiebel, Knoblauch, Sellerie, Möhren, Paprikaschoten und weiße Rüben 10 Minuten auf mittlerer Stufe dünsten. Dann die Tomaten, Kidneybohnen, Basilikum, Petersilie, Honig, Brühe und schwarzen Pfeffer einrühren. Zum Kochen bringen, Herd zurückschalten, Topf abdecken und Suppe 20 Minuten köcheln lassen. Die Nudeln dazugeben und weitere 20 Minuten köcheln lassen, bis die Nudeln weich sind.

Cremige Pastinaken-Bohnen-Suppe

S – Stärke und Vegetarisch

2 Portionen

25 g Butter
1 große Zwiebel, fein gehackt
500 g Pastinaken, geschält und gehackt
1 große Kartoffel, geschält und in kleine Stücke geschnitten
1 l Gemüsebrühe (Seite 382)
1 400-g-Dose Limabohnen, abgespült und abgetropft
2 TL Sahne
$1/_2$ TL gemahlener Muskat
Meersalz und frisch gemahlener schwarzer Pfeffer
frisch gehackter Schnittlauch zum Garnieren

- Die Butter in einem großen Topf schmelzen und die Zwiebeln darin 5 Minuten auf mittlerer Stufe dünsten. Pastinaken und Kartoffel dazugeben, weitere 5 Minuten unter ständigem Rühren dünsten. Dann Brühe und Limabohnen dazugeben und 15 Minuten köcheln lassen. Die Suppe leicht abkühlen lassen, dann Sahne, Muskat und Gewürze zugeben. Im Mixer pürieren.
- Vor dem Servieren erwärmen und mit etwas Schnittlauch garnieren.

Tipp

Pastinaken sind nicht nur reich an Ballaststoffen, sie sind auch ausgezeichnete Lieferanten von Kalium, Folsäure und Beta-Karotin sowie von nennenswerten Mengen an Kalzium und Magnesium.

Besondere Salate

Mit etwas Fantasie wird aus einem Salat eine köstliche Mahlzeit oder eine nahrhafte Ergänzung des Hauptgerichts. Verwenden Sie für Ihren Salat so viele der folgenden Zutaten, wie Sie mögen. Bedenken Sie dabei, dass die meisten Salate ansprechender aussehen, wenn die Zutaten geraffelt, gehackt oder in kleine Stücke geschnitten werden. Bereiten Sie Salate nicht auf Vorrat zu – sobald das Gemüse aus dem Kühlschrank kommt, nimmt der Vitamingehalt ab. Wählen Sie Produkte aus biologischem Anbau, und waschen Sie vor der Verwendung alles gründlich.

Aus diesen Gemüsen lassen sich herrliche Salate komponieren:

- Avocado
- Blattsalat (alle Arten, möglichst dunkelgrüne Blätter)
- Blumenkohlröschen
- Bohnensprossen oder Keimlinge
- Brokkoli-/Blumenkohlröschen
- Brunnenkresse
- Chicorée
- Chinakohl
- Frühlingszwiebel
- Gurke (geschält)
- Löwenzahnblätter (nur junge)
- Möhren (geraffelt)
- Paprika (rote, grüne oder gelbe Paprikaschoten)
- Rauke
- Rote Bete (roh und geraffelt)
- Rotkohl
- Sellerie
- Spargel (vorsichtig gekocht und abgeschreckt)
- Spinat (junger)
- Tomaten
- Weißkohl
- Zwiebel

Tipp

Noch besser und gesünder wird ein Salatgericht durch frische Küchenkräuter wie Basilikum, Koriander, Fenchel, Minze oder Petersilie oder durch einige Sonnenblumen- oder Kürbiskerne.

Köstliche Kleinigkeiten, Zwischenmahlzeiten und Vorspeisen

Hausgemachter Hummus mit Gemüsesticks

S – Stärke und Vegetarisch

Hummus wird aus Kichererbsen hergestellt, die weit mehr Stärke als Eiweiß enthalten, zählt also zu den Stärkemahlzeiten. Hummus hält sich im Kühlschrank gut bis zu 3 Tage.

2 Portionen

1 400-g-Dose Kichererbsen, abgespült und abgetropft
Saft von 1 Zitrone (frisch gepresst, keinen industriellen)
4 EL Olivenöl aus erster Pressung
2 EL Tahin (Sesamsamenpaste, gibt es in jedem Asienladen)
1 Knoblauchzehe, zerdrückt
2 EL Wasser
frisch gemahlener schwarzer Pfeffer und Meersalz nach Geschmack

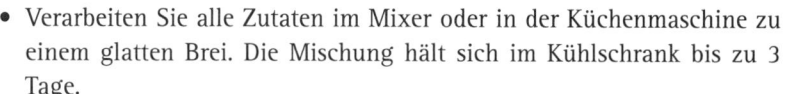

- Verarbeiten Sie alle Zutaten im Mixer oder in der Küchenmaschine zu einem glatten Brei. Die Mischung hält sich im Kühlschrank bis zu 3 Tage.

Für die Gemüsesticks:
- Schneiden Sie Sellerie und Möhren in Streifen, Zucchini und Gurken in Scheiben, dazu kommen einige Frühlingszwiebeln, Spargel (vorsichtig gekocht und abgeschreckt), Brokkoli- und Blumenkohlröschen sowie Kirschtomaten.
- Legen Sie das Gemüse auf einen großen Teller, und servieren Sie den Hummus in einer kleinen Schüssel.

Tipp

Fertigen Hummus gibt es in vielen Naturkost- und Asienläden sowie Feinkostgeschäften; oder Sie versuchen dieses einfache Rezept. Hummus schmeckt auch sehr gut zu Knäckebrot, Kräckern oder Ofenkartoffeln, macht sich auf einer Party aber besonders gut mit Gemüsesticks, zum Aperitif serviert.

Maggies Wecken (Margaret Stuart-Turner)

S – Stärke und Vegetarisch

Dieses Gericht eignet sich gut für zwischendurch. Es hält sich 1 bis 2 Tage im Kühlschrank und lässt sich auch gut einfrieren.

2 große oder 4 kleine Portionen

1 französisches Weißbrot
4 EL Olivenöl extra vergine
1 kleine rote Paprikaschote, entkernt
1 große Zwiebel
2 große Champignons
12 gefüllte grüne oder entkernte schwarze Oliven
$^1/_2$ 50-g-Dose Anchovis
1 200-g-Dose Artischocken, abgespült und abgetropft
2 Selleriestangen (am besten die zarten inneren)
$^1/_2$ kleine Gurke, geschält und entkernt

- Das Brot der Länge nach halbieren, die Enden abschneiden. Nun mit einem Löffel das Innere herausholen, sodass nur eine dicke »Schale« bleibt. Das Innere zerkleinern (nicht zu fein) und beiseite stellen.
- Alle anderen Zutaten sehr fein schneiden oder

hacken. 1 EL Olivenöl in einem flachen Topf erhitzen und Paprika-schote, Zwiebel und Pilze auf mittlerer Stufe weich dünsten, das dauert etwa 5 Minuten. Vom Herd nehmen. Dann die Oliven, Anchovis, Arti-schocken, Sellerie und Gurke, die Brotmasse und das restliche Olivenöl einrühren. Die Mischung sollte durchfeuchtet, aber nicht nass sein.

• Das Brot gut füllen, dabei die Mischung fest in die Hälften drücken, dann das Brot wieder zusammenklappen. Mit Butterbrotpapier fest um-wickeln und mit Garn umbinden, darauf achten, dass beide Enden be-festigt sind. Den Wecken für mehrere Stunden (oder über Nacht) in den Kühlschrank geben, dabei mit einem Gefäß oder Teller beschweren.

• Aufschneiden und servieren, eventuell mit Eissalat.

Tipp

Abwechslung bringen alternative Füllungen wie Hummus und Toma-ten an Stelle von Anchovis, Artischocken, Sellerie und Gurke.

Bruschetta mit Röstgemüse (Rose Rosney)

S – Stärke und Vegetarisch

4 Portionen

1 große Zwiebel, geachtelt
2 Knoblauchzehen, in Scheiben geschnitten
2 rote Paprikaschoten, entkernt und in große Stücke geschnitten
2 gelbe Paprikaschoten, entkernt und in große Stücke geschnitten
1 Aubergine, in Stücke geschnitten
85 ml Olivenöl extra vergine
Meersalz und frisch gemahlener schwarzer Pfeffer
frisches Basilikum zum Garnieren

Für darunter:
2 kleine Chiabatta, waagrecht halbiert und nochmals geteilt
50 ml Olivenöl extra vergine
1–2 Knoblauchzehen, zerdrückt

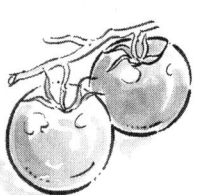

- Backofen auf 200 Grad, Gas Stufe 6 vorheizen. Das Gemüse in eine große Auflaufform geben, mit Olivenöl beträufeln und gut mischen. Mit Salz und Pfeffer würzen und im Backofen 25–30 Minuten braten, dabei öfters umrühren.
- Die Ciabatta-Scheiben auf ein Backblech legen. Das Olivenöl mit dem Knoblauch mischen und die Hälfte davon über die Brote verteilen. 5–8 Minuten überbacken, dann wenden, das restliche Olivenöl darüber geben und weitere 5–8 Minuten backen.
- Die Ciabatta-Scheiben auf Tellern anrichten, das warme Gemüse darauf geben und mit frischem Basilikum garnieren.

Super Salatsandwich

S – Stärke und Vegetarisch

2 Portionen

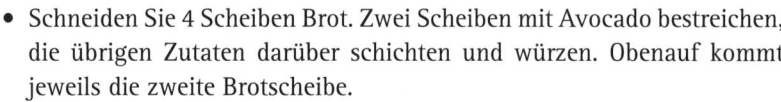

4 Scheiben Brot (festere Sorten)
$1/_2$ reife Avocado, geschält und püriert
4 frische dunkelgrüne Salatblätter
1 große Tomate, in Scheiben geschnitten
frisch gehackte Petersilie
4 Scheiben Rote Bete, gekocht (siehe Tipp, Seite 410)
Meersalz und frisch gemahlener schwarzer Pfeffer

- Schneiden Sie 4 Scheiben Brot. Zwei Scheiben mit Avocado bestreichen, die übrigen Zutaten darüber schichten und würzen. Obenauf kommt jeweils die zweite Brotscheibe.

Das beste Omelette

E – Eiweiß. Außer Lachs sind alle Füllungen
für Vegetarier geeignet.

Eier sind reich an Eiweiß, essen Sie zu Omelette also niemals Brot oder
Toast.

1 Portion

2 große Eier (Bio)
Trinkwasser
Meersalz und frisch gemahlener schwarzer Pfeffer
1 kleines Stück Butter
frisch gehackte Petersilie zum Garnieren

Grundrezept Omelette:
• Die Eier mit 1 EL Wasser und Gewürzen verschlagen. Mit dem Hand-
  rührgerät wird die Masse flaumiger als mit dem Schneebesen. Die Butter mit 1 TL (nicht mehr) Wasser in der Pfanne schmelzen lassen, bis sie
  zu zischen beginnt. Die Eier hineingeben und unten stocken lassen.
  Nun die Fülle (siehe unten) darüber verteilen und das Omelette weiter
  braten, bis es gerade fest ist (dauert auf mittlerer Stufe meist 3–4 Minuten).
• Das Omelette zusammenklappen und halbieren. Mit frischer Petersilie
  garniert servieren.

Vorschläge für Füllungen:
• Pilze und Zwiebel – gebratene Zwiebel und Pilze ergeben eine sehr
  schmackhafte Füllung für ein Omelette.
• gedämpfter Spinat
• Feta-Käse (zerbröckelt) mit sonnengetrockneten Tomaten (gehackt) –
  ziemlich salzig, Eier nicht salzen.
• frische Tomatenscheiben
  Räucherlachs – in Streifen schneiden und auf das Omelette geben, kurz
  bevor man es aus der Pfanne holt.

- Gemüsemischung – etwa Blumenkohl, Brokkoli, Erbsen, Möhren, rote Paprikaschoten, Zwiebel. Alles außer den Erbsen sehr fein hacken und in ein wenig Olivenöl extra vergine weich dünsten. Die Erbsen in wenig Wasser garen, dann abseihen und zum anderen Gemüse geben. Das Omelette wie beschrieben zubereiten. Kurz bevor es fest wird, das Gemüse darüber verteilen und das Omelette zusammenklappen. Eventuell mit Eissalat servieren.

Spinat-Käse-Soufflé

E – Eiweiß und vegetarisch

Dieses Gericht ist eine köstliche Zwischenmahlzeit für 2 Personen oder ein gutes eiweißreiches Hauptgericht.

1 große Portion

1 225-g-Packung tiefgekühlter junger Spinat
125 g Quark
3 kleine Eiweiße
50 g geriebener Parmesan
etwas Paprika

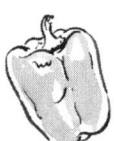

- Backofen auf 200 Grad/Gas Stufe 6 vorheizen.
- Spinat dämpfen und dann gut abtropfen lassen. Zwei kleine Auflaufformen (150 ml) mit wenig Butter befetten. Spinat und Quark in einer großen Schüssel mischen. Die Eiweiße in einer anderen Schüssel steif schlagen. Unter den Spinat ziehen, die Mischung mit einem Löffel in den Auflaufformen verteilen. Mit dem geriebenen Parmesan und ein wenig Paprika bestreuen. Die Förmchen auf ein Backblech stellen, und die Soufflés 20–25 Minuten backen, bis sie schön aufgegangen und goldbraun sind. (Die Backofentür während des Backens nicht plötzlich öffnen, die Soufflés könnten zusammenfallen.)
- Mit gemischtem oder grünem Salat servieren.

Pikante Kartoffelscheiben

S – Stärke und vegetarisch

Eine Stärkemahlzeit für zwischendurch oder eine gute Beilage zu einem stärkebetonten Essen oder Gemüsegericht.

2 Portionen

2 mittelgroße Kartoffeln (nach Möglichkeit Bio)
1 mittelgroße Zwiebel, fein gehackt
2 EL Olivenöl extra vergine
$^{1}/_{2}$ TL mildes Currypulver
Meersalz

- Die Kartoffeln waschen, Augen oder Flecken entfernen, aber nicht schälen. Die Kartoffeln in Scheiben schneiden und nochmals abspülen, dann auf Küchenkrepp oder einem sauberen Geschirrtuch trocknen. Die Zwiebel schälen und sehr fein hacken. Das Olivenöl in einer großen, flachen Pfanne erhitzen, Zwiebel und Currypulver hineingeben und 1 Minute dünsten. Die Kartoffelscheiben in die Pfanne geben und von jeder Seite etwa 4–5 Minuten braten, bis sie goldbraun sind. Mit wenig Meersalz würzen.
- Die Kartoffelscheiben in eine Ciabatta oder ein Baguette geben oder einen Eissalat dazu servieren

Tipp

Ist eine schmackhafte, fettarme Alternative zu Pommes frites.

Ofenkartoffeln

S – Stärke und vegetarisch

Ofenkartoffeln sind sättigende und gesunde kleine Gerichte, auch für ein kleines Mittag- oder Abendessen. Man kann bei Trennkost zwar nicht Ofenkartoffeln mit Käse essen, das wäre Eiweiß und Stärke, es gibt jedoch viele, viele andere Füllungen.

Ofenkartoffel mit Lauch-Pilz-Fülle (Muriel Dubourdieu)

S – Stärke

1 Portion

1 große Kartoffel zum Backen (vorwiegend fest kochende Sorte)
1 EL Olivenöl extra vergine
1 kleine Lauchstange, gekocht und in dünne Scheiben geschnitten
2 große Wiesenchampignons, gewaschen
und in Scheiben geschnitten
1 TL Kartoffelstärke
1 TL Sahne
1 Tl Balsamico
etwas Gemüsebrühe (siehe Seite 382)

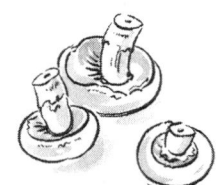

- Backofen auf 220 Grad/Gas Stufe 7 vorheizen. Die Kartoffel gründlich waschen, mehrmals mit der Gabel einstechen. Im Backofen auf dem Rost etwa $1^1/_4$ Stunden backen, bis sie auf sanften Druck nachgibt (Vorsicht heiß!).
- Das Olivenöl in einer Pfanne erhitzen, Lauch und Pilze hineingeben. Braten, bis die Pilze gar sind, dann die Kartoffelstärke dazugeben. Gut unterrühren, dann Sahne und Balsamico dazugeben, es entsteht eine dicke Masse. Mit etwas Gemüsebrühe ein wenig verdünnen, die Sauce über die Kartoffel geben. Sofort servieren.

Andere Füllungen:
Gebackene Bohnen – in manchen Supermärkten gibt es sie bereits aus biologischem Anbau
frischer grüner Salat
Avocadopesto (Seite 434)
cremige Erbsensauce (Seite 435)
schnelle Pastasauce (Seite 436)
gehackte Pilze – in wenig Olivenöl gebraten
knackiger Krautsalat (Seite 444)
heißer Kuskus-Salat (Seite 440)
hausgemachter Hummus (Seite 393)
oder nur frisch gemahlener schwarzer Pfeffer und ein Stückchen Butter

---

Tipp

Bei Bio-Kartoffeln kann man die Schale mitessen, wenn sie gründlich gewaschen sind. Bei Kartoffeln aus konventionellem Anbau lässt man die Schale übrig.

Vollkornreis-Kartoffel-Bratlinge

S – Stärke und vegetarisch

Ohne Beilage ist das Gericht ein guter Snack. Ausgiebiger wird es mit gebackenen Bohnen (Bio), einem Bohnensalat (Seite 406) oder einem anderen Salat. Als Hauptgericht serviert man die Bratlinge mit einem großen Salat oder einer großen Portion Gemüse. Die hier angegebenen Mengen ergeben 4 große oder 8 kleine Bratlinge.

2 Portionen

50 g Vollkornreis
450 g große Kartoffeln
4 EL Olivenöl extra vergine

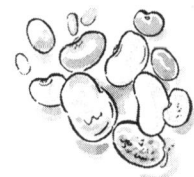

1 große Zwiebel, gehackt oder in Scheiben geschnitten
Petersilie oder Schnittlauch, frisch gehackt
1 EL Vollkornreismehl
Meersalz und frisch gemahlener schwarzer Pfeffer

* Den Reis nach Anleitung auf der Packung kochen, abtropfen lassen und in eine Schüssel geben. Die Kartoffeln schälen und kochen, dann zerdrücken und mit dem Reis mischen. 1 EL Öl in einer großen Pfanne erhitzen, darin die Zwiebeln in etwa 5 Minuten weich dünsten. Die Zwiebeln und Kräuter zur Reis-Kartoffel-Mischung geben. Gut mischen. Das Reismehl auf einem Brett verteilen, aus der Mischung Bratlinge formen und von beiden Seiten im Reismehl wälzen. Das restliche Öl in der Pfanne erhitzen und die Bratlinge darin von jeder Seite etwa 10 Minuten goldbraun braten.
* Mit Salat oder Gemüse servieren (siehe obige Vorschläge).

Walnuss-Avocado

V – vielseitig und vegetarisch

Dieses vielseitige Rezept schmeckt gut als Hauptgericht oder als frische Vorspeise zu einem eiweiß- oder stärkebetonten Hauptgericht.

1 Hauptgericht oder 2 Vorspeisen

1 reife Avocado, gewaschen, halbiert und entkernt
1 TL frischer Zitronensaft
2 Walnusshälften zum Garnieren

Für die Fülle:
¼ Gurke, geschält und fein gehackt
1 gestrichener EL fein gehackte Walnüsse
1 gestrichener EL fein gehackte Minze
Meersalz und frisch gemahlener schwarzer Pfeffer
1 EL Schafmilchjoghurt
1 TL Balsamico

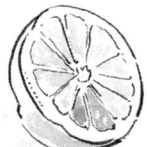

- Die Avocadohälften mit dem Zitronensaft bestreichen, damit sie nicht braun werden. Beiseite stellen. Gurke, gehackte Walnüsse, Minze, Meersalz und schwarzen Pfeffer in eine große Schüssel geben. Joghurt und Balsamico in einer anderen Schüssel verschlagen und dann unter die Gurken-Walnuss-Mischung rühren. Die Fülle mit einem Löffel in die Avocadohälften geben und mit jeweils einer halben Walnuss belegen.

Tipp

Avocados enthalten reichlich einfach ungesättigte Fettsäuren, die, wie Forschungen ergaben, Cholesterin- und Blutzuckerspiegel im Gleichgewicht halten. Walnüsse enthalten spezielle Nährstoffe, die so genannten essenziellen Fettsäuren, wie sie ähnlich in Fischöl zu finden sind.

Melonenboote mit Kiwi und Grapefruit

Basen bildend und vegetarisch

Wird am besten von Eiweiß und Stärke getrennt gegessen.

2 Portionen

$\frac{1}{2}$ Kantalupe oder Galia-Melone
1 reife Kiwi
1 frische Grapefruit
(oder notfalls ungesüßte Grapefruitstücke aus der Dose)
2 EL kalt geschleuderter Honig
2 TL Cointreau (nach Wunsch)

- Die Melone teilen, die Kerne entfernen. Die Kiwi schälen und in dünne Scheiben schneiden. Jedes Melonenstück mit Grapefruitstücken und Kiwischeiben belegen, mit dem Honig beträufeln.

- Wenn man das Gericht als Vorspeise zu einem festlichen Abendessen serviert, übergießt man die Früchte vor dem Servieren mit Cointreau.

Tipp

Wussten Sie, dass Kiwis extra viel Vitamin C enthalten? Sogar doppelt so viel wie eine Orange (bei gleichem Gewicht)!

Einfacher, schneller griechischer Salat

E – Eiweiß und vegetarisch

2 Portionen

2 große, reife Tomaten, geachtelt
100 g Feta-Käse, in Stücke geschnitten
$^1/_4$ Gurke, geschält und gehackt oder in Scheiben geschnitten
8 schwarze Oliven

Dressing:
2 EL Olivenöl extra vergine
1 EL Apfelessig (süßer wird der Salat mit Balsamico)
1 TL fein gehackter frischer Oregano oder $^1/_2$ TL getrockneter Oregano (gehackte Petersilie oder Minze als Ersatz)

- Tomaten, Feta-Käse, Gurke und Oliven in kleinen Schüsseln oder auf Tellern anrichten.
- Alle Zutaten für das Dressing in ein Gefäß mit Schraubverschluss geben und gut durchschütteln. Über den Salat gießen.

Einfacher Caesar-Salat (Jan Robinson)

E – Eiweiß

2 Portionen

8 Eissalatherzen
1 Hand voll frischer Schnittlauch, gehackt
1 EL geröstete Pinienkerne
geriebener Parmesan nach Geschmack

Dressing:
1 sehr frisches Ei (Bio)
1 Knoblauchzehe, zerdrückt
2 gehäufte TL Kapern
4 Anchovisfilets
1 gehäufter TL Dijonsenf
1 EL Olivenöl extra vergine

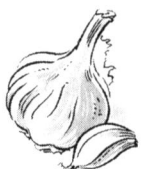

- Die Salatherzen zerteilen und in eine große Schüssel legen, Schnittlauch, Pinienkerne und geriebenen Parmesan darüber streuen.
- Alle Dressing-Zutaten in ein Marmeladenglas geben und gut durchschütteln. Langsam das Olivenöl dazugeben, bis die Mischung dicklich wird wie Mayonnaise. Etwas mehr Parmesan dazugeben, schütteln und vor dem Servieren über den Salat träufeln.

Wichtiger Hinweis

Das Dressing noch am selben Tag aufbrauchen und gut kühlen. Verwenden Sie keine rohen Eier, wenn Sie schwanger oder nicht ganz gesund sind.

Gemischter Bohnensalat

S – Stärke und vegetarisch

Dieser Bohnensalat lässt sich aus den Grundzutaten leicht herstellen – wer in Eile ist, nimmt ein Glas fertigen Salat aus dem Supermarkt, Reformhaus oder Feinkostgeschäft. Oder man kauft eine Dose gemischte Hülsenfrüchte, lässt sie gut abtropfen und mischt sie mit der Zwiebel, Paprikaschote und dem Dressing. Für diese Rezeptur eignen sich alle Arten von Bohnen. Dieser Salat ergibt eine stärkehaltige Vorspeise und kann mit anderen Salaten zu einem Hauptgericht kombiniert werden. Sehr gut passt auch gekochter, erkalteter Vollkornreis oder Kuskus dazu.

2 Portionen

200 g gekochte Dicke Bohnen
1 400-g-Dose gemischte Hülsenfrüchte, abgespült und abgetropft
25 g Butter
1 mittelgroße Zwiebel, fein gehackt
1 rote Paprikaschote, entkernt und sehr fein geschnitten
1 EL Rosinen oder Sultaninen
1 EL frisch gehackter Schnittlauch
einige frische Minzeblätter, gehackt (wenn erhältlich)
1 große Prise Meersalz

Dressing:
1 EL Olivenöl extra vergine
1 TL Meerrettichsauce
$1/_4$ EL Balsamico
$1/_2$ Tl kalt geschleuderter Honig
1 Knoblauchzehe, zerdrückt

- Die Dicken Bohnen kochen wie üblich, abkühlen lassen und mit den anderen Hülsenfrüchten mischen. Die Butter in einer Pfanne auf mittlerer Stufe erhitzen, Zwiebel und Paprika darin weich dünsten. Das dauert etwa 5 Minuten. Vom Herd nehmen und abkühlen lassen. In der Zwischenzeit für das Dressing Olivenöl, Meerrettich, Balsamico, Honig und zerdrückten Knoblauch in ein Marmeladenglas geben und gut schütteln. Nun alle Zutaten miteinander verrühren, Rosinen, Kräuter und Salz nicht vergessen, und servieren.

Tipp

Ein gemischter Bohnensalat ist reich an Nährstoffen. Er enthält nicht nur reichlich Ballaststoffe, sondern auch wertvolles Kalium, Kalzium, Magnesium, Eisen und Zink sowie Karotin und einige B-Vitamine, darunter Folsäure.

Eiersalat mit frischem Kräuterdressing

E – Eiweiß und vegetarisch

2 Portionen

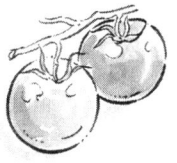

2 hart gekochte Eier (Bio)
8 große Salatblätter
4 kleine Tomaten
8 Scheiben geschälte Gurke
1 Möhre, fein geraffelt
1 reife Avocado, geschält und geviertelt
1 Prise Paprika

Dressing:
100 g Schafmilchjoghurt
2–3 EL gehackte frische Kräuter (ich verwende meist frische Petersilie, Minze und Schnittlauch zu gleichen Teilen, Basilikum, Koriander und Dill passen auch gut)
1 TL Balsamico
Meersalz und frisch gemahlener schwarzer Pfeffer nach Geschmack

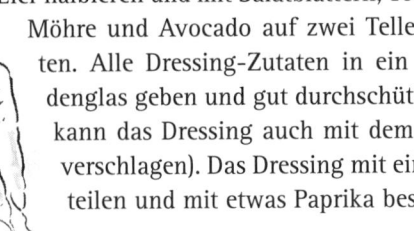

- Die Eier halbieren und mit Salatblättern, Tomaten, Gurke, Möhre und Avocado auf zwei Tellern anrichten. Alle Dressing-Zutaten in ein Marmeladenglas geben und gut durchschütteln. (Man kann das Dressing auch mit dem Pürierstab verschlagen). Das Dressing mit einem Löffel über die Eier verteilen und mit etwas Paprika bestreuen.

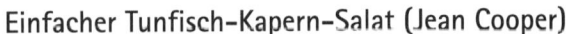

Einfacher Tunfisch-Kapern-Salat (Jean Cooper)

E – Eiweiß

2 Portionen

2 185-g-Dosen Tunfisch in Öl, abgetropft
1 EL Kapern

- Tunfisch und Kapern mischen.
- Auf grünem Salat mit geraffelten Möhren, dünnen Gurkenscheiben und einigen gegarten Baby-Maiskolben servieren – ergibt eine bunte, nahrhafte Mahlzeit, oder mit dünnen Avocadoscheiben, einigen gehackten schwarzen Oliven, beträufelt mit Zitronensaft und gewürzt mit frisch gemahlenem schwarzem Pfeffer anrichten – erinnert an die Mittelmeerküche.

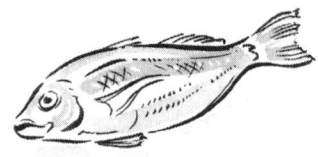

Warmer Ziegenkäse-Walnuss-Salat (Jean Cooper)

E – Eiweiß

Dieses Gericht eignet sich bestens für Sommertage.

2 Portionen

1 EL Olivenöl extra vergine
2 mittelgroße Wiesenchampignons, gewaschen
1 große gelbe Paprikaschote, entkernt und in dünne Scheiben geschnitten
12 Walnusshälften
12 schwarze Oliven, halbiert
2 Ziegenkäse, in Scheiben geschnitten
gemischter Blattsalat

- Das Olivenöl in einem Wok oder einer beschichteten Pfanne erhitzen. Pilze, Paprika und Walnusshälften hineingeben und vorsichtig braten, regelmäßig wenden, bis die Paprika weich und leicht gebräunt sind. Dann die Oliven dazugeben.
- Inzwischen ein Stück Alufolie auf ein Backblech legen und mit etwas Olivenöl leicht befetten. Den Ziegenkäse auf das Blech legen und unter dem Grill bei mittlerer Hitze ein wenig bräunen, aber nicht schmelzen lassen.
- Die Salatblätter anrichten, darauf den Ziegenkäse legen. Die Walnuss-Paprika-Mischung um den Käse verteilen, mit dem Saft aus der Pfanne beträufeln.

Salat in Rot, Orange, Grün

V – vegetarisch

Dieser Salat kann als Mahlzeit oder als Vorspeise zu einem Eiweiß- oder Stärkegericht gegessen werden.

2 Portionen

1 kleiner Apfel, geschält und in dünne Scheiben geschnitten
2 kleine Rote Bete, in Scheiben geschnitten
(siehe Tipp unten)
1 mittelgroße Möhre, geraffelt
1 Hand voll Salatblätter
8–10 Stängel Brunnenkresse
1 Hand voll Raukenblätter, wenn erhältlich
1 TL Mayonnaise

- Alle Zutaten auf 2 Tellern anrichten und mit 1 TL Ihrer Lieblingsmayonnaise dekorieren.

Tipp

Verwenden Sie entweder rohe Rote Bete, selbst gekochte oder solche aus organischem Anbau. Verwenden Sie keine vorgekochten, abgepackten Rote Bete aus konventionellem Anbau, sie enthalten meist Konservierungsstoffe.

Grüner Salat mit Avocado (Vera Garschlagen)

V – vielseitig

Ein leichter, vielseitiger Salat – ideal für die Mittagspause oder zwischendurch.

1 Portion

Verschiedene Blattsalate
(Spinat, Brunnenkresse, Rauke oder andere dunkle Blattsalate)
1 reife Avocado, in Scheiben geschnitten
2 Frühlingszwiebeln, fein gehackt
6 Walnusshälften
2 braune Champignons (nach Möglichkeit Bio)
frische Petersilie

Dressing:
Saft von $^1/_2$ Zitrone
1 EL kalt gepresstes Haselnussöl oder Olivenöl extra vergine
1 Knoblauchzehe, zerdrückt
Meersalz und frisch gemahlener schwarzer Pfeffer
nach Geschmack

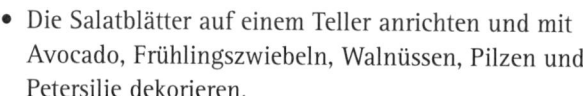

- Die Salatblätter auf einem Teller anrichten und mit
  Avocado, Frühlingszwiebeln, Walnüssen, Pilzen und
  Petersilie dekorieren.
- Alle Zutaten für das Dressing in ein Marmeladenglas geben und gut
  durchschütteln. Über den Salat gießen und servieren.

Unwiderstehliche Hauptgerichte

Schneller Fisch-Curry

E – Eiweiß

Diese Eiweiß-Mahlzeit ist mild würzig und schnell herzustellen.

2 Portionen

1 kleines Stück Butter (etwa ein gestrichener Teelöffel)
1 El Olivenöl extra vergine
2 kleine Zwiebeln, geviertelt
2 TL milde Currypaste
$^{1}/_{2}$ TL gemahlener Koriander
1 TL Mangochutney
1 TL frisch gemahlener Ingwer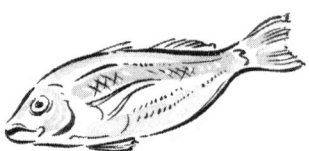
4 EL Weißwein (nach Wunsch)
150 ml Kokosmilch
2 kleine Fischfilets, gehäutet, gewaschen und in Stücke geschnitten (ich verwende meist Kabeljau, Schellfisch oder Barsch, alle festen weißen Fischfilets sind geeignet)

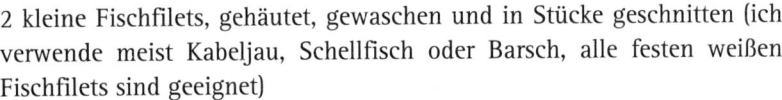

- Butter und Olivenöl in einer Bratpfanne schmelzen. Zwiebel, Currypaste, Koriander, Chutney und Ingwer hineingeben und auf mittlerer Hitze 4–5 Minuten dünsten. Langsam Wein und Kokosmilch unterrühren und 2 Minuten köcheln lassen. Zum Schluss die Fischstücke zufügen und weitere Minuten köcheln lassen.
- Mit gedämpftem Spinat und Zuckererbsen servieren.

Forelle mit Tomate

E – Eiweiß

2 Portionen

2 frische Forellen, ausgenommen und gesäubert
1 TL weiche Butter
1 TL frisch gehackte Petersilie
1 große reife Tomate, geschält und in sehr dünne Scheiben geschnitten

- Backofen auf 200 Grad/Gas Stufe 6 vorheizen.
- Die Fische abspülen, mit Küchenkrepp trocknen und jeweils auf ein großes Stück Alufolie legen (so groß, dass man den Fisch einwickeln kann). Die Butter mit der Petersilie verrühren, jeweils die Hälfte im Inneren der Fische verteilen. Nun die dünnen Tomatenscheiben in die Fische legen, die Folie herumwickeln und verschließen. Die eingepackten Fische auf ein Backblech legen und 35–40 Minuten braten. Die Fische sind gar, wenn ein scharfes Messer ohne Widerstand in das Fleisch eindringen kann.
- Mit grünem Salat (Seite 411) oder grünem Gemüse, wie etwa gedämpftem Brokkoli und Erbsen, servieren.

Tipp

Für ein festliches Abendessen garniert man den Fisch vor dem Servieren mit 2 oder 3 entkernten schwarzen Oliven, einigen halbierten oder gehackten Mandeln und einigen Zweigen Fenchelgrün.

Gefüllte Paprika gebacken

S – Stärke und vegetarisch

2 Portionen

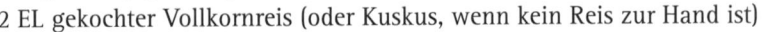

2 große gelbe oder orange Paprikaschoten
1 EL Olivenöl extra vergine
1 mittelgroße Zwiebel, fein gehackt
100 g Champignons, gehackt
2 EL gekochter Vollkornreis (oder Kuskus, wenn kein Reis zur Hand ist)
1 mittelgroße Tomate, geschält, entkernt und in kleine Stücke geschnitten
1 Möhre, geraffelt
1 EL gehackte frische Kräuter (ich verwende Minze, Schnittlauch und Petersilie vom Fensterbrett)
1 TL dunkle Sojasauce
frisch gemahlener schwarzer Pfeffer

- Backofen auf 200 Grad/Gas Stufe 6 vorheizen.
- Paprika waschen, die oberen Enden abschneiden (als Deckel) und die Kerne herausholen. Olivenöl in einer Pfanne erhitzen und Zwiebel und Pilze darin auf mittlerer Stufe etwa 5 Minuten dünsten. Vom Herd nehmen. Nun den gekochten braunen Reis, Tomatenstücke, Möhre, frische Kräuter, Sojasauce und eine Prise schwarzen Pfeffer einrühren. Die Mischung in die Paprikaschoten füllen und die »Deckel« auflegen. Die Paprikaschoten in eine backofengeeignete Kasserolle mit Deckel setzen, die verbleibende Gemüsemischung darum verteilen. Den Deckel auflegen und die Paprika 1–1^1/$_4$ Stunden braten, bis sie weich sind.

Tipp

Diese gesunde, leichte Mahlzeit wird ausgiebiger, wenn man sie mit pikanten Kartoffelscheiben (Seite 399) oder knackigem gemischtem Krautsalat (Seite 444) serviert.

Tomatenreis (Rose Rosney)

S – Stärke und vegetarisch

Eine Stärke-Variante des klassischen Risottos.

4 Portionen

2 EL Olivenöl extra vergine
$^1/_2$ TL Schwarzkümmel
1 Zwiebel, fein gehackt
2 Tomaten, geschält und in Scheiben geschnitten
1 Paprikaschote (gelb oder orange), entkernt und gehackt
1 TL frisch geriebener Ingwer
1 Knoblauchzehe, zerdrückt
1 TL Chilipulver
2 EL frisch gehackter Koriander
1 Kartoffel, würfelig geschnitten
50 g Tiefkühlerbsen
$^1/_2$ TL Meersalz
400 g Basmatireis, gewaschen
700 ml Trinkwasser

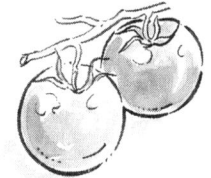

- Das Öl in einem großen flachen Topf auf mittelhoher Stufe erhitzen. Schwarzkümmel darin 30 Sekunden braten. Zwiebel dazugeben und 5 Minuten braten. Tomaten, Paprika, Ingwer, Knoblauch, Chilipulver, Koriander, Kartoffel und Erbsen dazugeben, mit Salz würzen. Weitere 5 Minuten unter Rühren braten. Den Reis dazugeben und 1 Minute braten. Das Wasser angießen und zum Kochen bringen. Die Hitze auf mittlere Stufe reduzieren, abdecken und weiter 12–15 Minuten kochen lassen. Den Topf vom Herd nehmen und vor dem Servieren 5 Minuten stehen lassen.

Gemüsereis spezial (Mary King)

S – Stärke und vegetarisch

Dieses nahrhafte Gericht ist sättigend und rasch zubereitet.

2 Portionen

350 ml Trinkwasser
200 g Vollkornreis
1 EL Olivenöl extra vergine
1 Zwiebel, geschält und in dünne Scheiben geschnitten
4 Tomaten, gewaschen und geviertelt
1 rote oder grüne Paprikaschote, entkernt und gehackt
1 Streifen Arame-Algen, eingeweicht und gut abgetropft
1 Hand voll ungesalzene Cashew-Nüsse
2 TL Sonnenblumenkerne

- Das Wasser in einem großen Topf zum Kochen bringen und den Reis hineingeben. 20–25 Minuten kochen, oder bis er weich ist.
- Inzwischen das Olivenöl in einem Wok oder einer großen Pfanne auf mittlerer Stufe erhitzen. Alle übrigen Zutaten bis auf die Sonnenblumenkerne hineingeben und 5–6 Minuten unter ständigem Rühren braten. Den Reis anrichten, die Gemüsemischung darüber geben und mit Sonnenblumenkernen bestreuen. Oder Reis und Sonnenblumenkerne in den Wok geben und vor dem Servieren alles mischen.

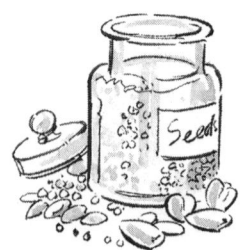

Würziges Bohnengulasch (Rose Rosney)

S – Stärke

Diese Variante des traditionellen ungarischen Gerichtes ist eine herrlich wärmende Stärkemahlzeit.

4 Portionen

2 EL Olivenöl extra vergine
1 große Zwiebel, fein gehackt
2 Knoblauchzehen, zerdrückt
1 große rote Paprikaschote, entkernt und gehackt
1 große grüne Paprikaschote, entkernt und gehackt
3 Selleriestangen, in Scheiben geschnitten
1 EL Paprika (plus ein wenig zum Garnieren)
1 TL Kümmel ganz
1 400-g-Dose geschälte Tomaten, gehackt
(Pizza Tomaten)
8 sonnengetrocknete Tomaten, halbiert
1 420-g-Dose rote Kidneybohnen, abgespült
und abgetropft
1 420-g-Dose Kichererbsen, abgespült und abgetropft
1 salzarmer Gemüsebrühwürfel

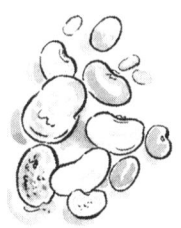

- Das Olivenöl in einem großen Topf erhitzen, Zwiebel und Knoblauch auf mittlerer Stufe in 15 Minuten goldbraun braten. Die übrigen Zutaten einrühren, abdecken und 30 Minuten köcheln lassen, gelegentlich umrühren, damit das Gulasch nicht anlegt. Eventuell etwas Wasser zugießen.
- Wenn die Paprika weich sind, das Gulasch in Suppenschalen anrichten, mit einem Löffel Crème fraîche und einer Prise Paprika garnieren.

Marys schnelles Nudelgericht (Mary King)

S – Stärke und vegetarisch

Ein schnelles Mittagessen oder kleines Abendessen

2 Portionen

75 g Nudeln
1 TL Olivenöl extra vergine
1 400-g-Dose geschälte Tomaten, gehackt (Pizza Tomaten)
1 400-g-Dose Bio-Linsen
$^1/_4$ TL gemischte getrocknete Kräuter (z. B. Kräuter der Provence)

- Einen großen Topf mit Wasser zum Kochen bringen. Nudeln und Olivenöl hineingeben und etwa 10 Minuten (genaue Angaben auf der Packung) kochen lassen.
- Inzwischen die Tomaten, Linsen und Kräuter in einem Topf auf mittlerer Stufe erhitzen. Gründlich erwärmen (in etwa 5–10 Minuten).
- Die Nudeln in Schalen anrichten, die Sauce darüber gießen und einen großen grünen Salat dazu reichen.

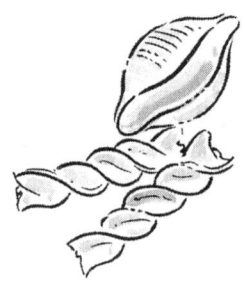

Geflügel-Waldorf-Salat

E – Eiweiß

1 große oder 2 kleine Portionen

2 Hühnerbrustfilets (Bio-Produkt, ohne Knochen und Haut, gekocht und in Scheiben geschnitten
4 Selleriestangen, in dünne Scheiben geschnitten
16 Zuckerschoten, in dünne Scheiben geschnitten
12 Walnusshälften, in kleine Stücke gebrochen
1 reife Avocado, geschält und in Scheiben geschnitten
einige Hand voll gemischte Salatblätter, in feine Streifen gerissen
frischer Schnittlauch, Petersilie oder Minze zum Garnieren

Dressing
3 EL Olivenöl extra vergine
1 EL Apfelessig

• Alle Zutaten in einer großen Schüssel anrichten, Dressing darüber gießen und durchrühren. Mit frischen Kräutern garnieren.

Tipp

Mit frischen Küchenkräutern kann man zusätzliche Vitamine und Mineralstoffe in die Gerichte bringen. Diese kann man auch ohne Garten leicht selbst ziehen. Man braucht dazu nur einen Fensterkasten oder einige Blumentöpfe. Außerdem werden frische Kräuter mittlerweile in fast allen Supermärkten und Lebensmittelläden angeboten.

Hühnchen mit Pilzen und frischen Kräutern gefüllt

E – Eiweiß

2 Portionen

1 ¹/₂ EL Olivenöl extra vergine
1 mittelgroße Zwiebel, fein gehackt
1 Knoblauchzehe, zerdrückt
1 kleiner Zucchino, fein gehackt
6 kleine Champignons, fein gehackt
1 TL frisch gehackte Petersilie
¹/₂ TL frisch gehackte Minze
Meersalz und frisch gemahlener schwarzer Pfeffer
2 Hühnerbrustfilets (Bio-Produkt, ohne Haut und Knochen)

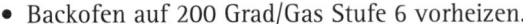

- Backofen auf 200 Grad/Gas Stufe 6 vorheizen.
- 1 EL Olivenöl in einer Pfanne erhitzen. Zwiebel, Knoblauch, Zucchino und Pilze hineingeben und auf mittlerer Stufe etwa 10 Minuten dünsten, dabei gelegentlich umrühren oder die Pfanne rütteln. Petersilie, Minze und schwarzen Pfeffer nach Geschmack einrühren. Die Pfanne vom Herd nehmen.
- Die Hühnerbrustfilets waagrecht durchschneiden, sodass insgesamt vier Scheiben entstehen. Eine Scheibe in eine Auflaufform legen und mit einem Drittel der Gemüsemischung bedecken. Mit etwas Meersalz und schwarzem Pfeffer würzen. Ein zweites Stück Hühnerbrust darauflegen, ebenfalls mit Gemüse bedecken und würzen. Mit der dritten Scheibe ebenso verfahren, den Abschluss bildet das letzte Stück Hühnerbrust. Das Fleisch mit Cocktailspießen an jedem Ende befestigen. Reste der Gemüsemischung unten in der Form verteilen. Das Fleisch großzügig mit dem restlichen Öl bestreichen und den Deckel auf die Form legen. 30 Minuten braten. Dann vorsichtig den Deckel abnehmen und das Gericht noch weitere 15 Minuten braten.
- Heiß mit grünem Gemüse oder kalt mit Salat servieren.

Gebratene Hühnerbrust mit Zwiebel-Pilz-Püree

E – Eiweiß, mit Quorn als Ersatz für Vegetarier geeignet

2 Portionen

2 EL Olivenöl extra vergine
2 kleine rote Zwiebeln, fein gehackt
100 g Champignons, fein gehackt
2 mittelgroße Hühnerbrustfilets (Bio-Produkt) oder Quorn-Filets
1 Knoblauchzehe, gehackt
2 EL Schafmilchjoghurt

• 1 EL Olivenöl in einer Pfanne erhitzen und die Zwiebeln auf mittlerer Stufe 5 Minuten darin dünsten. Die Zwiebeln in eine Schüssel geben und beiseite stellen. Das restliche Öl erhitzen und die Pilze darin auf mittlerer Stufe 5 Minuten dünsten. Die Pilze zu den Zwiebeln geben, die Hühnerbrustfilets in die Pfanne geben und von jeder Seite 6–7 Minuten braten. Die Filets aus der Pfanne nehmen und warm stellen. Die gedünsteten Zwiebeln und Pilze mit dem rohen Knoblauch im Mixer pürieren. Joghurt und eventuell Bratensaft aus der Pfanne unterrühren, die Mischung 1 Minuten erhitzen. Das Püree über die Hühnerbrustfilets geben.
• Mit grünen Bohnen und gebratenen Tomaten servieren.

Tipp

Dieses farbenfrohe, schmackhafte Rezept ist rasch zubereitet. Das Püree ist auch ohne Mehl dick genug.

Patricias »Sugo« (Patricia Hubbard)

S –Stärke und vegetarisch

Dieses Stärkegericht ist eine gute Alternative zu Fleischsugo.

4 Portionen

1 EL Olivenöl extra vergine.
1 mittelgroße bis große Zwiebel, fein gehackt
350 g Champignons, gehackt
3 Paprikaschoten (rot, gelb oder grün),
entkernt und gehackt
4–5 mittelgroße frische Tomaten, geschält,
entkernt und würfelig geschnitten oder
1 400-g-Dose geschälte Tomaten, gehackt
(Pizza Tomaten)
Meersalz und frisch gemahlener Pfeffer

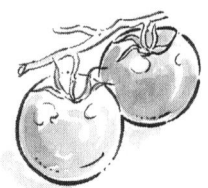

- Das Olivenöl in einem Wok oder einer großen Pfanne erhitzen. Zwiebeln darin 1–2 Minuten anbraten, dann die Pilze dazugeben. Schließlich die Tomaten zufügen und noch einige Minuten dünsten. Bei Dosentomaten $^1/_2$ TL kalt geschleuderten Honig zufügen, das nimmt etwas Säure.
- Nach Geschmack würzen und zu Reis oder Nudeln servieren.

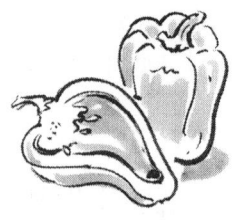

Mussakaauflauf

S - Stärke und vegetarisch

Eine sehr nahrhafte, ausgiebige und schmackhafte Mahlzeit mit wenig Fett und reichlich Ballaststoffen. Die Zubereitung dauert etwas länger als bei den anderen Rezepten in diesem Buch, aber es lohnt sich.

2 große oder 4 durchschnittliche Portionen

900 ml Gemüsebrühe (Seite 382)
2 große Auberginen, in dünne Scheiben geschnitten
1 gehäufter EL rote Linsen
2 große Kartoffeln, mehlig kochende Sorte
25 g Butter
1 gestrichener EL Crème fraîche
1 EL Olivenöl extra vergine
1 mittelgroße Lauchstange, in feine Scheiben geschnitten
1 mittelgroße Zwiebel, fein gehackt
1 Knoblauchzehe, zerdrückt
8 kleine Champignons, gehackt
$^1/_2$ gelbe oder rote (aber nicht grüne) Paprikaschote
1 mittelgroße Möhre, geraffelt
1 220-g-Dose geschälte Tomaten, gehackt (Pizza Tomaten)
1 EL Tomatenmark
1 440-g-Dose gemischte Hülsenfrüchte, abgespült und abgetropft
1 TL Sojasauce
2 EL trockener Weißwein (nach Wunsch)
1 große frische Tomate, in dünne Scheiben geschnitten
frisch gemahlener schwarzer Pfeffer

- Backofen auf 200 Grad/Gas Stufe 6 vorheizen.
- Die Brühe zum Kochen bringen und die Auberginenscheiben darin etwa 2 Minuten überbrühen. Abseihen, Brühe aufbewahren. Die Auberginenscheiben mit Küchenkrepp trockentupfen und beiseite geben. Die Brühe wieder in den Topf geben und die Linsen zufügen. Abdecken und etwa 30 Minuten köcheln lassen, bis sie weich sind und alles Wasser aufgenommen haben. Abspülen, abtropfen lassen und beiseite geben.
- In einem anderen Topf die Kartoffeln kochen. Vom Herd nehmen, abseihen, mit Butter und Crème fraîche zerdrücken. Warm stellen.
- Das Olivenöl in einer großen Pfanne erhitzen. Lauch, Zwiebel, Knoblauch, Pilze, Paprika und Möhren hineingeben. 10 Minuten dünsten, dabei alle paar Minuten wenden. Nun die Linsen, Dosentomaten, Tomatenmark, gemischten Hülsenfrüchte, Sojasauce und den Wein dazugeben. Unter Rühren 10 Minuten köcheln lassen. Die Hälfte der Masse in eine tiefe Auflaufform geben, mit der Hälfte der Auberginenscheiben belegen. Darauf kommt eine zweite Schicht der Gemüsemasse und dann die restlichen Auberginen. Nun verteilt man das Kartoffelpüree gleichmäßig über das Gericht, garniert mit Tomatenscheiben und würzt mit schwarzem Pfeffer. $1^1/_4-1^1/_2$ Stunden backen.
- Wer mag und Zeit hat, kann dazu noch Gemüse reichen.

Tipp

In hektischen Zeiten bereite ich dieses Gericht am Sonntagabend vor und gebe es in den Kühlschrank, dann muss ich es am Montag nur noch in den Backofen stellen. Reste halten sich bis zum nächsten Tag, wenn man sie abdeckt und in den Kühlschrank gibt. Das Gericht lässt sich auch gut einfrieren.

Buntes Röstgemüse (Alan Johnson)

V – vielseitig

Man kann dieses Gericht entweder zu Eiweiß, wie Fleisch oder Huhn, servieren oder zu Reis, Nudeln oder Kartoffeln als Stärkemahlzeit.

2 Portionen

1 Dessertlöffel Olivenöl extra vergine
1 kleine Zwiebel, fein gehackt
1 Knoblauchzehe, zerdrückt
1 kleine Chilischote, entkernt und fein gehackt
1 Hand voll Weißkohl
je 1 kleine Hand voll Möhren, Zuckerschoten, Babymais und grüne Bohnen, gehackt
1 Paprikaschote, Farbe beliebig, entkernt und gehackt
225 ml Trinkwasser
Prise Kreuzkümmel, Gelbwurz, Zimt und Koriander nach Geschmack oder ein Spritzer Austernsauce

• Das Olivenöl in einem Wok oder einer großen Pfanne erhitzen. Zwiebel, Knoblauch und Chilischote auf mittlerer bis hoher Stufe leicht bräunen lassen. Nun das restliche Gemüse dazugeben und einige Minuten unter Rühren braten. Wasser angießen, Gewürze oder Sauce zufügen. Vorsichtig umrühren und zum Kochen bringen. Etwa 3 Minuten kochen lassen, dabei immer umrühren. Hitze reduzieren und köcheln lassen, bis das Gemüse weich wird und das Wasser aufgesogen ist, dabei gelegentlich umrühren.

Tipp

Sie können die angegebenen Gemüsesorten auch durch andere ersetzen. Experimentieren Sie mit dem, was gerade erhältlich ist.

Lieblingsröstgemüse (Jean Cooper)

V – Vielseitig

Dieses wirklich vielseitige Gericht kann man alleine oder zu Eiweißgerichten, wie etwa Huhn, essen.

1 Portion

1–2 EL Olivenöl extra vergine
1 Prise Chilipulver
25 cm frischer Ingwer, fein gehackt, oder $^1/_2$ TL Ingwerpulver
2 Schalotten *oder* 1 kleine rote Zwiebel, fein gehackt
1 Knoblauchzehe, zerdrückt
4 kleine Zucchini oder 1 großer Zucchino,
in Scheiben geschnitten
6 Baby-Maiskolben, in Stücke geschnitten
$^1/_2$ rote Paprikaschote, entkernt und gehackt
1 kleine Möhre *oder* $^1/_2$ große Möhre,
fein geraffelt
Meersalz
Sesamsamen und Sonnenblumenkerne

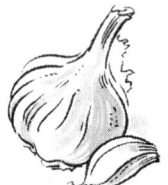

- Eine Pfanne auf hoher Stufe erhitzen und das Olivenöl hineingeben. Chilipulver und Ingwer hineingeben, dann Zwiebel und Knoblauch zufügen und 1 Minute braten. Das restliche Gemüse, bis auf die geraffelte Möhre, zugeben und unter Rühren braten, bis das Gemüse fast durch ist. Die Möhre zufügen und mit Salz nach Geschmack würzen.
- Wenn das Gemüse leicht gebräunt ist, mit reichlich Sesamsamen und Sonnenblumenkernen bestreuen und servieren.

Einfache Abendessen

Honig-Röstgemüse

V - Vielseitig und vegetarisch

Mit Vollkornreis oder Kuskus kann das Gericht zu einer Stärkemahlzeit, mit Fleisch, Geflügel oder Fisch zu einer Eiweißmahlzeit ergänzt werden – oder man isst es einfach so, als leichtes, aber sättigendes Abendessen.

2 Portionen

2 kleine Möhren, in Stücke geschnitten
1 Pastinake, in Stücke geschnitten
1 EL kalt geschleuderter Honig
2 ganze Knoblauchzehen
1 Zucchino, in Stücke geschnitten
8 Gartenchampignons, halbiert
1 rote Zwiebel, geschält und geachtelt
1 kleine Aubergine, geachtelt
1 rote oder orange Paprikaschote, entkernt und geachtelt
1 große Tomate, geviertelt
Meersalz und frisch gemahlener schwarzer Pfeffer

- Backofen auf 200 Grad/Gas Stufe 6 vorheizen. Für dieses Rezept braucht man eine große, flache Backform.
- Möhren und Pastinaken 4–5 Minuten überbrühen. Wasser abgießen, Möhren und Pastinaken in einer Schüssel mit dem Honig mischen, bis sie gut überzogen sind. Dann mit dem Knoblauch und dem übrigen Gemüse gleichmäßig in der Backform verteilen. Das Olivenöl über das Gemüse träufeln, mit wenig Meersalz und schwarzem Pfeffer würzen. 30 Minuten backen. Die Form aus dem Backofen nehmen und das Gemüse wenden. Dann für weitere 30 Minuten in den Backofen stellen.

Brokkoliauflauf

E – Eiweiß

Durch den Käse wird das Gericht zu einer Eiweißmahlzeit.

2 große Portionen

1 kleiner Blumenkohl
1 Brokkoli
2 mittelgroße Möhren
25 g Butter
1 mittelgroße rote Zwiebel, gehackt
Kräuter- oder Selleriesalz und frisch gemahlener schwarzer Pfeffer
2 große Eier (Bio)
100 g würziger Käse, gerieben oder zerbröckelt
etwas Naturjoghurt oder Reismilch
2 große Tomaten, in Scheiben geschnitten

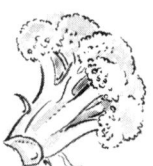

- Blumenkohl und Brokkoli in Röschen zerteilen und waschen, die Möhren in Stücke schneiden. Dämpfen, bis sie weich werden (etwa 10 Minuten). Wasser abgießen.

Hinweis

Gedämpfter Blumenkohl enthält immer noch reichlich Wasser – das Gemüse daher sehr gut abtropfen lassen.

- Die Butter in einem kleinen Topf erhitzen, die Zwiebeln darin 3–4 Minuten braten. Zwiebeln und gedämpftes Gemüse in einer Auflaufform verteilen, Gemüse leicht zerdrücken, mit etwas Kräutersalz und schwarzem Pfeffer würzen. In einer anderen Schüssel die Eier verschlagen und mit dem Käse mischen. Ist die Masse zu dick, gibt man etwas Naturjoghurt oder Reismilch dazu. Über das Gemüse gießen, darauf die Tomatenscheiben legen. Unter dem Grill überbacken, bis die Tomaten gar sind und der Auflauf braun zu werden beginnt.

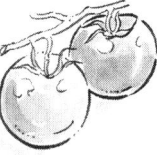

Tipp

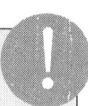

Brokkoli- und Blumenkohlstiele enthalten reichlich Kalzium. Harte Stiele kann man schälen, das Innere ist weich und schmeckt sehr gut.

Leckeres Röstgemüse mit Vollkornreis

S – Stärke und vegetarisch

Ersetzt man den Reis durch gebratenen Tofu oder Geflügel, wird daraus eine Eiweißmahlzeit.

2 große Portionen

25 g Butter
2 große Champignons, geviertelt
1 EL Olivenöl extra vergine
1 kleine rote Zwiebel, geachtelt
1 TL frisch gemahlener Ingwer
1 Knoblauchzehe, zerdrückt
$1/4$ einer roten oder gelben Paprikaschote, fein geschnitten
$1/2$ TL chinesisches Fünfgewürzpulver
2 EL Reiswein
2 EL Shoyu-Sojasauce
50 g Zuckererbsen
100 g Bohnensprossen
1 mittelgroße Möhre, geraffelt

- Für dieses Rezept braucht man eine große Pfanne oder einen Wok und eine zweite, kleinere Pfanne für die Pilze.
- In der kleineren Pfanne die Butter schmelzen und die Pilze 2 Minuten braten. Vom Herd nehmen, Flüssigkeit abgießen. Das Olivenöl in der großen Pfanne oder dem Wok erhitzen. Es muss heiß sein, darf aber nicht rauchen. Zwiebel, Ingwer, Knoblauch, Paprika und Fünfgewürzpulver hineingeben und 1 Minute braten. Wein und Sojasauce angießen und 2 Minuten dünsten. Dann die Zuckererbsen, Bohnensprossen, die geraffelte Möhre und die Pilze dazugeben und weitere 4–5 Minuten dünsten, dabei ständig umrühren.
- Mit Vollkornreis servieren.

Tipp

Damit der Reis interessanter schmeckt, kann man dem Kochwasser $\frac{1}{2}$ salzarmen Gemüsebrühwürfel (bzw. 1 TL schnell lösliche Brühe/Pulver) zufügen.

Risotto mit Bohnen und Cashewnüssen

S – Stärke und vegetarisch

2 große Portionen

1 Tasse Vollkornreis
1 l Gemüsebrühe (siehe Seite 382)
1 EL Olivenöl extra vergine
$^1/_4$ TL gemischte getrocknete Kräuter
1 kleine rote Zwiebel, fein gehackt
$^1/_2$ Paprikaschote, Farbe beliebig
200 g gemischte Pilze
1 200-g-Dose gemischte Hülsenfrüchte
1 200-g-Dose Zuckermais
1 Möhre, geraffelt
50 g ungesalzene Cashewnüsse
1 gestrichener EL Sonnenblumenkerne
1 EL Sultaninen
frisch gemahlener schwarzer Pfeffer

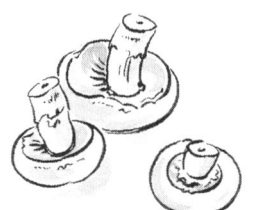

- Den Reis in der Gemüsebrühe kochen. Die Brühe abgießen und den Reis beiseite stellen. Das Öl in einer großen Pfanne erhitzen, Kräuter, Zwiebeln, Paprika und Pilze darin auf mittlerer Stufe etwa 5 Minuten dünsten. Die gemischten Hülsenfrüchte, Zuckermais und geraffelte Möhre dazugeben und etwa 5 Minuten rühren, bis die Flüssigkeit verdampft ist und die Pilze gebraten duften. Reis, Cashewnüsse, Sonnenblumenkerne, Sultaninen und schwarzen Pfeffer untermischen und noch eine Minute braten.
- Sofort mit Eissalat servieren.

Pizza-Omelette

E – Eiweiß

1 Portion

2 Eier (Bio)
Meersalz und frisch gemahlener schwarzer Pfeffer
Olivenöl extra vergine
2 EL geriebener Ziegenkäse
1 Fleischtomate, in dünne Scheiben geschnitten
schwarze Oliven, halbiert
frischer oder getrockneter Oregano

- Eier mit Salz und Pfeffer verschlagen. Eine antihaftbeschichtete Pfanne mit wenig Olivenöl ausstreichen und auf mittlerer Stufe erhitzen. Die Eimischung eingießen. Wenn die Eimasse fest wird, den Ziegenkäse darüber streuen. Die Hitze reduzieren und die Tomatenscheiben und Oliven auf den Käse legen. Mit Oregano und noch etwas schwarzem Pfeffer nach Geschmack würzen.
- Wenn das Omelette ganz durch und der Käse geschmolzen ist, lässt man es auf einen Teller gleiten und serviert es mit einem gemischten Salat oder gedämpftem Brokkoli.

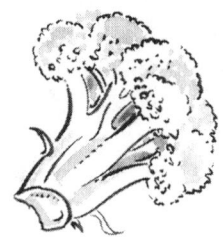

Bunte Fusilli

S – Stärke und vegetarisch

2 Portionen

75 g Fusilli tricolore (dreifarbige Spiralnudeln)
1 TL Olivenöl extra vergine plus einen weiteren EL
1 kleine milde Zwiebel
1 Knoblauchzehe, zerdrückt
$^{1}/_{2}$ TL mildes Currypulver
$^{1}/_{2}$ rote Paprikaschote, entkernt und fein gehackt
1 kleine Möhre, geraffelt
1 EL Reiswein
8 schwarze Oliven, entkernt und gehackt

- Einen großen Topf Wasser zum Kochen bringen. Die Nudeln und 1 TL Olivenöl hineingeben. Etwa 10 Minuten (siehe Packungsangaben) kochen lassen. Wasser abgießen und Nudeln beiseite stellen.
- Für die Sauce 1 EL Olivenöl in einer großen Pfanne erhitzen. Zwiebel und Knoblauch mit dem Currypulver darin 5 Minuten dünsten. Roten Paprika, geraffelte Möhre und Wein dazugeben und durchrühren. Weitere 3–4 Minuten dünsten. Schließlich mit den gekochten Nudeln und schwarzen Oliven mischen und noch 2 Minuten erwärmen.
- Sofort servieren.

Tipp

Kochen Sie etwas mehr Nudeln für einen Nudelsalat am nächsten Tag. Geben Sie einfach 1 EL Mayonnaise oder Dressing über die kalten Nudeln, und servieren Sie dazu einen großen grünen Salat. Köstlich!

Ausgewählte Pastasaucen

Ein Problem ergibt sich bei Nudelgerichten: Viele Saucen enthalten Fleisch oder Käse. Schmeckt gut, nur nach den Regeln der Trennkost passen die stärkehaltigen Nudeln und Eiweiß, wie Käse und Fleisch, nicht zusammen. Die folgenden drei Saucen sind eine köstliche Alternative und passen auch zu Pellkartoffeln.

Avocadopesto

V – Vielseitig und vegetarisch

2 Portionen

1 Knoblauchzehe, zerdrückt
1 EL Pinienkerne
1 EL frisch gehacktes Basilikum
1 EL frisch gehackte Petersilie
2 EL Olivenöl extra vergine
1 EL hochwertige Mayonnaise
1 reife Avocado, geschält und entkernt
Meersalz und frisch gemahlener schwarzer Pfeffer nach Geschmack

- Alle Zutaten im Mixer pürieren, oder die Pinienkerne mit dem Nudelholz zerdrücken, die Avocado zerstampfen und dann mit den anderen Zutaten verrühren.
- Die Sauce kurz vor dem Servieren unter die heißen Nudeln rühren.

Tipp

Sie sind nicht mehr nur auf das Reformhaus angewiesen. Manche Supermärkte bieten auch schon köstliche Mayonnaise aus ökologischer Produktion ohne künstliche Zusätze an.

Cremige Erbsensauce

V – Vielseitig und vegetarisch

2 Portionen

25 g Butter
1 mittelgroße Zwiebel, fein gehackt
100 g grüne Erbsen, tiefgekühlt oder frisch
1 TL fein gehackte Petersilie
1 EL fein gehackte Minze
Meersalz und frisch gemahlener schwarzer Pfeffer
2 EL Sahne oder Crème fraîche

- Die Butter in einem flachen Topf schmelzen und die gehackten Zwiebeln darin 3–4 Minuten braten. Erbsen, Petersilie, Minze und Gewürze hineingeben, so viel Wasser zugießen, dass die Erbsen bedeckt sind. Zum Kochen bringen und 5–6 Minuten köcheln lassen. Dann in den Mixer gießen und mit der Sahne oder Crème fraîche 10–15 Sekunden pürieren.
- Kurz vor dem Servieren über die heißen Nudeln geben.

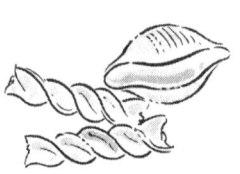

Schnelle Pastasauce

V – Vielseitig und vegetarisch

2 Portionen

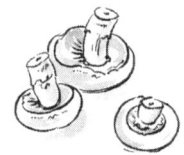

1 EL Olivenöl extra vergine
1 Knoblauchzehe, zerdrückt
2,5 cm Ingwer, geschält und frisch gerieben
1 mittelgroße Zwiebel, fein gehackt
100 g Champignons, fein gehackt
2 mittelgroße frische Tomaten, oder eine kleine Dose geschälte Tomaten, gehackt (Pizza-Tomaten)

- Das Olivenöl in einer Pfanne erhitzen. Knoblauch, Ingwer und Zwiebel darin 3–4 Minuten braten. Pilze zugeben und weitere 5 Minuten braten. Dann die Tomaten zufügen und in etwa 2 Minuten unter Rühren erwärmen.
- Die Sauce kurz vor dem Servieren über die frisch gekochten Nudeln gießen.

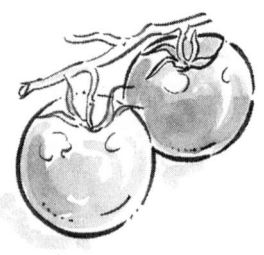

Hähnchensalat nach Trennkost-Art

E – Eiweiß,

Für Vegetarier geeignet, wenn Huhn durch Tofu oder Quorn ersetzt wird

2 Portionen

1 Packung oder ein kleiner Bund gekochte junge Spargelspitzen
1 gekochte Hühnerbrust (Bio-Produkt) oder 100 g marinierter Tofu
$^1/_2$ TL Paprika
1 EL Balsamico
1 kleines Salatherz
100 g Zuckererbsen
$^1/_4$ rote Paprikaschote
8 Kirschtomaten
frische Petersilie zum Garnieren

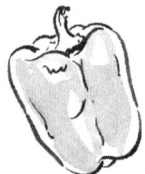

- Spargel und Hühnerbrust vorkochen und erkalten lassen. Das Hühnerfleisch in feine Streifen (oder den Tofu in kleine Würfel) schneiden und in eine große Schüssel geben. Paprika und Balsamico dazugeben und durchrühren.
- Salat, Zuckererbsen, Paprikaschote und Tomaten waschen. Den Salat in sehr kleine Stücke reißen, Zuckererbsen und Paprikaschoten in dünne Streifen schneiden. Alle übrigen Zutaten, außer Spargel, zum Hühnerfleisch oder Tofu in die Schüssel geben. Ein- oder zweimal vorsichtig umrühren und dann auf zwei Schüsseln oder Teller verteilen. Jede Portion mit Spargel belegen.
- Mit Petersilie garniert servieren.

Chili-Quorn

E – Eiweiß und vegetarisch

Quorn ist ein guter Eiweißersatz für Vegetarier, es muss jedoch gut gewürzt werden. Wer scharf Gewürztes nicht mag, lässt das thailändische Siebengewürzpulver und die Chilis weg. Legen Sie das Quorn vor der Verwendung für einige Stunden in Gemüsebrühe (siehe Seite 382).

2 große Portionen

2 EL Olivenöl extra vergine
200 g Gartenchampignons, gehackt
1 mittelgroße Zwiebel (rote Zwiebeln verleihen Farbe und Aroma)
$^1/_4$ rote Paprikaschote
2,5 cm Ingwer, geschält, gerieben und ausgepresst
1 gestrichener TL thailändisches Siebengewürzpulver
$^1/_4$ TL Chilipulver
200 g Quornstücke (aus dem vegetarischen Kühlregal)

Hinweis

Versuchen Sie den Ingwer mit der Schale zu reiben und in einem Tuch auszudrücken, sodass der Saft auf die übrigen Zutaten tropft. Das schmeckt immer noch nach Ingwer, aber nicht so scharf.

- 1 EL Olivenöl in einem mittelgroßen Topf erhitzen und die Pilze 3–4 Minuten darin dünsten. Beiseite stellen. Die Zwiebel schälen und achteln, den Paprika in Streifen schneiden. Das restliche Olivenöl in einer großen Pfanne erhitzen, Zwiebeln, Ingwer und Paprikaschote mit dem Siebengewürzpulver und dem Chilipulver darin auf mittlerer bis hoher Stufe 5 Minuten braten. Quornstücke und Pilze hineingeben. Auf mittlerer Stufe weitere 6–8 Minuten erwärmen.
  Mit grünem Salat oder stärkehaltigem Gemüse servieren.

Pilze mit Tomaten und Knoblauch

E – Eiweiß und vegetarisch

2 Portionen

4 große Champignons (die größten, die es gibt)
4 Frühlingszwiebeln, geputzt und fein gehackt
1 sonnengetrocknete Tomate, fein gehackt
5 cm Gurke, geschält und würfelig geschnitten
1 Knoblauchzehe, zerdrückt
1 TL frisch gehackte Petersilie
2 TL dunkle Sojasauce oder Seetangsauce
frisch gemahlener schwarzer Pfeffer
Olivenöl extra vergine
1 große Tomate, in 4 Scheiben geschnitten
4 dünne Scheiben Parmesan oder Mozzarella

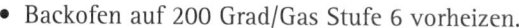

- Backofen auf 200 Grad/Gas Stufe 6 vorheizen.
- Die Pilze vorsichtig waschen und trocknen (Pilze aus nicht organischer Zucht sollte man auch schälen). Die Stiele abschneiden und in kleine Stücke schneiden. Die geschnittenen Stiele mit Zwiebeln, sonnengetrockneter Tomate, Gurke, Knoblauch, Petersilie, Sojasauce und schwarzem Pfeffer in einer Schüssel mischen. Die Fülle in die Kappen geben. Die Kappen an den Rändern mit Olivenöl bepinseln, jeweils eine Tomatenscheibe und eine Käsescheibe darauf legen. Die Pilze in eine Auflaufform setzen (Deckel auflegen, damit sie nicht austrocknen) und 15–20 Minuten überbacken, bis die Pilze weich sind und der Käse geschmolzen ist.

Tipp

Als zusätzliches Eiweiß kann man marinierte Tofustücke oder gebratene Speckwürfel dazugeben. Oder man lässt den Käse weg und verwandelt das Gericht mit Vollkornreis in eine Stärkemahlzeit.

Senf-Pilze

V – Vielseitig und vegetarisch

Ein herrlich schmackhafter, vielseitiger Snack

2 Portionen

4 große Wiesenchampignons, gewaschen
Olivenöl extra vergine
Senf mit ganzen Körnern

- Die Pilze waschen, die Stiele entfernen. Mit ein wenig Olivenöl bepinseln und die Kappen innen mit Ihrem Lieblingssenf (mit ganzen Körnern) bestreichen. Unter den heißen Grill stellen, bis die Pilze durch sind und der Senf Blasen wirft (etwa 10 Minuten). Mit gemischtem Salat servieren.

Heißer Kuskussalat

S – Stärke und vegetarisch

2 Portionen

225 ml Gemüsebrühe
100 g Kuskus
1 TL Butter
$^1/_2$ rote Paprikaschote
1 kleine Möhre, geraffelt
2 kleine Tomaten, geachtelt
1 reife Avocado, geschält, entkernt und fein geschnitten
$^1/_4$ Gurke, geschält und würfelig geschnitten
1 EL Pinienkerne

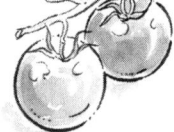

1 EL Mandelblättchen
1 EL Sultaninen oder Rosinen
1 EL Balsamico
1 EL Reiswein

Hinweis

Dieses Rezept lässt sich mit gebratenen Zwiebeln und Pilzen, gehackten sonnengetrockneten Tomaten, gemischten Hülsenfrüchten oder gehackten Walnüssen abwandeln.

- Die Gemüsebrühe zum Kochen bringen, den Kuskus einstreuen. Vom Herd nehmen und 10 Minuten stehen lassen. (Alle Flüssigkeit sollte aufgesogen und der Kuskus weich, aber »trocken« sein.) Nun die Butter in einer großen Pfanne erhitzen und den roten Paprika darin 3–4 Minuten dünsten. Kuskus, Möhre, Tomaten, Avocado, Gurke, Pinienkerne, Mandelblättchen und Trockenfrüchte sowie Balsamico und Reiswein zufügen und unter vorsichtigem Rühren 5 Minuten garen.
- Mit einem knackigen, dunkelgrünen Salat servieren.

Tipp

Der hellbraune Kuskus wird aus Hartweizengrieß hergestellt. Er ist eine nette Abwechslung zum Reis und außerdem sehr schnell fertig. Er liefert reichlich Vitamin B_1 und Eisen.

Pilzsalat mit Knoblauch

V – Vielseitig und vegetarisch

2 Portionen

Zwischendurch mit Tomaten, Blattsalat und Avocadoscheiben servieren.

2 EL Olivenöl extra vergine
2 Knoblauchzehen, zerdrückt
2 rote Zwiebeln, fein gehackt
200 g Wiesenchampignons,
jeweils in 4–5 Scheiben geschnitten
2 Frühlingszwiebeln, fein gehackt
Saft von $^1/_2$ Zitrone
1 EL frisch gehackte Petersilie
1 EL frisch gehackter Schnittlauch
frisch gemahlener schwarzer Pfeffer und Meersalz nach Geschmack

- Das Olivenöl in einer Pfanne erhitzen. Zwiebeln, Knoblauch und Pilze darin auf mittlerer Stufe braten, bis die Pilze »gebraten« duften.
- Frühlingszwiebeln, Zitronensaft, Petersilie und Schnittlauch einrühren und großzügig mit Pfeffer und Salz würzen. Sofort mit Salz servieren.

Tipp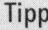

Mit einigen Stücken Feta-Käse wird daraus eine Eiweißmahlzeit.

Heiße Kartoffel-Salsa

S – Stärke und vegetarisch

2 Portionen

1 große Süßkartoffel
$^1/_2$ kg Frühkartoffeln
4 EL Olivenöl extra vergine
1 kleine rote Zwiebel, fein gehackt
1 Knoblauchzehe, zerdrückt
$^1/_4$ TL Kreuzkümmel, gemahlen
$^1/_2$ TL Chilipulver
2 EL frisch gehackte Korianderblätter
2 EL kalt gepresstes Sesamöl
$^1/_2$ TL Tabascosauce
30 g Butter
Schale und Saft von 1 Limone
Meersalz und frisch gemahlener schwarzer Pfeffer

Für den Salat
2 große reife Tomaten
$^1/_2$ kleine Gurke, geschält und in Scheiben geschnitten
1 EL Essig-und-Öl-Marinade nach Wahl

- Die Süßkartoffel schälen und hacken und in Salzwasser in 20–30 Minuten weich kochen. Wasser abgießen (und aufbewahren), Süßkartoffel zerdrücken und beiseite stellen. Mit dem Kochwasser die Frühkartoffeln aufsetzen.

- Inzwischen das Olivenöl in einer Pfanne erhitzen und Zwiebeln, Knoblauch, Kreuzkümmel und Chilipulver darin braten, bis die Zwiebeln braun werden. Diese Mischung zur Süßkartoffel geben und mit Koriander, Sesamöl und Tabascosauce verrühren.

- Wenn die Frühkartoffeln gar sind, Wasser abgießen und die Butter auf den Kartoffeln schmelzen lassen. Die Süßkartoffelmasse unter die Frühkartoffeln heben, das Ganze kurz vor dem Servieren mit Limonensaft und -schale beträufeln und nach Geschmack würzen.

- Für den Salat die Tomaten für 30 Sekunden (nicht länger) in kochendes Wasser tauchen, auf einen kalten Teller legen und schälen. Die geschälten Tomaten 5 Minuten in den Kühlschrank stellen, dann in feine Scheiben schneiden und mit der Gurke auf einer Platte anrichten, mit Dressing nach Wahl beträufeln.
- Die heiße Kartoffel-Sauce mit dem Salat servieren.

Knackiger Krautsalat

V – Vielseitig und vegetarisch

Dieser feine gemischte Salat ist eine leichte Mahlzeit oder eine Bereicherung für jedes stärke- oder eiweißhaltige Gericht, da die Zutaten so vielseitig sind.

2 Portionen

1 milde Zwiebel
$1/_4$ kleiner Weißkohl
$1/_4$ kleiner Rotkohl
2 mittelgroße Möhren, geschält
1 EL Sultaninen
1 EL gehackte Walnüsse
1 TL frisch gehackte Petersilie

Für das Dressing:
3 EL Olivenöl aus erster Pressung
1 EL Apfelessig

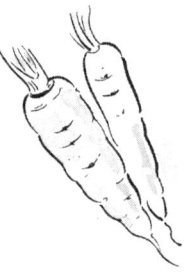

- Mit einem scharfen Messer Zwiebel, Kohl und Möhre in möglichst dünne Scheiben schneiden. (Ich verwende dazu an Stelle des Messers einen Gemüsehobel mit 3 leicht auswechselbaren Messern.) Sultaninen, Walnüsse und Petersilie vorsichtig unterrühren.

• Kurz vor dem Servieren die Zutaten für das Dressing mischen und unter den Salat rühren.

Tipp

Sobald man in ein Stück Obst, Gemüse oder Salat hineinschneidet, wird der Vitaminverlust beschleunigt. Die meisten Nährstoffe erhält man daher, wenn man den Salat sofort nach Zubereitung isst. Nicht länger als ein paar Minuten vor dem Essen zubereiten.

So könnte Ihr Wochenspeiseplan aussehen

Die hier vorgestellten Pläne sind keine starren Speisepläne, sondern Vorschläge und Ideen für den Einstieg. Wenn Sie ein Gericht nicht mögen, ersetzen Sie es durch ein anderes. Oder machen Sie Ihren eigenen Speiseplan.

Abkürzungen:
E = Eiweiß
S = Stärke
B = Basenbildner
V = vielseitig, passt zu Eiweiß und Stärke
Veg = für Vegetarier geeignet
▼ = am besten getrennt von konzentriertem Eiweiß und konzentrierter Stärke essen

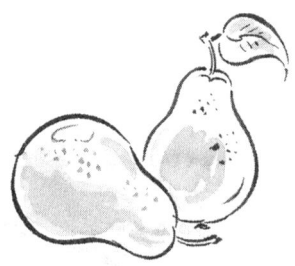

Musterwoche 1

	Frühstück	Mittag	Abend
Montag	Selbst gemachtes Müsli (Seite 379) S Veg	Salat in Rot, Orange, Grün (Seite 410) B V Veg ▼	Mussakaauflauf (Seite 423) S Veg
Dienstag	Rühreier mit gebratenen Tomaten (Seite 381) E Veg	Ofenkartoffel mit frischem grünem Salat (Seite 400) S B Veg	Leckeres Röst-gemüse mit Vollkornreis (Seite 429) S V Veg
Mittwoch	Haferbrei mit Bananenstücken (Seite 380) S Veg	Walnuss-Avocado (Seite 402) Veg V	Schneller Fisch-Curry (Seite 412) E Oder Chili-Quorn (Seite 438) E Veg
Donnerstag	Reiswaffeln mit Butter & Honig (Seite 380) S Veg	Cremige Pastinaken-Bohnen-Suppe (Seite 391) S Veg	Honig-Röst-gemüse (Seite 427) B V Veg

Musterwoche 1

	Frühstück	Mittag	Abend
Freitag	Frischer Obstsalat mit Schafmilchjoghurt (Seite 378) B Veg ▼	Super Salatsandwich (Seite 396) S Veg	Risotto mit Bohnen und Cashewnüssen (Seite 431) S Veg
Samstag	Melonenboote mit Kiwi und Grapefruit (Seite 403) B Veg ▼	Sellerie-Roquefort-Suppe (Seite 383) E Veg	Forelle mit Tomaten (Seite 413) E oder Einfacher, schneller griechischer Salat (Seite 404) E Veg
Sonntag	Kompott aus Hunza-Aprikosen oder Trockenobst mit Crème fraîche (Seite 378) B Veg ▼	Gebratene Hühnerbrust mit Zwiebel-Pilz-Püree (Seite 421) E	Heißer Kuskus-Salat (Seite 441) S Veg

Musterwoche 2

	Frühstück	Mittag	Abend
Montag	Hunza-Apriko-sen mit Schaf-milchjoghurt (Seite 378) E Veg	Hausgemachter Hummus mit Gemüsesticks (Seite 393) S Veg	Würzige Hühnersuppe (Seite 386) E Veg
Dienstag	2 große weiche Eier (Seite 381) E Veg	Großer, frischer Salat (Auswahl Seite 392) B V Veg	Bunte Fusilli (Seite 433) mit Avocadopesto (Seite 434) S V Veg
Mittwoch	Halbe frische Melone mit Kiwischeiben (zweite Hälfte für morgen) B V Veg	Einfacher, schneller griechischer Salat (Seite 404) B V	Ofenkartoffel (Seite 400), verschiedene Füllungen (Seite 400f.) S Veg
Donnerstag	Halbe Melone wie gestern B V Veg	Forelle mit Tomate (Seite 413) E Veg	Heißer Kuskussalat (Seite 441) S V Veg

Musterwoche 2

	Frühstück	Mittag	Abend
Freitag	Reiswaffeln mit Butter & Honig (Seite 380) S Veg	Erbsensuppe mit Minze und Brunnenkresse (Seite 388) V Veg Mit Matzen oder Knäckebrot Stärkemahlzeit	Brokkoliauflauf (Seite 428) E Veg
Samstag	Brot mit großen gebratenen Pilzen (Seite 381) S Veg	Knackiger Krautsalat (Seite 444) B V Veg	Chili-Quorn (Seite 483) E Veg
Sonntag	Große Schüssel Hirse- oder Reisflocken mit Hafer- oder Reismilch (Seite 379) S Veg	Warmer Ziegenkäse-Walnuss-Salat (Seite 409) E Veg	Südländische Gemüsesuppe (Seite 390) mit Pitta- oder Olivenbrot S Veg

Anhang

Die biochemischen Grundlagen der Trennkost

Das Thema Säure bildende und Basen bildende Nahrungsmittel ist ein faszinierendes, von dem viele Fachleute annehmen, es könnte entscheidend für die Gesundheit und Wohlbefinden sein. Das Gleichgewicht zwischen Säurebildnern und Basenbildnern zu sichern ist nicht die alleinige Domäne der Trennkost, und nach einer Einführung können wir das Thema verlassen. Tatsache ist, dass man Trennkost sehr erfolgreich praktizieren kann, ohne auch nur etwas über Säure und Basen bildende Lebensmittel zu wissen. Sie müssen diesen Beitrag also nicht lesen, wenn Sie nicht möchten.

> Das Einzige, was Sie wissen müssen, ist …
> - dass das Gleichgewicht zwischen Säurebildnern und Basenbildnern die Voraussetzung für eine gute Gesundheit ist,
> - ob mit oder ohne Trennkost.

Säurebildner – Basenbildner

Wenn die Nahrung abgebaut wird, bleiben chemische und mineralische Rückstände, die entweder Säuren oder Basen bilden. Dass der Begriff Säure-Basen-Gleichgewicht ein Synonym für Trennkost wurde, liegt darin begründet, dass Forscher, Dr. Hay eingeschlossen, herausfanden, dass Menschen, je saurer ihr Blut ist, sich umso schlechter fühlen und schlechter aussehen. Eine Ernährung mit reichlich Zucker, Brot, Getreide und Fleisch, aber wenig frischem Gemüse und Obst sei der Grundstein für eine »fortschreitende Übersäuerung«, während der Verzehr von mehr frischem Gemüse und Obst gegensteuere, dem Blut Basen zuführe und damit die Gesundheit und Vitalität fördere. Daher findet man die Anweisung »Essen Sie mehr Basen bildende Nahrungsmittel« in Trennkost-Büchern oft unter dem Dach: »Regeln«.

Was heißt das also in der Praxis?

Es heißt...

... dass Nahrungsmittel in zwei Hauptgattungen eingeteilt werden. Sie sind entweder SÄUREBILDNER oder BASENBILDNER

Die zwei Kategorien

Säurebildner sind
- Alkohol
- bearbeitete Lebensmittel
- Brot
- Eier
- Erfrischungsgetränke
- Feingebäck
- Fisch
- Fleisch, rotes
- Geflügelfleisch
- gehärtete Fette
- Käse
- Kekse
- Konserven (alle)
- Kuchen
- Speisen aus der Mikrowelle
- Zucker

Basenbildner sind
- frische Fruchtsäfte
- frisches Obst (fast alles)
- Gemüse
- grüner Salat
- Kartoffeln
- Trockenfrüchte (fast alle)

Zu viel Säure – zu wenig Basen

Eine Übersäuerung ist schnell erreicht, besonders wenn man gerne Kekse, Feingebäck, Brot und Hamburger isst oder rotes Fleisch, Geflügelfleisch und Fisch, aber niemals Gemüse. Fast jeder isst zu viele Säure bildende Eiweiß- und Stärkegerichte und viel zu wenig Basen bildendes Gemüse und Obst. Eine solche Ernährung belastet den Organismus, der Mehrarbeit leisten muss, um mit den Säuren fertig zu werden. Sammeln sich Säurebildner an, verzögert sich die Ausscheidung der Abfallstoffe, was zur Bildung eher übel riechender Gase, wie Schwefel, Phosphor und Chlor, führt, die sich wiederum mit anderen Substanzen zu Säuren verbinden. Man kann diese Säuren wohl als aggressiv bezeichnen, denn eine Übersäuerung über einen langen Zeitraum kann vielfältige Gesundheitsstörungen verursachen. Manche Fachleute meinen, die Übersäuerung sei für eine ganze Reihe der so genannten Zivilisationskrankheiten verantwortlich, etwa Rheuma, Arthritis, Nervenschmerzen, Kopfschmerzen, Nierensteine, Gallensteine und sogar Zellulitis. Manche vermuten sogar, dass Übersäuerung sich auf das Herz-Kreislauf-System auswirkt. Wenn die Zellen zu sauer werden, scheinen sie an Flexibilität und Elastizität zu verlieren, was den Blutfluss erschwert und das Risiko für einen Gefäßverschluss durch Cholesterinansammlungen erhöht. Egal, ob sich das letztendlich als richtig erweist, Forschungen zeigen schon jetzt, dass ein hoher Anteil an Säurebildnern in der Nahrung ein potenzieller Risikofaktor für Herzkrankheiten ist.

Anzeichen für eine Übersäuerung

- Körpergeruch
- fettiges oder glanzloses Haar
- graue Haarfarbe
- Kopfschmerzen
- Mundgeruch
- saurer Geschmack im Mund, besonders frühmorgens
- Verdauungsstörungen
- Verstopfung

Auch das macht uns sauer

- Nicht nur Fleisch und Brot wirken Säure bildend, auch üppige Saucen, gezuckerte, fettige Speisen und Desserts.
- Sauer machen aber auch Faktoren wie Überarbeitung, zu wenig Schlaf, Stress, Umweltverschmutzung, Bewegungsmangel, schlechte Durchblutung, Zorn, Angst, Neid, Reizbarkeit, Panik und Sorgen.

Information

Manche Fachleute meinen, eine Übersäuerung könnte Krankheiten wie Arthritis, Diabetes, Gicht, Gallensteine, Nierenleiden, Herzkrankheiten, Erkrankungen des Stütz- und Bewegungsapparates und schlechte Lungenfunktion verschlimmern.

Natürliches Gleichgewicht

Damit es nicht zur Übersäuerung kommt, mobilisiert der Körper seine Reserven an Basen bildenden Spurenelementen, die mithelfen, überschüssige Säuren zu beseitigen. Das funktioniert aber nur, wenn ausreichend basische Mineralstoffe vorhanden sind. Am besten können wir das sicherstellen, wenn wir mehr Gemüse, Salate, Kräuter und Obst essen, die diese Basen bildenden Mineralstoffe enthalten: Kalium, Magnesium, Natrium und Kalzium.

Das heißt nicht, dass Nahrungsmittel, wie Fisch, Eier, Käse oder Getreide, schlecht für uns sind, nur weil sie Säurebildner sind. Es heißt auch nicht, dass wir nur Basen bildendes Obst und Gemüse essen sollen. Für eine gute Gesundheit brauchen wir nur die richtige Menge von beidem! Und hier liegt einer der großen Vorteile der Trennkost; denn essen wir nach ihren Regeln, befinden sich Säuren und Basen im Gleichgewicht.

Wichtiger Hinweis

Man kann die Begriffe *sauer* und *Säure bildend* leicht miteinander verwechseln. Nahrungsmittel wie Weintrauben oder Äpfel mögen zwar ein wenig sauer schmecken, aber sobald sie verdaut, resorbiert und verbrannt sind, verbleibt von ihnen eine Art mineralischer »Asche«, die *Basen bildend* ist. Ein Nahrungsmittel, das sauer schmeckt, muss nicht unbedingt sauer bleiben, wenn es den Verdauungstrakt passiert hat. Nahrungsstoffe, die offensichtlich nicht sauer schmecken, wie etwa Fleisch, Fisch, Eier, Brot und Flocken, enden als *Säure bildende* »Überreste«. Kurz gesagt, Säurebildner und Basenbildner werden nicht danach klassifiziert, ob sie *vor* dem Essen sauer oder alkalisch/basisch sind, sondern gemäß den Rückständen, die nach ihrer Verdauung im Körper anfallen.

Vorteile der Basenbildner

Wenn wir die Trennkost korrekt anwenden, erhöhen wir unwillkürlich den Anteil an Basen bildendem Gemüse und Obst und reduzieren die weniger gesunden Säurebildner, wie Fertigprodukte und gezuckerte Nahrungsmittel. Das sollte deutliche gesundheitliche Vorteile haben:

- Basen bildendes Obst und Gemüse ist besonders hilfreich für denjenigen, der versucht, das Rauchen aufzugeben, weniger Alkohol zu trinken oder mit dem Heißhunger auf Süßes und Schokolade fertig zu werden. Ein ausgeglichener pH-Wert des Blutes, siehe Seite 460, reduziert auch die Säure des Harns. Wenn der Harn zu sauer ist, scheint dieser Heißhunger übermächtig zu werden. Bemerkenswert in unserem Zusammenhang ist die Tatsache, dass der Harn eines Fleischfressers (etwa Katze oder Hund) sauer ist, der eines Pflanzenfressers (wie Hase oder Kuh) basisch. Der menschliche Harn kann einen pH-Wert zwischen einem sauren 4,8 und dem leicht basischen 7,5 haben. Wenn unsere Nahrung teilweise aus Fleisch und teilweise aus pflanzlicher Kost besteht, ist der Harn gewöhnlich leicht sauer. Ein hoher Fleischkonsum (tierisches Eiweiß) kann ihn saurer werden lassen. Der Harn eines Vegetariers ist eher neutral oder basisch, allerdings nur, wenn das Schwergewicht der Kost nicht auf Getreide und Hülsenfrüchten liegt, ohne die ausgleichende Aufnahme von Gemüse und Obst.

• Ein höherer Anteil an Basenbildnern in der Nahrung hat sich auch bei Patienten mit Asthma, Heuschnupfen und anderen Allergien als sehr hilfreich erwiesen. Vielleicht liegt das daran, dass Nahrungsmittel, die überschüssige Säure entsorgen, auch das Blut entgiften und die Leber effizienter arbeiten lassen. Das Auftreten einer Überempfindlichkeit gegen bestimmte Nahrungsmittel ist eher wahrscheinlich, wenn die Leber nicht in Hochform ist. Näheres zum Thema Trennkost und Allergien finden Sie ab Seite 227.

• Manche Fachleute meinen, dass schwere Krankheiten, wie Herzleiden, Schlaganfälle und Bluthochdruck, durch Übersäuerung verschlimmert werden könnten. Noch ein Grund, mehr Gemüse, Salat und Obst zu essen.

Die Jäger und Sammler schafften es

Ohne jegliche wissenschaftliche Vorkenntnisse, aber mit einem guten Instinkt, schafften unsere fernen Vorfahren es, ein fast perfektes Säure-Basen-Gleichgewicht zu erzielen. Anthropologische und archäologische Forschungen deuten darauf hin, dass der Mensch ursprünglich sehr wenig Fleisch gegessen hat (etwa 20 bis 25 Prozent der Nahrung bestand aus Wild), und er die übrigen 75 bis 80 Prozent mit Früchten, Wurzeln, Nüssen, Samen und Blättern deckte. Mageres Eiweiß, wenig Fett, reichlich Frischkost – unsere Vorfahren erfreuten sich dadurch erstaunlich guter Gesundheit, die sehr wahrscheinlich auch dadurch gefördert wurde, dass sie keine Umweltverschmutzung, keinen Stress im modernen Sinn und nicht die Nachteile unseres so genannten Fortschritts kannten.

Auch wenn unser Organismus – und vor allem das Verdauungssystem – sich seit den Tagen von Lendenschurz und Keule kaum verändert hat, so ist doch unsere Ernährung eine ganz andere als die der Jäger und Sammler. Die meisten von uns nehmen die Dinge genau im umgekehrten Verhältnis zu sich: 25 Prozent *oder weniger* Obst und Gemüse, 75 Prozent *oder mehr* Eiweiß, Stärke und Zucker, und vieles stark bearbeitet und chemisch verändert. Vielleicht sollten wir uns ein wenig mehr nach den Essgepflogenheiten der Steinzeit richten und das Verhältnis ein wenig ändern. Es wird wohl kaum jemand leugnen, dass das Gesundheitsprofil unserer Zeitgenossen – Männer, Frauen und Kinder – besser sein könnte.

Frühe Forschungen

Eine der ersten wissenschaftlichen Studien über Säure bildende und Basen bildende Elemente in der Nahrung wurde 1907 begonnen, als die Forscher Sherman und Sinclair von den »schädlichen Wirkungen« von zu viel tierischem Eiweiß und zu wenig pflanzlichen Lebensmitteln in unserer Nahrung sprachen. Moderne Forschungen haben diese frühen Erkenntnisse bestätigt, dass das korrekte Säure-Basen-Gleichgewicht im Körper entscheidend für unser Überleben ist.

Ein Verhältnis von 4:1 oder 80:20

Dr. Hay empfahl, dass wir, um Wohlbefinden und Abwehrkraft zu steigern, vier Teile Basen bildende Lebensmittel auf einen Teil Säurenbildner essen sollten, d. h., dass unsere Nahrung zu 80 Prozent aus Gemüse und Obst und zu 20 Prozent aus Eiweiß und Stärke bestehen sollte. Mehrere Ernährungsfachleute haben sich dieser Meinung angeschlossen und ähnliche Empfehlungen in ihre neueren Bücher aufgenommen. Manchmal vernimmt man auch, dass ein Fünftel der Nahrung gegart, die anderen vier Fünftel besser roh gegessen werden sollten. Aber ist das realistisch? Dass man, um gesund zu bleiben, Säurebildner nur zu 20 Prozent (Fleisch, Käse, Eier, Getreide etc.), aber Basenbildner zu 80 Prozent essen soll, hört sich ziemlich schlimm an.

Eine gute Idee?

Zweifellos würde fast jeder von uns von einem Mehr an frischem Obst und Gemüse und einem Weniger an den anderen Dingen profitieren. Eine Ernährung, die zu 80 Prozent aus pflanzlichen Nahrungsmitteln besteht, ist jedoch für die meisten von uns nicht wirklich praktikabel. Und zwar so sehr, dass ich bezweifle, ob selbst die Verfechter dieser Idee das immer schaffen. Sie ist wohl auch nicht immer angemessen. Warum nicht? Eine Nahrung mit *sehr* hohem Anteil an Obst und Gemüse wird man vielleicht jemandem empfehlen, der körperlich sehr aktiv ist. Intensives Körpertraining lässt nämlich eine Menge Säure im Körper entstehen, der dann die vielen Basenbildner entgegenwirken können. Weniger aktive Menschen produzieren weniger Säure und brauchen daher nicht ganz so viele Basenbildner. Wer einer sitzenden Beschäftigung nachgeht und angemessen, aber nicht übermäßig Körpertraining macht, fühlt sich wahrscheinlich mit einem Verhältnis von 40 Prozent Eiweiß und Stärke zu 60 Prozent Obst und Gemüse wohler. Wobei das alles hehre Ziele sind. Die meisten von uns würden für ein Verhältnis von 50:50 eine Goldmedaille erhalten.

Der pH-Wert

Dieser Abschnitt behandelt ein interessantes Thema, es ist aber nichts, was Sie sich unbedingt merken müssen. Sie können also weiterlesen oder zum nächsten Abschnitt übergehen.

Der pH-Wert von Basen und Säuren

Säuren und Basen könnte man als Yin und Yang der Biochemie bezeichnen. Sie verhalten sich wohl gegensätzlich, ergänzen sich aber gegenseitig, sind zwei Phänomene wie heiß und kalt oder Tag und Nacht. Ihr Wechselspiel ist die Basis für unsere Gesundheit. Säuren enthalten eine große Zahl an Wasserstoffionen (angegeben mit H^+). Je mehr Wasserstoffionen ein Stoff hat, desto saurer ist er.

Der Säuregrad eines Stoffes wird mit dem pH-Wert angegeben, der Kurzbezeichnung für die Wasserstoffionenkonzentration, genau für deren negativen dekadischen Logarithmus. Um dies besser zu verstehen, werfen Sie einen Blick auf die pH-Skala unten. Sie sehen, dass die Skala von pH 1 bis pH 14 reicht. pH 7 in der Mitte steht für neutral – weder sauer noch basisch. Wasser hat einen pH-Wert von 7. Von pH 6 bis pH 1 abwärts heißt steigender Säuregrad und mehr Wasserstoffionen. Magensäure z. B. mit einem Wert von pH 1,0 bis pH 1,1 ist stark sauer. Von pH 8 bis pH 14 aufwärts heißt Alkalivermehrung und weniger Wasserstoffionen. Meerwas-

ser mit einem Wert von pH 8,1 ist nur schwach basisch, Ätznatron mit
pH 14 stark basisch.

Die pH-Skala: pH-Werte ausgewählter Stoffe

Magensäure	Zitronensaft	Essig	Wein	Haut	Speichel
1,0–1,1 Stark sauer	2,0	3,0 Schwach sauer	3,5	5,0–5,6	6,6

Wasser	Blut	Meerwasser	Natriumbikarbonat	Ätznatron
7 Neutral	7,45	8,1 Schwach basisch	12,0	14,0 Stark basisch

pH-Wert und Haut

Ich gehe davon aus, dass jeder die Abkürzung pH kennt, auch wenn dieser und jener nicht mehr genau weiß, wo er sie zum letzten Mal gelesen
hat. Am häufigsten findet man sie auf pH-neutralen Hautpflegeprodukten,
Duschgels oder Haarshampoos. Die Sekrete der Schweiß- und Talgdrüsen
in der Haut bilden zusammen mit dem Eiweiß der Haut den so genannten
Säuremantel. Der pH-Wert dieser Schutzschicht liegt zwischen 5,0 und 5,6.
Wird der Säuremantel durch Substanzen gestört oder geschädigt, die einen
höheren oder niedrigeren pH-Wert haben, neigt die Haut zu Trockenheit
oder Fettigkeit, Infektionen finden leichter statt, der Alterungsprozess wird
beschleunigt, die Struktur wird unregelmäßig. Durch Kontakt mit sehr
sauren oder basischen Substanzen kann die Haut dauerhaft geschädigt
werden.

pH-neutrale Produkte haben einen ähnlichen pH-Wert wie die Haut und
rufen daher nicht so leicht Reizungen und Entzündungen der Hautoberfläche hervor. Herkömmliche Seife ist stark basisch und stört den leicht
sauren Schutzmantel der Haut, was Juckreiz und Trockenheit hervorrufen
kann.

Eine Schädigung des Säuremantels der Haut kann sehr schnell auftreten. Äußere und innere Faktoren, wie zu viel Sonne, heftiges Schwitzen,
schädliche Kosmetika, schlechte Hautpflege, Verdauungsstörungen oder

andere gesundheitliche Probleme, können den pH-Wert der Haut innerhalb von 24 Stunden verändern. Blassgelbe, fettige oder schuppende Haut sind häufig erste Anzeichen eines gestörten Gleichgewichts oder einer Krankheit.

Einer der am häufigsten ignorierten Verursacher von Hautschäden ist der Bildschirm des Computers. Wer noch nicht weiß, dass Computer gefährlich für die Haut sein können, wird Folgendes interessant finden.

Die Luft um uns herum ist voller elektrisch geladener Teilchen. Im Freien enthält die Luft vorwiegend »gutartige« negativ geladene Ionen. In Gebäuden, besonders solchen mit vielen statisch aufgeladenen, elektrischen und elektronischen Einrichtungen, enthält die Luft zahlreiche positiv geladene Ionen, die den natürlichen pH-Wert der Haut stören. Dadurch können Bakterien leichter in die Hautoberfläche eindringen, was vermehrt zu Flecken, Ekzem-ähnlicher Trockenheit und Rötungen führen kann. Auch die Gesundheit der Augen kann durch die Bildschirm-Emissionen gefährdet werden. Das Problem wird verschärft, wenn man stundenlang ohne Pause vor dem Bildschirm sitzt.

Hier ein paar Vorschläge, um das Risiko zu reduzieren:
- Schaffen Sie sich einen erstklassigen Bildschirm-Filter an. Ein guter Filter reduziert nicht nur die Belastung der Haut, sondern auch die der Augen, hilft Kopfschmerzen, Stress und Müdigkeit einzudämmen. Bedenken Sie, dass preisgünstige Filter nicht immer auf langen Gebrauch ausgelegt sind. Wer viel Zeit vor dem Bildschirm verbringt, sollte sich einen erstklassigen antistatischen Filter mit hoher Reflexminderung und Blendreduzierung anschaffen, der 99,9 Prozent der Strahlung sehr niedriger und extrem niedriger Frequenz (»VLF« und »ELF«) sowie der elektromagnetischen Strahlung (»EMF«) herausfiltert. Der Fachhandel bietet Filter für unterschiedliche Bildschirmgrößen an. Oder Sie überlegen den Umstieg auf einen Laptop. Ein LCD-Monitor – »Flachbildschirm« – wie er etwa in Notebooks und Laptops eingebaut ist, erzeugt kaum elektromagnetische Strahlung verglichen mit der Kathodenstrahlröhre eines herkömmlichen Bildschirms. Flachbildschirme sind weitaus teurer, die Anschaffung lohnt sich aber, gesundheitlich gesehen.
- Tragen Sie bei der Arbeit am Bildschirm keine Schuhe mit Kunststoff- oder Gummisohlen.
- Stecken Sie nahe an Ihrem Arbeitsplatz einen Ionisator an. Er vermehrt

die Anzahl der negativ geladenen Ionen in der Luft. Ionisatoren sind im Elektrofachhandel, in Reformhäusern, Drogerien, manchen Apotheken und im Versandhandel erhältlich.

- Spülen oder besprühen Sie Ihr Gesicht mehrmals täglich mit frischem Wasser. Hier ist ein Zerstäuber sehr nützlich. Oder verwenden Sie einen erfrischenden Spray mit ätherischen Ölen (siehe hier im Anhang, Seite 472). Tragen Sie nochmals Feuchtigkeitscreme auf. Ein reines Aloe-vera-Gel oder ein natürliches Sonnenschutzmittel bildet ebenfalls eine Schutzschicht.
- Arbeiten Sie möglichst bei offenem Fenster.
- Machen Sie alle paar Stunden zehn Minuten Pause. Bewegen Sie sich, wechseln Sie den Ort, und gehen Sie nach Möglichkeit an die frische Luft.
- Strecken Sie sich und gähnen Sie.
- Atmen Sie tief durch.
- Trinken Sie den ganzen Tag über reichlich Mineralwasser.
- Machen Sie täglich viel Bewegung.

Gesundes Blut, gesunder Körper

Ich habe den pH-Wert deswegen oben (siehe Seite 460) so genau erläutert, damit Sie sehen, wie wichtig ein ausgeglichener Säure-Basen-Haushalt für die Gesundheit des Blutes ist.

Nun kommt noch ein wenig Theorie. Ich hoffe, es interessiert Sie – wenn nicht, lesen Sie weiter auf Seite 468.

Ausgewogene Ernährung – Gleichgewicht im Blut

Damit der pH-Wert im Blut konstant bleibt, braucht der Körper die richtigen Nährstoffe. Von besonderer Bedeutung sind die mineralischen Rückstände, die bestimmte Nahrungsmittel nach ihrer Verdauung, Resorption und Verbrennung dalassen. Wie bereits erwähnt werden Fleisch, Fisch, Käse, Zucker, Brot, Getreide, Hülsenfrüchte und Nudeln als Säurebildner bezeichnet, weil sie saure Rückstände wie Chlor, Jod, Phosphor und Schwefel bilden (die wir zum Leben brauchen). Die meisten Früchte, Obst, Kräuter und die meisten Nüsse und Samen lassen Basen bildende Mineralstoffe wie Kalzium, Eisen, Magnesium, Kalium und Natrium zurück (die wir auch zum Leben brauchen). Ist die Ernährung nicht ausgewogen und entsteht ein Mangel oder Ungleichgewicht bei irgendwelchen Mineralstoffen, werden die Regelvorgänge gestört.

Ist ein Basenüberschuss möglich?

Lebt man über lange Zeit nur von Rohkost, kann ein Gefühl des Schwebens, der Abgehobenheit entstehen, wie es für den Zustand der Alkalose typisch ist. Es ist theoretisch möglich, dass durch die Ernährung ein Basenüberschuss entsteht, er tritt jedoch kaum jemals ein, weil die meisten von uns viel zu viele Säurebildner essen. Mit einem kurzzeitigen Ungleichgewicht wird der Körper leicht fertig. Wer jemals eine Rohkost- oder eine Obstdiät durchgemacht hat, wird sich am Ende wahrscheinlich gefragt haben, warum ihn so heftiges Verlangen nach Schokolade oder Keksen überfällt. Vielleicht teilt uns der Körper so mit, dass er zu lang und zu viele Basenbildner erhalten hat und nun wieder Säurebildner braucht, um das Gleichgewicht herzustellen!

Die Bedeutung einer guten Atmung

Weit leichter entsteht ein Basenüberschuss durch eine gestörte Atmung (chronische Hyperventilation oder rasche, flache Atmung). Solche Atemstörungen wurden mit vielen verschiedenen Krankheiten in Verbindung gebracht, sie könnten auslösende oder verschlechternde Faktoren bei Bluthochdruck, Herzinfarkt, Koronarinsuffizienz, Herzrhythmusstörungen, Asthma, Geschwüren, rheumatoider Arthritis, Kolitis, Überfunktion der Schilddrüse und vielen anderen Krankheiten sein. Nun könnte man vielleicht annehmen, wir könnten die Auswirkungen all dieser heiß geliebten Säure bildenden Kuchen und Braten durch den Basenüberschuss nach Hyperventilation wettmachen! Keine gute Idee! Ein gesundes Gleichgewicht erhält man durch eine ausgewogene Zufuhr von Säure- und Basenbildnern mit der Nahrung und durch eine gleichmäßige, tiefe Atmung. (Lesen Sie dazu den Abschnitt *Gleichmäßiges, tiefes Atmen* (Seite 287).

Säurebildner sind nicht zu verdammen

Eine Übersäuerung tritt weit leichter ein als ein Basenüberschuss. Bei den meisten Menschen entspricht ein Säureüberschuss weit eher der Norm. Aber denken Sie nun nicht, dass alle Säurebildner schlecht sind, weil fast alle Basenbildner gesund sind. Für ein Gleichgewicht sind beide erforderlich. Saure und basische Rückstände haben unterschiedliche, aber gleich wichtige Funktionen. Manche Säurebildner, etwa Zucker, Erfrischungsgetränke, Kuchen und Fertiggerichte, werden uns im Übermaß natürlich nicht gut tun. Aber mageres Fleisch aus ökologischer Landwirtschaft, guter Käse, fetter Fisch, Freilandgeflügel, Freilandeier und alle Arten von Hülsenfrüchten sind zwar Säurebildner, enthalten aber wertvolle Nährstoffe und sollten Teil einer gesunden, ausgewogenen Ernährung sein.

Es gibt eine Reihe von anderen Faktoren neben einer gesunden Ernährung, die vor Übersäuerung des Blutes schützen. Frische Luft, Freude, gute Freunde, Lachen, Liebe, regelmäßige Bewegung, Ruhe, Entspannung, langsames, gleichmäßiges Atmen, Ausgeglichenheit, positives Denken und ein stabiles Gefühlsleben sollen Basen bildend wirken.

Die Ausnahmen von der Regel

Ich habe gesagt, dass *fast* alle Früchte, Gemüse und Salate Basenbildner sind und *fast* alle Eiweiß- und Stärkelieferanten Säurebildner. Es muss also Ausnahmen geben. Warum sollte es auch so einfach sein? Ich werde Ihnen die Ausnahmen nennen, Sie können Sie aber gleich wieder vergessen, denn es sind wenige, und sie werden den Säure-Basen-Haushalt nicht wesentlich beeinflussen. Halten Sie sich lieber an die *Grundregel*:

• Eiweiß, Stärke und Zucker sind Säurebildner und
• Gemüse, Salate und Früchte sind Basenbildner.

Wer immer noch nicht ganz sicher ist, kann die Tabelle auf Seite 468 benutzen.

Fermentierte Lebensmittel sind Basenbildner

Fermentierte Lebensmittel sind wertvolle Säurepuffer. Eingesalzene schwarze Bohnen, Tempeh, Miso, Sojasauce, Nam Pla (Fischsauce), Buttermilch und Joghurt aus lebenden Kulturen wirken als Säurepuffer oder Basen bildend. Durch Fermentation wird ein Nahrungsmittel stark verändert. Der Geschmack wird stärker, vielfältiger und oft auch schärfer. Auch der Nährwert erhöht sich deutlich, weil die natürlichen Organismen, die die Fermentation vornehmen, die Verdauung und die Resorption erleichtern. Eine der wichtigsten Wirkungen dieser Bakterien ist die Förderung einer gesunden Darmflora, die wiederum die Synthese von Enzymen und Vitaminen erhöht und Eiweiß und Stärke leichter verdaulich macht. Diese Organismen machen in erster Linie Vitamin B_{12} (das in veganen und vegetarischen Ernährungsformen oft fehlt) für den Körper leichter verfügbar. Diese Veränderung der Mikrobiologie und des physiologischen Wertes lässt diese Nahrungsmittel von Säure- zu Basenbildnern werden.

Kartoffeln sind Basenbildner

In der Trennkost gehören Kartoffeln zur Stärke, biochemisch zählen sie aber eindeutig zu den Basenbildnern.

Andere Basenbildner

Unter all den Säure bildenden Getreiden ist Hirse ein Basenbildner. Auch Getreidekaffee und kalt geschleuderter Honig sind Basenbildner.

Säurebildner

Spargel, Artischocken, Oliven, Limabohnen, Linsen sowie Senf und Kresse werden meist zu den Säurebildnern gezählt. Sie sind außerdem außergewöhnlich wertvoll, was den ernährungsphysiologischen Effekt betrifft. Wie gesagt, Säurebildner sind genauso wichtig wie Basenbildner – nur das Gleichgewicht muss stimmen.

Vorschlag

Betrachten Sie pflanzliche Nahrungsmittel als gesunde, wichtige Nahrungsmittel.

Was ist mit Ölen und Fetten?

Oh weh! Noch eine Enttäuschung! Ich habe reichlich Unterlagen über diesen Aspekt der Trennkost zusammengetragen – aber es gibt keine Einigung darüber, wo die Fette hingehören. Das erste Buch, das mir in die Hände fiel, behauptete: »Alle Fette außer Butter sind starke Säurebildner.« Das zweite führte Butter als »saures Milchprodukt« auf, erwähnte andere Fette gar nicht. In einem dritten waren Butter und Pflanzenöle »neutral«, alle anderen Fette »Säurebildner«. Ein weiteres führte Margarine als »neutral« auf. Mehrere Bücher drückten sich um das Thema herum und erwähnten Fette gar nicht. Nicht besonders hilfreich.

Nach einer Woche Blättern und Suchen wurde ich allmählich ziemlich gereizt, offensichtlich brauchte ich mehr Basenbildner. Ich entschied mich aber dafür, einmal tief durchzuatmen, ein Glas Rotwein zu trinken und meinen gesunden Menschenverstand zu gebrauchen.

Es kommt auf die Qualität des Fettes an

Manche Fette sind in Wirklichkeit Säurebildner, aber der Säuregrad hängt davon ab, wie stark sie *bearbeitet* sind. So sollten beispielsweise stark raffinierte Speiseöle aus Industrieproduktion als Säurebildner eingestuft werden, kalt gepresstes Leinöl, Olivenöl aus erster Pressung (extra vergine) sowie das Öl einer frischen Avocado als Basenbildner. Butter wird von einigen führenden Trennkost-Experten als neutral bezeichnet.

Wie geht man mit Fetten und Ölen um?

- Man verwendet sie sparsam und vernünftig.
- Man konsumiert kein Fett oder Öl im Übermaß.
- Man vermeidet Fette auch nicht völlig. Einige Fette sind unerlässlich für die Gesundheit.

- Man zieht gute Fette vor (kalt gepresste Öle, ein wenig Butter oder nicht gehärtete Margarineaufstriche).
- Und verzichtet auf schlechte (gehärtete Margarine, raffinierte Speiseöle).
- Man meidet offensichtlich fettige Speisen wie Sahnetorten und Frittiertes.
- Bedenken Sie, dass in der Trennkost Fette und Öle zu den *vielseitigen* Nahrungsmitteln gehören und sich mit Eiweiß und Stärke sowie mit Gemüse und Salat vertragen.

Säure- und Basenbildner auf einen Blick

Wichtig ist, dass es nicht zu kompliziert wird. Die folgende Tabelle bringt das Wichtigste auf einen Blick.

Wiederholung – die zwei Kategorien und die Fette

Säurebildner sind	Basenbildner sind
Alkohol	Buttermilch
bearbeitete Nahrungsmittel	eingesalzene schwarze Bohnen
Brot	Gemüse
Eier	Getreidekaffee
Erfrischungsgetränke	Gewürze
Feingebäck	grüne Bohnen
Fisch	grüne Erbsen
Fleisch	Hirse
Frühstücksflocken	Joghurt
Geflügel	kalt geschleuderter Honig
gehärtete Fette	Kartoffeln
Gerichte aus der Mikrowelle	Kopoubohne
Haferflocken	Kräuter (frisch und getrocknet)
hitzebehandelter Honig	Miso
Hülsenfrüchte	Nam Pla (Fischsauce)
Käse	Nüsse
Kekse	Obst (frisch und getrocknet)

Konserven (alle)	Salat
Kuchen	Samen
pasteurisierte Milch	Seetang
Reis	Shoyu-Sojasauce
Schalentiere	Tempeh
Sojabohnen	Tofu
Sojamilch	
Teigwaren	
Trockenerbsen	
Zucker	

Fette

Beschränken Sie Fette auf ein Minimum, ohne sie in eine bestimmte Kategorie einzuordnen. Betrachten Sie hochwertige Fette und Öle, wie Butter und Olivenöl aus erster Pressung (extra vergine), als neutral – weder Säure noch Basen bildend. Fette und Öle sind vielseitig und passen zu Eiweiß und Stärke.

So schaffen Sie ein gesundes Gleichgewicht zwischen Säure- und Basenbildnern – meine Tipps

- Essen Sie weniger Fleisch und Brot.
- Vermeiden Sie fettige und frittierte Speisen.
- Verwenden Sie Olivenöl aus erster Pressung (extra vergine) zum Braten und für Salatmarinaden und Butter oder nicht gehärtete Margarine in kleinen Mengen als Aufstrich.
- Vermeiden Sie Zuckerzusätze, Süßigkeiten und künstliche Süßstoffe.
- Verwenden Sie kalt geschleuderten Honig zum Süßen (»kalt geschleudert« bedeutet, dass der Honig nicht erhitzt oder bearbeitet wurde).
- Halten Sie sich an die Obstregel auf Seite 28, und versuchen Sie, zumindest zwei, besser drei Portionen frisches Obst pro Tag zu essen, und zwar zwischen oder vor den Mahlzeiten.
- Ersetzen Sie einige Tassen Tee oder Kaffee durch verdünnten frischen Fruchtsaft, Kräutertee oder grünen Tee.
- Nehmen Sie mehr frisches Gemüse in den täglichen Speiseplan auf. Versuchen Sie, zur Hauptmahlzeit mindestens zwei frische Gemüse zu essen.

- Essen Sie zum Mittag- und zum Abendessen jeweils einen Salat, egal, ob gekochtes Gemüse dabei ist oder nicht.
- Essen Sie öfter Röstgemüse und Gemüsesuppe.

Und ebenso wichtig ist es letztlich, dass Sie:
- reichlich frische Luft erhalten, regelmäßig Bewegung machen, genug Entspannung und Schlaf finden
- sich guter Gesellschaft erfreuen
- schöne Musik hören
- tiefer atmen
- öfter lachen
- grundlos lächeln
- positiv denken
- die guten Dinge im Leben sehen.

Trennkost leicht gemacht nach Kathryn Marsden:

- ALLE Früchte, Gemüse, Salate, Kräuter, Gewürze und fermentierten Nahrungsmittel sind Basenbildner.
- ALLE Stärken, Zucker, Hülsenfrüchte und Eiweißgerichte sind Säurebildner.

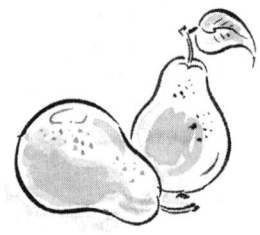

Produkte und Lieferanten

Ich habe nur Produkte empfohlen, ob Heilmittel oder Küchenmaschinen, die ich selbst ausprobiert und für gut befunden habe. Einige dieser Produkte sind auch über den Versandhandel und das Internet beziehbar, andere erhalten Sie in Apotheken, Reformhäusern, Drogerien, Naturkostläden bzw. in Kaufhäusern oder im Einzelhandel vor Ort – lassen Sie sich vom Fachmann beraten. Probiotika und Nahrungsergänzungspräparate in wirksamen Qualitäten bekommen Sie in Ihrer Apotheke oder im Reformhaus. Dort wird man Sie auch gern und fachmännisch beraten. Sind Sie sich aber nicht sicher, fragen Sie Ihren Arzt oder Therapeuten.

Adressen, Telefonnummern und Internetadressen der im Folgenden genannten Firmen finden Sie ab Seite 473.

Mikrobiologisches Therapeutikum, Nahrungsergänzungspräparate, Bachblüten, Kräuterheilmittel

Acidophilus-Probiotika erhältlich bei *Biocare* oder *Blackmores* und in Apotheken

Bachblüten in Apotheken mit homöopathischer Abteilung und über Versand

Verdauungsenzyme bei *Biocare* und in Apotheken

Essenzielle Fettsäuren (Nachtkerzenöl etc.) in Apotheken, Reformhäusern und bei *Arkopharma, Biocare, Higher Nature, Pharma Nord, Solgar*

Kräuterheilmittel (einschließlich Goldmohn, Rosskastanie, Heidelbeerblätter, Kava-Kava, Mariendistel, Nessel, Johanniskraut, Baldrian und Zaubernuss) in Apotheken, Reformhäusern und Drogerien und bei *Arkopharma, Bioforce, The Green People Company* oder *Bio-Health*; das pflanzliche »Pilex« (gegen Hämorrhoiden) bei *Passion for Life Products*

Multivitamine und Antioxidanzien erhältlich bei *Biocare, Blackmores, G&G Food Supplies, Higher Nature, Pharma Nord, Viridian Nutrition* und in Apotheken und Reformhäusern

Natürliche Hautpflegemittel

Aloe-vera-Feuchtigkeitspflege, -Cremes, und -Shampoos, Vitamin-C-Feuchtig-keitspflege erhältlich bei *Passion For Life Products, The Green People Company, Eco-co Products* und in Reformhäusern

Reines Aloe-Gel bei *Xynergy Health* und in Reformhäusern

Ätherische Öle bei *Jurlique, Floressence, Natural by Nature Oils, Gerard House, Nelsons, Tisserand* sowie in Reformhäusern, Apotheken bzw. im Fachhandel

Ätherische Öle im Zerstäuber bei *Jurlique Aromamist* oder *Jurlique Rosewater Facial Spray* von *The Naturopathic Health & Beauty Company*

Produkte mit natürlichen Bestandteilen: Hautreinigung, Tonika, Peeling, Masken, Feuchtigkeitscremes etc. bei *The Green People Company, Eco-co Products* und in Reformhäusern und Fachhandel

Vitamin-E-Creme bei *Passion for Life Products, Xynergy Health* und in Reformhäusern

Natürliche Zahnpflege

In Reformhäusern, Naturkostläden und Apotheken gibt es ausgezeichnete Zahncremes ohne Chemikalien (Schäumer), etwa **Weleda**. Die Firmen *Eco-co* und *Biocare* bieten natürliche Zahncremes auch im Versand an.

Umwelt- und hautfreundliche Wasch- und Putzmittel

»Eco-balls« (zum Wäschewaschen, wiederverwendbar) und »Eco-zyme« (Reinigungsmittel) gibt es bei *Eco-co* und *The Healthy House*, keramische Wasch-Kapseln bei *Savant*, andere gleichwertige Produkte sind erhältlich im Reformhaus.

Spezielle Frischhaltebeutel
Bei *Lakeland*

Küchenmaschinen/Entsafter

der Firmen *Bosch, Moulinex, Braun, Kenwood* erhalten Sie im Fachhandel oder in den Kaufhäusern vor Ort; *Magimax Le Duv* ist bei *Lakeland* erhältlich, siehe Seite 475.

Adressen

Arkopharma UK
7 Redlands Center
Colsdon
Surrey CR5 2HT
Großbritannien
Tel. +44 20 8763 1414

Bachblüten (Bach Flower Remedies)
Tel. Bestellung +44 20 7495 2404
Webseite: www.bachremedies.com, www.bachcentre.com

Biocare Ltd.
180 Lifford Lane
Kings Norton
Birmingham B30 3NU
Großbritannien
Tel. +44 121 433 3727

Bioforce AG
CH-9325 Roggwil TG
Schweiz
Tel. +41 71 454 61 61, Fax +41 71 454 6162
Webseite: www.bioforce.ch/de

Bio-Health
Medway City Estate
Rochester
Kent ME2 4HU
Großbritannien
Tel. +44 1634 290115

Blackmores
Willowtree Marina
West Quay Drive
Yeading
Middlesex UB4 9TB
Großbritannien
Tel. +44 20 8842 3956

Eco-co
Birchwood House
Briar Lane
Croydon
Surrey CR0 5AD
Tel. +44 7071 223030, +44 20 8777 3121, Fax +44 20 8777 3393
E-mail: info@ecozone.co.uk
Webseite: www.ecozone.co.uk
Auch Produkte von *Biocare* und *The Green People Company*

FLORESSENCE S & agraverl
A. William-Fraisse 1
CH-1006 Lausanne
Schweiz
Fax: +41 21 616 17 41
Webseite: www.floressence.com

G&G Food Supplies
175 London Road
East Grinstead
West Sussex RH19 1YY
Großbritannien

Gerard House/English Grains Healthcare
Info: Tel. +44 1283 228 344, +44 1283 228 300

The Green People Company
Brighton Road
Handcross
West Sussex RH17 6BZ
Großbritannien
Tel. +44 1444 401444, Fax: +44 1444 401011
E-mail: infogreenpeople.co.uk
Webseite: www.greenpeople.co.uk

Higher Nature Ltd.
Burwash Common
East Sussex TN19 7LX
Großbritannien
Tel. +44 1435 883484, Fax +44 1435 883720

Jurlique
siehe *The Naturopathic Health & Beauty Company*

Lakeland Ltd.
Alexandra Buildings
Windermere
Cumbria LA23 1BQ
Großbritannien
Tel. +44 15394 88100
Webseite: www.lakelandlimited.com

Natural by Nature Oils
9 Vivian Avenue
Hendon Central
London NW4 3UT
Großbritannien
Tel. +44 20 82025718
Webseite: www. naturalbynature.co.uk (im Aufbau)

The Naturopathic Health & Beauty Company
Willowtree Marina
West Quay Drive
Yeading
Middlesex UB4 9TB
Großbritannien
Tel. +44 20 8841 6644

Passion for Life Products Ltd.
Grove House
320 Kensal Road
London W10 5BZ
Großbritannien
Tel. +44 20 8964 9944, Fax 44 20 8964 9955
E-mail: info@passionforlife.com
Webseite: www.passionforlife.com

Nelsons
Broadheath House
83 Parkside
London SW19 5 LP
Großbritannien
Tel. +44 20 7495 2404 Händlerinformationen
Webseite: www.nelson&russell.com (essenzielle Öle)
www.nelsons.co.uk (Homöopathie)

Bach-Blüten Nelson GmbH
Bertelsmann Consumer Service D71B
An der Autobahn
33310 Gütersloh
Deutschland
Tel. +49 40 431 8780, Fax: +49 40 432 26 35/439 05 28

Pharma Nord
Telford Court
Morpeth
Northumberland NE61 2DB
Großbritannien
Tel. +44 1670 519989

Savant Distribution Ltd.
15 Iveson Approach
Leeds
West Yorkshire LS16 6 LJ
Großbritannien
Tel. +44 113 230 1993, Fax +44 113 230 1915
E-mail: savant@mail.com
Webseite: www.savant-health.com

Solgar Deutschland co Formula pharm.Prod.GMBH
Mariannenweg 46
61348 Bad Homburg
Deutschland
Tel. +49 6172 938844, Fax: +49 6172 938855
E-mail: formula@formulapharm.de

Tisserand
Händlerliste und Katalog anfordern unter Tel. +44 1273 325666 oder über die Webseite: www.tisserand.co.uk

Viridian Nutrition
Westlands
Long Buckby Road
Daventry
Northamptonshire NN11 5LT
Großbritannien
Tel. +44 1327 878050, Fax +44 1327 878335
(Viridian stiftet einen beträchtlichen Teil des Nettoertrages für wohltätige Zwecke)

Weleda AG Heilmittelbetriebe
Postfach 1320
73503 Schwäbisch Gmünd
Deutschland
Tel. +49 7171 919-414, Fax +49 7171 919-424
E-mail: dialog@weleda.de
Webseite: www.weleda.de

Xynergy Health
Lower Elsted
Midhurst
West Sussex GU29 0JT
Elsted, Midhurst
West Sussex, GU29 0JT
Großbritannien
Tel. +44 1730 813642 Fax:+44 1730 815109
E-mail: naturally@xynergy.co.uk
Webseite: www.xynergy.co.uk

Quellenverzeichnis

Einleitung

Deckelbaum R. J. et al.: Unified dietary guidelines – summary of a consensus conference on preventive nutrition: paediatrics to geriatrics, Protokoll der Konferenz der American Heart Association vom 18. Juni 1999.
Eight Guidelines for a healthy diet, Food-Sense-Publikation, HMSO, 1990.
National food survey on household food consumption, expenditure and nutrient intake, 2. Quartal 1998, Britisches Amt für Statistik, veröffentlicht vom britischen Ministerium für Landwirtschaft, Fischerei und Lebensmittel, 7. September 1998.

Was kann man essen?

Aufzeichnungen, die der Autorin von Dr. David Chappell, B, BS, FRCS (Glasgow), MF Hom., DO., MGO (London), zur Verfügung gestellt wurden.
Department of Health Dietary Reference Values for food energy and nutrients for the United Kingdom, Bericht des Panel on Dietary Reference Values des Committee on Medical Aspects of Food Policy (COMA), HMSO, 1991.
Diamond, Harvey und Marilyn Diamond: *Fit fürs Leben. Fit for Life*, Goldmann, München.
Diamond, Marilyn: *A New Way of Eating*, Bantam Books, 1987, S. 5 und S. 10–11.
Grant, Doris und Jean Joice: *Food Combining for Health*, Thorsons, 1984.
Guyton, Arthur C.: *Textbook of Medical Physiology* (8. Auflage), W.B. Saunders, 1991.
Hay, Dr. William Howard: *Health via Food*, Harrap, 1934.
Hay, Dr. William Howard: *A New Health Era*, 1934.
Marsden, Kathryn: *Food Combining in 30 Days*, Thorsons, 1984.
Marsden, Kathryn: *The Food Combining Diet*, Thorsons, 1993.
Marsden, Kathryn: *The Food Combining Diet*, Thorsons, 1993, S. 77–81.
McCance & Widdowsons's The Composition of Foods (5. Auflage), Ergänzungsband Früchte und Nüsse, Royal Society of Chemistry, 1992.
McCance & Widdowsons's The Composition of Foods (4. Auflage), Ergänzungsband Getreide und Getreideprodukte, Royal Society of Chemistry, 1988.
McCance & Widdowson's The Composition of Foods (5. Auflage), Ergänzungsband Früchte und Nüsse, Royal Society of Chemistry, 1992.

McCance & Widdowson's The Composition of Foods, 4. Ergänzungsband Milchprodukte und Eier, Royal Society of Chemistry, 1997.

Shelton; Dr. Herbert M.: *Food Combining Made Easy*, Willow Publishing, 1951.

Shelton, H.: *Food Combining Made Easy*, Willow Publishing, 1979.

Vander, A.J.; Sherman, J.H. und D.S. Luciano: *Human Physiology: The Mechanisms of Human Function* (4. Auflage), McGraw-Hill, 1986.

Wolfe, D.: *Die Sonnen-Diät*, Goldmann, München 2001.

Die Bedeutung der körperlichen Bewegung

Arthritis Foundation: www. arthritis.org

As weight goes up, so does breast cancer risk, *Tufts University Diet and Nutrition Letter*, 14[5]: S. 1-2, 1996.

Dekkers, J.C. et al.: The role of antioxidant vitamins and enzymes in the prevention of exercise-induced muscle damage, *Sports Medicine*, 21[3]: S. 213-238, 1996.

Kampert, J.B. et al.: Physical activity, physical fitness, and all-cause mortality: a prospective study of men and women, *Annals of Epidemiology*, 6: S. 452-457, 1996.

Rx for arthritis sufferers: exercise, *Tufts University Diet and Nutrition Letter*, 14 [5]: S.1, 1996.

Schedlowski, M. und R.E. Schmidt: Stress und das Immunsystem, *Naturwissenschaften*, 83[5]: S. 214-220, 1996.

Sheridan, J.F. et al.: Psychoneuroimmunology: stress effects on pathogenesis and immunity during infection, *Clinical & Microbiological Review*, 7[2]: S. 200-212, 1994.

Sieder, W.S. et al.: Modulation of human natural killer cell activity by exposure to uncontrollable stress, *Stress Brain, Behaviour and Immunity*, 9[2]: S. 141-159, 1992.

Weaver, C. und S. Rajaram: Exercise and iron status, *Journal of Nutrition*, 122: S. 782-787, 1992.

Trennkost – damals und heute

Cohen, Mark Nathan: *Health and the Rise of Civilisation*, Yale University Press, 1989.

Grant, Doris und Jean Joice: *Food Combining for Health*, Thorsons, 1984.

Hay, Dr. William Howard: *A New Health Era, 1934*.

Hay, Dr. William Howard: Health via Food, Harrap, 1934.

Marsden, Kathryn: *Food Combining in 30 Days*, Thorsons, 1994.

Marsden, Kathryn: *The Food Combining Diet*, Thorsons, 1993.

Schepper, Luc de: *How to Dine like the Devil and Feel like a Saint*, Full of Life Publishing, 1993.

Schonfield, Hugh: *The Essence Odyssey*, Element Books, 1984.

Shelton, Dr. Herbert M.: *The Myth of Medicine*, Lodi Books, 1995. Ursprünglich als *Rubies in the Sand*, 1961.

Shelton, Dr. Herbert M, Willard, Jo und Jean A. Oswald: *The Original Natural Hygiene Weight Loss Diet Book*, Keats Publishing, 1986.

Shelton, Dr. Herbert M.: *Orthobionomics – Volume 1 of the Hygienic System*, veröffentlicht von Dr. Shelton's Health School, 1934.

Why we need an healthy plate of slushy greens, Artikel aus der *Daily Mail* vom 3. Juni 1999.

Wolfe, David: *Die Sonnen-Diät*, Goldmann, München 2001.

Wenn Sie nichts weiter tun, als...

Guyton, Arthur C.: *Textbook of Medical Physiology* (8. Auflage), W.B. Saunders, 1991, S. 709–742.

McCance & Widdowson's The Composition of Foods, Ergänzungsband Milchprodukte und Eier, Royal Society of Chemistry, 1997.

Shelton, Dr. Herbert M.: *Food Combining Made Easy*, Willow Publishing, 1982, S. 24–25.

Vander, Arthur J.: *Human Physiology – The Mechanics of Function*, McGraw Hill, 1986, S. 459–503.

Gesunde Gewichtsabnahme durch Trennkost

Cabot, S.: A healthy liver and weight loss, *Positive Health*, Februar 1999, S. 33–39.

Geiselman, P.T. und D. Novin: The role of carbohydrate in appetite, hunger and obesity, *Appetite*, 3: S. 203–223, 1982.

Korrespondenz der Autorin mit dem Institute for Optimum Nutrition, vom 16. April 1992. *Optimum Nutrition Newsletter*, 11 [3]: S. 12–13, 1998.

Randolph, T.G.: Masked food allergy as a factor in the development and persistence of obesity, *Journal of Laboratory and Clinical Medicine*, 32: S. 1547, 1947.

Randolph, T.G. und R.W. Moss: *Allergies – Your Hidden Enemy*, Thorsons, 1980.

Rodin, J.: Comparative effects of fructose, aspartame, glucose and water preloads on calorie and macronutrient intake, *American Journal of Clinical Nutrition*, 51: S. 428–435, 1990.

Stay Young Longer, Broschüre der Herausgeber der *Prevention Magazine*, 1996.

Toubro, S. und A. Astrup: Randomised comparison of diets for maintaining obese subjects weight after major weight loss: ad-lib, low-fat, high-carbohydrate diet versus fixed energy intake, *British Medical Journal*, 314: S. 29–34, 1997.

Vogel, H.C.A.: *The Nature Doctor*, Mainstream Publishing, 1989, S. 201–203.

Weight – get yourself a healthy body, Video, Iron Bridge Film and Television Ltd., 45 Muswell Road, London N10 2BS, Telefon +44 20 8444 9574.

Trennkost und Wasserretention

Aufzeichnungen aus der DASH-Studie (Ernährung und Bluthochdruck). Dietary approaches to stop hypertension, Department of Nutrition, University of Tennessee, Knoxville, 55[8]: S. 303–305, 1997.

Eating less sodium means retaining more bone, Bericht *Tufts University Diet & Nutrition Letter*, 14[4]: S. 1–2, 1996.

Hanneman, R.L.: INTERSALT study: hypertension rise with age revisited, *British Medical Journal*, 312 S. 1283–1289, 1996.

Law, M.R. et al.: Analysis of data from trials of salt reduction, *British Medical Journal*, 302: S. 819–824, 1991.

More salt suspicions, Bericht, *The Food Magazine*, Jan. März 1997. S. 15.

Rocchini, A.P. et al.: The effect of weight loss on the sensitivity of blood pressure to sodium in obese adolescents, *New England Journal of Medicine*, 321 [9]: S. 580–585, 1989.

Ruppert, M. et al.: Short-term dietary sodium restriction increases serum lipids and insulin in salt-sensitive and salt-resistant normotensive adults, englische Kurzfassung, Klin. Wochenschr, 69[25]: S. 51–57, 1991.

Salt and blood pressure, ausführlicher Artikel Ernährung, *The Food Magazine*, Juli/Sept. 1995, S.15.

The salt sellers, Bericht, *The Food Magazine*, Juli/Sept. 1991, S. 14015.

Whelton, P.K. et al.: Sodium reduction and weight loss in the treatment of hypertension in older persons, *Journal of the American Medical Association*, 279[11]: S. 839–846, 1998.

Trennkost für eine gute Verdauung

Burdon M.L. et al.: A comparison of the glycaemic and insulinaemic effects of an Asian and European meal, *Practical Diabetes*, 11: S. 208–211, 1994.

Colbin, A.: *Food and Healing*, Ballantine Books, 1986, S. 78.

Eastwood, M.A. et al.: Physical properties of dietary fiber that influence physiological function: a model for polymers along the gastrointestinal tract, *American Journal of Clinical Nutrition*, 55: S. 436–442, 1992.

Eastwood, N.A., Brydon, W.G. und D.M.W. Anderson: The effect of the polysaccharide composition and structure of dietary fibers on meal fermentation and fecal composition, *American Journal of Clinical Nutrition*, 44: S. 51–55, 1986.

Englyst, H.N. und J.H. Cummings: Improved method for measurement of dietary fiber in non-starch polysaccharides in plant foods, *Journal of the Association of Official Analytical Chemists*, 71: S. 808–814, 1988.

Francis, C.Y.: Bran and IBS: time for reappraisal, *Lancet*, 344: S. 39–40, 1994.

Gibson, G.R. et al.: Selective stimulation of bifidobacteria in the human colon by oligofructose and inulin, *Gastroenterology*, 108: S. 975–982, 1995.

Grant, Doris: Food combining – it works, *International Journal of Alternative and Complementary Medicine*, Jänner 1994. S. 17–19.

Grant, Doris: Brief an die Autorin, Datum 14. März 1996.

Guyton, A.C.: *Textbook of Medical Physiology* (8. Auflage), W B. Saunders, S. 727–735, 1991.

Guyton, Arthur C.: *Textbook of Medical Physiology*, W.B. Saunders, 1991, S. 709–742.

Spiller, R.C.: Cholestrol, fibre and bile acids, *Lancet*, 341: S. 415–416, 1996.

Stephens, A.M. und J.H. Cummings: Mechanism of action of dietary fibre in the human colon, *Nature*, 284: S. 283–284, 1980.

Thompson, W.G.: Doubts about bran, *Lancet*, 344: S.3, 1994.

Trowell, H.: Ischemic heart disease and dietary fiber, *American Journal of Clinical Nutrition*, 25: S. 926–932, 1972.

Vander, Arthur J.: *Human Physiology – The Mechanics of Function*, McGraw Hill, 1986, S. 459–503.

Wason, H.S. et al.: Fibre supplemented food may damage your health, *Lancet*, 348: S. 319–320, 1996.

Wunsch, H.: Link between fibre and colorectal cancer debunked in largest-ever study, *Lancet*, 353: S. 385, 1999.

Trennkost und Lebensmittelallergien

Bjanason, I. Peters, T.J. und A.J. Levi: Intestinal permeability: clinical correlates, *Digestive Dieseases*, S. 83–92, 1986.

Bland, J.: The food for one may be poison for another, *International Journal of Alternative and Complemantary Medicine*, März 1995, S. 16–17.

Collins, A.M. et al.: Bovine milk, including pasteurised milk, contains antibodies directed against allergens of clinical importance to man, *Internal Archives of Allergy & Applied Immunology*, 96: S. 362–367, 1991.

Crandall, M.: Allergic predisposition in recurrent vulvovaginal candidiasis, *Journal of the Advancement of Medicine*, 4[1]: S. 21–38, 1991.

Grant, D.: Allergies and the missing link, *Positive Health*, Dezember 1998, S. 39-40.

Henzgen M. et al.: Food hypersensitivity in patients with tree-pollen allergy and the influence of hyposensitization, Allergologie, 14[3]: S. 90-94, 1991.

Randolph T.G. und R.W. Moss: *Allergies - Your Hidden enemy*, Thorsons, 1980.

Sampson, H.A. et al.: Spontaneous release of histamine from basophils and histamine-releasing factor in patients with atopic dermatis and food hypersensitivity, *New England Journal of Medicine*, 321: S. 228-232, 1989.

Walker-Smith, J.A.: Food sensitive enteropathies, *Clinics in Gastroenterology*, 15[1]: S. 55-69, 1986.

Young, E. et al.: A population study of food intolerance, *Lancet*, 343: S. 1127-1130, 1994.

Das Programm zur Entgiftung, Hautreinigung und für gleichmäßiges, tiefes Atmen

Blythman, Joanna: *The Food We Eat*, Michael Joseph, 1996.

Chaitow, L.: *Amino Acids in Therapy*, Thorsons, 1985, S. 88-90.

Cohen, Mark Nathan: *Health and the Rise of Civilisation*, Yale University Press, 1989.

Cox, Cat, *Chocolate Unwrapped: The Politics of Pleasure*, Women's Environmental Health Network, 1993.

Cox, Peter und Peggy Brusseau: *Secret Ingredients*, Bantam Books, 1997.

Dibb, Sue: *What the Label Doesn't Tell You*, Thorsons, 1997.

Dinham, Barbara (Hrsg.): *The Pesticide Hazard - A Global Health and Environmental Audit*, Zed Books, 1993.

Dog flesh in animal feed, Bericht in *The Food Magazine*, Juli/Sept. 1999, S. 5.

Erdmann, R. und M. Jones: *The Amino Revolution*, Century, 1987.

Guyton, Arthur C.: *Textbook of Medical Physiology*, W. B. Saunders, 1991.

Harvey, Graham: *The Killing of the Countryside*, Jonathan Cape, 1997.

Kampert, J. B. et al.: Physical activity, physical fitness, and all-cause mortality: a prospective study of men and women, *Annals of Epidemiology*, 6: S. 452-457, 1996.

Shelton, Dr. Herbert M.: *The Myth of Medicine*, Lodi, 1995.

To-Figueras, J. et al.: Glutathione S-transferase M! (GSTM1) and T1 (GSTT1) polymorphisms and lung cancer risk among Northwestern Mediterraneans, *Carcinogenesis*, 18[8]: S. 1529-1533, 1997.

Your Healthy House, Sonderbericht von *What Doctors Don't Tell You*, Wallace Press, 10[1]: S. 2-4, 2000.

Visioli, F. et al.: Low density lipoprotein oxidation is inhibited in vitro by olive oil constituents, *Arteriosclerosis*, 117: S. 25–32, 1995.

What the journals say, Bericht in *The Food Magazine*, Okt./Dez. 1991.

Trennkost und Ess-Störungen

Bryce-Smith, D. und R. Simpson: Case of anorexia nervosa responding to zinc sulphate, Brief an die Redaktion, *Lancet*, 2: S. 350, 1984.

Bryce-Smith, D. und R. Simpson: Anorexia, depression and zinc deficiency, *Lancet*, 2: S. 1162, 1984.

Dinsmore W. W. et al.: Zinc absorption in anorexia nervosa, Brief an die Redaktion, *Lancet*, 1: S. 1041–1042, 1985.

Eating Disorders: A guide for primary care, Eating Disorders Association, 1995.

Eating Disorders, Council Report CR14, Royal College of Psychiatrists, 1992.

Hoek, H.W.: The incidence and prevalence of anorexia nervosa in primary care, *Psychological Medicine*, 21: S. 455–460, 1991 (zitiert aus *Mental Health Research Review 4*, April 1997).

Hoek, H.W.: Review of epidemiological studies of eating disorders, *International Review of Psychiatry*, 5: S. 61–74, 1993, (zitiert aus *Eating Disorders: A guide to purchasing and providing services*, Eating Disorders Association, 1995).

Howlett, M.; McClelland, L. und A.H. Crisp: The cost of the illness that defies, *Postgraduate Medical Journal*, 71: S. 36–39, 1995, (zitiert aus *Mental Health Research Review, 4*, April 1997).

Palmer, R.L.: *Understanding Eating Disorders*, Family Doctor Publications, 1996.

Thomas, P.: Eating Disorders – starved of the right foods, *What Doctors Don't Tell You*, Wallace Presse, 8[10]: S. 1–4, 1998.

Turnbull, S.; Ward, A.; Treasure, J.; Jick, H. und L. Derb: The demand for eating disorder care: An epidemilogical study using the general practice research database, *British Journal of Psychiatry*, 169: S. 705–712, 1996.

Trennkost und Blutzucker

Anderson, R.A. et al.: Supplemental chromium effects on glucose, insulin, glucagon and urinary chromium losses in subjects consuming low chromium diets, *American Journal of Clinical Nutrition*, 54: S. 909–916, 1991.

Anderson, R.W. und A. Lev-Ran: Hypoglycaemia: The standard and the fiction, *Psychosomatics*, 26: S. 38–47, 1985.

Baker, B.: Chromium supplements tied to glucose control, *Family Practice News*, 15. Juli 1996, S. 15.

Bioavailability of chromium, Update, *UK Journal of Alternative and Complementary Medicine*, August 1994, S. 32.

Chromium deficiency – 90 per cent of your patients may be at risk, Bericht in *The American Chiropractor*, Sept./Okt. 1992, S. 22–24.

Chromium-niacin food supplement lowers serum cholesterol in university study, *The American Chiropractor*, Juni 1991, S. 22–24.

Chromium picolinate, Sonderbericht, *Tufts's University Diet & Nutrition Letter*, Oktober 1996, S. 4–6.

Cunningham, J.J.: The glucose/insulin system and vitamin C: implications in insulin-dependent diabetes mellitus, *Journal of the American College of Nutrition*, 17, S. 105–108, 1998.

Daten, von der 57. Wissenschaftlichen Jahreskonferenz der American Diabetes Association in Boston, Massachusetts, am 23. Juni 1997.

Dietary allowances for chromium announced, Bericht, *Townsend Letter for Doctors*, Jänner 1990.

Enhanced insulin action and chromium picolinate, Bericht des Diabetes Comprehensive Care and Research Program der Bowman Gray School of Medicine, Wake Forest University, bei der 57. Wissenschaftlichen Jahreskonferenz der American Diabetes Association, Boston, 23. Juni 1997.

Flowers, S.W.: Absorption of simple sugars, *Townsend Letter for Doctors*, Juli 1992, S. 594.

Freund, H. et al.: Chromium defienciency during total parenteral nutrition, *Journal of the American Medical Association*, 1241 [51]: S. 496–498, 1979.

Frost, G. et al.: The effect of low-glycemic carbohydrate on insulin and glucose response in vivo and in vitro in patients with coronary heart disease, *Metabolism*, 45: S. 669–672, 1996.

Frost, G. et al.: Insulin sensitivity in women at risk of coronary heart disease and the effect of a low glycemic diet, *Metabolism*, 47: S. 1245–1251, 1998.

Frost, G. et al.: Glycaemic index as a determinant of serum HDL-cholesterol concentration, *Lancet*, 353: S. 1045–1048, 1999.

Gaby, A.R. und J.V. Wright: Nutritional regulation of blood glucose, *Journal of Advancement in Medicine*, 4(1): S. 57–67, 1991.

Hackman, R.M.: Chromium and cholesterol, Teil 1 und 2, *Townsend Letter for Doctors*, Aug./Sept. 1991 und Okt./Nov. 1991.

Hadii-Georgopoulos, A.; Schmidt, M.L.I.; Margolis, S. und A.A. Kowarski: Elevated hypoglycaemic index and late hyperinsulinsm in symptomatic postprandial hypoglycaemia, *Journal of Clinical Endocrinology and Metabolism*, 50: S. 371–376, 1980.

Harris, S.: Hyperinsulinism and dysinsulinism, *Journal of the American Medical Association*, 83: S. 729, 1924.

Harris, S.: The diagnosis and treatment of hyperinsulinism, *Annals of International Medicine*, 1010: S. 54, 1936.

Heaton, K.W.; Marcus, S.N.; Emmett, P.H. und D.H. Bolton: Particle size of wheat, maize, oat test meals: effects on plasma glucose and insulin responses and rate of starch digestion in vitro, *American Journal of Clinical Nutrition*, 471: S. 675–682, 1988.

Hofeldt, F. D.: Reactive hypoglycaemia, *Metabolism*, 24: S. 1193–1208, 1975.

Hudspeth, W. J.; Peterson, L.W.; Soli, D.E. und B.A. Trimble: Neurobiology of the hypoglycaemia syndrome, *Journal of Holistic Medicine*, 3[10]: S. 60, 1981.

Intense sweeteners do not decrease appetite, *Obesity 91 Update*, Mai/Juni 1991; Abb. 4.

Liu, V.J. und R.P. Abernathy: Chromium and insulin in young subjects with normal glucose tolerance, *American Journal of Clinical Nutrition*, 25[4], S. 661–667, 1982.

Mason, P.: Handbook of Dietary Supplements (Blackwell Science, 1995), USA gives chromium an official RDA, Update, *UK Journal of Alternative and Complementary Medicine*, Mai 1990, S. 24.

Matsen, Dr. John: *Eating Alive*, Crompton Books, 1987.

O'Hare, J.A.: The role of insulin resistance in human disease, *Diabetes*, 37: S. 1595–1606, 1985.

Shah, S. et al.: The significance of the flat glucose tolerance test, *Journal of the Kansas Medical Association*, November 1975, S. 263–267.

Stebbing, J.B.; Turner, M.O. und K.B. Franz: Reactive hypoglycaemia and magnesium, *Magnesium Bulletin*, 2: S. 131, 1982.

Taylor, L. und S. Rachman: The effects of blood sugar level changes on cognitive function, affective state and somatic symtoms, *Journal of Behavioural Medicine*, 11[3]: S. 279–291, 1988.

The slimming scandal, *The Food Magazine*, Feb./Apr. 1992, S. 8–9.

Velussi, M. et al.: Long term (12 months) treatment with an antioxidant drug (silymarin) is effective on hyperinsulinemia, exogenous insulin need and maondialdehyde levels in cirrhtoic diabetic patients, *Journal of Hepatology*, 26: S. 871–879, 1997.

Vitamins and minerals: A scientific evaluation of the range of safe intakes, Manuskript von Dr. Derek Shrimpton, 1996.

Weight – get yourself a healthy body, Video, produziert von Iron Bridge Film and Television Ltd., 45 Muswell Road, London N10 2BS, Telefon +44 20 8444 9574.

Wright, J.V.: The glucose-insulin tolerance test and its relevance to »essential hypertension« and HDL/LDL cholesterol abnormalities, *International Clinical Nutrition Review*, 10 [3]: S. 381–382, 1990.

Mit einfachen Methoden gegen den Stress

Labott, S. M. und R. B. Martin: The stress mudulatiing effects of weeping and humour, *Journal of Human Stress*, 13 [4]: S. 159–164, 1987.

Die biochemischen Grundlagen der Trennkost

Best, S.: VDUs: The eves get it, *What Doctors Don't Tell You*, Wallace Press, 10 [7]: S. 12, 1999.

Blackmore, M.C.H.: *Mineral Deficiencies in Human Cells*, Blackmores Communications Service, 1983.

Cohen, K.S.: *The Way of Qigong*, Ballantine Books, 1999, S. 131–135.

Colbin, A.: Food an Healing, Ballantine Books, 1986, S. 73–81.

Fisher, Dr. Leslie: *The Clinical Science of Mineral Therapy*, Maurice Blackmore Research Foundation, 1991.

Sherman, H. C. und J. E. Sinclair: The balance of acidforming and base-forming elements in foods: a preliminary paper, *Journal of Biology and Chemistry*, 3: S. 307–309, 1907.

Tabellen über Säure-/Basenbildner, die der Autorin von Dr. David Chappell, MB, BS, FRCS (Glasgow), MF Hom., DO., MGO (London), zur Verfügung gestellt wurden.

Thompson, Peter und Donna Thompson: *Complete Food Combining*, Bloomsbury, 1996, S. 29–30.

Ultmann, John E. (Hrsg.): *The Blood Handbook*, Hartley & Marks, 1991.

Nachwort

Meine Leidenschaft für die Trennkost hat im Laufe der Jahre Aufmerksamkeit erregt. Man bezeichnete mich als »Trennkost-Guru« und als »Trennkost-Predigerin«. Ein Journalist, der meinen Namen vergessen hatte, sprach von »dieser Trennkost-Frau«, jemand, der überzeugt war, die ganze Trennkost sei Betrug, von der »Trennkost-Fanatikerin«.

Ich kann akzeptieren, dass nicht jeder vom Wert der Trennkost überzeugt ist, bin aber traurig, dass so mancher über die Trennkost herzieht, ohne sich vorher zu informieren. »Man muss die dogmatischen Behauptungen der Experten, die alles wissen und alles falsch wissen, nicht akzeptieren«, sagte Dr. Herbert Shelton, einer der sorgfältigsten Erforscher der Trennkost. Das halbe Dutzend Beschwerden, das ich in den letzten 16 Jahren bekommen habe, war stets von der unangenehmen, säuerlichen Art und stammte von Menschen, die auf Nachfrage zugeben mussten, dass sie die Trennkost nie wirklich versucht hatten.

Kritik kann natürlich nur dann konstruktiv und fair sein, wenn sie auf Wissen aufbaut, nicht auf Unwissenheit. Ich hoffe, dass in absehbarer Zeit mehr Mittel zur Verfügung stehen, die detaillierte wissenschaftliche Studien über die vielen Vorteile der Trennkost möglich machen. Die Akzeptanz der Methode durch die Schulmedizin wird dann sicher folgen. Es handelt sich schließlich um keine obskure, extreme Diät, um keine Modeerscheinung, die gerade erst erfunden und noch gar nicht richtig erprobt wurde. Aber Veränderung braucht Zeit.

Sehr erfolgreiche und begabte Therapeuten auf den Gebieten Chiropraktik, Akupunktur, Pflanzenheilkunde und Homöopathie wurden einst als Quacksalber abgetan. Im Laufe der Zeit gestand man ihnen schließlich zu, dass sie wissen, wovon sie sprechen. Seit ganzheitliche und natürliche Methoden solch beneidenswerte Erfolge – die sich nicht mehr ignorieren lassen – bei der Wiederherstellung der Gesundheit erzielen, musste die Schulmedizin sie wohl oder übel als ergänzende Methoden anerkennen.

Die Trennkost wird die Anerkennung erfahren, die sie verdient, wenn nämlich immer mehr Menschen entdecken, dass sie es war, die ihnen zu einer dauerhaften Verbesserung ihres körperlichen und geistigen Wohlbefindens verholfen hat.

Register

Rezeptregister